内证观察笔记

真图本中医解剖学纲目

无名氏 述

广西师范大学出版社
GUANGXI NORMAL UNIVERSITY PRESS
· 桂林 ·

图书在版编目（CIP）数据

内证观察笔记：真图本中医解剖学纲目 / 无名氏述．—2 版．—桂林：广西师范大学出版社，2011.10（2025.2 重印）
ISBN 978-7-5633-9036-6

Ⅰ．①内… Ⅱ．①无… Ⅲ．①中医生理学—基本知识 ②运气（中医）—基本知识 Ⅳ．①R223②R226

中国版本图书馆 CIP 数据核字（2011）第 194340 号

广西师范大学出版社出版发行
（广西桂林市五里店路 9 号　邮政编码：541004
网址：http://www.bbtpress.com）
出版人：黄轩庄
全国新华书店经销
广西广大印务有限责任公司印刷
（桂林市临桂区秧塘工业园西城大道北侧广西师范大学出版社集团有限公司创意产业园内　邮政编码：541199）
开本：880 mm × 1 240 mm　1/32
印张：15.25　　插页：1　　字数：138 千字
2011 年 10 月第 2 版　　2025 年 2 月第 41 次印刷
印数：526 661～576 660 册　定价：46. 00 元

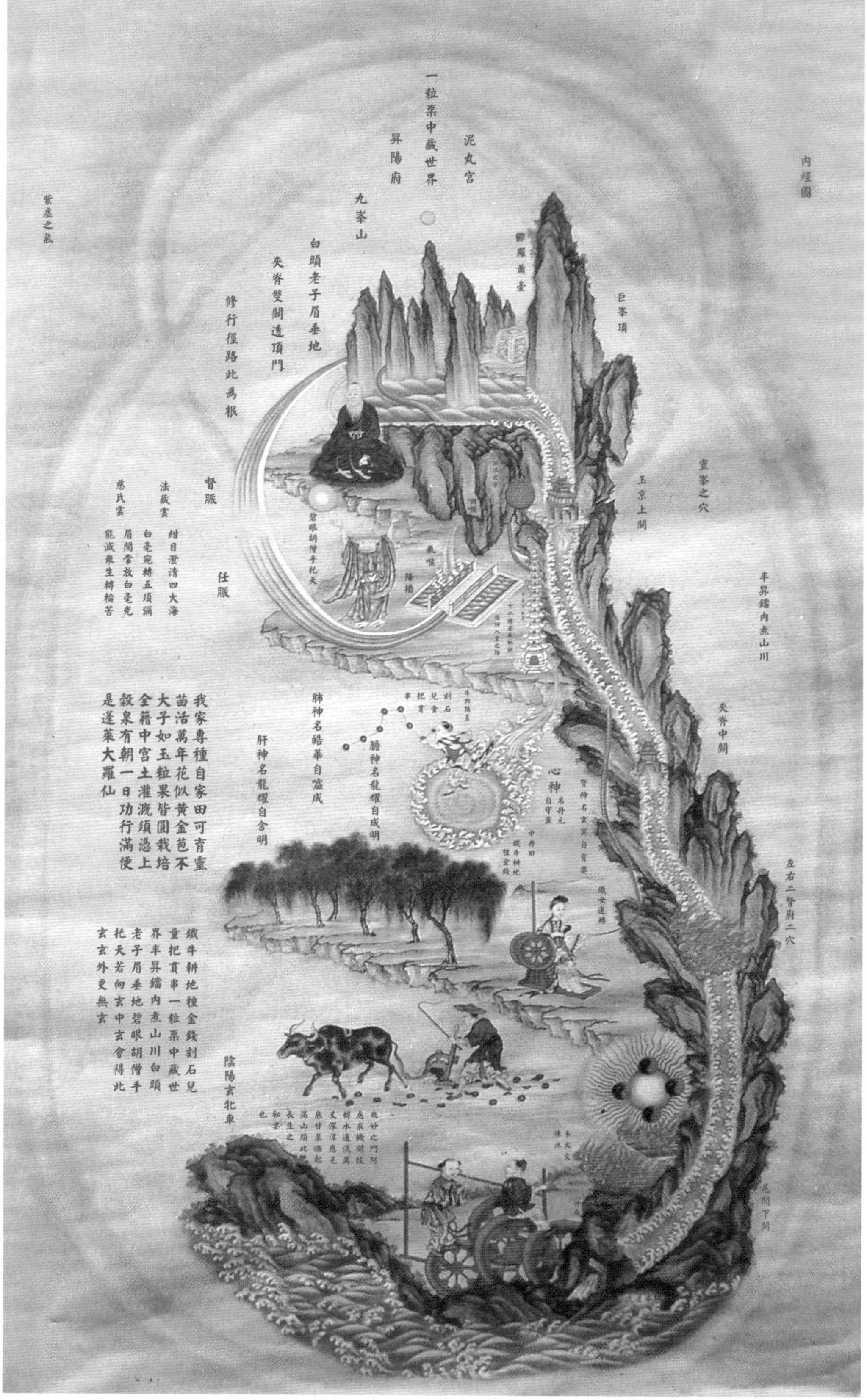

内经图（又名“内景图”，清宫如意馆绘）

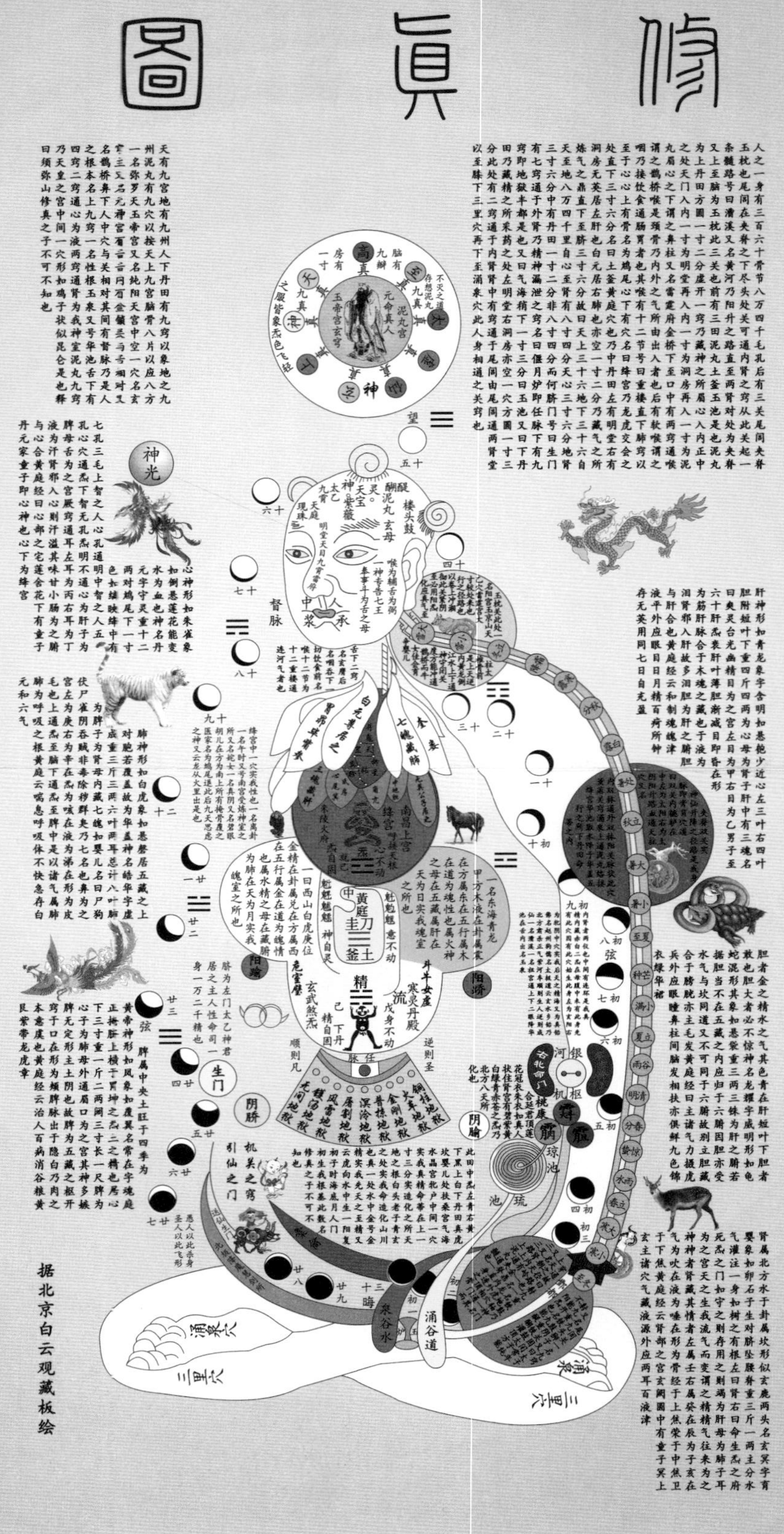

修真图

目　　录

上编　内证漫谈

讲述者说　3
一　这本书写什么　3
二　内　证　4
三　你是如何学习内证的？　5
四　内证和口传心授的内容是什么　5
五　内证的历史特点　6
六　内证与当代科学技术　7
七　我是谁　7
八　我是用什么世界观来写这本书的　9
九　我为什么要写这本书　9
十　手稿与客观性　10
卷一　寻找内证　12
一　内证不是技术　14
二　有和无　15
三　内证用的五眼　17
四　内证是什么　18
五　刘力红老师讲的“内证实验室”　20
六　《黄帝内经》与内证　21
七　小柴胡汤制造太极器官　22
卷二　中国古代的生命科学——性命之学　27
一　人类有两条生命科学攀登路线　27
二　性命之学　29
三　什么是性　什么是命　29
四　人的生命构成　31
五　本自具足：性命的最基本特点　32
六　先天与后天　34
七　元神与识神　34
八　五德与五行　35

九　中医与西医的宇宙尺度　35
十　天　地　人　36
十一　天人合一　37
十二　大宇宙　38
十三　小宇宙　39
十四　吾心即宇宙　40
十五　祖宗的“质分析法”　41
十六　三分法：三界宇宙看伏羲　42
十七　三界宇宙　43
十八　三界宇宙与中医和西医　43
十九　质分析法与中华文明　45
卷三　大宇宙　46
一　天　47
二　斗母星宫　47
三　银河系　49
四　三　垣　50
五　七　政　56
六　二十八星宿与四灵　63
卷四　活生生亮晶晶的阴阳　74
一　阴阳物质　75
二　三阴三阳　86
卷五　五运六气和五行　92
一　遭遇五运六气　92
二　五　行　103
卷六　宇宙与疾病的游戏　115
一　疾病之谜　115
二　耳垂皱纹与冠心病　122
三　还有谁在帮助你治病　126
卷七　中药西药的爱情　134
一　中药为王　134
二　西　药　146

中编　神奇的太极器官与五藏

卷一　神奇系统　153

一　神奇系统　153

二　元　神　156

三　三　魂　158

四　七　魄　160

五　五藏是五个存放宝物的仓库　161

六　五藏收藏十宝　162

七　五　气　163

八　五　神　170

九　象　171

十　象向我们提问：象器官　171

十一　和宇宙自然同步　172

卷二　太极器官　174

一　什么是人体中的太极器官　174

二　古代的太极图　178

三　银河系、太阳系、二十八星宿和超大太极器官　178

四　三个丹田：人体中的主太极　180

五　穴位与暗窍太极器官　181

六　五藏六腑的太极器官　184

七　黑洞式太极器官　186

八　运动太极器官的功夫：太极拳　189

卷三　心藏——七十二候保驾的君王　190

卷四　肝藏——仗剑驭龙两忠义　205

一　内数与外数　209

二　肝生于左　210

卷五　脾藏——吞月吐金育万物　216

卷六　肺藏——唱彻云天尽纯洁　228

一　肺藏于右　234

二　肺开窍于鼻　237

卷七　肾藏——通达宇宙的生命之门　239

一　命门观察　245

下编　十二正经观察

卷一 经络和穴位　　255
　　一　经络管道　　255
　　二　经络中的太极器官——穴位　　261
卷二 三焦经观察　　269
　　一　让人目瞪口呆的三焦经　　269
　　二　为什么叫手少阳三焦经　　270
　　三　关于三焦的划分　　271
　　四　三焦的有名无形与归属性质　　272
　　五　三焦与胰腺　　273
　　六　三焦经的功能　　274
　　七　手少阳三焦经观察——三焦与胰腺　　274
卷三 胆经观察　　297
　　一　十一藏皆取决于胆　　297
　　二　胆的老板是谁　　298
　　三　胆经观察一　　300
　　四　胆经观察二　　305
卷四 肝经观察　　313
卷五 肺经观察　　325
　　一　肺经观察一　　325
　　二　肺经观察二　　332
卷六 大肠经观察　　341
卷七 胃经观察　　350
　　一　胃经观察一　　351
　　二　胃经观察二　　361
卷八 脾经观察　　365
卷九 心经观察　　377
卷十 小肠经观察　　399
卷二一 膀胱经观察　　405
卷十二 肾经观察　　415
卷十三 心包经观察　　427

后记　　431

附录：

纪念龙子仲先生 443
内证，就是身心不断净化的过程
——繁体字版序/刘力红 444
内证漫谈
——《问道》杂志对话《内证观察笔记》作者 446
救命、续命：现代人的当务之急
——繁体字版前言 461
中医的十个秘密 466
编辑手记 474

上　编

内证漫谈

讲述者说

这个前言，我已经写了不下十个版本。最后，还是决定单刀直入，一切围绕一个“真”字来说话。

一、这本书写什么

这本书写的是中医对人体解剖的认识，所以原来想起名叫“中医解剖学”。中医有自己的解剖学，未来会成为一门专门的学问。未来的中医解剖学到底是什么，需要医家的努力，但内容只会比这本书中所写的更加复杂和广大。限于作者的水平，本书对中医解剖学所述，还是支离破碎的、不成体系的，但我希望能在这本书中画出中医解剖学最简单、最基本的轮廓。

中医解剖学的轮廓是什么样子？

西医看的，是人的肉体。中医所看的，是人的另外一个客观存在的身体和生命。中西医所看的人，两者是绝对统一的，又不完全是一回事。好像是一个人，有两个身体。其实不止两个，而是三个甚至更多。

一个人，除了他的血肉、骨骼、内脏器官和基因以外的东西，全是中医解剖学研究的内容。另外，整个宇宙，古人认为和人的生命有直接关联，甚至直接主导人体运动本身，所以这也是中医解剖学研究的对象。

内证从本质上来讲，只是一种客观理性的科学观察。只不过观察的对象和观察所用的工具，当代科学还在探索中。未知不等于神秘，玄学不玄，只是复杂，只是因为人类还不了解。也并不需要人人学习它。就好比现在，并不需要人人都会制造核武器。

中医解剖学所述，是古代中华文明的精髓，我们无论如何得搞明白它。

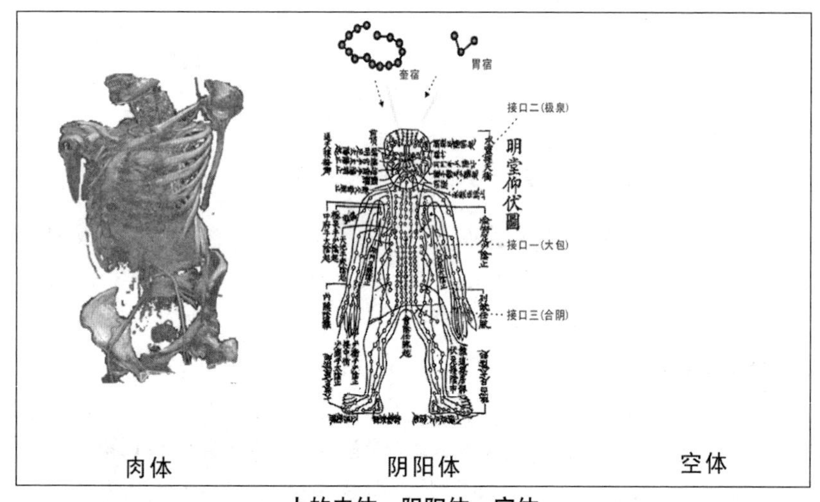

人的肉体、阴阳体、空体

简单来讲，我们每一个人，都有肉体、阴阳体和空体这样三个身体。肉体大家都知道了，西医把肉体已经解剖到极端了。而要探索人的阴阳体和空体，就只有靠中医的解剖学，靠内证。

二、内　证

中国人一直讲究内外有别，在科学上也一样。

内证迄今为止都还是一种难以说明的事实，但它确实是中国古代科学家、读书人一种普遍的能力素养，和现在的科学家人人能用电脑是一个道理。内证是道、佛、儒三家所特别使用的一种古代的科学观察、试验方法。修道和养浩然之气、中医的长期实践与学习，到了较高程度，都能够达到一定的内证水平。在中国古代，内证是研究中医基本原理、探索中医解剖学的重要方法。

内证的水平和能力，相差很大，讲述者我，只有最基本、最低层级的水平。不对的地方，诚请批评！

三、你是如何学习内证的？

我从没有想到过要学习内证。只是因为生病，久治不愈，后经中医治好，才感觉到需要学习了解中医。因为恢复身体的需要，才拜师学习道家的养生术。偶然对内证有一点领悟，全归功于老师的口传心授。叩谢我的恩师！

至于讲到老师是如何教我学习的，最重要的当然是老师的口传心授。口传心授这种方式所蕴含的大智慧，在当代是被严重低估了的——没有口传心授不是中国文化。除此外，老师教给我几个原则：

一是要读经。当然是反复熟读最重要的经典，我读得最多的是《道德经》和《心经》。经典是人生和人类历史的路标。

二是做事。在生活工作中实践，这是最难的。

三才是修行。在修行这一项，老师讲，一是要清静，这很难。二是诚。诚则成。三是精，要超越自己，精益求精。四是大寿，要为天下人的共同幸福努力。

四、内证和口传心授的内容是什么

我的老师口传心授和我所内证到的主要内容，包括三个方面。

第一是关于道德，关于仁义礼智信。我们的祖先深信，道德的根本是天道在人体中所发生的作用，生命就是道德，没有道德，生存没有意义。没有道德的生存方式，不是中华文明的选择。有道德，文明才能生存，才能战胜一切困难和敌人，才能最后胜利，才有和谐。《黄帝内经》讲，宇宙凝聚在人体和人的生命中的东西，就是道德。

最直接的一点，中医解剖学认为，人的生命，本身包含着道德。人的五藏六腑能够产生道德。不道德就是真病。

第二部分内容，是关于宇宙自然的知识体系。我们的祖先为我们描绘了另外一种宇宙，另外一种宇宙和生命的关系。拿我们祖先从原始社会传承下来的关于宇宙自然的知识体系，来和当代科学的知识体系对比会发现，在很大意义上，人类的进步，很小很慢。讲述者不是否定人类文明在近8000年来的伟大进步，只是两相对照，觉得进步太小。距离8000年前我们祖先的期待，还差得太远。读者读完后可自己思考这个事。所以我们中国人得努力。

第三个内容，是关于人。其实最重要的内容，就是关于人，关于人类的历史，关于生命的奥秘，关于人体的知识。

我们的祖先下了如此大功夫，从原始社会让我们一代一代传承下来，所要传承的关于人类生命的内容是什么？

我的老师讲，我们祖先传承的生命知识，一是我是谁，二是人类和我是从哪来的，三是人类要到哪去。还有，我们的父母为什么要生下我们，生命的真实面目是什么，等等。

这些知识，在中国古代，是老师口传心授、学生各自内证的。而在现代世界，则是哲学家和历史学家的事。

五、内证的历史特点

在中国，大约从伏羲氏开始到现在，内证至少已经有8000年以上的历史。

在这8000年中，内证最大的历史特征，就是我们的祖先和先圣们，一代一代从各个侧面，不停息地对人、生命、宇宙进行各个角度的内证。每个时代，都有极高水平的圣人，进行内证。甚至可以讲，中国历史上，没有不进行内证的圣人。这个结论的证据太多了。

本书所要讲述的主要内容，是关于人的生命和人类生命所依存的宇宙，这在8000年的每一个历史时期，都被先圣们反反复复进行了无数次的内证。同样一个技术细节，在伏羲氏时代内证过；神农时代内证过；黄帝时代内证过；周文王时代内证过；老子和孔子时代内证过；汉代内证过；唐代内证过；宋代内证过；明代内证过；清代内证过；现在，我们也同样内证过！所以，在我心目中，理想的《中医解剖学》中的每一项内容，都是经过无数代先圣们无数次内证过的东西，是绝对实践性的东西。在学习中，我无数次被这种历史感动而流泪。曾经有一段时间，我讲得最多的几个字是：祖宗不吾欺也。因为你和我的老祖先讲的，全是真话。

最能代表内证这种历史特征的，当属《黄帝内经》。这本经典，是内证的结晶。

六、内证与当代科学技术

中国古代把对一个事物的证明，分为内证和外证两大类方法，并因此把数学这样抽象的东西，也分为内数和外数两大类。内外证有明显的区别，内外证又绝对合一，就是中国古代科学的本质。

可以讲，没有当代科学技术，就不会有这本书。和我们祖先内证内容最接近的，还是当代的科学技术，特别是高新技术。未来人类的高新技术，一定会出现和我们祖先的内证内容渐渐融合为一的趋势。

内证跟科学技术并非背道而驰，而且，当代科学技术作为内证的外证技术，一定会发展成为内证最重要的技术支撑。内证，还有可能纠正科学技术的发展轨迹。

七、我是谁

向读者介绍一下我自己。

作为讲述者的我，出生于一个农村的教师家庭。后来，下过乡，当过老师，还曾长期从事涉外工作。1977年考上大学，一直喜好自然科学和中国文化历史。20岁前后，曾经是西方文艺复兴时期及以后科学与艺术大师们的崇拜者。曾经较系统地研究过西方的历史、文学，大学毕业的论文，写的就是西方荒诞派戏剧。在国外旅行期间，最大的爱好，是欣赏西方的油画。可以讲，我算是一个有基本科学和文化素养的人，具有较为理性的眼光。甚至于自己认为，和大多数中国人比，我曾算是很严重的西化者。

为什么会写这样一本书？为什么会对这样看似土得掉渣的事感兴趣？

这缘起于上世纪80年代中期，我因为工作，得了一个不大不小的病，求遍了本地有名的西医，不但没有治好病，而且始终没能查明病因导致病情越来越严重。

后来偶然遇到我的堂哥，一个十二岁就师从名医的中医。他只用了不到两分钟的时间，就对我的病作出了准确诊断，并进行了有效治疗。

随后，我又用了数年时间用道家和中医的康复方法，恢复了健康。在这个过程中，认识了我的老师，拜他为师，进行学习。这也才有了我后来对中国文明的皈依。

看来，疾病是认识和寻找真理的捷径。对文明和真理、道德无所皈依，就是病。

一个人，既然归属于一种文明，真正对这种自己所归属的文明的皈依，是迟早的事。只有你自己所属的文明，才能拯救你自己。

学习其他文明很重要。但要是学习了人家，就变成了人家，怕是画虎不成反类犬。

我开始学习中医的原因，只是因为生病、好奇。我经历了无数次的否定，无数次否定自己学习的真实所得，无数次怀疑。因为我的天性是叛逆、否定和造反。因为我是在造反和彻底的叛逆中长大的。

所以，尊敬的读者，你也一定要从否定开始。只有叛逆，才能传承。

八、我是用什么世界观来写这本书的

我最反对迷信。

我从小受辩证唯物主义和历史唯物主义教育，一直到现在，我受到的还是这样的教育。要我用其他世界观来看历史，我没有其他能用的世界观，只此一条。不论我自觉不自觉，愿意不愿意，我看待任何问题，当然用的是辩证唯物主义和历史唯物主义。所以我认为，我是用马克思列宁主义、毛泽东思想、邓小平理论来看待和处理这本书中的所有内容。也正是因为有这种世界观，我觉得我更能理解创造我们文明的祖先和我们祖先的内证。

我的老师曾经讲过，他的老师是清朝的道士和中医，他们，是在清朝的科学水平、思想水平下来学习、认识、传承老祖宗的知识体系的。他所传授给学生的，也主要以清朝所传承下来的知识为主。而清朝的东西，来源于明代，明代又传承自唐宋，唐宋取自秦汉，秦汉取自夏商周，再向上找，源头就到了黄帝、神农、伏羲、女娲氏。这不是一个历史的游戏。在内证和外证的各种文献记录与文物中，证据像大山一样多。至少也可以一直追溯到伏羲、女娲。每一代学习者，都会结合他所在时代的精神，来学习祖先传下的知识。

老师讲，我们学生要用当代人的思想、技术来学习祖宗的知识体系。

在学习探索中我也发现，不同时代的人，在对老祖宗传下来的知识体系的理解上，虽然主体上一致，但会有不同的解释和看法。

所以，今天我们对祖先留传下来的知识体系，就会用一个科学时代、理性时代、全球化时代的眼光，进行学习和理解。

九、我为什么要写这本书

《金刚经》中佛祖说，“凡所有相，皆是虚妄”。

孔子不讲怪力乱神。

道家只求真理和科学技术。《道德经》只有5000多个字。

写这本《内证观察笔记》只是因为有无法弥补的内心的伤痛。对生命的伤痛和哀悯。

因为看到现在医学和医疗体系的很多不足，希望通过对中医本来面目的探索，能有助于那些普通的患者和未来的孩子。

曾有很年轻的亲友，只是因为不大的病，就死在医院。

看到一些患者，在痛苦的疾病中挣扎。

我们的世界本来不应当是这个样子。

所以希望通过这些粗糙的文字和图画，能有助于学习中医和中国传统文明的年轻一代，让他们对人类的一切多几分怀疑，多几分批判，多几分好奇。希望能为中医做一点点小事，借此偿还我欠中医的宿债。希望西医们不再认为自己才有唯一的真理，能看出手术刀和基因的伟大与渺小。也借此来寻找我心目中理想的人类文明。

十、手稿与客观性

这本书的主要内容，来源于讲述者在老师教诲和帮助下，在2007年春天到2008年夏天的观察记录。有少数内容来源于2009年。还有一少部分内容，来源于讲述者上个世纪90年代的观察。

老师所传授的精神，一是求实，二是客观，三是存真，四是苦干。不敢违背老师所传，一切尽最大能力求真，追求照相和录像式的真实与客观。

书中的文字，特别是上编，主要是根据向老师学习和观察到的内容归纳总结的。

书中所绘制的图画，凡是观察所得，多是在观察以后，用文字记录下来，然后再转换成要制成图画的文字说明，再交给绘图员绘制成图的。前后经过了近十稿。但不论是文字、图画，在细节上，由于个人水平太低，仍然存在很多错误和问题。

内证观察需要极为复杂的条件，需要天时、地利、人和。有些观察内容可重复，有些观察内容，很难重复。这本《内证观察笔记》中的主要内容，大约占到全部内容的90%以上，是客观和求真的。一部分细节的观察，是极为精确的。但也有一些内容，存在不足和错误之处。

另外，关于本书讲述人的署名。书中所述的很多内容，来自老师的教诲；正确的，来自无数代先圣的内证，不敢贪天之功窃为己有。我不过是一个真实故事的讲述人。我的老师以谦隐为德。我做事水平很低，无德无能署真名。所以用“无名氏”三个字作为名字。

各位尊敬的读者读后有什么批评指正，请发电子邮件给我，我的电子邮件地址是：1143598117@qq.com

无名氏

2008年端午节夜子时，四川5·12大地震后，于西安。

卷一　寻找内证

让我从一个有趣的故事开始吧。

下面的三张图，是一位德高的老师讲的。讲的是一位肺癌患者，他的肺癌已经是晚期了，顶尖的医院已经给他下了最后的判决书，让他不必在医院再住了，回家去等着，用不了几个月死神就会降临。病人当然不甘心，但西医的、最现代的疗法，他已经全用尽了。他听人讲这位老师德高道深，就放下生死，来向这位老师学习道。这样一个病人，可谓是佛所讲的，放下屠刀，立地成佛，很有悟力。这就是缘吧。

这位有道的老师教了他一些独自学习和锻炼的方法，有特殊的呼吸法，有运动法，有心理法。这些独特的方法，正常人是不能用的。当然，道德之法肯定是少不了的。过了三年，这位患者仍然活得好好的。他不但能坚持做一些正常人也难以做的运动，还完全能自己料理自己的生活。他再到给他下了最后判决书的医院去体检，大夫也吓了一跳，以为把人认错了。

下面的图，就是这位患者空体中脱落掉的肺癌的空体结构。用西医的任何方法，现在仍然观察和拍摄不到这个空体中的肺癌结构。

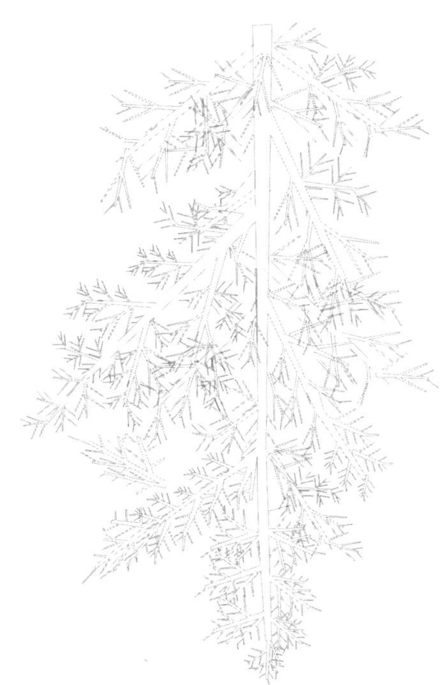

肺癌患者空体中的肺癌结构

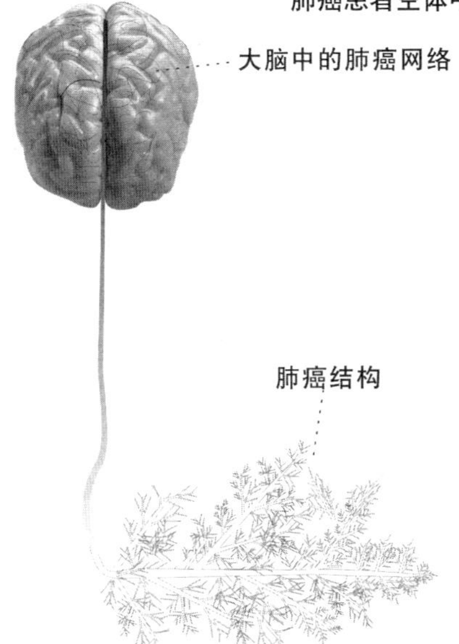

大脑中的肺癌网络和空体中的肺癌结构

左面这张图表示的是用道家内观的方法观察到的内容。内观，就是内证。这张图表示的是，空体中的肺癌结构，有一个和大脑疾病网络相连的线路。大脑，是空体中的肺癌结构在人体中重要的根。

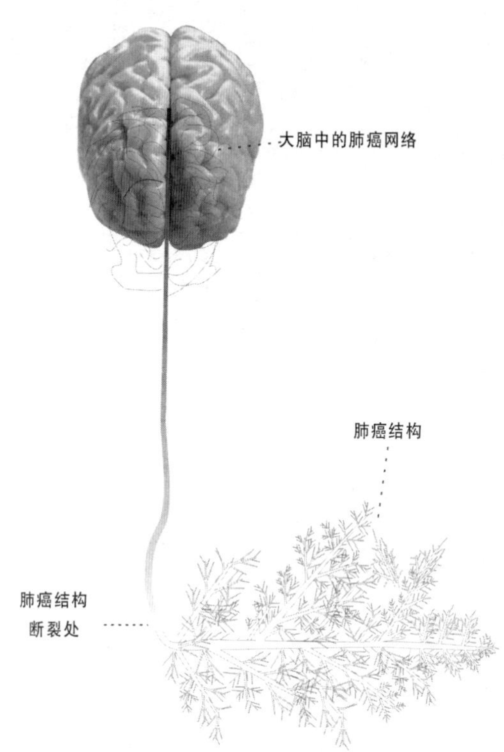

肺癌网络和结构脱落断裂示意图

患者经过自己的努力和老师的帮助，自己学习悟道，刻苦练功，反省人生，忏悔错误，大脑中的疾病网络脱落，这个网络和空体中的肺癌结构，也断裂了。这是患者步入健康的第一步。

一、内证不是技术

这是内证自身存在的一个合理悖论。

内证在探索物质运动规律和本质这一层次上，和科学具有同样的性质。

与现代科学技术的最大不同在于，内证，在中国古代，不是技术，而是道德的产物。或者内证本身就是道德。如果没有道德，谈内证，那是根本不可能的。道德是进入内证的第一把钥匙。关于无物质最重要的著作，就是老子的《道德经》，这本书也是道家最重要的三本经典之一。我的老师，曾经用十天的时间专门来讲《道德经》第一章。这本经的名字，就是我们现在理解内证的一个路标。《黄帝内经》讲，天之在我者德也。反过来说，一个人没有德，他也就没有天。无法无天就是疯狂，不得长久。

学习中国古代的生命科学，包括内证，确实需要一定的物质基础。但这不是最重要的。除了本人的诚心、意志，除了法财侣地以外，首要的就是学习者的道德。佛要追求的境界是普度天下一切众生有灵；道传宇宙有德有道之士，追求的是人类最高的生存境界，追求的是宇宙间最根本的客观真理，目的仍然是传承我们的文明，让人类超脱无穷的愚昧；儒家要“为天地立心，为生民立命，为往圣继绝学，为万世开太平”。就是在现代商品经济发达的美国，仍然有如佛如道的圣人，把巨额财富捐给社会最需要的人群。中国的雷锋，也是有道有德的圣人。

所以，内证不光是修道的结果，也是一种对天下的责任，一种牺牲、一种捐弃。没有一种共产主义的精神，只为一己之私，就没有办法学习内证、利用内证。那些为了个人欲望而污染了地球生存环境的人，看不出他们的道德。

因而，内证最大的标准、最重要的标准、最后一条标准就是“道德”二字。真正的共产主义道德，也就是内证的道德标准。这很难实行和做到。内证是道德的产物，要想学习和研究内证，则必须尽可能做到。

当我们不经意间带着强烈的物质欲来探索内证的时候，内证实际上离我们越来越远。

二、有和无

谈到中西医所观察到的人体不同、生命不同，谈到内证，必须回到我们老祖宗研究宇宙的基本方法，和我们现在的科学研究的基本方法上来，回到我们人类研究宇宙万物的基本方法上来。方法路线与观察工具的不同，结果决然不同。

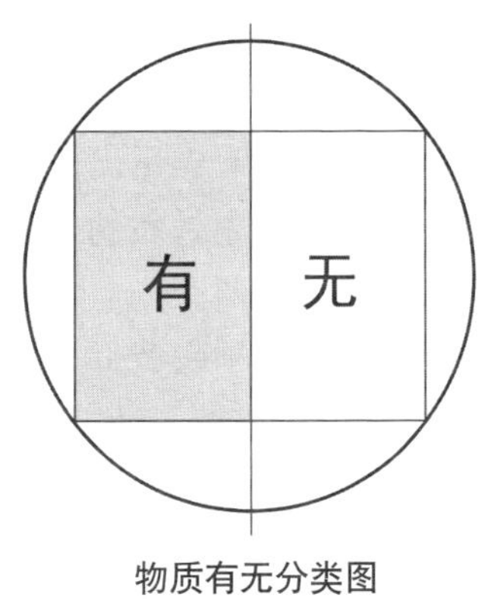

物质有无分类图

如果想要读懂祖先留给我们每一个人的文明遗产，先得知道我们的祖先是怎样看待物质的。这看起来是一个极复杂的事，其实也很简单，就是“有”和“无”两个字。

我们的祖先，把宇宙万物和生命物质，分成有和无两大类。他们观察到的人体，不仅仅有“有”这种物质，更重要的还有一种物质叫“无”。

早在伏羲时代，我们的祖先就已经充分认识到，人类是生存在一个极为复杂的宇宙和物质环境中的。而恰恰是当代科学给了我们一个简单的物质环境的概念。当然，简单便于认知，但不能替代复杂。

先圣们把我们生存的这个物质世界，从用肉眼和所谓天眼等能否观察到作为标准，分为有和无两大类。

“有”这样一类物质，平常的肉眼就能观察到。我们每一个人用眼睛和现代的科学仪器能够看到的东西，全是有。

“无”这类物质，需要用“天眼”等进行观察。道家把人体中这种观察无物质的眼睛，也叫作“天目”。天眼和天目这两个名字，并没有什么神秘的地方，其中“天”的意思，指这种眼睛主要是用来观察远距离的宇宙、星辰用的，天在这里指宇宙自然，特别是远距离复杂层次的天体、宇宙。“眼”和“目”字，就是指眼睛，是很平常的东西，人体中天生就有。

鉴于宇宙物质的复杂性，我们的祖先，从本质与质的高低层次上进行分析，又把有和无两大类的物质，分为三层，古代人叫这三层为“三界宇宙”。

可以说，对“无”这类物质的观察、研究和探索、利用，就是内证。经络、穴位、大易、藏象、真气等，中医所看到的宇宙和人体，很大程度上都是属于“无”这类物质。你如果以为“无”是什么也没有，就大错特错了。无也是一种特殊的有，只是你用肉眼观察不到罢了。无也是一种特殊的功能。《金刚经》讲“无无也无”。无，是可以用内证方法观察到的东西。

现代科学，已经从很多角度证明了先圣的观点。例如，基因，过去是看不到的。细菌，过去也是看不到的。古代的人们用肉眼看不到的东西，现代的人们用科学仪器观察到了，并从中寻找到很多规律，进行发明创造，为人类造福。所以，有和无这两类物质的概念，是相对的，不是绝对的。只不过基因和细菌，还不是我们祖先所讲的“无”这类物质。

你观察到了，无对你就成了有。观察不到，就是无。在中国古代，有无只是一种按物质观察方法来区别两大类不同物质的基本概念。只不过是物质种类概念，不是哲学概念。有物质和无物质代表着宇宙自然界最根本的两大类物质，也没有什么抽象或者神秘的意思。在中国古代的经典中，老子的《道德经》对有无进行了充分的研究，对有无的阐释最多。有无也是中国传统生命科学的基本和核心的两个物质群体。

中医更多运用的是无一类的物质。所以中医这东西，不好学。因为无是用肉眼看不到的。观察不了无，悟不到无，就不是中医，最起码不是好中医。一个优秀的中医，最基本的功夫，就是对无的认识。

西医总是要把肉眼看不到的东西，转变成用肉眼也能看到的东西。这其实挺好。只不过西医看到的还太少。有和无，也是中医和西医的分界，是中西方文明的分水岭。如果西医把无物质全观察到了，西医也就把现在的自己否定得差不多了。

无的物质和有的物质，规律不一样。怎么个不一样？去读老子吧！如果你能反复学习老子，我想老子一定会悄悄把他的大道讲给你听。

对有和无这两类直接有联系的物质，古代人是用生命实践的方法来观察的。有和无两种物质的研究，产生了不同的科学。用肉眼的、外证的方法去观察，产生了西医。内证的、非只用肉眼的观察研究，产生了中医。不过，中医也有外证法，而且很重要。

三、内证用的五眼

内证、外证、科学实验，按照佛祖的讲法，必须要用到不同功能的五种眼睛。实际上讲的是在五个不同水平上，天目的五个层次的功能。佛祖在《金刚经》中是这样讲五眼的，请允许我把佛祖的话翻译得白话一些。

第一眼，人人都有的肉眼。美和恶的观察者，看到的是有。

第二眼，人人都有的天眼。天眼能够观察有和无等多种物质构成的宇宙和生命。

第三眼，人人都有的慧眼。具备无量的智慧，并且能够身体力行，在人间运用智慧。

第四眼，人人都有的法眼。能够认识有无等生命和宇宙物质规律，发现真理。能自觉运用真理和规律办事。

第五眼，人人都有的佛眼。佛眼就是慈悲、平等、舍己救人，行大爱。

这五眼，人人具有，所以，内证也是人人能行的事。后四种眼，虽然每个人本自具足，但是要经过艰苦学习修炼才知道用。

四、内证是什么

内证没有什么神秘的，在中国古代，内证是有志之士为了认识宇宙、生命，为了不断地超越自我、完善道德修养水平，为了促进人类社会的共同进步而经常用的探索、观察和求知方法，是一种修道的工具和方法，而不是目的。

打个比方讲，古代的名医华佗，他的医术也是有老师教授的。他的老师教给他认识中医解剖学的方法，讲经络、穴位、五运六气。而华佗要学习这些最基本的中医知识，光会背《黄帝内经》是不行的。老师在传他医术的同时，还会传授给他能够在内证状态下观察经络、穴位运动、五运六气随时间运动的方法。汉代司马迁在《史记》中记载，扁鹊获得内证的能力，缘于他的老师给他吃了一种中药。医圣张仲景的内证功夫一是老师张伯祖传授，二是因为受到瘟疫流行，家族死者过多的刺激，自学并拜民间高师学习获得的。没有高深的道德和内证水平，是不可能创作《伤寒论》这本书的。不从内证的角度来探索，要彻底搞明白《伤寒论》这本书，也是绝对不可能的。对医圣仲景的方剂稍有接触，就会对他高超的内证水平高山仰止。天才往往不是因为他的智商比别人高多少，而是因为他有救助天下人的宏大的志向。药王孙思邈的内证功夫，是长期学习和修行，向一位道行很高的僧医道宣学习获得的。听说有些中医大夫，一生行医，也有了较高的内证水平。

其实内证这东西，在古代没有人会去专门学习。内证对学习者自己来讲，是一个不断超越自我的过程。有时这个过程可能很长。

你看“内”字，一个正方体中一个“人”字，是指一个人自己、本人，要身体力行，功夫是下在你自己里面的。谁也不能替代你进行这档事。你要做这事，上要顶着天，下要善护众生。这个“内”字，说内证不单在人的体内进行。体外的东西也是需人内证的。

“证”字，是个“言”字边。其实这个“言”，在古代指的是有信用，言而有信，讲人是万物之灵。那么这个“证”，就是指一个人要用自己的生命、灵魂来进行实验证明。那个孙悟空在老君的炼丹炉中炼什么？炼孙猴子他自己了。

内证到底要证明什么呢？在“讲述者说”中已经讲到过这个问题，从另一个角度看内证，我想有三层意思：

第一，内证是超越自己，证明自己。首先是一个学习中国古代生命科学、学习中医的人自己对自己的证明，用自己的生命来证明，自己是一个顶天立地的人、光明正大的人，一个真诚的人，一个虽然有可能犯了很多错误，但仍然追求真理和正义、公正的人。我们每一个人都得用自己的方法，在我们历代祖先的灵魂面前证明我们是人。

所以，内证最基本的就是自己证明自己，自己修理自己，把自己的缺点改正，发扬自己的优点，净化自己的身心。

罪恶滔天的人，只要回头，仍然是能够证明自己的。证明自己是一个真正的人，无愧于人类的人，一个纯粹和高尚的人。一个人，不论你愿不愿意，自觉不自觉，你都得用生命来证明你自己，这就是内证。

中国古代的文明，追求的是通过自身努力得道成仙、成佛、成圣，拯救众生。我们每个人自身，具有和佛、仙、圣人一样的身心条件，一切具足，人人具有这种基本的条件。

内证，从这种角度来看，是个人通过自己的努力证明自己即身是佛、即身是仙、即身是圣人。证明自己，帮助他人，服务他人。

第二，内证是为了学习祖先传承下来的文明，学习中国历史上我们那些伟大祖先，创造新的文明。

内证的目的，不是为了天帝，不是为了崇拜。如果有崇拜，那就是崇拜和尊崇自己的老师。崇拜和尊崇创造了我们文明的伟大祖先。师道尊严，崇祖崇圣，就是在这种崇高目标下形成的。

北宋大儒张载说：“为天地立心，为生民立命，为往圣继绝学，为万世开太平。”这句话最能代表中国古代圣贤所讲的内证的意思。这句话中有四层意思，现在看来也没有过时。一是人要真正代表宇宙万物，研究宇宙自然，创造技术，追求真理。二是为人民服务。三是传承祖先的文明。四是为人类开创永恒的太平。

第三，内证是探索未知领域。生命和宇宙有无限的未知，内证在这方面，永远是大有作为的。

五、刘力红老师讲的“内证实验室”

作为当代中医的一个无畏的探索者，刘力红老师是了不起的。他在《思考中医》中所讲的“内证实验室”的内容，引发了很多观点的讨论。

刘力红老师在《思考中医》中讲的这个“内证实验室”，是指中医的内证。是不是真有刘力红老师所讲的这个“内证实验室”？答案是肯定的。刘力红老师用“实验室”这三个字加在“内证”后面，只不过是为了让大家理解起来更容易些。如果要讲得更细，我想全名用“中医的内证实验室”才更准确。

我们老祖宗创造的这个“内证实验室”有多大？我想各位朋友读完这本书自己会有答案。

这个“内证实验室”具体是个什么样子？如何理解？

全世界同一类同一种实验室里的仪器、设备大同小异。而内证的水平，因人而有很大差别。从最简单的方面谈一些我对中医的“内证实验室”的看法。

首先，内证能观察到这本书所讲的中医解剖学的内容，观察到中医所讲的人、人的身体、人的生命的结构、人的生命和宇宙万物的关系、人的生命的“无”这一部分。如五藏的藏象等。

接下来，观察生命和宇宙运动规律。这个很重要。西医的人体，看到什么就是什么。中医所观察到的人的生命，绝对不是这样，而是一个不停运动、变化的神器。如经络的运动规律、内数的运动规律等。

第三个方面，观察人这种生命的疾病。这仍然是在“无”物质条件下进行的观察，当然会和“有”物质条件下的情况结合起来，内外证合一。在这种条件下，观察疾病在人体网络从零开始的衍生；观察五运六气在人体强行建立太极器官，控制生命运动的现象；观察不经之气强行与人体真气连接的情况等。

第四个方面，是观察中西医各种治疗方法对人体和疾病的作用，产生的物质影响，及其在人体生命“无物质”中的表现。可以讲，所有经方中的中药，所有优秀的中药，以及《神农本草经》中所有的药，都曾经过我们祖先无数次的反复内证和外证。不独中药，化学药物、基因药物等所有药物，在内证下都能进行观察。所以内证将来一定是全人类共有的法宝。

第五个方面，需要特别指出的是，如果单独把内证抽出来学习研究，内证本身也是一种极好的健身，是发现疾病、治疗疾病的方式。任何内证都包括了最基本的共同内容：反省、悔过、净化心灵、按人体生命中“无”物质运动规律强健自己的身体等，这本身全是健身的方法。

刘力红老师在这个时代提出“内证实验室”的概念，具有特殊的价值。不能用道德控制的技术，最终是害人的。内证如果能成为人类的技术，一定是标志着人类道德和技术的合一。

六、《黄帝内经》与内证

《黄帝内经》是不是内证的产物？

依述者个人的看法，《黄帝内经》确实是内证的产物。但《黄帝内经》是以内证实验为主，外证实验为辅的产物。是经过无数次内证和外证实验证明的产物。是内证和外证合一的产物。要完全重复创造中医和创作《黄帝内经》的祖先们，曾经做过的内外证实验，可以讲也是极端困难，甚至于几乎是不可能的。

我们现代人所作的一切内证，都可以在《黄帝内经》《神农本草经》《伤寒论》中找到祖先为我们留下的路标。问题是包括我在内，我们对《黄帝内经》读得太少，了解太少，我们现在仍然在无视祖先留下的路标。我们总是爱像无头苍蝇一样乱撞。哼哼争吵，不知要进行到什么时候。

所以，当代中医如果有人在内证探索方面有突破，我们应当记住这样一个人，背后支撑他的，是古今中外无数默默无闻的中医。

七、小柴胡汤制造太极器官

下面几张图，是述者尝试用中医“内证实验室”的方法，对自己服用汉代中医医圣张仲景的小柴胡汤以后的情况，进行的一次简单观察。观察时间，是2007年5月4日至5月9日，不是连续观察。下面的文字是当时的观察日记，稍加整理而成。

观察日记：

【小柴胡汤组成】柴胡12克，黄芩9克，人参9克，半夏9克，炙甘草6克，生姜9克，大枣12枚。

小柴胡汤为2000多年前张仲景先圣所创。中医史上还有所谓柴胡派，古称柴胡开升门。可见柴胡在中药中之重。今因偶然的原因，内证之，感慨万千。

2007年5月4日下午，买了好多新书，书重得几乎提不动了。从下午开始读，读了七八个小时，晚12时，觉得眼睛视力也差，体力不支，但又想把几本新书大致读完。所以，打开一包小柴胡汤冲剂，用温开水冲服。此时是胆经旺盛时间。十多分钟后，感到视力和体力恢复，直看到深夜2时左右。此包冲剂为一家药业公司生产，每小包10克重。是2006年10月生产的，有效期到2008年9月。小包的封口上有小字说明。

5日早上8时，观察到约以胃经的太乙穴、胆经的日月穴一带为中心，在脐右稍上，形成了一个直径约4同身寸长（约一掌宽）的一个气态的圆形太极结构，这个太极结构在不断运动，颜色是深墨绿色的。见下图。我把人体内证中观察到的这种现象，圆球类的真气旋转运动，叫作太极器官，服用中药或者通过中医其他方法在人体产生的这种太极运动现象，我把它叫作临时性太极器官。不

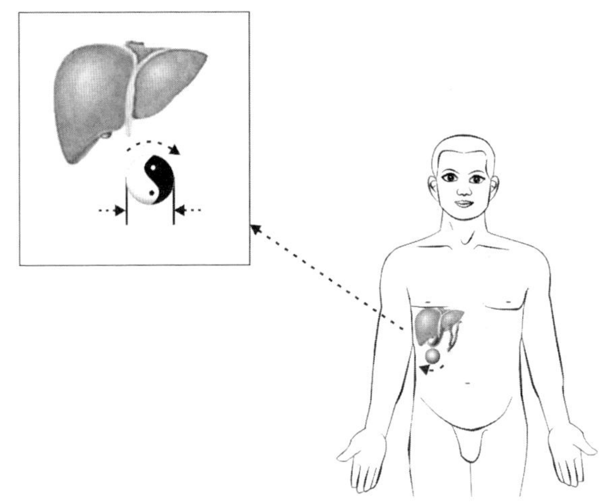

张仲景小柴胡汤在肝下产生的太极器官（一）

过，服用中药后产生的这种现象，当时我还是第一次观察到。没有想到服用中药会产生临时性太极器官。

所以述者断定，这个临时性太极器官，是昨晚子时喝的那包小柴胡汤制造的太极器官。这个临时性太极器官，应当在服用后十分钟就有了。因为中药在人体中的作用，平常最多五分钟就有了。而且，根据经验，一种中药的这种基本结构，服药后马上就会产生，会保持较长的稳定性。

2007年5月5日中午12时到12时30分，再次观察，肝下部的那个临时性太极器官，仍然存在，并在旋转运动。有下列特征：

1.只是力量和生化的气流，没有早上观察到的多了，少了至少一半以上。早上因为是突然发现的，那时是一个厚重的太极器官，没有更详细地观察。但当时运动的力量、厚重度和气流量，都比中午大得多。

2.但早上8时观察到的太极器官的直径，约有4个同身寸大小，没有中午的太极器官直径大。中午的太极器官，厚至少超过一个同身寸，直径约8个同身寸。

3.早上和中午观察到的太极器官的旋转运动速度，约比经络的

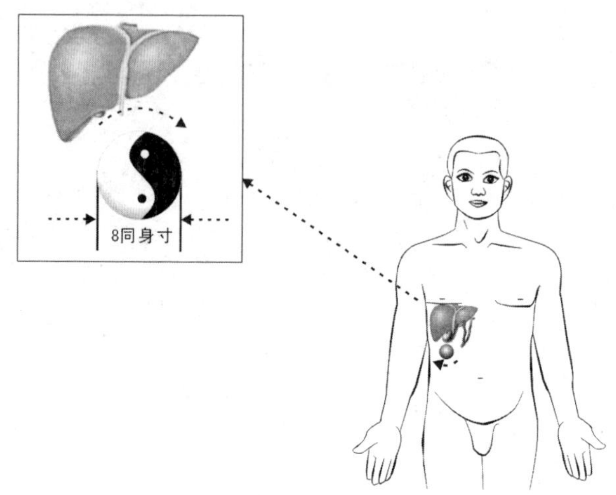

张仲景小柴胡汤在肝下产生的太极器官（二）

正常运动速度稍快一些。中午比早上稍慢，基本接近正常经络的运动速度。

4.中午还观察到，这个临时性太极器官有金黄色轨道。先是观察到双环交叉的轨道，数分钟后，出现一个单环的轨道。

根据观察推断，小柴胡汤，当在子时喝药后就产生了自己的太极器官，这个太极器官，一直到中午12时30分仍然在进行她的太极工作，实在是太可爱了，太乖了。世界上还有比小柴胡汤产生的太

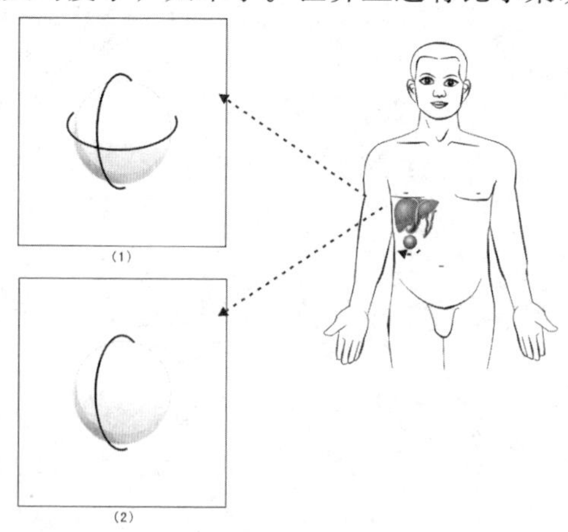

张仲景小柴胡汤在肝下产生的太极器官（三）

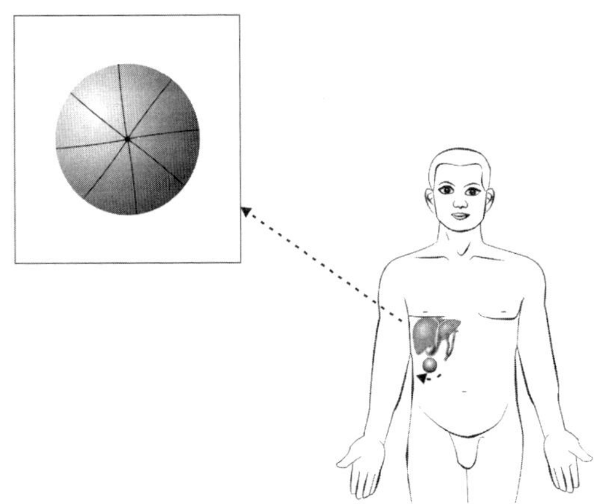

张仲景小柴胡汤在肝下产生的太极器官（四）

极器官更可爱的宝贝吗?

这说明，这包小柴胡汤，超过12小时后，仍然在认真努力地工作。

2007年5月5日（星期六）晚上11点20分，我又进行观察，发现小柴胡汤创造的太极器官，仍然在运动，不过运动速度明显慢了，直径小了，甚至还有车轮的样子，太极的中心点到外圆，有八个深绿色的辐射状的辐条。到此，这个太极器官，已经运动了将近24个

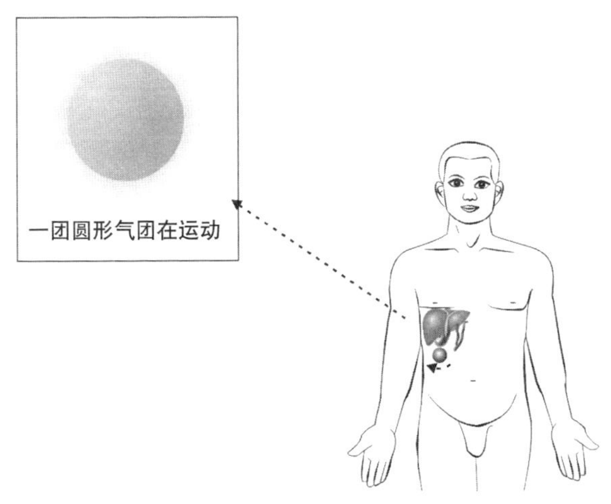

张仲景小柴胡汤在肝下产生的太极器官（五）

小时。

除了中药，我不知道世界上还有哪种药物，能持续在人体中产生这样一个神奇的太极器官。

2007年5月6日早上8时，观察到该部位仍有微弱的太极状真气在运动。6日下午，该处仍然比人体其他地方亮好多倍。

后来还进行过两次同样的观察，结果相近。看来刘力红老师所讲的内证实验室是确实存在的，并且观察到的内容，非同凡响。上面所讲的那个太极器官，正在中医所讲的柴胡开升门的地方。人体真气的升门，也是可以在内证中观察到的。

医圣张仲景的方剂是人类历史上最伟大的创造之一，其科学价值绝对不比计算机和网络的发明低。2008年我又偶然对医圣的“四逆散”作了简单观察，所观察到的情况，比小柴胡汤更复杂。

卷二 中国古代的生命科学——性命之学

自古以来，中医有一个传统作为它的基础，这个基础就是中国古代的传统生命科学。虽然中国古代的传统生命科学内容很多，但最主要的，还是性命之学。性命之学是中国传统生命科学的代表。把“性命之学”这几个字讲白了，就是古代的生命科学，是古代中国人用他们的方法，对生命进行的研究探索。中国古代性命之学的代表作，有《黄帝内经》、《道藏》、《大藏经》等。最有代表性的图，是《修真图》和《内经图》。在开始的时候，稍讲一下我对性命之学的感受，以有助于读者理解后面的内容。

一、人类有两条生命科学攀登路线

现代生命科学是伟大的，其中最具有代表性的东西，是细菌的发现，疫苗的产生，以青霉素为代表的化学药物和基因药物的产生，基因的发现及生命的克隆。这些伟大的发现，极大地保障了人类的健康，延长了人类的寿命。

根据中国传统生命科学的衍生特点，和现代生命科学的发展史，我绘出了一张东西方生命科学路线图。

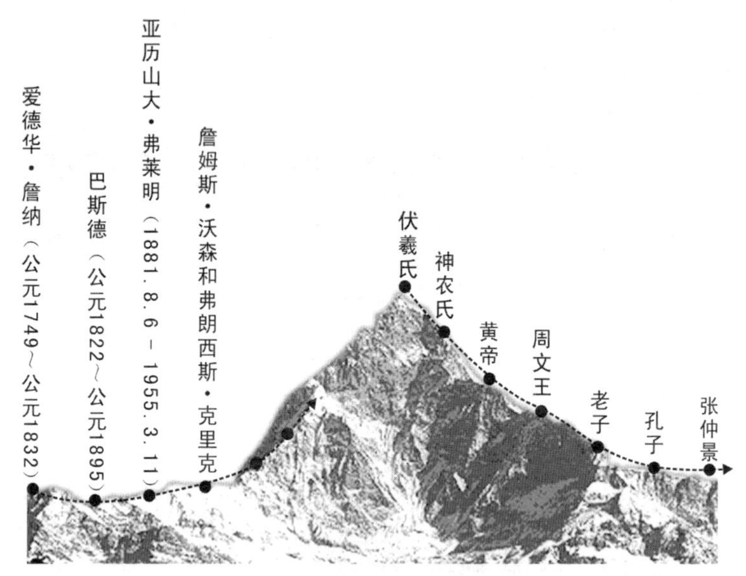

中西方两种生命科学路线图

看了这张图，有朋友问：为什么在人类生命科学的最高峰上，你所写的代表人物却是伏羲氏？是因为，从内证角度来看，中国传统生命科学对生命认识所达到的水平和高度，现代生命科学还没有达到。

那么，为什么中国传统生命科学是从山顶向下发展？因为中华文明是衍生文明。衍生式文明，就是这样的发展规律。老子讲过，道者，反之动也。真理大道经常是向相反的方向运动。这也是性命之学最重要的一个特点。向下发展并不代表着水平越来越低。只是代表着，文明的衍生过程与非衍生式文明不同罢了。中国传统生命科学的水平，从来没有低下来。中医在当代的萎缩，只是中医新一轮发展的前奏。

这样一张人类生命科学路线图上，两个生命科学，处在不同的时代，运用的是不同的技术和方法，不是为了想突出哪一条路线，两条都很重要，人类都需要。这样画并不是轻视人类现代的生命科学。中西方生命科学互补性很强，两者的统一，是迟早的事。只是我们了解两种生命科学各自的特点，才能更好地发展合一。共同发展才能合一。有一个不发展，就不能结合。

我们的祖先伏羲氏，在那高高的山顶，到底在等什么？

二、性命之学

性命之学，是中国古代独有的一门实践性、修习性的学问。

性命之学，就是研究人的生命本质的古代科学。

但它不像现在的中医和西医只是以研究人的肉体血脉和经络气运为主要内容,也不是当代的生命科学那样的东西。

说简单点，性命之学，研究的是一个人和整个人类，如何超越自己的生命、缺点，无限地延长自己的生命，培养自己的道德，利用宇宙自然的规律，为人类作出更大的贡献，让自己的生命得以升华。成仙做佛，做圣人做的事，都是中国的性命之学。舍弃小我，成就人类和宇宙的大我，就是性命之学。让人类过上真正的共产主义生活，就是性命之学。把生命科学、技术、宇宙自然、道德、人类共同的美好事情结合起来，就是性命之学。

这是远远超越了当代中医和西医的东西。

当人类全球化、一体化越来越紧密时，人类的困惑也越来越多，病也就越来越多。人类可以一时失去方向，而性命之学，从来就没有停止过。现在的医学，中医和西医，包括其他的一些学科，越来越科学，越来越全球化，越来越商业化，越来越利益小集团化，道德的缺失，也越来越有更多的反人类的东西。当医学仅仅局限于科学技术，也就越来越脱离人的生命。因为生命不只是一个技术和科学问题。

可能性命之学，给生命探索，提供了一个较好的答案。

三、什么是性　什么是命

谈到这个性，是不是指性爱的性？肯定地讲，男女两性的性，性命之学中包含。我的老师讲，处理好爱情才能学好性命之学。但性命之学绝对不是性爱之学。两者不是一回事。性首先是人的天性、自然之性、本性、真性，性爱只是其很小的一部分。商品和物

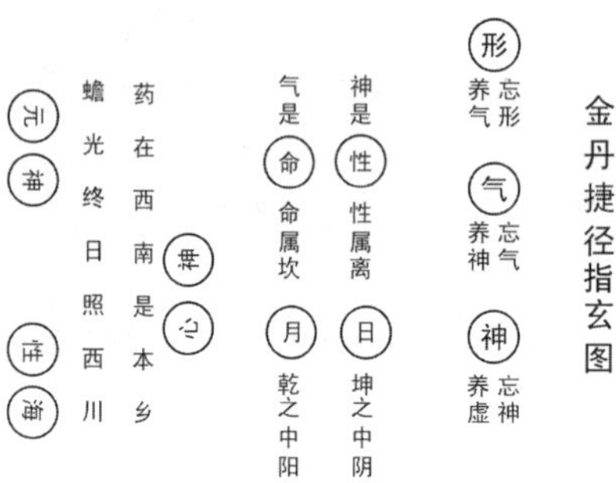

中国古代的《金丹捷径指玄图》

欲的时代，把性爱夸大了，这也是一个时代的病。

我们的祖先，利用一种特殊的“质分析法”，也可以笼统讲，就是内证的方法，按照人类生命的结构特点，把人的生命，分成性和命两大部分。性是生命最重要的构成部分，是一个人恒久存在的生命之灵。性这一部分的主宰和代表，中国古代叫作元神。见《修真图》和《内经图》。性这东西，肯定是生命中一种特殊的非常物质。

命的这一部分，其主要的主宰和代表，是心神，也叫作识神。人的五藏六腑、骨肉血脉、经络、基因，全部属于命的范畴。神是人体中一种神奇的真气，它也是生命物质的控制系统，有点像电脑上的WindowsXP这样的操作控制系统。神也是有具体形象的特殊真气。这个在后面讲。这和神鬼没有丝毫关系。

所以性命之学，就是把人分成性和命两大部分来进行学习和探索的。汉字的“人”字，就是一撇一捺。左一撇代表人的命，人的肉体，精和气。右一捺代表人的性，人的元神等。

道教史上，北宗以修性为主，南宗有性命双修。而禅宗则不假文字，直指真性。达摩西来无一字，全凭心意用功夫。其实，达摩也无什么心意。性命之学的性，用文字是很难表达的。在这我引用几个古代圣人和贤者的话，供大家参考。

儒家经典《中庸》讲：“天命之谓性，率性之谓道，修道之谓教。”这是儒家的性命之学的基本定义，本质上和道家的性命内容是一样的。

《周易·说卦传》：“和顺于道德而理于义，穷理尽性以至于命。”

张三丰《道言浅近说》：“穷理尽性以至于命，即是道家层次，一步赶步功夫。何谓穷理？读真函，访真诀，观造化，参河洛。趁清闲以保气，守精神以筑基。一面穷理，一面尽性，乃有不坏之形躯，以图不死之妙药。性者内也，命者外也，以内接外，合而为一，则大道成矣。'以至于'三字，明明有将性立命、后天返先天口诀在内。特无诚心人，再求诀中诀以了之也。"

全真教的祖师王重阳说，"性者是元神，命者是元气"，"性命者，神气之根源也"。

真正的中医，《黄帝内经》，首先讲的是性命之学，自然大道，不是只讲命学。西医重在命学的一部分。重命而不重性，这是当代中医和西医的缺憾，把人最重要的一半丢掉了，不能叫作完整的医学。这样的医学，不论中西医，都是个瘸子。这样讲还不确切，现在的医学是个天生只有一半身子的重症残疾人。

四、人的生命构成

我的老师讲，一个人的生命，主要由三部分构成。

一部分，是本我，我的本来的面目。在人体之中，指元神。这一部分，是前面讲过的性的那一部分。

第二部分，指宇宙自然给人的那一部分物质，如阴阳、五行、智能、信息,等等。

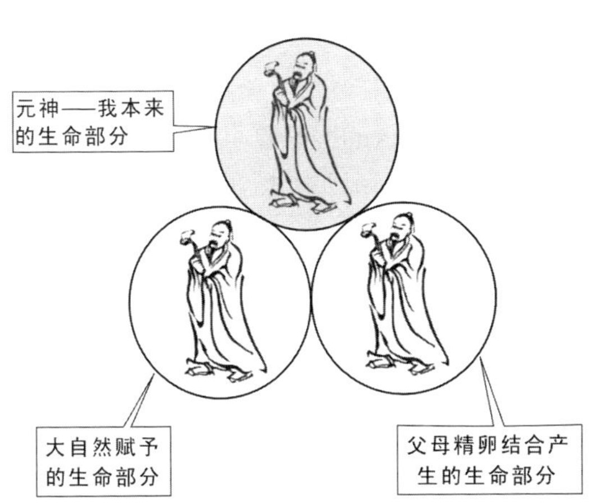

生命的构成

第三部分，是父母因爱情而结合，精卵合一所生育的我们的肉身的那一部分。现代生命科学认为这一部分是由基因等构成的。第二和第三部分，是命的部分。

在《道藏》中，我也读到过这样的观察和结论。这是道家先圣们的思想。

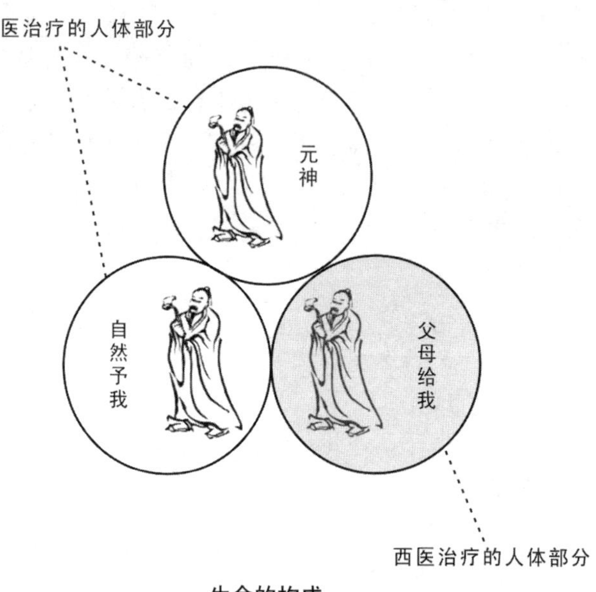

生命的构成

中医看到的一个人的生命，是由这样三部分构成的。同样是治疗一个病人，西医可能治的是基因和肉体。中医治的是什么呢？治的是本我，是我的本来面目的那个元神，还是宇宙自然所给予人的那一部分体系？

中医应当有充分的自信。按上面这个图表，中医研究了人体生命构成的三分之二，而且，父母所给的肉体这一部分，中医并不是不重视。一个中医，并不是只凭着西医的眼来看世界的。中医有中医之眼。最大的眼，就是我们的善根，那是无所畏惧、无所不能成就的眼。

五、本自具足：性命的最基本特点

禅宗六祖慧能，本是一个不识一字的文盲，和母亲靠砍柴打猎为生。他开悟后说了一句在人类史上永远不朽的名言："一切万法，不离自性。何期自性，本自清净；何期自性，本不生灭；何期自性，本自具足；何期自性，本无动摇；何期自性，能生万法。"

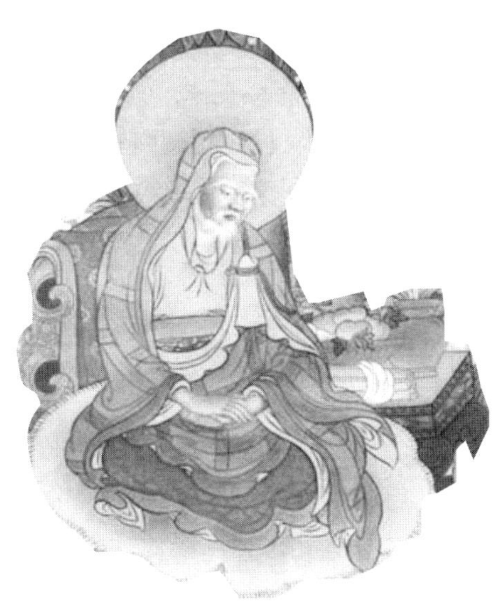
六祖慧能

这句话也永远让天下读书人汗颜。不论人类发展到什么地步，技术多么高，只要存在贪欲和不公正，背离人的本性，都是一种病态，甚至是有组织的、集体性、超大规模的疾病。

把他的话讲得更简单点，就是：不论是作为人类整体，还是作为一个人的个体，全是本自具足，不缺半丝。

本自具足什么呢？清净，永恒，具足，坚定，万法。所谓法，也可以理解成高技术和方法。理解成能源、粮食等。人类本来什么也不缺。是人类的兽性贪欲，造成了贫与富的不公。

联系到医学，那就是人类本来没有什么病，个体也不该有什么病。有病就是本性上出了问题，既有个人的，又有整体的。人类的医学，本无所谓中西，分了中西，也是我们全人类的本性上有问题。

本自具足是中华文明、中国佛道儒三教、中国传统生命科学和中医对人类所下的最重要的一个定义。它不是哲学，而是讲人生命之大美，本无缺憾。这种具足，在中国传统生命科学看来，是物质上的东西，人的生命本来的结构、性质就是这样子的。人类生来一切具足，是人类自己胡折腾，把一个好端端的宇宙搞得乌烟障气。这不是现在一些人理解的哲学上的东西，更不是理想主义的东西，而是直击人类生命的真形本质。生命本来就是这个样子。

你本不具足吗？读读《王凤仪言行录》，也许就能明白我们为什么本不具足，为什么我们生这样那样的病，我们可能就会对医学有更客观的看法。这个王凤仪，本来也是不识一个大字的长工。

所以我们可以看到，现在人类最伟大的本事，就是把本自具足搞成本不具足。如果人类再发明更伟大的医学，把本不具足生的病，搞得更不具足，这种医学，远远背离人的本性，实在是杀人。一切远离人的本性和生命本质的医学，都是反科学的，也只是资本的工具。一切和人的本性没有直接关联的医疗技术和药物，全是假冒伪劣。

六、先天与后天

先天和后天是一个流动的、相对的时间概念。一个人，当他的父母的精子和卵子未结合孕育他之前的时间，就是先天。当他的父母的精子和卵子结合而孕育他以后，这以后的时间，就叫作后天了。值得注意的是，先天后天的时间概念，和三界概念是有不同的。

那么一个人死亡以后的状态叫什么时间?

有的老师讲，我们生活中的时间和距离（空间），是假的。其实这不是否定时间和距离（空间），只是讲在修道和内证的特殊条件下，时间和距离不存在了，变成无了。替代时间和空间的是无物质。

七、元神与识神

因为有了人的先天，这就又出现了一种状态，叫作元神。中国古代认为人先天存在的主要形式，是元神。后天生命的最重要的、最基本的主宰，也是元神。元神也是一种无物质，有点像电脑中的操作系统和芯片。只是人生下来长大成人后，用肉眼轻易观察不到代表自己本质的这个元神。元神的本性是善。圣人所做的一切，是要回归善的本质。回归到人真正的自己，而不是丧心病狂，贪心丧志。

一般认为，西方的观点是人性本恶。这有对的一面。这里讲的是一个人的后天，恶。学恶了。人生下来后学坏了。当恶成为人的最外在、最表面的本性时，人的生命，是那个认识之神在作主宰。

古代叫作识神。识神作主的时候，他让人类的认知仅仅停留在事物及物质的表面世界、欲望世界。

元神和识神分别代表了性命之学中人的性和命。

西医有神经，中医有元神和识神，太正常了。不能只让西医用“神”字，而不让中医用。

八、五德与五行

在我们的祖宗看来，人的生命和肉体，是产生道德的机器，或者讲人是产生道德的生灵。五行讲的是特殊的无一类的物质。不光人有，宇宙自然也有。德，当然人也有，宇宙也同样有。人的生命之中有五行物质，人体中的这些五行物质，主要代表是心肝脾肺肾，它们直接产生仁义礼智信五种基本道德。这些道德，是肉体生长出来的一些东西罢了。五藏在中医中的意思，实质上是产生道德的器官。这和我们现在人类的道德观，全不一样。

《黄帝内经》讲“天之在我者德也”，宇宙自然表现在我们的生命中，就是“道德”二字。

述者反复讲道德和生命的关系，不是自己想当然下结论，而是认为在古代中医和中国传统生命科学中，它实在是太重要了，是登堂入室的第一道门槛。

九、中医与西医的宇宙尺度

下面几节我们主要谈的是中国传统生命科学的基本宇宙观，当然也是中医的宇宙观。人和宇宙的关系，在内证观察中是最多出现的现象，根本不可能回避。

中医和中国传统生命科学的宇宙观察尺度，至少达到银河系以外。而银河系的直径大约十万光年，最厚处约一万光年。这是中医和中国传统性命之学最基本的宇宙探索尺度。更远的距离，我们今天还没有办法下个准确的结论，只能讲是大而无当。所以，中医和

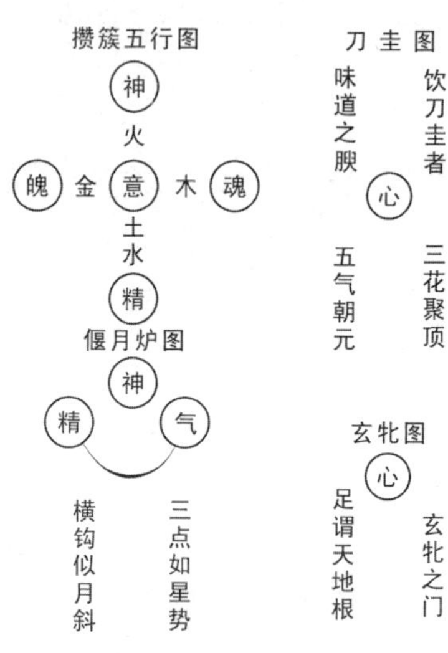

《杂著指玄篇》中的《刀圭图》

中国传统生命科学，不仅仅是向内探索，向外探索的尺度更大，匪夷所思。这是一个基本的客观事实。所以利用内证等方法，向大尺度的宇宙空间寻求生命和宇宙的关系及规律，是中医最重要的特点之一。中医所讲的命门，首先指的就是人体生命和宇宙自然、银河系的关系。命门，是宇宙间物质与信息进入人体生命的重要门户。在《修真图》命门处，标有“银河”二字，不是随便写的。见下编心经卷。

中医向外向浩瀚的宇宙探索，而西医则向人体生命的微观宇宙探索。基因研究，一直探索到$10^{-9}m^3$这样的尺度。从这个现象来看，中医和西医这对兄弟，好像是在历史上早已经约定好了，一个向生命的极微观进军，一个向生命和宇宙的超宏观世界进军。一个向生命的有形物质要规律，一个到生命的无形的物质中寻觅。中医和西医是不是前世早有分工？

十、天　地　人

我们对老祖宗是如何看宇宙的，认识还有很大的差距。而且，研究了老祖先们对宇宙的看法，会发现我们现在对宇宙的看法仍然存在着很多的错误。这些，是性命之学的另一个基础，也是中医所必须掌握的东西。下面几条就是讲我们老祖宗的宇宙观。

关于宇宙自然，中国古代有三个最基本的概念，天、地、人。

天，当然是指宇宙，用现代的话来讲，外空间、近地空间也是天的一部分。我们老祖宗所讲的天，就是指整个宇宙。大家看这个

“天”字，天分三层，最下一层是人所在的空间吧。第二层在人的头顶。第三层的天，最远的天，人的生命仍然能够达到。这是讲我们的祖先把整个天所代表的这个宇宙，分成三界，以至于无数界。在后面的质分析法中，还要细说。三界只是一种对宇宙最简单、最基本的分层分类方法，好比一本书，有一百页，我们可以讲，这本书有一百层一样。

人，当然是指人类这种宇宙生物。我们的祖先认为人为万物之灵。既然为万物之灵，那就该做万物之灵的事。

地，指地球，人落脚的地方。为人类提供食物和有形态的生命物质结构。在地成形。生命在地球上才能长成现在我们看到的样子，人也一样。天地人这三者没有讲错。地球要是出了问题，地球上的人类，就会毁灭。地当然重要了。

还有一个更重要的，天地人是一个宇宙、网络、信息交集的大系统。人的生命信息系统，受影响最大的，是天地所代表的宇宙。人类生命的最大规定性，不是来自我们的基因和父母，而是宇宙空间的规定性。没有天地，不可能有地球上这样的人。宇宙和地球是人类的父母。

我们的祖先把地球，以易经中的坤来表达，只是客观理性的就事论事，不是比喻。是发现。大易是科学发现记录，没有比喻或想象。

十一、天人合一

天人合一，就是讲，天地宇宙万物，和人是一个整体、一个完整的、直接相联系、不可分割的整体，从根本上讲，是一个东西。形象地讲，我们每个人，只是宇宙自然的一个配件，一个细胞，一个基因，一个螺丝钉,但也是宇宙。宇宙和人的联系，不仅仅是食物、水、空气和我们身体的联系，从内证角度来看，这种联系太多，极为复杂，不可分割。在数万光年远的地方的星宿，有时对人有直接的决定性影响。人类不可能从宇宙自然中挣扎出来。

传统有一个词，叫天人合一。那是指人把自己和宇宙万物的关系搞错了，再重新回来想办法，与宇宙万物合而为一。从本质上讲，从观察来看，不论人想不想和大自然、宇宙合一，人只是宇宙的一分子。三界的合一，有和无的合一。人的主动性，就是和宇宙万物结合得更好、更彻底。一个人脑子中只有钱，是无法和大自然合一的，和其他的人也合不到一起了。在当代，天人合一，只是梦幻。

十二、大宇宙

研究观察宇宙及人体生命的方法不同，决定了中医和西医的不同，由此也决定了我们祖先的生命观和宇宙观的不同。

在我们老祖先的眼中，宇宙是绝对的天人合一，这种天人合一，不是什么心物合一，而是绝对物质意义上的合一。《黄帝内经》上的所谓气交、藏、神，全是指人体生命和宇宙直接的物质上的合一、一体化运动造成的现象。

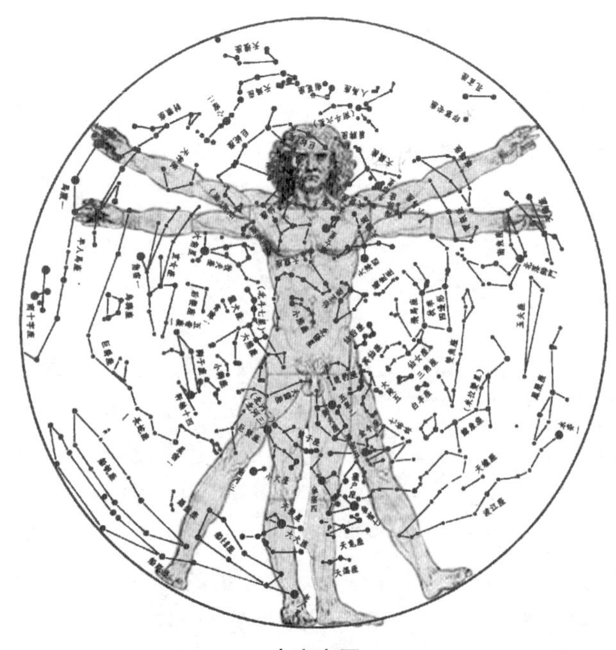

大宇宙图

为了理解方便，在学习和研究中，古代先师们把宇宙分为大宇宙和小宇宙。你要讲这个大宇宙和小宇宙都是人的身体，也没有错。讲人体生命是这两个宇宙的一部分，也绝对正确。在我理解，大宇宙不仅仅是我的生命的延伸，而天然就是我生命的绝对的一部分。我生命所构成的小宇宙，本来就是大宇宙的一部分。

大宇宙，是指除我之外的宇宙万物。包括大小尺度，包括质，看得见的，看不到的。人类所能想象和当代高技术所能探索到的宇宙空间，探索不到的宇宙空间，不论明暗，全是大宇宙。其大无外，包囵万物一切，细如纳米之物、基因，全在其内。

我们祖先所讲的大宇宙，不是讲个人的胸怀，而是要在内证中用自己的生命进行探索。大宇宙是一个纯粹物质的宇宙。按古代圣人的讲法，内证探索的距离，远远超出现代人可以想象的地步。在内证中，光年并不算太大的宇宙单位。

对学习者来讲，大宇宙就有了两个含义，一个是学习者能够亲身体验感受到的宇宙，一个是学习者还无知的宇宙。

从宇宙的质分析法来讲，大宇宙首先是包含了无穷无尽的三界、无数界。其实，质分析法，对宇宙是可以进行无限分析的。超出三界外，不在五行之中。三界外还有无数界。这些全是大宇宙的范畴，而且是更重要的内容。

黄帝《阴符经》讲，“宇宙在乎手，万化生乎心身”。我们的手与身，是宇宙之手与身。

十三、小宇宙

小宇宙，相对于大宇宙而言，指以“我”的生命和身体为中心的一个较小的空间。中国传统的人体小宇宙，有比较明确的外延，是指人的身体上下前后左右六方约一臂长的空间，都算是一个人的人体小宇宙。对成人来讲，此边界距离人体约一米处。

从天人合一的角度来看，大宇宙和小宇宙都是“我”。“我”不光是生活在地球上，而且确切地说生存在这个大宇宙之中。宇宙就是我的肢体。这才是人。所谓天地人，归结为一个“人”字。天

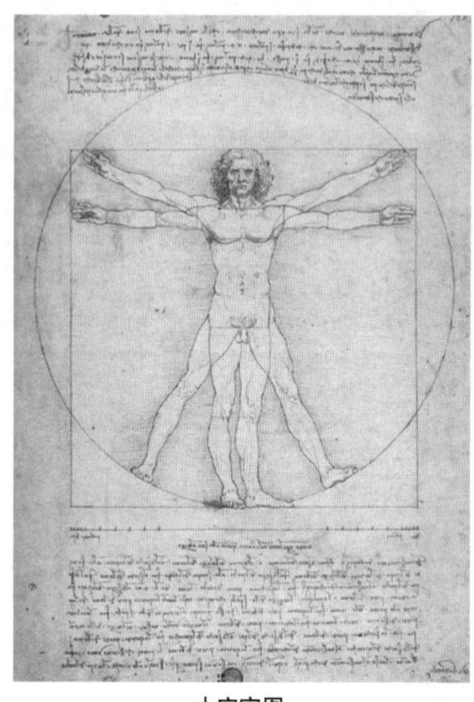

小宇宙图

是宇宙，地是地球，人是天人合一的那个“我”。大宇宙是大我，小宇宙是小我。在后面的图文中，大家会看到天与人在物质意义上的初步结合。

中国古代人把宇宙看作是一个统一的整体，把宇宙看作是和作为人体生命的“我”严格结合为一的宇宙。既相互区别，又绝对统一。宇宙是我，我是宇宙。无远近之分，无物我之别。

所以宇宙自然，就是中国人的生命。破坏和污染宇宙自然，就是伤天害理，谋财害命。所以古人才会产生“念天地之悠悠，独怆然而涕下”的感觉。

小宇宙的概念，显现出我们祖先对人和宇宙自然关系的细节探索。在阴阳五行运动中，宇宙自然给人体输送了很多特殊物质，一些物质是在人体小宇宙范围附近合和，构成与人体适配的物质的。比如五行物质和一些阴阳物质就是这样形成的。所以人体小宇宙着重于太极器官、阴阳、五行物质的生生化化和个人与大宇宙的直接联系。

十四、吾心即宇宙

没有个人私欲，大彻大悟的人的心，就是宇宙万物之心。

陆九渊讲，宇宙即吾心，吾心即宇宙。

十五、祖宗的“质分析法”

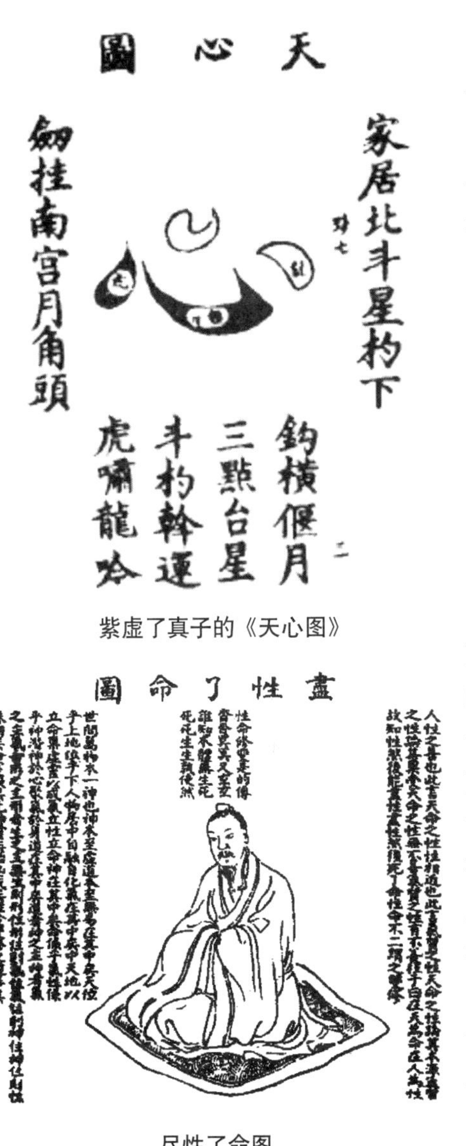

紫虚了真子的《天心图》

尽性了命图

要了解中医解剖学，首先需要了解中医解剖学的基本方法，了解祖先们创造中医解剖学的方法。在中医，这些全是隐藏起来的，我们平常看不到。

西医的解剖学用的是解剖刀、显微镜一类的复杂仪器。中医并不是使用这一类仪器进行解剖的。中医解剖学使用的仪器是人，用天地之灵长的人作为仪器。而且中医还使用了一种独特的研究分析方法，这种方法，从证明的角度来讲，专家们起了个名字叫内证。而从分析方法的角度来讲，我也给它暂时起个名字，叫质分析法。意思就是对宇宙物质和生命最本质的分析方法。

质分析法对宇宙及生命物质的分析，主要包括有三种分析方法。一分法是太极分法，侧重于分析无物质的衍生过程。这种方法，是古代易学大家研究大易物质所经常使用的方法。二分法是有无分法，侧重于把所有物质以有和无分为两大类。中医主要是研究无物质的医学，西医是研究有物质的医学。这是一个总分类法。三分法是三界分法，侧重于把物质按内证下观察到的“质”的特点，分成三层和无数层，一层叫一界。有物质为下界，叫下三界。无物质分成两界，其中阴阳物质界，叫中三界。最高的一界，叫上界。分层分界，和我们生活中距离远近的概念无关。

三种分析方法侧重不同，但都是研究无物质的分析方法。

十六、三分法：三界宇宙看伏羲

什么是三分法？就是我们通常所讲的“三界”一词。但意义大有不同。

说到三界宇宙，有些犯忌讳。因为，三界这个概念，在我们的大脑之中，现在主要是宗教在用，比如佛教、道教。

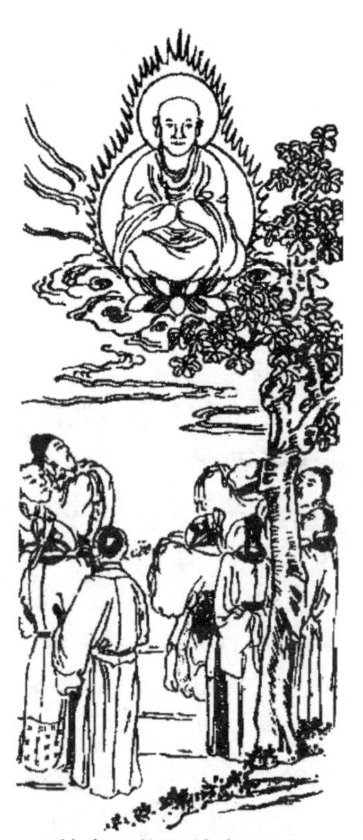

《性命双修万神圭旨》中的《超出三界图》

当最初学习探索到这一步的时候，我也是迷惑不解。怎么会走到三界这个地步来？

随着学习的深入，渐渐了解到，三界，其实本来和宗教无关。在中国古代，特别是上古，三界这个概念，本来更多的是和科学研究联系在一起的。

经过探索，发现中国最早开始运用三界这一物质分析方法的鼻祖，是伏羲氏。这样讲的理由，是因为他所画的先天八卦，只有用三界分析方法才能观察、分析和记录。

根据考古资料，伏羲氏大约生活在距今6400年前的时代。在那个时代，道教、佛教还没有产生。老子、释迦牟尼还没有诞生。现在世界上的四大宗教，那时还没有一个产生。而在那时，伏羲氏已经开始运用三界分析法。据有关史料，伏羲氏学习这些内容也是有老师指导的。所以我们要是把三界宇宙物质分析法这一科学创造，仅仅说成是道教、佛教等的东西，实在是让早在宗教产生之前的最早发明者和使用者太冤枉了。

现在的宗教所用的三界的概念，也是从宗教产生之前，人类的发明发现中借用来的。它是宗教产生之前，我们的祖先创造的东西。本来这个三界，和宗教无关。所以我们不必要用三界来吓唬自己。

十七、三界宇宙

按我的观察探索结论来看，三界统统是物质，只是物质性质复杂，可按有和无分为两大类。三界统一于物质。

第一个世界，叫下三界，以有这样性质的物质为主。第二物质界叫中三界，主要是无物质。第三个叫上三界，主要是无物质。有的研究者，把这个三界又细分为二十九界或者三十六界。

由观察到的内容来看，道德产生了内证之法，产生了质分析法。质分析法观察到了三界宇宙，这三界宇宙，只不过是对我们生存的宇宙空间，根据观察到的不同情况，进行分层分类罢了。这和我们把一堆苹果按大、中、小分成三类几乎是一个道理。可以初步肯定，内证方法对三界宇宙观察结果，具有客观性，观察到的宇宙和生命物质，是客观存在的东西，不是人的想象和意识的产物。在中国古代的科学条件下，这种观察，应当看作是极其科学的东西。只是用三界这个词，来描述三种有区别的有物质、无物质宇宙。

十八、三界宇宙与中医和西医

中国古代的研究者认为，三界的第一界，用我们现在的话来讲，就是我们肉眼所能看到，五官能够感觉到的这个三维的世界，包括现在科学家们用现代化仪器所能观察到的宇宙及物质。人类当代的科学技术及创造发明，主要集中在宇宙及生命物质的这一层次。这一界，中国古代叫作下三界。从生命科学和医学来看，现代生命科学和西医主要研究下三界生命物质的规律和病症，所运用的方法，也主要是下三界的方法。

第二界，中国古代叫作中三界。宇宙物质的这个层次，中国古代也叫作阴阳界，可叫作阴阳物质界。这一界，是《黄帝内经》和中医所研究的重要的宇宙物质和生命物质基础，中医用药、治病，最次也要深入到这一层次来。到不了宇宙和生命的中三界这一层次，那不是中医。这一界的最重要特点，是具体的阴和阳。中医解剖学中所讲的人的阴阳、经络、藏象、六经、五运六气等，都主要运动在人体生命物质的这一层次。不采用有无、三界这样的质分析法，根本无法了解中医及其物质基础。

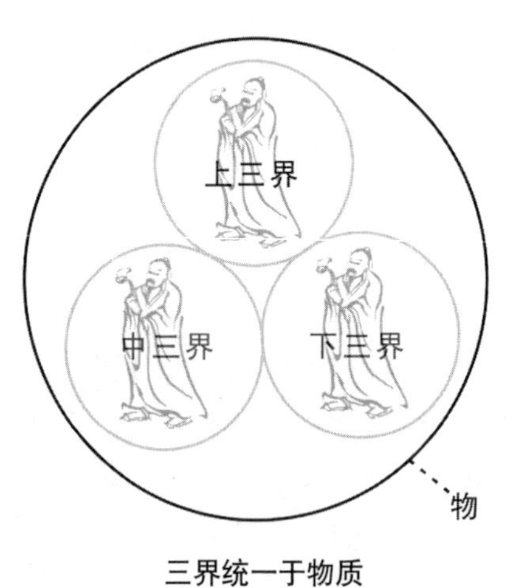

三界统一于物质

中国古代的观点认为，三界宇宙，中三界比下三界物质复杂，道德、能量和综合水平更高，影响力更大。中三界对下三界具有独特的控制作用。这也就是中医为什么不主要在生命的下界物质中发挥作用，而费尽气力，至少也要在中三界对人体生命进行治疗的原因。因为中三界对人体生命下界的那一部分，具有管理主宰的作用。

人的元神和灵性这一部分，主要存在于生命物质的上三界。在上三界进行治疗，是最高水平的中医，也是道家所讲的神医们治病所用的方法，所谓上工治神。但还仍然是物质的方法，并没有什么唯心之处，只不过是古代的圣人们掌握了上中下三界生命物质运动的规律，寻找到巧妙的方法罢了。王凤仪老人治病不用药，本质上来讲，就是通过对生命中阴阳物质的认识，通过同时调整中三界的阴阳物质和人体上三界的元神物质，来达到治神的目的。

十九、质分析法与中华文明

关于三界，我想可以用两句话来总结：一是三界绝对是物质的，不论哪一界，都是这样，只是物质性质有所不同。二是三界是统一的一个整体，又相对分界区别，而不论如何区别，三界全是统一的物质宇宙。

伏羲氏的这一个发明创造，太伟大了。整个中华文明后来的许多伟大创造，都和这一宇宙物质的观察研究方法，直接联系在一起。质分析法，是中国古代科学运用最多最重要的方法。也是创造中国古代科学成就的最基本的方法。

卷三 大宇宙

在前面我们讲过中国古代关于人体的两个基本概念，一个是大宇宙，一个是小宇宙。

小宇宙，以人的身体为中心，以胳膊腿外伸划圆。这个是我们一个人生命的小宇宙，就是一个人生命运动的小实体，这个容易理解。

相比之下，大宇宙所讲的就复杂一些。大宇宙，也是我们每一个人所拥有的身体，如大宇宙图所示，大的时候，整个宇宙都是我们的身体；小的时候，以纳米计量的宇宙物质，仍然是我们的身体。

古代的先圣常常用这样一句话来表示大宇宙的大小尺寸：其大无外，其小无内。

这实际上是讲，整个宇宙，不论它是个什么样子，不管他多大多小，这宇宙，就是我们的身体。

这听起来像一句疯话。但这正是中医和中国古代传统生命科学较大的一个“内证实验室”。不进入这个大宇宙，就无法理解中医的“六经”“旺相”等最基本的概念。

但这正是我们祖先大“我”的真正含义。这是我们每一个人大写的“人”字。

一、天

汉字的“天”，人不出头为人，这是人的小宇宙。人一出头，就是大。人伟大了，顶天立地，“人”字就成了天。这天，就是大宇宙。

二、斗母星宫

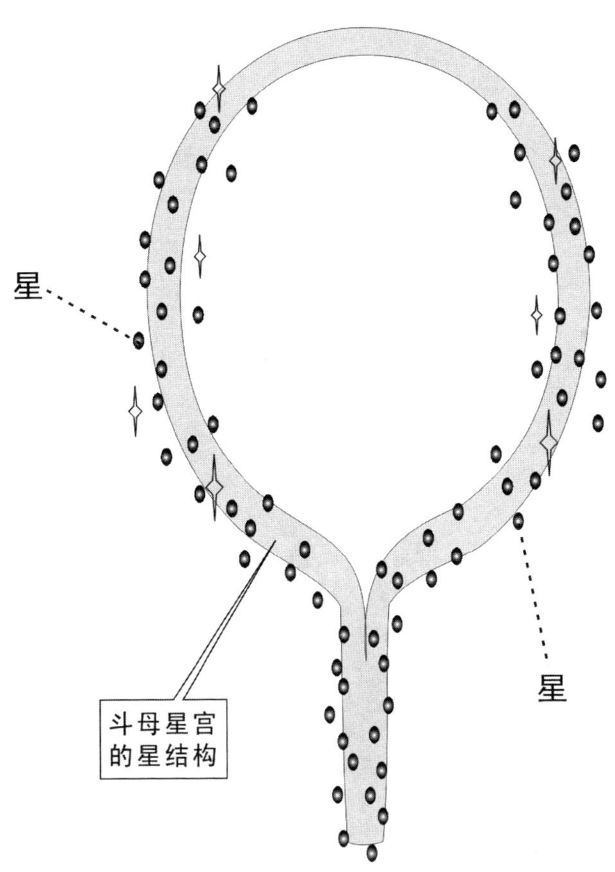

斗母星宫图

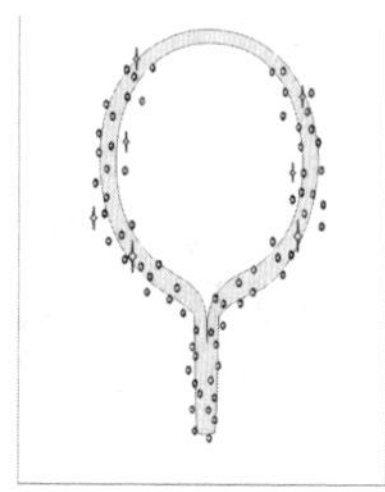

斗母星宫

上图是内证观察到的斗母星宫，在互联网和相关资料上没有查到关于斗母星宫的信息，也不知它的位置和距离地球的远近，只能根据内证观察画出图来。

斗母是道教崇拜的最高女神，在重要的道教宫观都有元辰殿，其最高层专门祭拜斗母元君。斗母

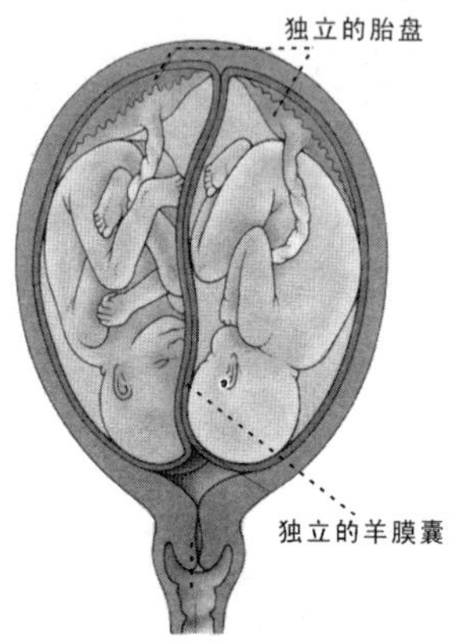

子宫中正在生长的胎儿

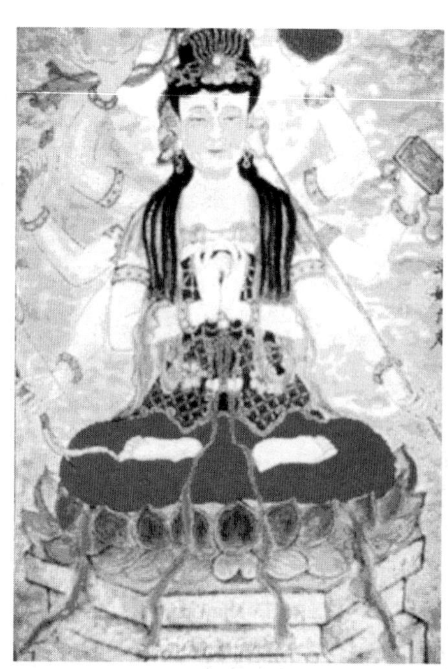

斗母元君

星宫比一般的星宿大，不知用什么名词来表达为好，暂称为斗母星宫，心示敬意。斗母星宫和女性的生育、月经有直接的关系，是人类的繁衍之星，母亲星。斗母星宫直接影响着女性月经的规律、生育和母性周期等。大约在女性来月经的前三天，斗母星宫的真气灵光，肯定会和女性的身体直接联系，运转女性生命中的特殊系统，如双乳等，使月经来临。它如何作用于女性，值得研究。

在《黄帝内经》中，把决定人生老病死的物质叫天癸。认为女性的周期为七，男性的周期为八。天癸天癸，肯定是指天上来的生命之水。所谓天上来的生命之水，也就是从宇宙的某个星宿或者星空来的东西，是宇宙太空给人体输送的精。

我想，数千年前的观察研究者，观察到宇宙自然和人的生命有如此复杂的关系的时候，也会和我一样对宇宙自然产生敬畏。宇宙自然的伟大，不是我们用人类的语言所能表达的。

三、银河系

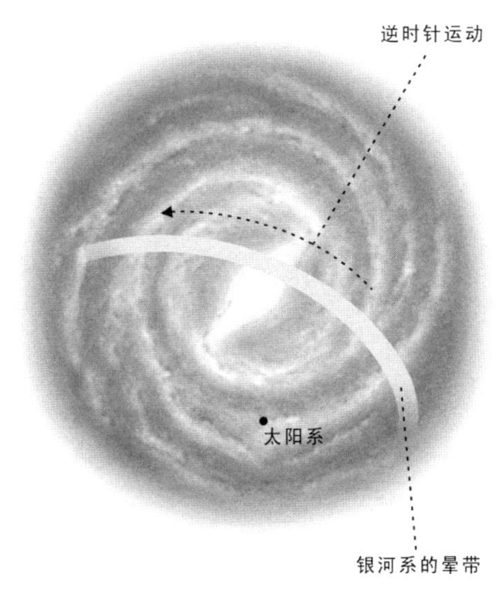

银河系晕带

左图是曾经观察到的银河系的示意图，如图所示，有一条晕带在运动。

在《修真图》上的命门这个地方，标注着“银河”二字，说明我们的祖先早已经内证观察过银河系。银河系是人类的故乡，是人的生命吐纳的对象，命门出入的东西。

四、三　垣

三垣指的是紫微垣、太微垣、天市垣，相当于现代天文学上讲的超级星团。但我们老祖宗的观察还有很多独特的地方。三垣是中国古代天文学的重要观察对象。

“垣”的本义是指较低矮的墙。根据讲述者观察，在这里，用来指一个超大星团，其中有好多星宿，集中在一个天区，而这些星宿，又由一个圆形的像矮墙一样的晕带构成的“围墙”圈起来。好比是在宇宙空间，有一个圆形的大院子，中间有好多星星，被一圈低矮的城墙圈在一起，自成运动体系，共同旋转运动。见后面紫微垣图示。

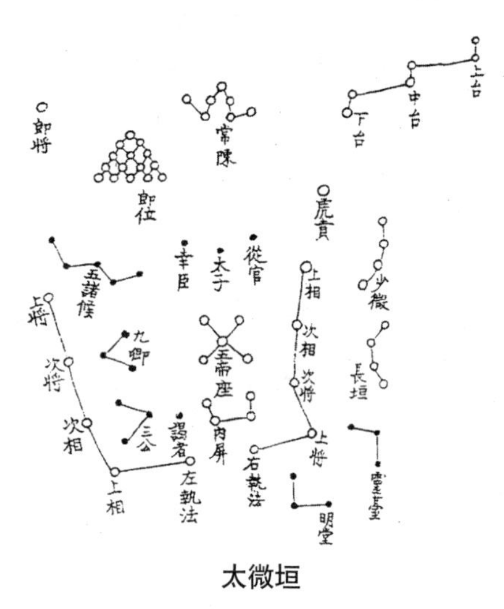

太微垣

还有一种观点，认为每个垣都是一个比较大的天区，内含若干（小）星官（或称为星座）。另外，在各垣内部都有东、西两藩的星，左右环列，其形如墙垣，故称为“垣”。这种观点，供读者参考。

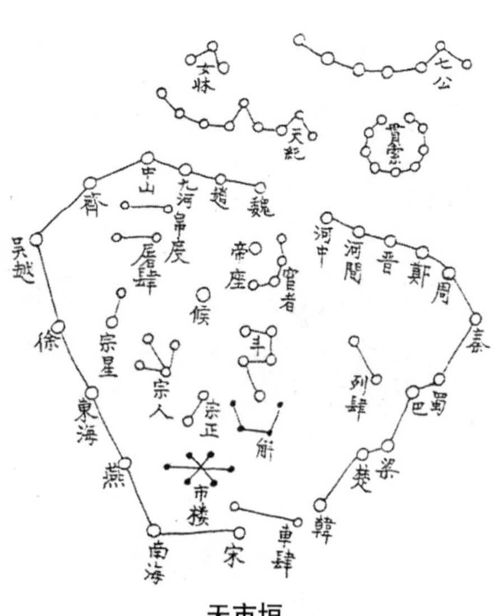

天市垣

1.太微垣

太微是宇宙太空中

中央政府的意思。太微垣是三垣的上垣，位居于紫微垣之下的东北方，北斗之南，约占天区63度范围，以五帝座为中枢，共有20个星座，正星78颗，增星100颗。它包含室女、后发、狮子等星座的一部分。

2.天市垣

天市垣意思就是指太空中的集贸市场，它是三垣的下垣，位居紫微垣之下的东南方向，约占天空的57度范围，大致相当于武仙、巨蛇、蛇夫等国际通用星座的一部分，包含19个星官（座），正星87颗，增星173颗。《晋书·天文志》中讲："天子率诸侯幸都市也。"它的星名多用货物、器具、市场种类命名，像现在一个大的批发市场。

3.紫微垣

紫微垣是三垣的中垣，居于北天中央，又称中宫、紫微宫。紫微宫即皇宫的意思，星多以宫名命名。紫微垣以北极为中枢，东、西两藩共15颗星。据宋皇祐年间的观测记录，它共有37个星座，附座 2个，正星163颗，增星181颗。

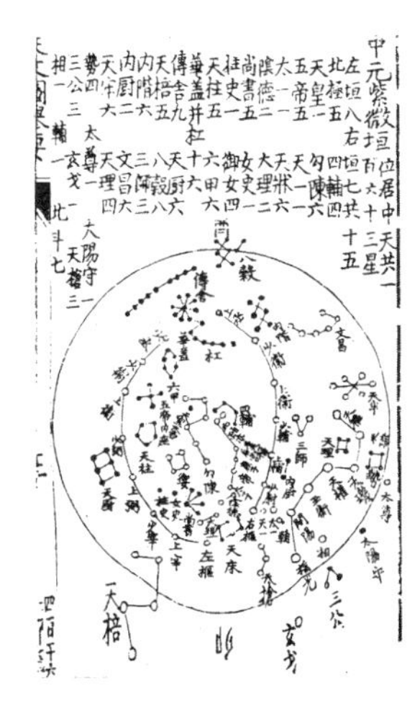

紫微垣

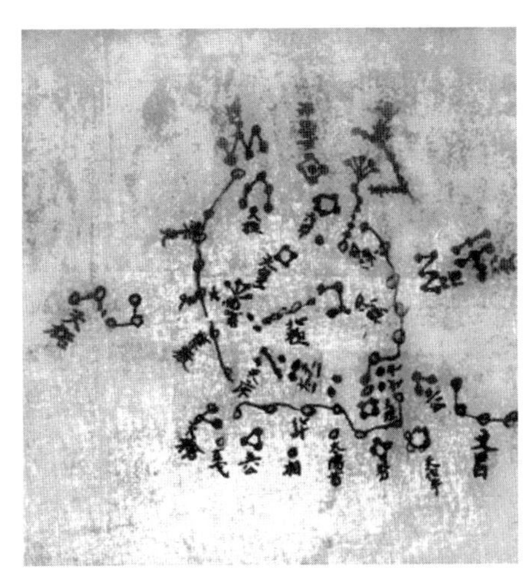

敦煌文物中的紫微垣

下图是观察到的紫微垣和它外围的“垣”的图示。外围的垣，是观察所得，它像一圈圆形的城墙，包围着紫微垣。这一圈垣是什么物质？

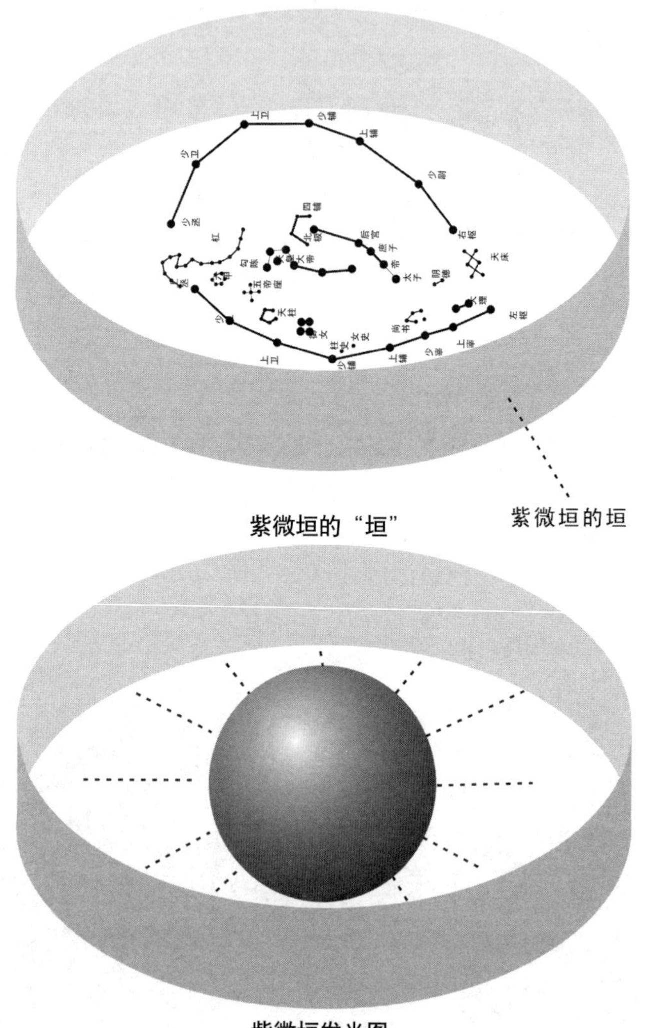

紫微垣的“垣”

紫微垣发光图

观察到，如上图所示，紫微垣中的所有星宿围绕一个中心形成一个大球，进行集体运动，如一个巨大的太阳，光芒四射，光为金黄色。

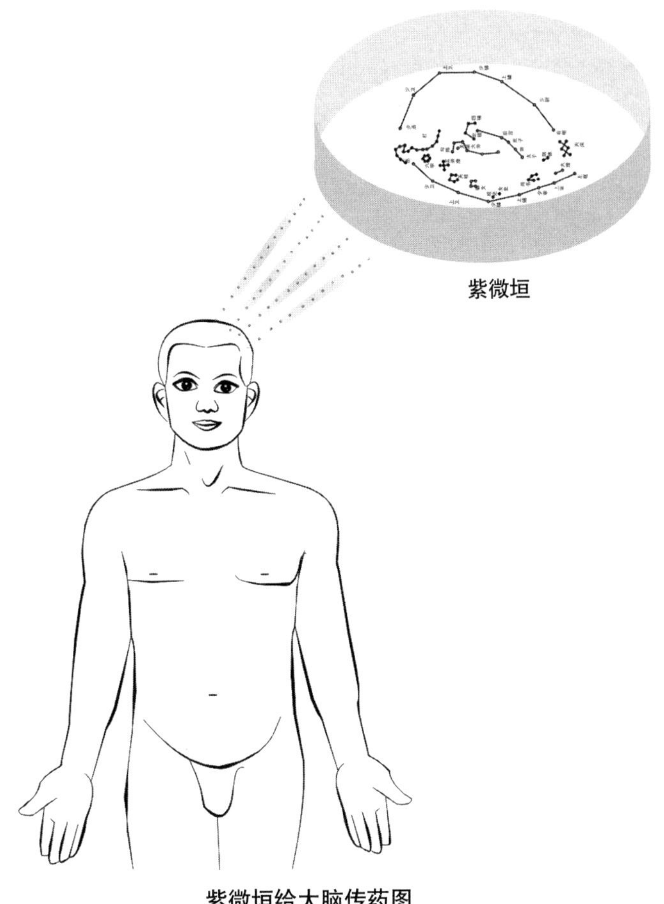

紫微垣给大脑传药图

如上图所示，紫微垣一边进行全垣的集体运动，一边对人体的大脑发光，真气直射大脑。

然后，紫微垣给人体传输阴阳物质。星宿给人体传输的阴阳物质是一些光态和气态合一的类圆球体物质，其大小稍小于绿豆。当然，这是无物质。

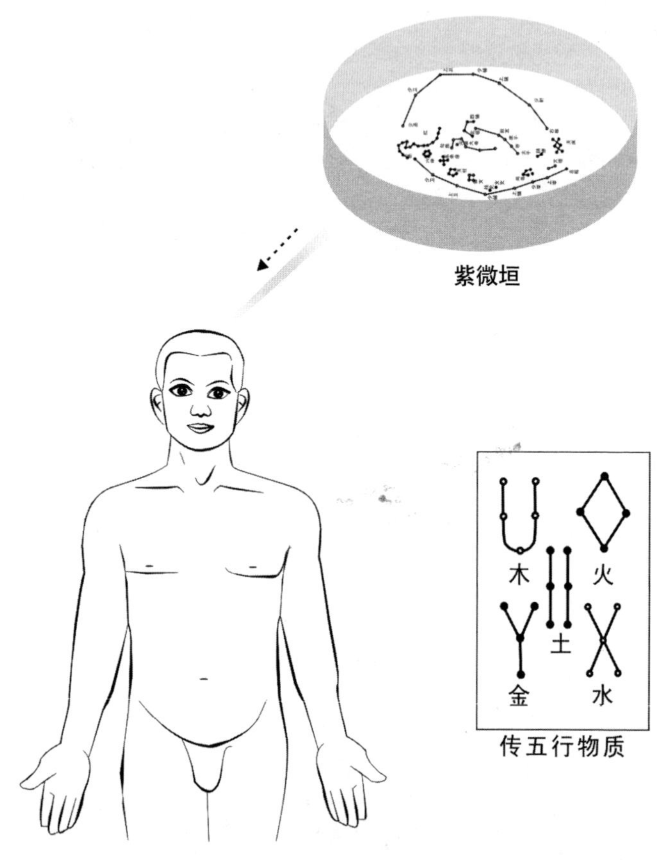

紫微垣给大脑传五行物质

紫微垣给大脑传“五行结构物质”，这是一种最特殊的、专门的五行结构物质，在后面的五行卷中有介绍。

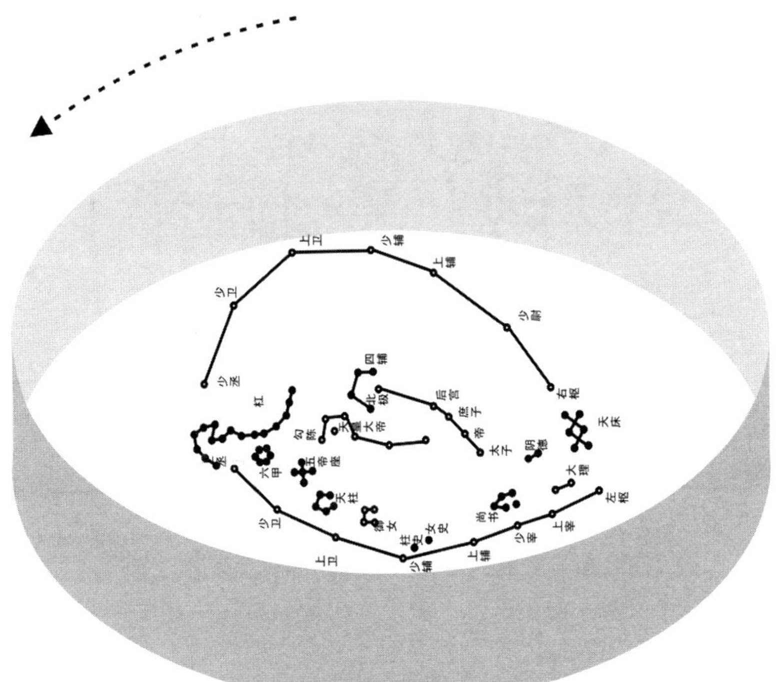

紫微垣逆时针运动

紫微垣整体作逆时针运动。

不知道现代天文学是否观察到了紫微垣的集体运动情况。但看来，一定是中国古代的天文学中，内证观察，占到了很大比重。这是中国古代天文学和西方天文学、现代天文学不同的重要原因。内证不仅仅和中医有关，和整个中国古代文明、科学技术等，都有极为密切的关系。

从上面的观察可见，三垣对人体生命也是有直接影响的，从三垣的名字可以推断，这些影响有一定决定性的作用。

五、七　政

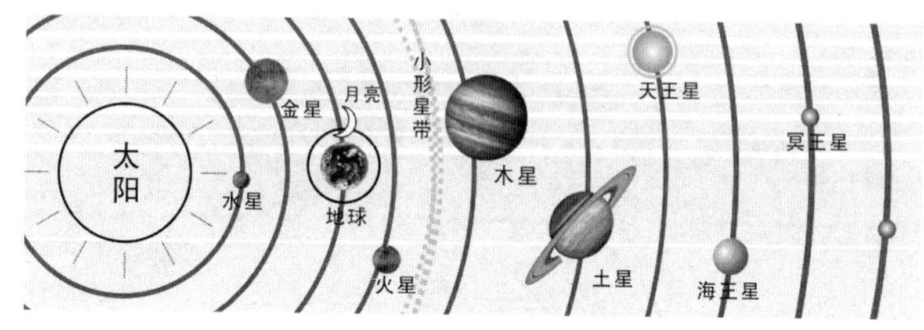

太阳系七政图

七政是指太阳、月亮、木星、火星、土星、金星、水星这七个星。这七个星，现代天文学认为相差很大，如太阳是恒星，月亮则是地球的卫星。

中国古代之所以把这七个星叫七政，是因为这七个星，对地球生物的影响较大。简单讲，七政这七个星，对人体和生命有直接的影响。这七个星，像是天上管理国家、发布命令的王公大臣，所以古代中国人把这七个星叫七政。七政，七个同时执政宇宙空间的大政治家、七个总理。对生命来讲，宇宙空间就是政治。

其实，与其讲七政是太空中的七个总理，不如讲七政是近地空间中维护人的生命的七个宰相，是我们每一个生命在宇宙中延伸出去的七个重要组成部分。

七政对人体生命的影响简述如下：

1. 太阳

太阳，是太阳系的中心天体，与地球平均距离14960万公里。太阳的体积是地球的130万倍，直径139万公里，表面温度5770开，中心温度1500万开。

太阳对生存在太阳系的人来讲，作用不言而喻。万物生长靠太阳。对中医和人体来讲，太阳是最重要的、离人类最近的传输太阳气的星星。中医讲究三阴三阳，通常我们都不太清楚三阴三阳这六种真气是什么样子。可以讲，太阳的真气在内证下观察到的样子，就是三阴三阳中太阳之气的标准。在内证中确定太阳真气的方法，一是观察它的光色淡黄,发亮。二是观察它进入人体后的归经。太阳真气归入人体的太阳穴、膀胱经、小肠经等，这些全属于太阳。

所以，太阳真气是六经太阳的标尺，是一个标准样子和范本。用这个太阳的真气作样子，可以再确定六经的其他二阳和三阴。与太阳相反的真气，当然是阴气。比太阳阳气稍弱的阳气，为阳明。更弱者，为少阳。

中医六经首名太阳经，就是以太阳这个恒星在内观状态下观察到的太阳的淡金黄色的真气为标准命名的。所谓太阳之气，就是指天上太阳通过人体穴位给人体输送的太阳真气。人体中的太阳类真气和宇宙中星宿的太阳类真气，属于同一类性质。

太阳气为中性的淡金黄色，微泛红，如金器的色彩，其黄近于黄土之色，但发光。阳气最正的标准，就是太阳之气。

而且，凡是和太阳气光色性质相近的气，中医全称为三阳之气，这个阳气的标准，就是太阳之气。内证观察到，就阳气来说，太阳之气在七政中是最强的。阳明、少阳，当然排在老二、老三。太阳是阳气的老大、魁首。当然，宇宙中能发出太阳之气的星宿多极了，不可胜数。所以，太阳之气也不仅仅是太阳的气，只是一种阳气最强的真气的标准和名字。

太阳虽然是恒星，但也是旋转的。初步观察太阳的真气有两种旋转方式，一是顺时针，一是逆时针。

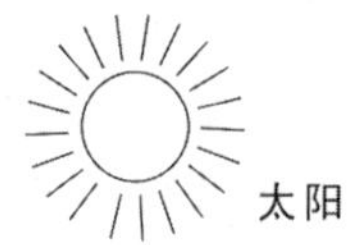

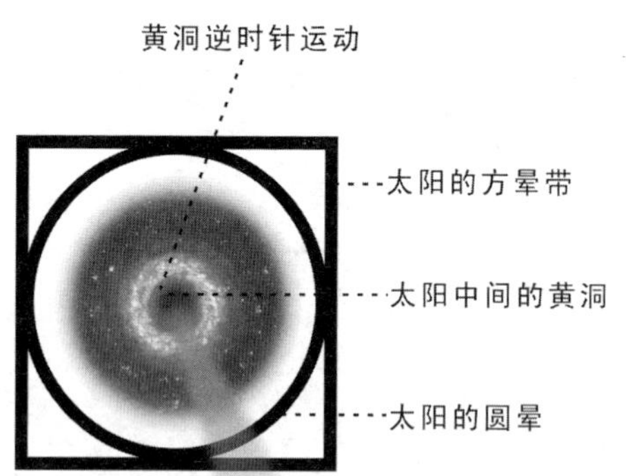

太阳图

左图是对太阳的观察图示，观察时间是2007年11月19日。观察到太阳中有一个黄色、旋转的洞；太阳四周有一个方形的晕框，方晕框内还有一个圆形的晕带。太阳并不像我们肉眼看到的那么简单。

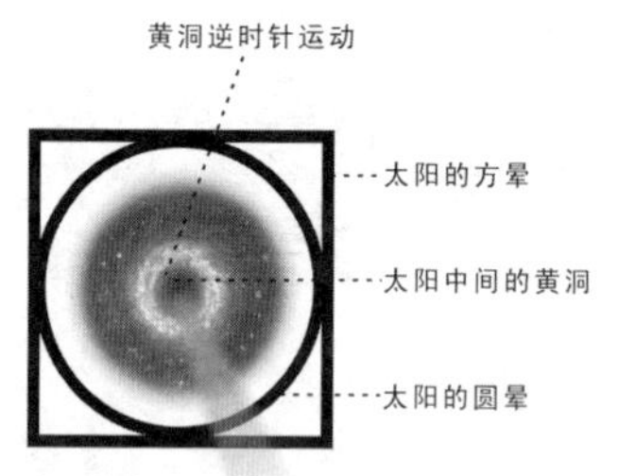

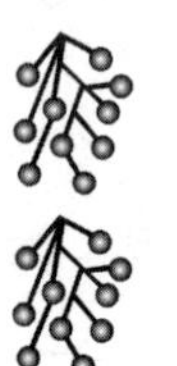
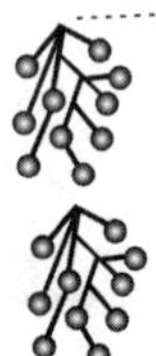

太阳黄洞图

左图中绘的一串串葡萄样的东西是太阳精，呈黄色，是太阳传给人的。

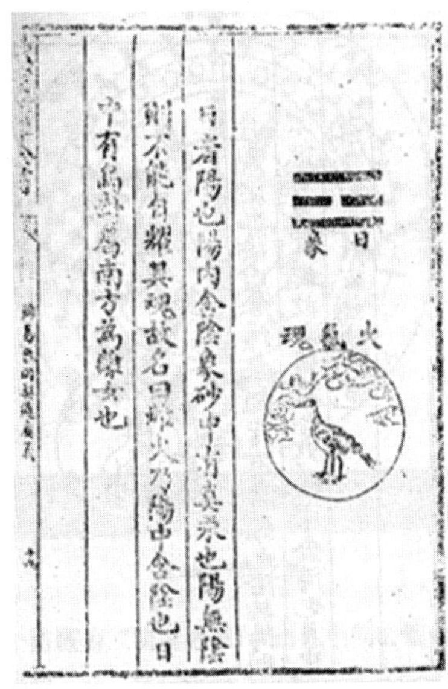

日象

火氣魂

日者陽也陽內含陰象砂中有汞之象也陽無陰則不能自耀其魂故名曰離火乃陽中含陰也日中有烏[illegible]爲南方[illegible]象也

日象火气魂图

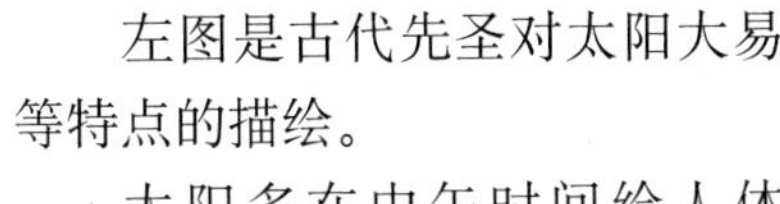

左图是古代先圣对太阳大易等特点的描绘。

太阳多在中午时间给人体输送太阳之气。在其他时间，太阳也能够根据人体的需要，给人体补充太阳真气。大脑上的太阳穴，就是专门供太阳输气的一个穴位。

另外，太阳对心藏有直接影响。午时太阳传太阳之气给人体，然后，人体中的真气从督脉上升，从大脑前面下降，过心藏，入于肾藏系统。心肾在此时交通。

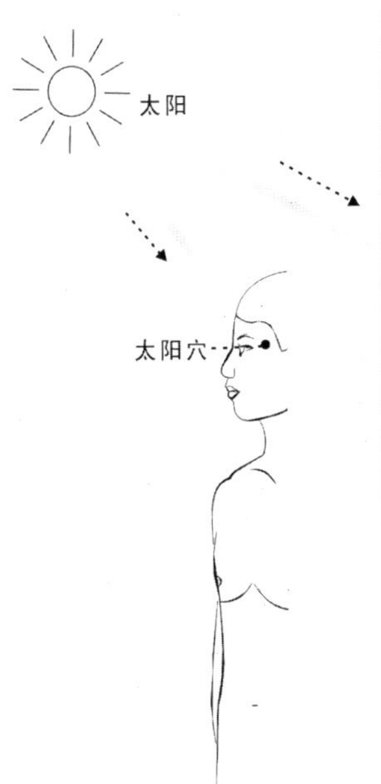

⑴太阳穴进太阳气

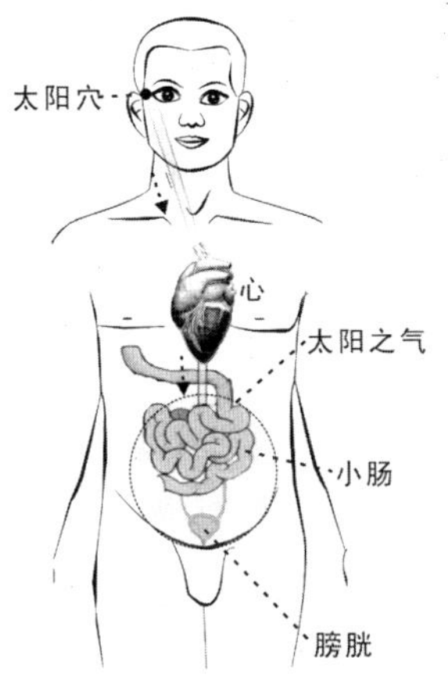

⑵ 太阳气到小肠、膀胱

太阳通过太阳穴传气

当太阳之气在中午通过太阳穴进入人体后，并不是直接存贮在大脑，而是径直归流入人体中的太阳二经，一是足太阳膀胱经的膀胱区域，二是手太阳小肠经区域。所以前人六经及经络归属于六经的分类方法，是经过长期的观察，有客观物质依据的。不仅仅中草药归经，连宇宙中的星星，也是按真气的性质归经入位的。天地有道。

六经之气和六经：六经到底是什么，当然肯定一是包括人体小宇宙的六经实体，主要是经络、皮部、经筋和藏腑。二是要包括与人体六经共气的天上的星宿、空间，这个就是大宇宙中的六经了，也是六经之气的主要来源。比如人体中的太阳经，如果不联系到太阳，怕是无法谈。肝经不涉及月和木星、东方七宿，也无法理解，也根本不能存在。没有宇宙的生命是不可能实现的。六经真气所对应的星宿，所谓天上的六经，应当看作是人体六经重要的、绝不可分割的组成部分。因为天上的星宿，特别是七政，对人体生命的影响实在是太大，大到我们现在还无法完全理解。

所以中医的“六经”，是人的大宇宙与人的小宇宙天人合一的概念。一个普通的中医大夫号脉，切的是病人的寸、关、尺，以查患者的六经气象。而患者六经之气的另一端，可能远在数万、数百万光年之外。

2.月亮

月球是离地球最近的天体，它围绕地球运转，是地球唯一的天然卫星，它与地球距离约384400公里。月球上白天温度高达127℃，夜晚温度可低到−183℃。月球表面日光强度比地球上约强三分之一左右；月亮比地球小，直径是3476公里，它的体积是地球的四十九分之一，换句话说，地球里面可装下49个月亮。

月球是地球的卫星。月球的真气，属于三阴三阳中的太阴之气，月气是人体中太阴之气的重要来源。从内证观察来看，人类对月球的了解还太少，月球上有极为丰富、复杂的阴阳物质运动，并不是像我们用卫星拍摄到的只有秃山。月系的结构也比我们现在了解的复杂些。

如同太阳是中医三阴三阳的太阳之真气的标尺，月为太阴，是人体太阴真气的标准。

月的真气是人体之中六经太阴之气的基准和标尺。月和肝藏、脾藏、肺藏的关系，与太阳和心藏、膀胱、小肠的关系相似。月的真气较为清纯，厚白之中泛着微微的青色，和烧开的牛奶上面浮着的那一层油的颜色相近。

人的头上也有月给人体输气的专门穴位。

月亮对人体的影响，还没有受到足够的重视。已经有研究表明，女性的月经受到月亮运动的影响。但是月对人体的影响，绝对不止这些。

人体中的脾经和肺经为太阴经。

脾藏的旺相，高峰在于脾藏纳月的太阴真气。

3.木星、火星、土星、金星、水星

为什么我们的祖先把这五颗星分别命名为木、火、土、金、水？这和内证有直接关系。

前面我们讲了，太阳主太阳真气，月亮主太阴真气。七政余下这五星又主什么呢？

这五个星，像五个总理，各自分管一摊：木星负责给肝胆输送真气、阴阳物质、五行物质和精气；火星负责给心藏输送真气、阴阳物质、五行物质和精气；土星负责给胃和脾藏输送真气、阴阳物质、五行物质和精气；金星负责给肺藏输送真气、阴阳物质、五行物质和精气；水星负责给肾藏输送真气、阴阳物质、五行物质和精气。这是内证观察的结果。所以，这五颗行星命名，也是从内证观察中来，因为我们的五藏，正好有五种基本的五行属性，而这五星对人体输送真气的归类，正好与五藏相对，有基本不变的对应规律。木对木，金对金，水归水等。

据观察木星输送给人体的真气，是青色的。

火星输送给人体的真气，是橘红色的，近于黄色。

土星输送给人体的真气，是浅土黄色，近于黄土色。

金星输送给人体的真气，是白色的。

水星输送给人体的真气，是黑色的。

它们的真气的色彩，会随着时间、条件变化而有所变化。

这五个星给人体所输送的真气，是按照时间规律进行的。这种时间规律，有大旺相和小旺相两种。大旺相在后面的二十八星宿中会讲到。

在下编中大家可看到对于小旺相较为详细的介绍。如寅时肺经旺相，就是在凌晨3时到5时，这个时候，七政中的金星一定会在同时旺相，给人体传来金星的金气，其金气并与人的肺藏气交。到了辰时（早上7时到9时）胃经旺相，土星会值班，不但土星自己下传真气给胃，它还会主持协调与胃藏相应和关联的星宿，下传真气给

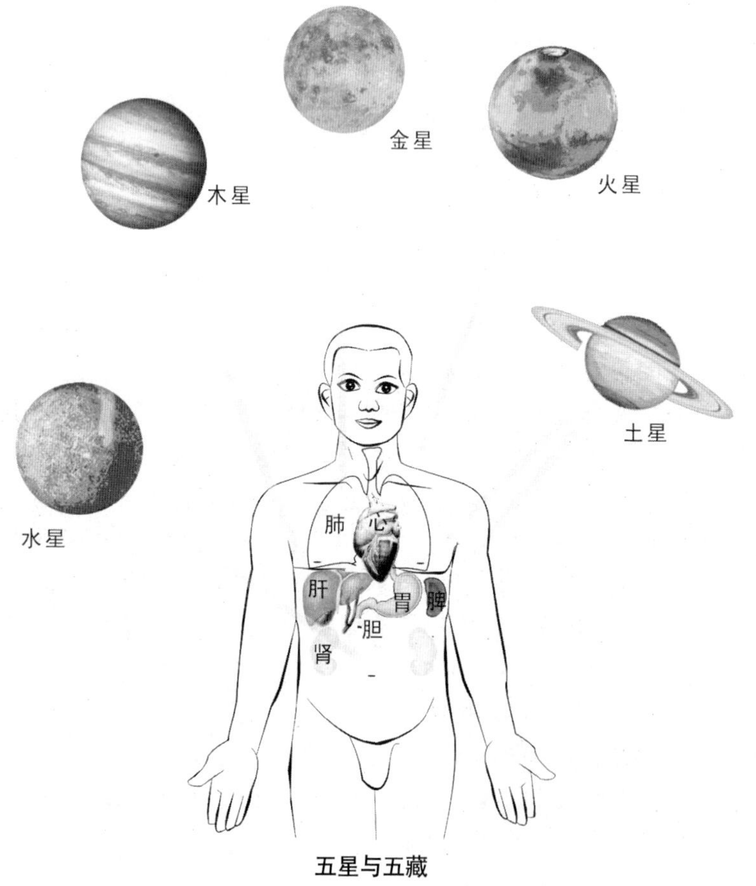

五星与五藏

人体的胃。胃中真气满了，就会自动流向脾藏。

火星于午时值班，就是中午11时到13时，主要直接作用于心藏，给心藏传少阴之气。火星所传给心藏的少阴之气，有多种内容，有时直接是大簇的少阴物质。

水星于酉时值班，就是下午5时到7时，真气色黑，直接给肾藏传肾水之气。气寒凉。

所以你看，太阳、月亮，还有天上这五个总理大臣为人类的生命工作，夜以继日，马不停蹄，还是挺辛苦的。它们是我们人类在宇宙中的公仆。

六、二十八星宿与四灵

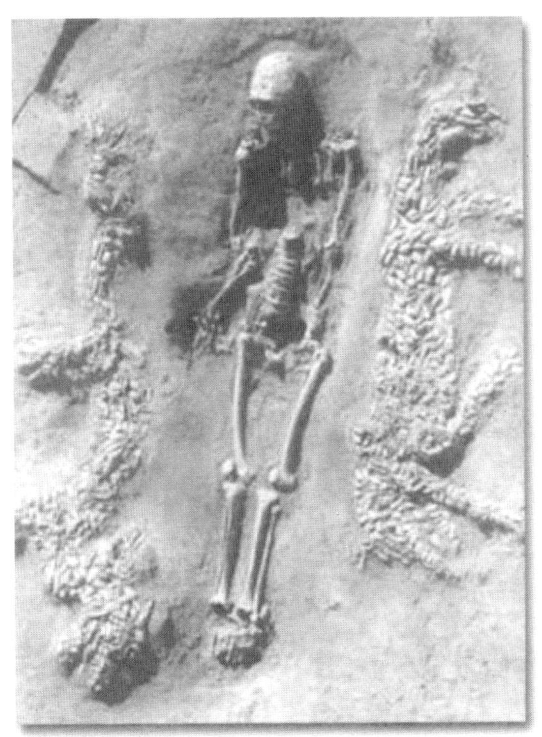

1987—1988年河南濮阳西水坡遗址发掘的距今6400年前的部落领袖墓葬：左为青龙，右为白虎

1. 6400年前的大宇宙图

1987年，河南濮阳西水坡在修水库时发掘到一个距今6400年的部落领袖墓葬。在逝者的身边，身体右为东方有青龙，左侧为西方有白虎，均是用蚌壳和卵石构成，如照片所示。这个考古发现，说明在当时，我们的祖先已经对内证方法掌握得非常精确，具有了极高的内证水平。那时我们的祖先对二十八星宿真气的四灵之象，和人体中的四灵的关系，已经非常清楚，要不也不会把青龙和白虎摆放在逝者的身体左右。其含义也非常明确：大宇宙，天人合一。

为什么述者要这样讲？

二十八星宿，分为四组，每组七宿。在观察中发现，每组七个星宿，主一个季节的旺相，只要节气的时间一到，那就是与时间相对应的一方七宿开始工作的命令，这一方星宿，就开始对人体中相对应的四藏中的一藏传输真气、阴阳、五行、信息物质、精等。人体中的这一藏，就会出现大旺相。人体中的其他藏腑也会受到真气的传递，但都比此时相应值班的人体中的一藏要弱得多。可参看下编心经卷。比如，立冬一到，阴极阳生，北方七宿旺相开始工作。

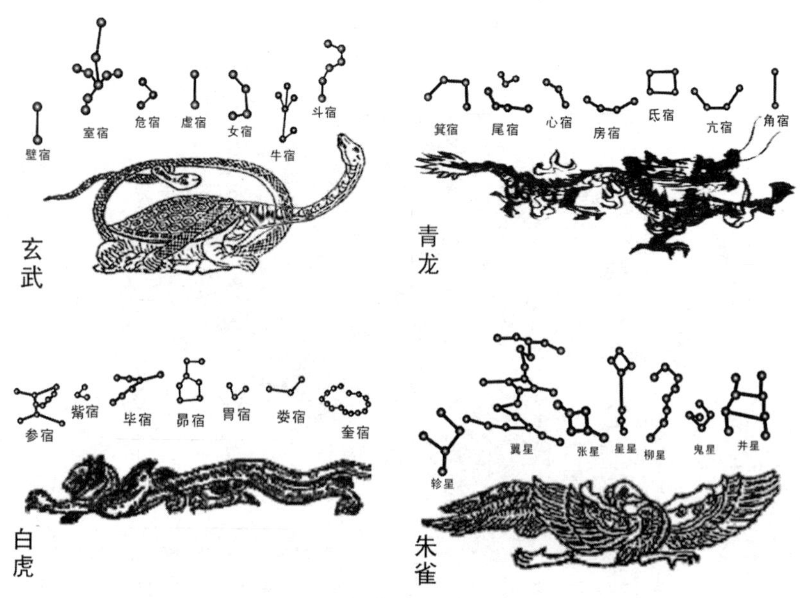

四灵图

当北方七宿旺相工作时，西方七宿、南方七宿、东方七宿，基本上完全停止工作，不再旺相。与此相对应，人体中的肾藏大旺相。这是观察到的一个生命宇宙一体所表现出来的特殊现象。虽然在古代文献中有很多这样的记载，但亲身观察到这种情况，仍然让人感到惊心动魄，大自然真是不可思议。

更让人不可思议的还在后面。古代文献讲，东西南北四宿，各有一灵。南方七宿为朱雀，西方七宿为白虎，北方七宿为玄武，东方七宿为青龙，这叫作四灵。在观察中发现，当二十八星宿一方旺相运动时，这一方星宿的真气，有时会凝结成四灵中所对应的那一灵的形象、样子。如曾经在冬天北方七宿旺相时，观察到玄武样子的真气，与人体进行气交。其实，因为二十八星宿是相对不变的，它们的运动所产生的真气，和天上的云彩一样，会具有某种形态，这很自然，和龙卷风、台风具有基本不变的样子类似。四灵，实际上指二十八星宿一方真气旺相时，在内证观察下的真气形状。冬天北方七宿的真气，有时形状如巨龟；春天东方七宿的真气，有些如巨大的青龙。汉字的“灵”字，本义就是指有火一样光射的星星。我们的祖先在6400多年前，肯定也是在内证中观察到了这种星宿产生的有形状的真气这一现象，因此，在当时那个重要人物的墓葬中，才会绘出右青龙左白虎这样的图案，以标志人在宇宙中的位置。所以，河南濮阳西水坡遗址6400年前的部落领袖墓葬的图案，实际上是一幅《上古大宇宙图》。

距今6400年前到距今8000年这一段，也正是伏羲氏和女娲生活的时代。我们不能过高估计那个时代对宇宙自然的研究探索水平，但过低的估计，则会把我们当代人的智慧和道德看得高于一切，看过去全是愚昧一片。内证观察的水平，在那个时代，达到了一个前所未有的高峰。有些真理，未必是科学发达了就认识得更清楚。

2.二十八星宿

再细看一下二十八星宿。

中国古代把南中天的星宿分为二十八群，并且按照它们沿黄道分布一圈的方位和顺序，分为东西南北四组，分别为东方七宿、南

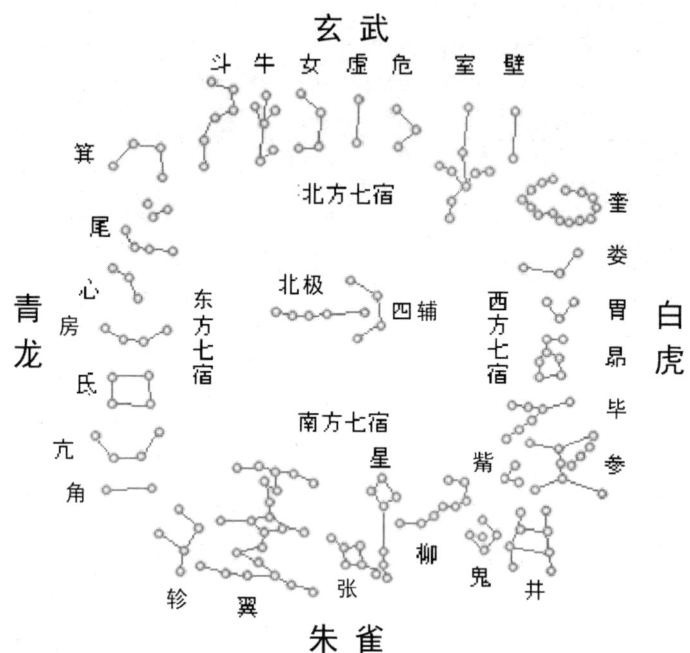

方七宿、西方七宿、北方七宿。宿，是天上的房屋宫阙的意思。每宿多由数个星组成，有的则是一个大星团，如昴宿，由1000多个星构成。

二十八星宿的名称：

东方苍龙七宿：角、亢、氐、房、心、尾、箕。

南方朱雀七宿：井、鬼、柳、星、张、翼、轸。

西方白虎七宿：奎、娄、胃、昴、毕、觜、参。

北方玄武七宿：斗、牛、女、虚、危、室、壁。

我们祖先观察到的二十八星宿，确实是一个完整的整体结构。这种整体性结构，一是体现在二十八星宿按时间顺序做逆时针运动，但它的整体的五行性质是相生的。冬天北方七宿旺相运动，春天东方七宿旺相运动等。二是它有一体化的联系性结构。见五运六气卷。三是它能够衍生新的气运，中医所称的五运六气，主要就是在此一环境中产生的。

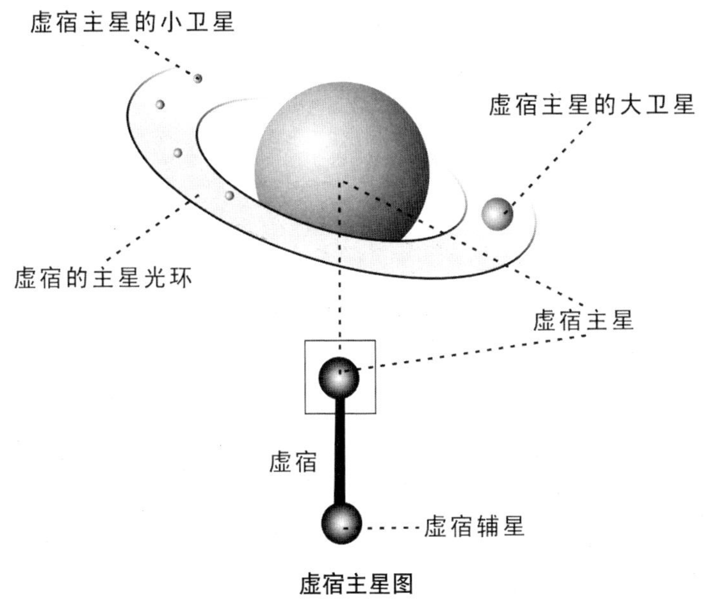

虚宿主星图

上图是2008年春节前，时为冬天，对二十八星宿中北方七宿虚宿的观察描绘。

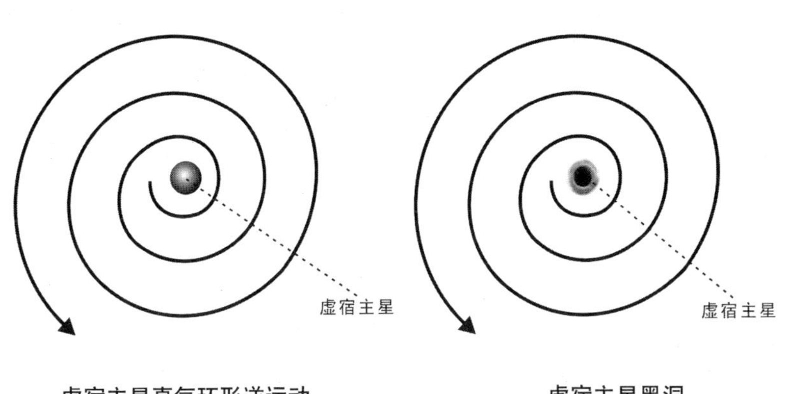

虚宿主星真气环形逆运动　　虚宿主星黑洞

当时观察到虚宿的主星有一个特别大、运动特别强的黑洞。

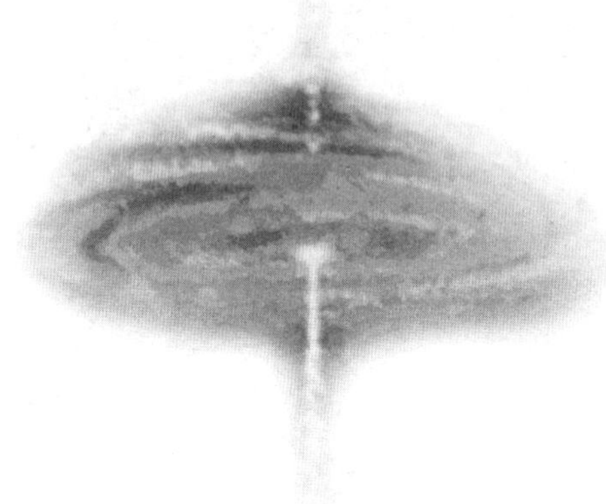

虚宿主星黑洞喷射

这个大黑洞运动的强度罕见。

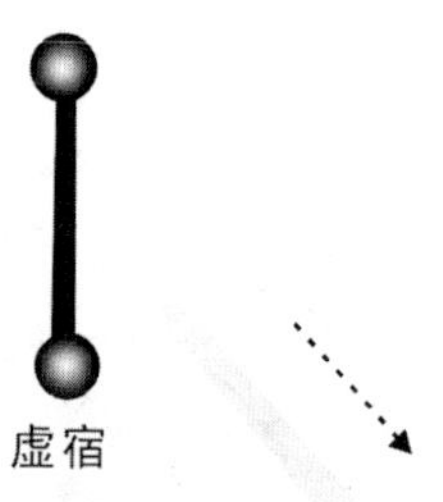

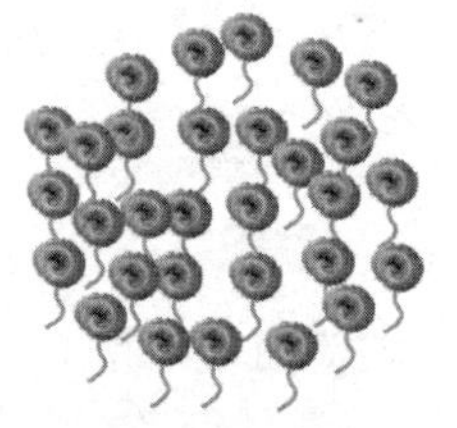

虚宿下传的精态的阴阳物质

虚宿下传的这种精态阴阳物质，输入人体肾藏。

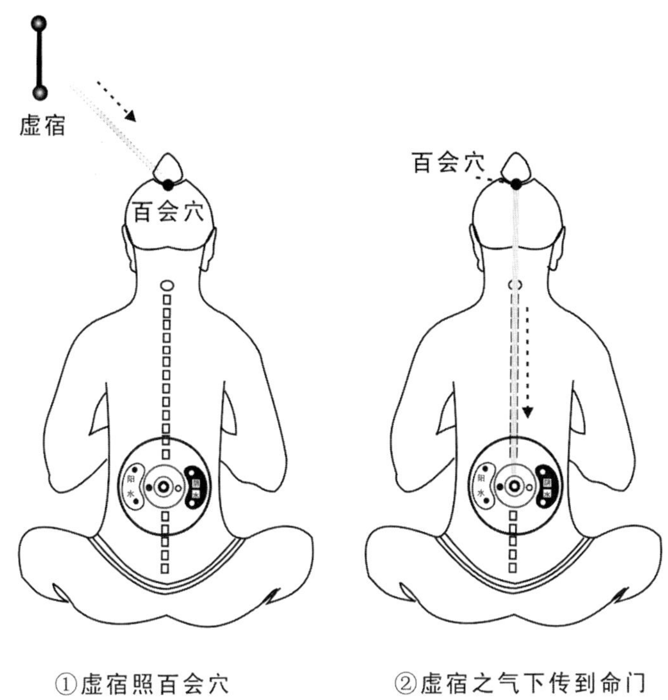

①虚宿照百会穴　　②虚宿之气下传到命门

虚宿传气

这是当时虚宿真气在人体后背的传输路线。

3.大旺相

天上的二十八星宿分季节不同轮流旺相，这与内证观察结果相符。冬天三个月是北方七宿旺相，秋天三个月是西方七宿旺相，夏天三个月是南方七宿旺相，春天三个月是东方七宿旺相（其中包括脾藏寄旺于四季各十八天，并于农历六月旺相）。而且，这种二十八星宿按四方分四季旺相的宇宙空间规律，直接影响人体五藏的旺相。人体的五藏也直接和二十八星宿直接相联相应，分别在四季旺相。春是肝藏与东方七宿同步旺相，夏是心藏与南方七宿同步旺相，秋是肺藏与西方七宿同步旺相，冬天是肾藏与北方七宿同步旺相。而脾藏为土，旺相于四季。

（1）与天同运大旺相

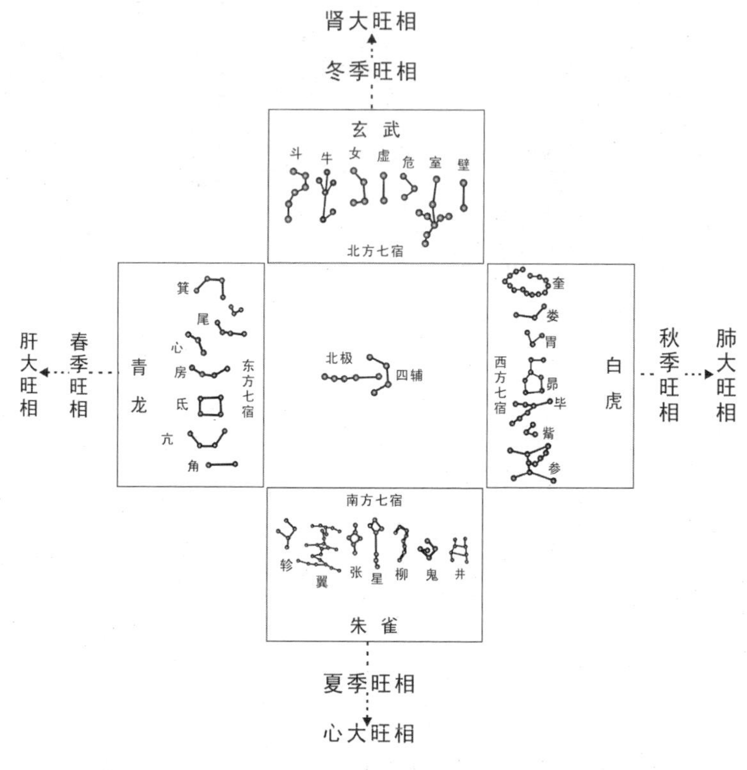

二十八星宿旺相图

人体肺、心、肝、肾四藏与二十八星宿中四方星宿同步旺相，本来就是个奇迹。而且，进一步观察还会发现，这种旺相，和我们研究十二正经时发现的十二正经的旺相不是一回事。十二正经的旺相，相比之下是小旺相。

大旺相，是指二十八星宿一方旺相时，人体中肺、心、肝、肾相对应的一藏较强烈的旺相运动。这种旺相，我暂起个名字，叫大旺相。七政也参与了整个大旺相。大旺相一次的时间，是一季。大旺相一周，是一年。之所以叫作大旺相，是因为旺相强度大，时间较长。

大旺相最重要的特点，一是与同性质的二十八星宿的一宿同步旺相运动、气交。二是旺相运动比十二经运动强烈得多，相比其他藏腑，这一季中这一藏的旺相已经是占主导地位的运动。小旺相要受到大旺相的制约。大旺相时间也长得多，一个大旺相为一季。三是大旺相经常伴随着这个藏（如肝藏）中的真气进行复杂的、有轨道的运动，甚至会出现多真气多轨道运动的情况。

人体五藏和二十八星宿同步旺相，是客观存在的事实，也是中医的基本依据之一。

这种大旺相，一定是和天上的二十八星宿的轮流旺相同步进行的，都是在内证状态下能进行具体观察的。

（2）脾藏的两类大旺相

2009年土旺，脾藏在这一年也相对旺相，人的消化排泄机能要更好些。

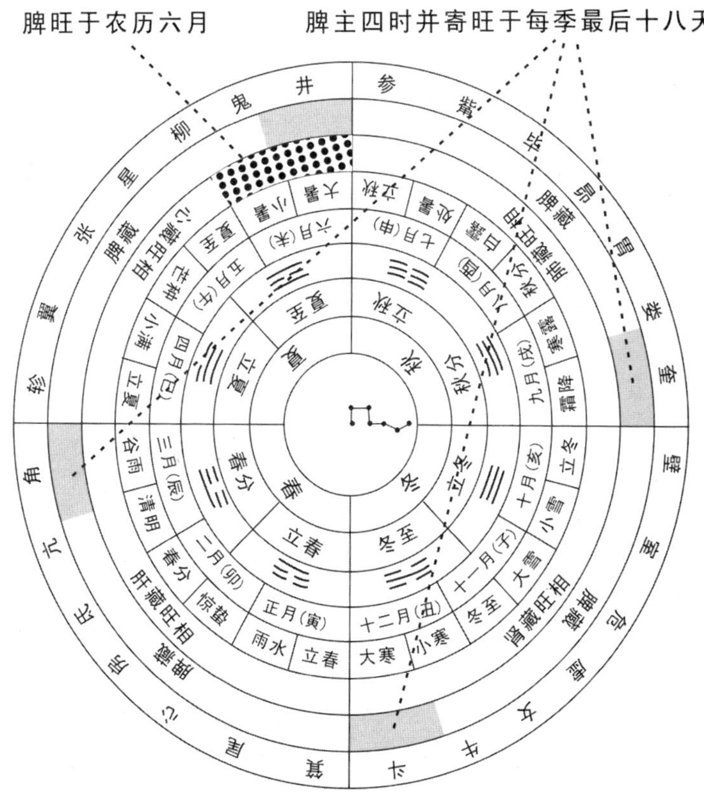

脾脏的两类大旺相

《黄帝内经》认为，脾藏分别寄旺于每季的最后18天和农历六月，经过初步观察，《黄帝内经》的这一结论，是真实、客观存在的生命现象。这是脾藏的两类大旺相，脾藏大旺相时，普通人能感受到的主要特征，是消化好、吃得多，能吃肉，长胖，屁多，大便很正常或稍多，气顺，小腹见长。

脾藏的两类大旺相，第一类是每季最后18天的大旺相，这种旺相和月亮处在最圆这一段直接相关。脾藏的第二类大旺相，是在每年的农历六月，这和太阳、地球直接相关。以中国北方来讲，时当夏至后、小暑和大暑这一段，人体中一阴已生，阴长阳消。外面是太阳最热，地球表面温度最高，太阳真气射脾和心。第二类大旺相中间，还有一次月圆的过程。

（3）与时俱进的小旺相

在地球自转一周的二十四小时内，人体十二正经按着一个固定的顺序，每两个小时一支经络旺相，每一天十二正经完整旺相一遍。这种两个小时一次的旺相，叫小旺相。小旺相一周为一天。二十八星宿和七政全部参与了小旺相。和大旺相比较，小旺相强度较弱，时间较短。

3.给二十八星宿区分三阴三阳六经

星名	光色描述	六经归经	归藏腑
奎	淡金黄色	阳明	大肠、胃
娄	更淡的金黄色	少阳	胆
胃	黑色	中土	胃和脾
昴	少金黄色	太阳	心和全身
毕	浓白奶油色	厥阴	肝
觜	月青色	太阴	脾
参	浓黑	少阴	肾

西方七宿六经图

二十八星宿每方的七个星宿，确实存在着其下传的真气气色不同的情况。每个星宿下传的真气，会进入人体的不同藏腑，具有以一个藏腑或者两个藏腑等为主的归经现象，这一点，和中药很类似。星星的真气，也是可以像中药一样，归于人体中的一经或者数经，要不星宿下传给人体的真气就乱了。简单讲，一星宿的真气，至少可以归于六经中的一经。

古代先贤早已经发现了这个现象。如西方七宿中的胃宿，真气为黑色，直接入胃腑和脾藏。昴宿，在西方七宿中多为值日星和主星，真气主要入心藏。心宿真气归于心藏，并转动心藏部位的七十二候穴，见下编。西方七宿六经图是一个简单的观察记录。

卷四　活生生亮晶晶的阴阳

阴阳、三阴三阳和五行，这些都是中医所依据的最基本、最重要的物质。把阴阳、三阴三阳和五行只当作哲学概念看，绝对错误。只是因为当代科学还没有发明能够观察到它们的仪器。内证中观察到的阴阳、三阴三阳、五行，都是很具体的、客观、真实存在的无物质。在有物质和无物质这两大类物质当中，都存在着阴阳、三阴三阳和五行。

阴阳、三阴三阳和五行这三种物质，是一个整体，一大家族，只是为了认识方便，分开来命名罢了。

把无物质按属性再细分成两大类，分别起了两个名字，一类叫阴物质，一类叫阳物质。简称阴和阳。

阴阳物质运动衍生出各成系统的五行和三阴三阳物质。

阴阳是有结构规律、组织规律的。我们的老祖宗把人体和宇宙中有组织、有结构的阴阳物质，按其阳气程度的多少和阴气程度的多少，分为三阴三阳，阴气有三种，阳气有三种，共六种。我们每一个人身上的十二正经，每两经归属于三阴三阳中的一气，所以，这装满了三阴三阳真气的十二正经，又被叫作六经。

人体中有专门管理、运动、运化、利用、贮存阴阳和三阴三阳物质的器官，那就是五藏六腑了。五藏，就是心藏、肝藏、脾藏、肺藏、肾藏，又归属于五种属性，分别运化产生五种不同的真气，供给人体生命。五藏的这五种不同的处理真气的功能，和五藏产生的五种真气，我们的祖先给起了个名字，叫五行。

我们的祖先用太极、河图、洛书、九宫、易图来表示从阴阳物质到三阴三阳，再到五行这样一个无物质的衍生和运动过程。这些图非常客观、精确、具体，描绘的就是阴阳物质的运动过程。这里的每一张图，要是把它们讲述的运动过程详细描绘记录下来，我们可能需要一个比现在人类使用的软件大N倍的东西。

宇宙自然中也客观存在着阴阳、三阴三阳和五行物质，大宇宙和小宇宙是同一的。

很长时间以来，我们把阴阳当作哲学概念看，不知它是谁。好比是我们和我们的父母分别了300年，天天见面，我们也不认得他们。可见中国传统文化中优秀成分传承的断绝、危机，已经到了什么程度。这是很可怕的事！这是我们的悲哀。

一、阴阳物质

1.我们生活中享受到的阴阳

在我们生存的环境中，太阳一出来，阳光一照，暖洋洋的，这是阳，是最外在的阳气，肉眼也看得出来。引申而来的，阳性的东西就更多了。万物生长靠太阳，太阳系的生物，没有阳，活不下去。人类的文明，就是太阳文明。古代埃及人和古代中国的四川人，拜太阳为神。晚上月亮出来，阴。再如晴天，阴天；加的现象，减的现象；阳性的，阴性的；男女；雌雄；山南为阳，山北为阴；火为阳，冰雪为阴。肉眼看到的阴阳无处不在。

2.内证下的阴阳

阴阳作为无物质这一大类物质的基本分类，它的形式和样子，是多种多样的，是复杂的。有气光态、球态等。

最基本的阴阳物质，它有数据、有色彩、有形态，它是运动变化的。在内证状态下观察到的阴阳具有极为具体的物质特征，将来也一定是能够用科学语言进行表述的，像看电视一样去看活生生、亮晶晶的阴和阳。

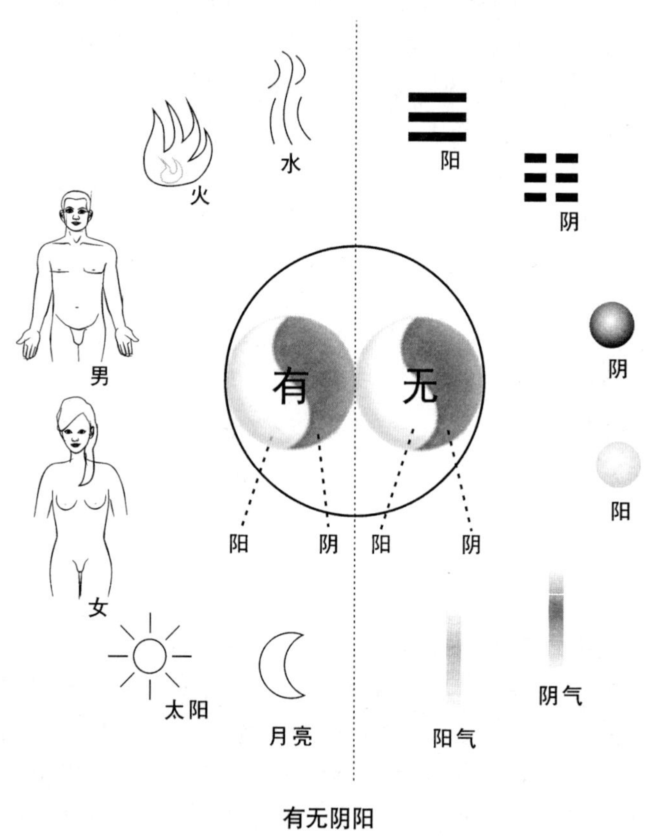

有无阴阳

3.阴阳之气

人体和宇宙中的光与气，都有阴阳之别。我们前面讲过，阳气的代表是太阳，阴气的代表是月亮。传统上还认为，地球给人的气，也是阴气。在实际中，阴一类和阳一类的气，有无限多种。有一个词叫作“阴阳怪气”，说的是一个人的阴气和阳气不正常，有点变态。

我的老师，把真气分为阴阳两类。这阴阳二真气，我的老师又按真气的层次，分为三种，用三个汉字表示，第一个是真气，气。第二个是“炁”。第三个是“气”字下面一个火字叫氣。

真气是宇宙间最基本的阴阳物质。

4.阴球和阳球

我们可以看看《河图》、《洛书》和《易经》上的一些图，绘了很多黑白两色、圆的小点，那是中国古代对阴球和阳球最简单的表达方法。这些图上的圆点，表示的是古代先圣观察到的阴球和阳球。阴球和阳球属于无，是肉眼观察不到的。内证观察到的阴球和阳球，是活生生的、运动的，一个字，鲜。

下面的图画，是2007年冬天一个中午观察到的内容的真实描

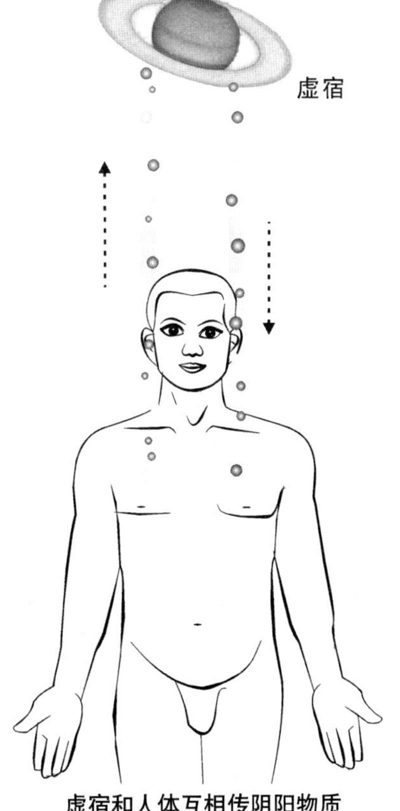

虚宿和人体互相传阴阳物质

绘。虚宿和人体互传球体的阴和阳物质。一般的情况，多是星宿给人体传阴阳物质，这次观察到的情况很怪，人也给虚宿传阴阳球体物质。为什么会是这样？虚宿的虚宿一距离地球约500光年，人体有这样强大的力量吗，能把阴阳物质传给虚宿？还是阴阳物质运动本身没有距离和时间？

外太空的星宿，经常性地传给人体一种阴阳物质，这种物质，多是些小圆球，如下图所示。这些小圆球，有的大一点，如绿豆，多数小如高粱。从色泽上来看，这些小圆球，分阴分阳，有阴球和阳球两大类。每一个星宿传下来的阴阳球的色彩、大小是不同的。观察到的最大的一种阴阳球，是在2008年夏天，球为火红色，比我们春天吃的大红樱桃还要大一些。这些阳球源于火星，入于心藏。这些小圆球是什么东西，在人体中有什么用，存在于人体的什么部位，就不知道了。只知道，这些阴阳小球就是很具体的阴物质和阳物质。这是除气态阴阳物质以外的第二种很具体的阴阳物质。这些小圆球，是纯阴纯阳的东西。星宿要传给你，你不想要也不行。确实是无法把阴阳当作哲学概念玩了。

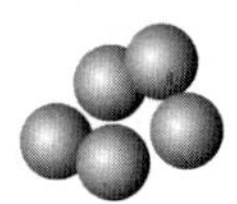

阴球和阳球

5.阴阳无所不在

阴和阳，是无所不在的。

基因科学已经用特殊仪器观察到了纳米级物质，只有在纳米级的水平（10^{-9}米）和近纳米级水平，才能观察到基因的双螺旋结构和基因所包含的原子。

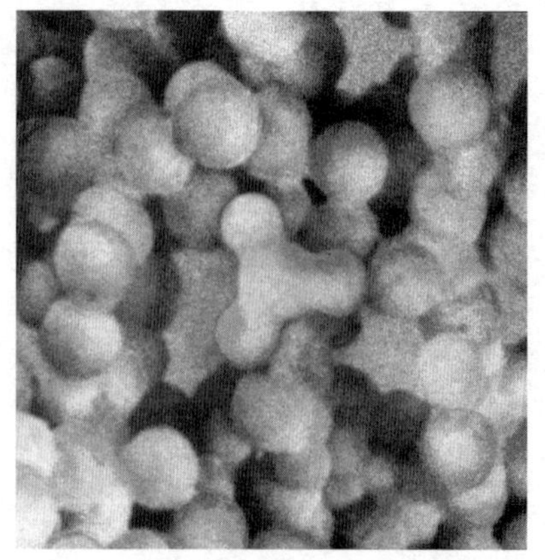
在纳米级水平观察的DNA分子的原子图像

左图是科学家拍摄的DNA分子的原子图像。

一个偶然的机会，讲述者作了一个尝试，在纳米级的水平

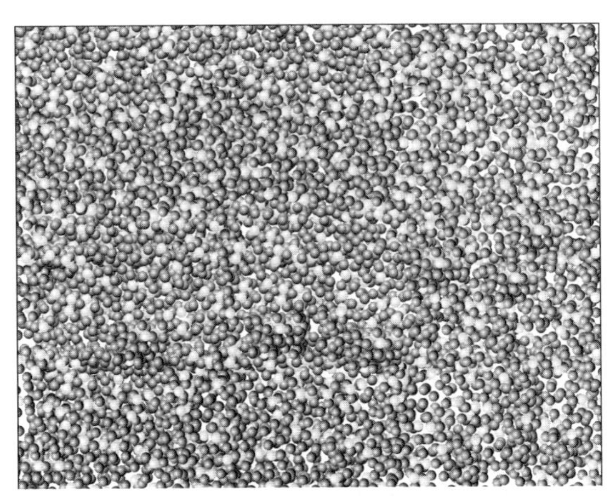

阴阳球运动的开始状态

(10^{-9}米)上，对阴阳物质进行了一次内证观察。观察的对象是人体三焦部分，而主要集中在中上焦。

左图就是在内证状态下，以纳米级的水平(10^{-9}米)为内证观察层次，所观察到的人体中的阴阳球运动的开始状态，以少阳类球为主。图中白色的球为少阳类的球，属于阳物质。黑色的为阴球，属于阴物质。所观察到的阴阳球的直径，也较以往在人体中观察到的阴阳球的直径小得多。

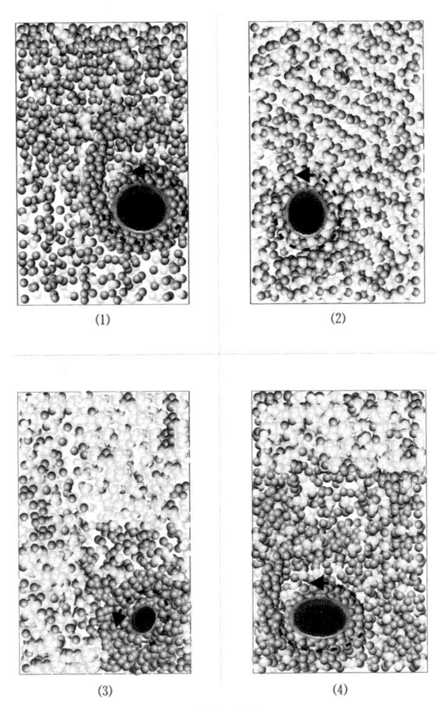

黑洞图

接着观察到四次黑洞旋转运动现象。一个接一个的黑洞旋转运动，使上图观察到的密集的阴阳球状态发生运动变化。这是在中焦。这也许是人类迄今为止观察到的最小的黑洞了。

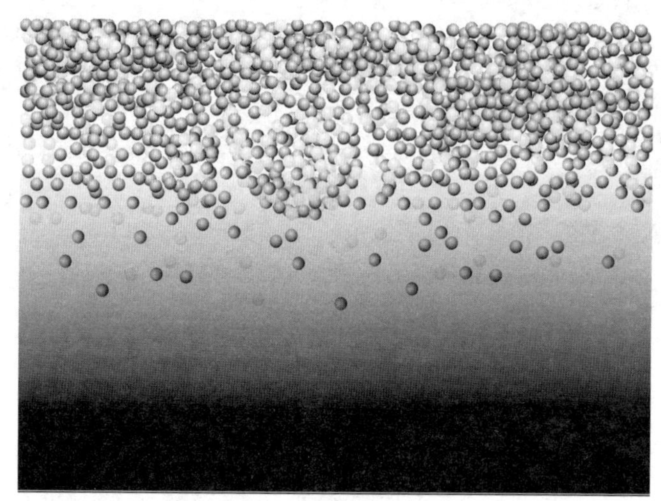

半黑洞

接着，阴阳球多数消失，留下的浮在黑色真气的表面，黑色的真气中，什么也看不到。请注意，球下面的空间充满了黑色的真气。

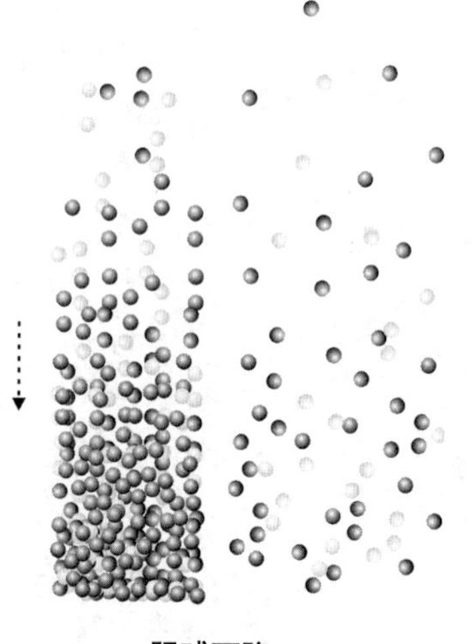

阴球下降

然后，如左图所示，阴球下降，速度很快。像在一个水渠中竖直向下流动一样。下降主要集中在中焦和下焦。

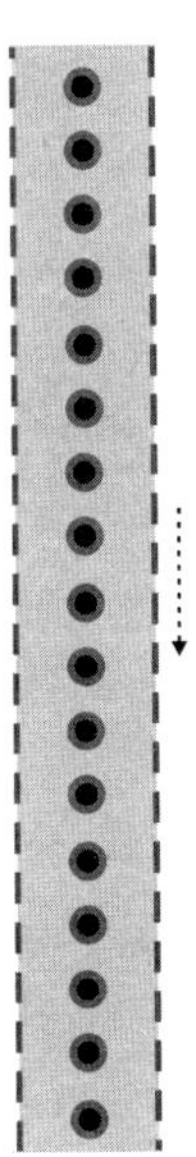

穴井图

下降后的那一瞬间，显现出一排穴道。如此精微的层次下，人体中还存在着穴位。

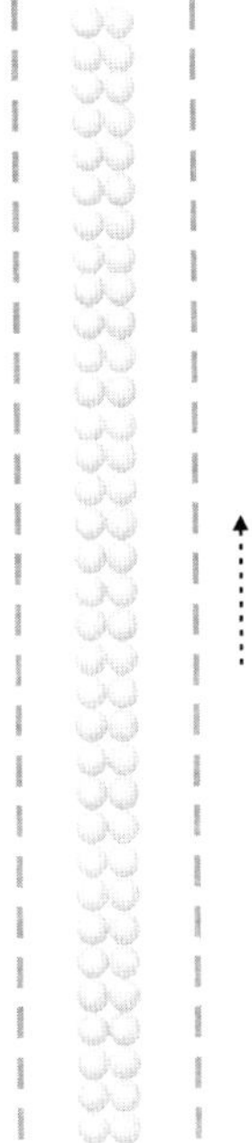

阳球上升

接着，阳球上升。上升的全是阳球，排得很整齐。一直上升到喉下，主要集中在上焦。

《易经》和中医讲阴降阳升，这就是了。

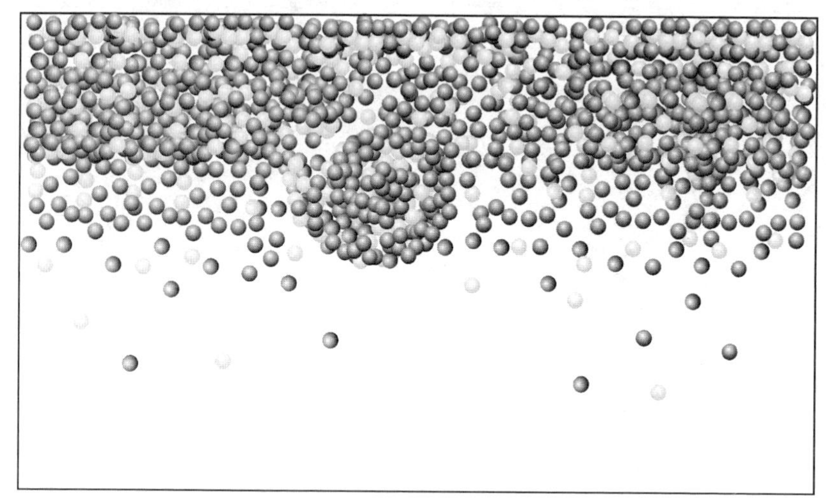

阴阳球浮动

这说明，就是在10^{-9}米这样细微的水平，同样是可以根据基因科学的提示进行内证。内证观察到的基因层次，同样存在中医所讲的阴阳结构。球态的阴阳结构高度密集，可分为阴阳两大类。阴阳球阴者下降，阳者上升，也仍然遵循阳升阴降的规律。而且，就是在这样细微的尺度下，还是可以观察到，基因双螺旋结构所存在的物质层次，仍然存在着黑洞式的气旋运动，这种黑洞式的气旋迫使这个水平的阴阳球发生漂浮、上升、流动，阴者下降，阳者上升。

当阴球如流水一样下降后，在一瞬间，还可以观察到阴球流下的渠道底下，有一排排列整齐、有一定直径的小孔，如同穴位一样。

在基因这么微小的尺度下中医所依据的“空、无”一类的阴阳物质，仍然按自己的规律运动，是谁在管理它们？

基因属于“实、有”一类的物质，不论基因多小，仍然有“空、无”一类的物质作为其相伴的生命物质。而且，和大尺度、正常尺度下的内证观察虽然内容上有所不同，但规律，是基本一致的。

当代生命科学开足了马力跑了好久好远，回头一看，中国传统生命科学和中医所认知的人体生命，还是作为一个奥秘，悬在自己的头上。

6.传精

星宿给人体传输的精气，结构有多种类型，色彩各异，黑色的为肾水之精。星宿给人体传的精，阴阳分类是明确无疑的。

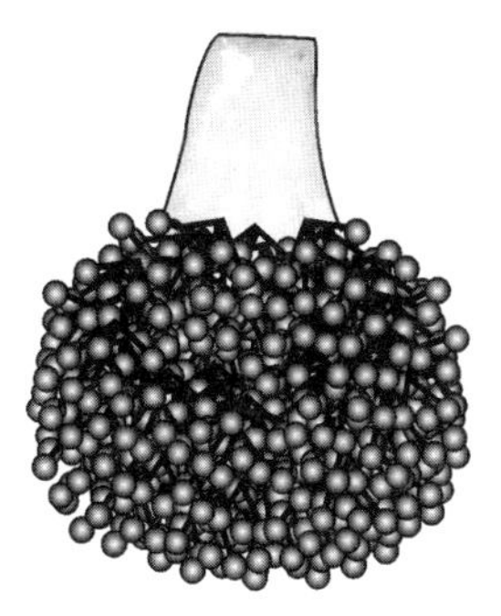
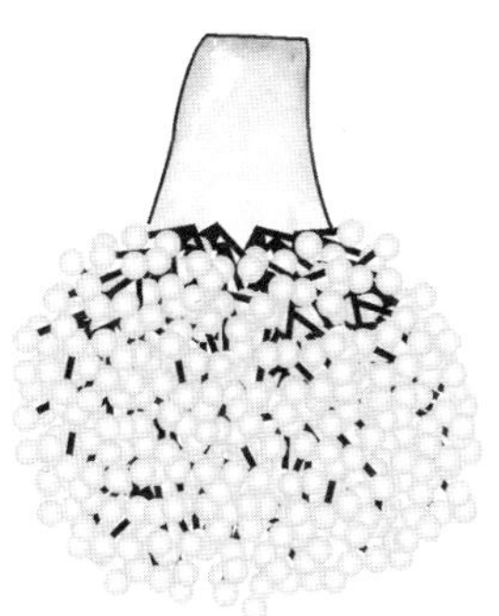

传精之精

7.大易阴阳

大易是无物质中另一种特殊的阴阳物质。

大易是人体和宇宙自然中的怪杰。这种东西，本身就是由阴爻和阳爻两种东西构成的，样子和我们现在的易经书中所看到的基本一样。大易表达了系统、复杂的阴阳、阴阳结构、阴阳运动与衍生。大易和五行一样，是比较高级和复杂的阴阳物质系统。

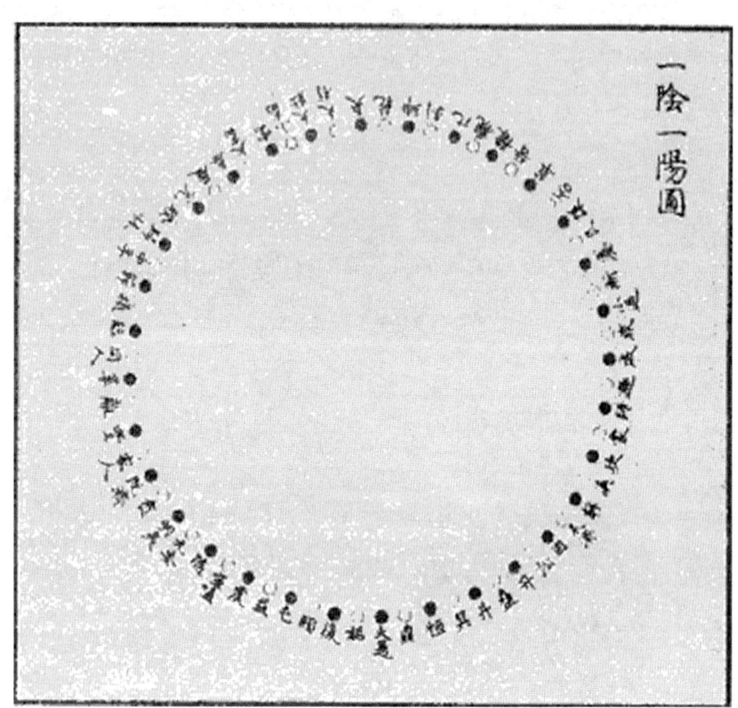

古代人画的阴阳图

上面是古人用阴球和阳球绘成的六十四卦图。

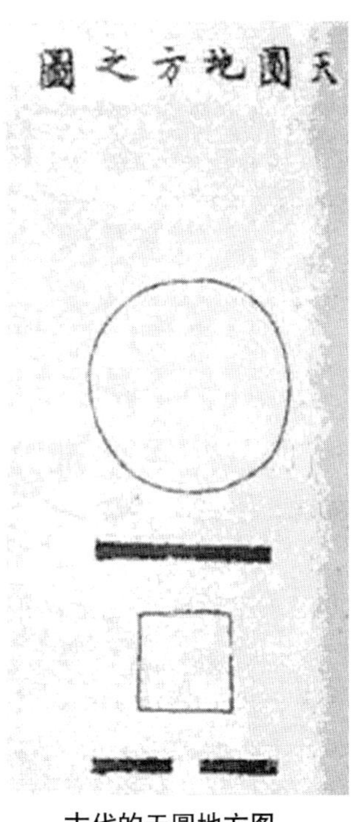

古代的天圆地方图

左图是用一阳爻表示天，用一阴爻表示地。爻就是一种无物质实体，是摹拟和描绘宇宙中的两种特殊物质——大易物质的形态。爻就是无物质。《易经》中画的爻，是按照我们祖先在8000年前观察到这种特殊无物质的样子画下来的。

从上面的几类例子可以看到，中医、中国人讲的阴阳，追究起来，实际上很具体，并不是抽象和虚无缥缈的东西。只是我们对阴阳这类物质还知道的太少，误解的太多。

8.中药中的阴阳

在内证状态下，中药的阴阳物质性，是中药发挥作用的物质依据。中药，大部分是植物、动物和矿物构成，是天然的东西。动物、植物本身和人一样，受着宇宙的恩惠。而矿物质，本身是地球这个星星上的东西。中药中存在着大量的阴阳物质。对中药中阴阳物质的当代研究，还很少。所以，还无法讲整个中药的阴阳物质特点。

中药中的阴阳物质，第一种是真气。单味中药，经过煎熬后喝汤服用，内证下会观察到，在喝下汤药的那一瞬间，汤药中的真气就马上归经运动，在人体特殊区域发挥功能性作用。一种药或者一种复方中药，有着相对固定的归经路线程序。散剂、片剂、汤剂、丸剂等中药，都能产生真气，并按自己本有的规律在人体中运动。每种药的真气性质是不一样的，仍然可按归经等标准区分为阴和阳，再细分可分为三阴三阳。没有在人体中不产生真气的中药。

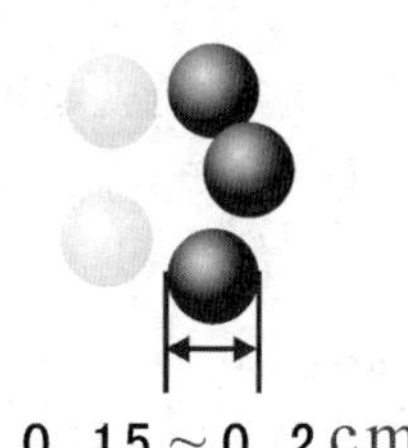

首乌核桃汤的阴阳球

第二种是中药中含有阴阳球。2008年2月，述者无意中做了一个小实验。取首乌3克，核桃仁一个约5克，100℃开水冲泡，盖上杯盖。放凉后喝下。喝前观察到这两种东西合泡的汤，比单一首乌汤要浓黑得多，味也变了。喝下后，观察到汤中有直径约为0.15到0.2厘米的黑色阴阳球。以前也喝过单一的首乌汤并进行观察，但没有发现这种情况。看来，有的中药复方方剂，能够产生阴阳球。而这种阴阳球是如何产生的，还是个谜。在疾病的治疗中，阴阳球是极其重要的物质。阴阳球会聚集在患病部位。

还曾经观察到，核桃和绿豆汤也能在人体个别部位产生银色的阴阳球。

中药中的阴阳，吃了、闻到了就能观察到，会得出结论。最重要的是，观察到在病时服用了中药，会在人体中产生意想不到的阴阳效果。如阴阳小球在人体患病部位的聚集，中药对症后，会使要治疗的经络豁然贯通。这些，在使用西药时没有观察到。这是中药最独特的地方。所以，从阴阳物质角度看，中药是西药不可替代的。

二、三阴三阳

阴物质和阳物质庞大而复杂，按人体中阴阳两种物质的特点，可以把阴物质和阳物质细分。根据阴物质和阳物质量的多少、光的强弱、浓度和归经归藏、运动时间等标准，阴物质可以分为太阴、少阴、厥阴三种阴物质，阳物质可以分为太阳、阳明、少阳三种阳物质，通常就叫作三阴三阳。《黄帝内经》讲，“故厥阴为一阴，少阴为二阴，太阴为三阴。少阳为一阳，阳明为二阳，太阳为三阳也”。

三阴三阳这六种物质，不是固体的东西，而是不停地运动变化着，像气、像河流、像光。

1.给星宿分三阴三阳

这是最早创造中医的圣人们最重要的工作之一。因为他们发现，三阴三阳这六种无物质，整个宇宙无处不在，最重要的三阴三阳物质，来源于无边无际的宇宙，不管人们愿意不愿意，自觉不自觉，这三阴三阳物质都这样那样地直接影响和作用于人。换句话讲，三阴三阳是代表老天爷决定人的。不研究宇宙中的三阴三阳，人类无法生存。所以，就要想办法研究星宿的三阴三阳。

大家已经看到了，我们的祖先们，把太阳真气定为太阳，月之真气定为太阴。木星传厥阴肝藏之气。水星传少阴肾藏之气。火星传心藏少阴之气。土星传太阴脾藏真气。金星传太阴肺藏之气。这样确定，是通过内证完成的。

二十八星宿直接给人体传递各种物质，对人体影响较大。二十八星宿分为四组，每组七个星宿，而每个星宿所发出的基本光或气，以太阳、月的真气作标准，大约可以分为三阴三阳。这是人体中三阴三阳之气的最直接和最主要的宇宙来源。在下编中我们可以看到星宿是如何给人体传输三阴三阳真气的。

如果仅仅只是从人体中找三阴三阳，比盲人摸象还离得远。

2.人体中的十二条河

你在自己身体的随便哪一处按一下，可以告诉你，你按到你身体上的一条“河”了。这条“河”，就是人体中三阴三阳这十二条母亲河中的一条。

人体是由有和无两大类物质构成的。三阴三阳这十二条大河，仍然是由有和无两类物质构成的。比如足厥阴肝经这条河，一般的概念，肝经最多不过包括肝藏和肝经经络这两个内容，实际上，中医所应用的是完整的藏象和经络概念，首先是肝藏、肝经、肝经的皮部及其所涉及的相关血管、器官等，这当然也包括在中医的三阴三阳之中。

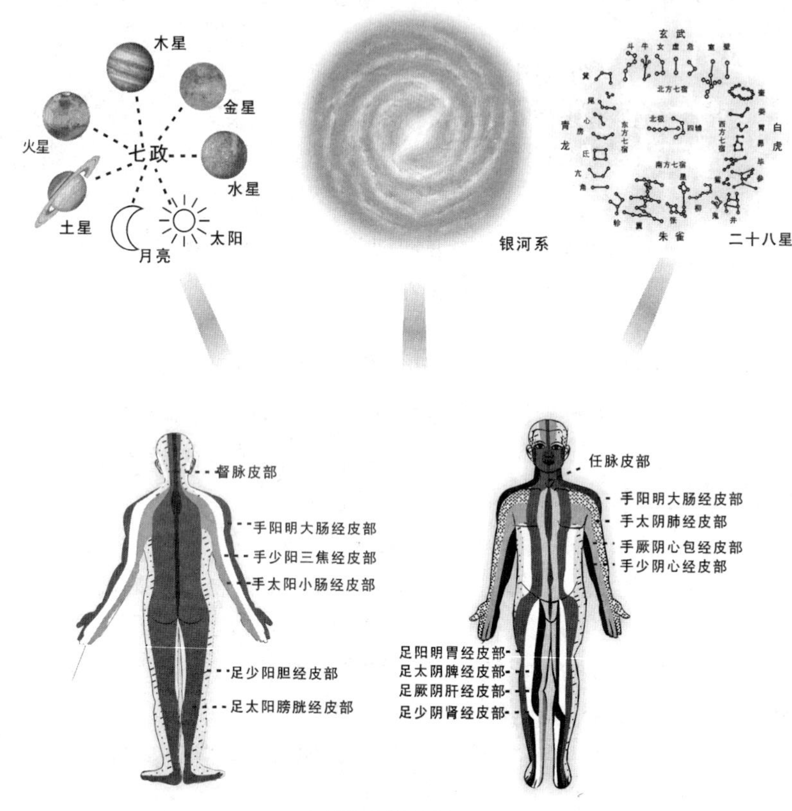

星宿与三阴三阳

当肝经旺相时，除了相关的藏器和经络同时互助旺相外，肝藏、肝经、肝经皮部、血管同时旺相运动。如果观察肝经的皮部，可见一条绿色的河，宽不少于一同身寸，滚滚流下，令人诧异。在这个时候，不管你愿不愿意，有和无两类物质，只要是和肝有关的，全部被卷入到这条大河的运动中。在这没有什么中医西医，只有这样一个客观现象，那就是三阴三阳这样一个庞大的生命物质流。

中医叫作足厥阴肝经的这条河，在我们每一个人身上流动，这条河，它上联星宿，包括木星、月、东方七宿和其他相关星宿，与这诸多星宿们互传真气和信息；中接人的大脑九宫，下衔地球的阴性真气。这条河中，有经络和经络中的数链在运动，有穴位作太极旋转，有肝藏神形飞扬，有三魂安处其中。在春天，肝藏的有物质中，则有血脉解冻，浩浩荡荡。这就是中医所讲的三阴三阳中的足厥阴这一支。另一支，则是手厥阴心包经这条河了。

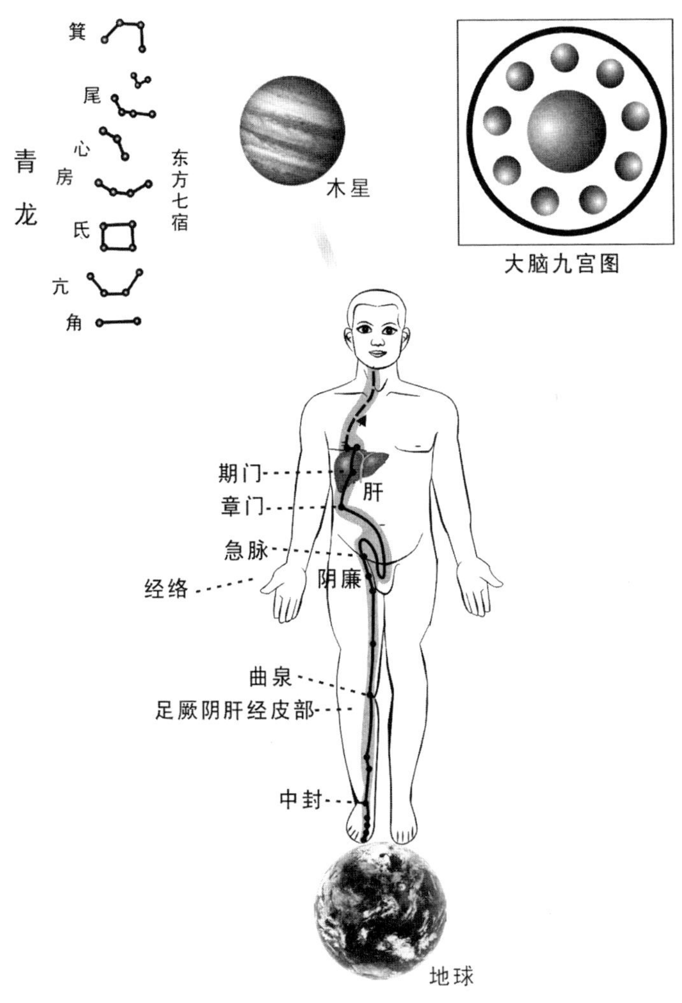

足厥阴肝经经皮图

不论是简单地把三阴三阳理解为藏器和经络，还是把三阴三阳当作形而上学玄秘虚无的东西，都是对中医的误解。中医所凭的本全是物质，不过有无二字，何来玄虚弄人？

所以三阴三阳这十二条河，又好比是一个由经络、藏腑、真气、血液、星宿等软件和硬件集成的复杂的系统，是十二支军队。这十二支军队，有自己的旗帜，各有自己的色彩。有自己的处理器，那就是五藏六腑。有自己的经络作为网络传递信息，及时进行调整。有自己在外星人那里的后援队，就是那些属性相近或一致的星宿。有自己的中枢，大脑九宫。

所以当一个中医大夫给你切脉时，你千万要小心，搞不好，他手指的那一头，是和好几个星星联结着，还有那星星上的外星人在窥视你。

太阳经有两条：未时手太阳小肠经——申时足太阳膀胱经
阳明经有两条：卯时手阳明大肠经——辰时足阳明胃经
少阳经有两条：亥时手少阳三焦经——子时足少阳胆经
太阴经有两条：寅时手太阴肺经——巳时足太阴脾经
少阴经有两条：午时手少阴心经——酉时足少阴肾经
厥阴经有两条：戌时手厥阴心包经———丑时足厥阴肝经

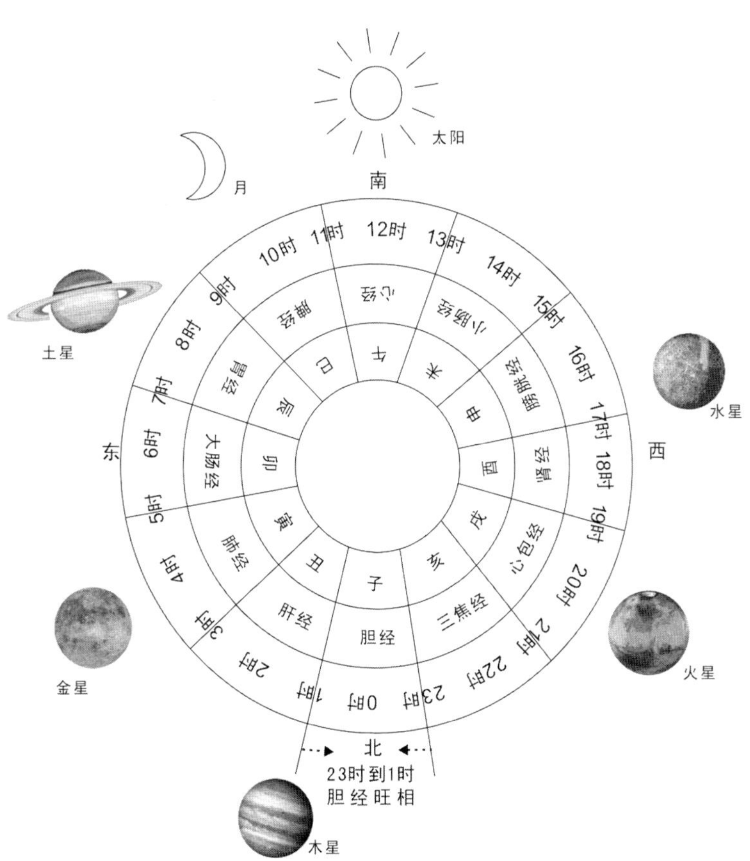
太阳
月
南
土星
水星
东
西
金星
火星
北
23时到1时
胆经旺相
木星
10时
11时
12时
13时
14时
15时
16时
17时
18时
19时
20时
21时
22时
23时
0时
1时
2时
3时
4时
5时
6时
7时
8时
9时
心经
小肠经
膀胱经
肾经
心包经
三焦经
胆经
肝经
肺经
大肠经
胃经
脾经
午
未
申
酉
戌
亥
子
丑
寅
卯
辰
巳

十二正经时间表

卷五 五运六气和五行

一、遭遇五运六气

五运六气是中医的一个专门学问，这门学问，三分像天气预报，离不得；三分像地震预报，但更难；还有三分，则是说唱逗笑，热闹好玩。这是现代人不太明白的一门科学。

说白了，五运六气是研究宇宙大气运动，特别是无物质的运动过程及特点的；研究宇宙中运动的真气如何影响人、有什么规律，然后进行推测和预报。

先圣们认为，宇宙空间主要有木、火、土、金、水五种大的气在运动，它们之间相互作用，相互衍生，产生了六种气运特点，那就是风、火、热、湿、燥、寒。中医们用专门电脑及仪器进行的最新研究表明，五运六气，并不像有些人讲的只仅仅在中国适用，在美国也是客观存在的。全球同此凉热。

这门大学问，学习它也是挺难的事。我只想讲讲对五运六气的真实感受和观察，讲讲星星真能产生这么大的威力吗。讲一点上古的事。

1.我体验到的五运六气——五运六气直接在人体建立器官

根据观察，五运六气的影响，主要是直接作用于人体生命隐形部分，这隐形部分，就是人体中的无物质。五运六气的“气”，不只是简单的口鼻呼吸的气。

过盛的五运六气不是好惹的。在一年的某些时间，过强过盛的运气，人人要受到影响，不是一个人、两个人的事。它会直接在每一个人身体的某一特殊部位找个地方建位，建立五运六气自己的根据地，对人体隐形部分的最深层直接产生作用。这是大自然和人开的玩笑，也是大自然拿人玩的游戏。建位是大自然强制性地让人与天同运。你不想和天合一，天也要强迫你合。合不合，天作主。这简直是宇宙霸权主义。

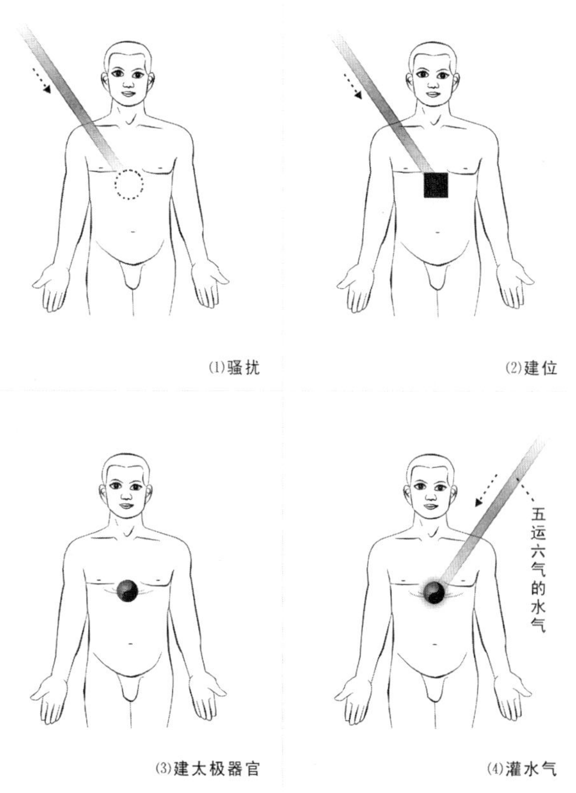

2006年冬天五运六气在人体建位

2006年（丙戌年）冬天，五运六气在人体的建位和运动过程如下：大自然在人体中临时性安装一个气态的器官，作用于人体，强制性地给人体大量“灌水”,影响人体的正常生理运动。

（1）骚扰：这一年为寒水太过。寒水真气长达数月的在人体要建位的部位进行“骚扰”。在建位前，五运六气先对要建位的那一块人体进行较长时间的骚扰，让人体自己失衡。这时候，人已经感觉到不舒服。但肯定不会想到是老天爷——五运六气在作怪。2006年，这种骚扰的时间，五运六气在人体建位准备的时间，长达3个月左右。感觉最明显的，也达一个半月左右。

（2）建位：用一天到两天左右的时间，寒水真气在其较旺相时突然降入人体。五运六气要利用人体，先为嵌入器官打好基础，然后嵌入人体一个器官。当你不经意时，建位的地方会有痒或者其他怪异的感觉。寒水真气下注，堆积。上图（2）中所示的黑框，就是建位的位置。

（3）建太极器官：建位后，寒水真气在那建立了一个气态的临时性太极器官，可叫它为“五运六气建立的临时性太极器官”。这个太极器官，述者观察，2006年，它在人体运动了4天左右。此器官直径为4个同身寸，一直处在旋转运动中。准确位置，约在膻中穴稍下。见上图（3）。

（4）强灌：建位后的这个临时性太极器官，通过运动和人体已有的经络阴阳系统快速结合，强行给人体灌输来自宇宙空间的当年最旺相的寒水真气。2006年冬天是“水”旺，五运六气就通过图上所绘的太极器官，给人体强行灌“寒水”。所灌的真气，是黑色的，很浓稠，是阴阳结构之“水”，不是我们喝的水。这强灌给人体的“寒水真气”，是从天上来的。具体来自哪些星宿，大家一定猜得到。

强灌寒水的后果，是把人体自有的平稳全部打乱，必得重来。如图所示，这强“水”灌给人体，向下克制人的脾土正常工作，脾藏及脾下一带出现类似“塌方”的效果。一天半天好不了。有人的这种症状，甚至持续长达一个半月。另一方面，水气下注，归位于肾藏，使肾产生不平衡和过度旺相。

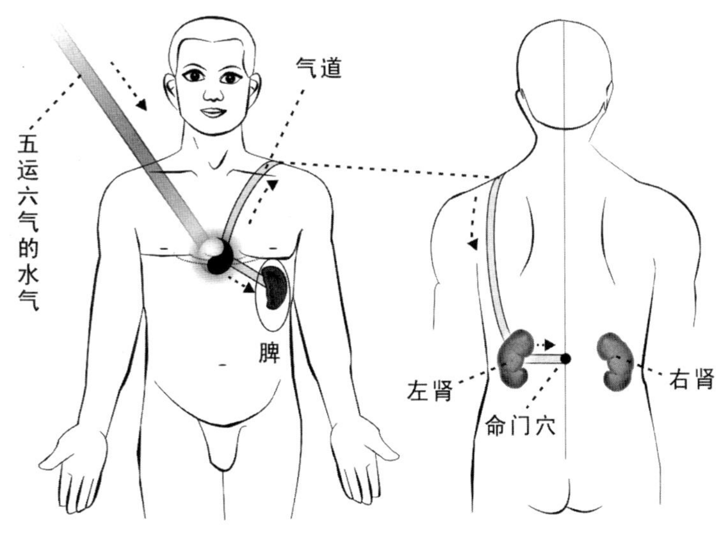

水气影响脾肾

五运六气在个体身上产生的效果，有共同的一面，也有各不相同的一面。有好的一方面，也有坏的一方面。但它在人体隐形的阴阳结构中建位，强灌寒水真气的过程，是人人会有的，在劫难逃。

当五运六气处在一年最过的时候，或者处在最不及的时候，身体素质较差者、老人，受其影响就会发病，住院人数会增多。根据历史记载，有些年份，便会瘟疫流行。

上面是我在2006年对于五运六气的一次感受。

2007年（丁亥年）冬天，水气更旺盛，在冬天观察到，肾及命门的大旺相几乎统治了一切，参见下编心经卷图文。

2008年（戊子年）春节前后，中国大雪。整个北方和南方的部分地区，一片白雪。此时季节仍然属于冬季。2008年2月4日观察到北方七宿的虚宿，有如下情况：

虚宿

北方七宿的虚宿，特别旺相，真气旋转。

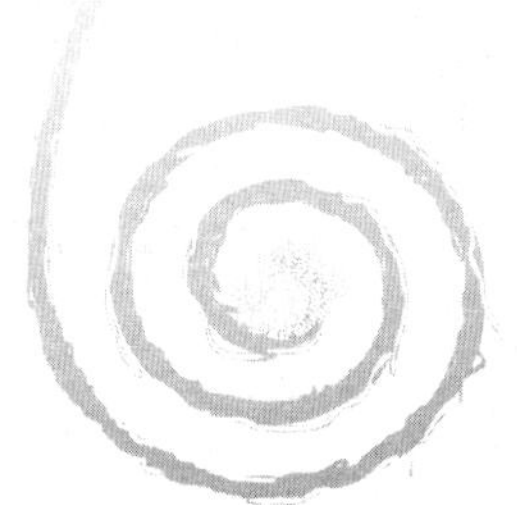

虚宿布雪图

观察到虚宿上有一个很大的黑洞，旋转，旺相。这个黑洞四周有很大范围的淡灰色的真气运动，好像是虚宿在整个宇宙间弥布大雪。这样大的黑洞和强烈的旺相运动，在星宿间是很少见的。而人体中的肾－命门系统水旺，与天同步大旺相。

当我整理这些资料的时候，时间是2008年6月17日，中国的南方数省，正遭遇强降雨形成的水灾。平常生活中还观察到一个很罕见的现象：在西安，从春天到夏天，有很多次强烈的凉风，是从正北吹来的。北方为水位。

所有这些，是不是和二十八星宿寒水的连年旺相有关？

虚宿

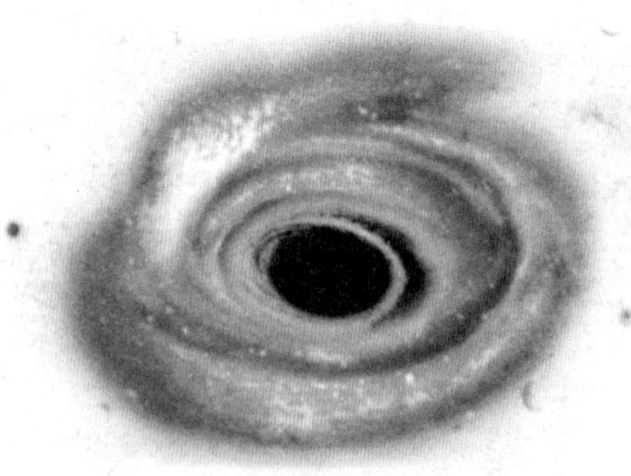

虚宿大黑洞

2.光年和六十花甲

古代先圣观察五运六气的空间尺度从前面的观察可见，我们得从“天”上来看五运六气。

按《黄帝内经》的讲法，五运六气有两大特点，一个是以银河系、二十八星宿、太阳系为战场。这是从研究探索的空间来讲。二是从研究的最短时间周期来讲，五运六气把六十年当一个周期。五运六气这样超大的时间和空间构架，不要讲在中国古代，就是现在，把全人类最好的科学工具配给全世界最好的科学家，让他们来研究，我看仍然是老虎吃天，无法下手。这就是我们祖先在8000年前的伟大创造。

甲子	乙丑	丙寅	丁卯	戊辰	己巳	庚午	辛未	壬申	癸酉
甲戌	乙亥	丙子	丁丑	戊寅	己卯	庚辰	辛巳	壬午	癸未
甲申	乙酉	丙戌	丁亥	戊子	己丑	庚寅	辛卯	壬辰	癸巳
甲午	乙未	丙申	丁酉	戊戌	己亥	庚子	辛丑	壬寅	癸卯
甲辰	乙巳	丙午	丁未	戊申	己酉	庚戌	辛亥	壬子	癸丑
甲寅	乙卯	丙辰	丁巳	戊午	己未	庚申	辛酉	壬戌	癸亥

六十甲子图

我想，热爱五运六气研究的朋友，如果不到40岁，没有感受过大自然三分之二甲子对你的温馨，怕是没有办法谈五运六气。明代的张介宾也是过了40多岁，才信这些的。活得长，是研究五运六气的有利条件。构成六十甲子的天干地支，同样代表的是宇宙自然界的特殊物质，是有真实物质基础的中国科学。

对五运六气影响力最大的，银河系要算一个。

银河系核球的长轴直径为1300光年。银盘直径是30万光年，厚3000到6500光年。银晕直径30万光年。银河系有四条旋臂。银冕的直径约65万光年。太阳绕银心公转一周，约需要2.5亿年时间。

光年有多大？光年是一个度量距离的长度单位，指光在一年时间中行走的距离，约是9.5万亿公里。9.5万亿公里，就是一光年的距离。光在真空中的速度是每秒约30万公里。

除了银河系，五运六气的核心是太阳系和二十八星宿。二十八

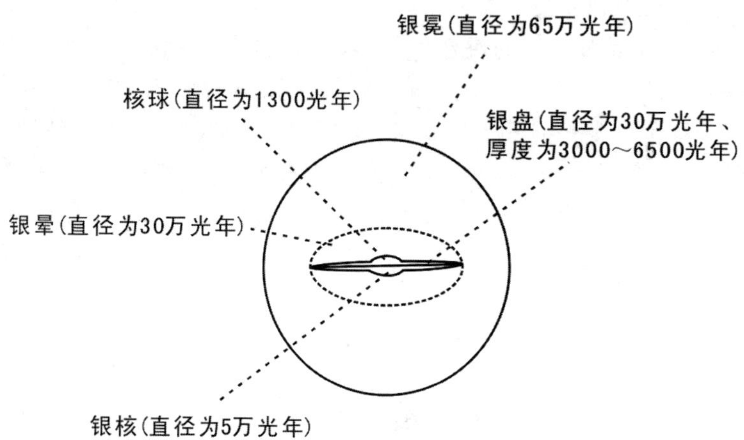
银冕(直径为65万光年)
核球(直径为1300光年)
银盘(直径为30万光年、厚度为3000~6500光年)
银晕(直径为30万光年)
银核(直径为5万光年)

银河系图

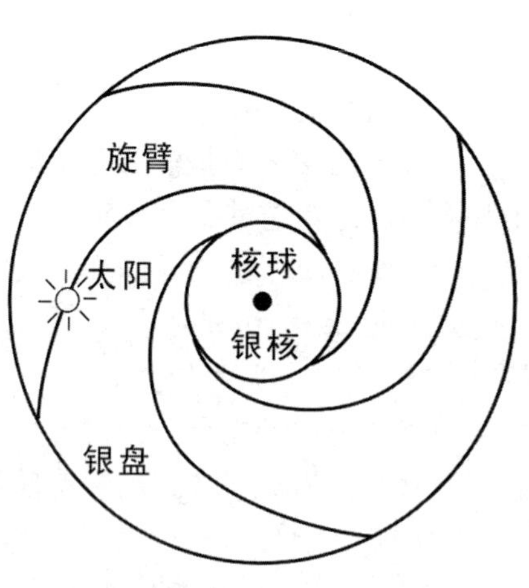
旋臂
太阳
核球
银核
银盘

银河系旋臂

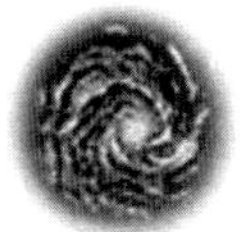

100万光年尺度上观察的银河系大小

星宿中，距离地球近的有数十光年，远的如参宿六，距离地球2100光年。觜宿一，距离地球1055光年，这完全已经是银河系的距离尺度了。不在这样超大距离的宇宙空间背景下，是无法探索五运六气规律，无法建立五运六气这样的古代科学的。在这样遥远的距离，如此

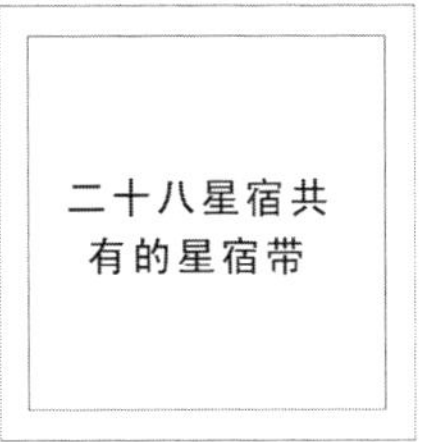

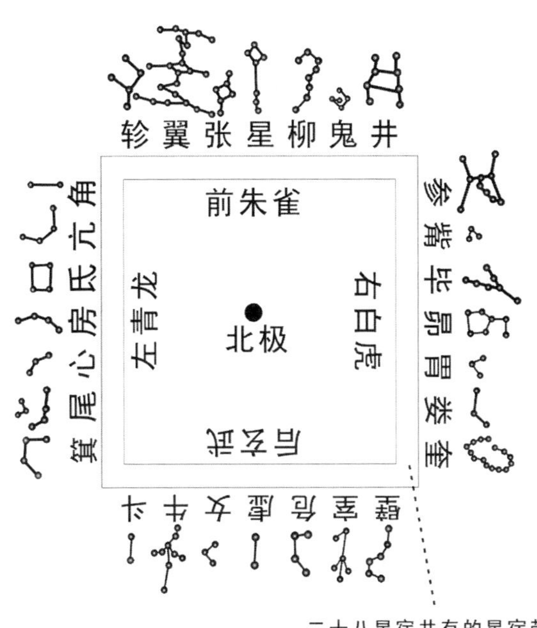

列宿环周图

长的时间，如此庞大的空间，要在古代原始的条件下进行工作，我们的老祖宗依靠的最重要的方法，就是质分析法，也就是内证的方法。

五运六气讲的就是一个六十年的周期中，以银河系、二十八星宿、太阳系、地球为中心，大约直径至少在100万光年左右，这样一个不大不小的宇宙空间中的真气变化规律。

我们祖先创造的这门科学，从空间距离上讲是大尺度。从时间上讲，一推衍就是数个甲子数百年间的五运六气的推测预报，对我们现代人来讲，理解起来还是有些困难。其中很多问题，用现代的科学技术来理解，还需要时间。

3.超级星宿——对二十八星宿的观察

上页图是我的一次观察结果。观察时间是2008年1月，时为冬天。二十八星宿中间，出现一个正方体的星带，把二十八星宿联为一体。这个星带好像是一个每边数万光年长的大餐桌，二十八星宿好比是坐在餐桌前的光年巨人。星带的色彩，和其他很多星宿间联系的气道色彩一样，是淡金黄色。

这个星带说明，二十八星宿构成了另一个更大的超级星宿。这个超级星宿内部，是紧密联系在一起的。东南西北四大星宿，就像人的五藏六腑一样，是宇宙中的一个生命体，只不过我们人类的高以厘米讲，这个超级巨无霸的高以光年讲。我观察到的这张图，是二十八星宿集体合气的时候。时为冬天，预示着一个新的春天的到来，新的宇宙力量的开端。结合七政、三垣等对人体的影响力，我们可以看到，在二十八星宿和七政这样的循环往复运动下，产生五气主运、六气对化、运气承相递接这样的空间物质运动，是完全可能的。也是必然的。所以五运六气，是真实的科学探索，不是虚构的神话。

在《黄帝内经》中，有一张《五天五运图》，描画的是二十八星宿之间有真气交通，这交通的真气，分为五种，一叫丹天之气，二叫苍天之气，三是黅天之气，四是玄天之气，五是素天之气，这是天上的五行之真气。但是，这五种真气是运行在二十八星宿之间

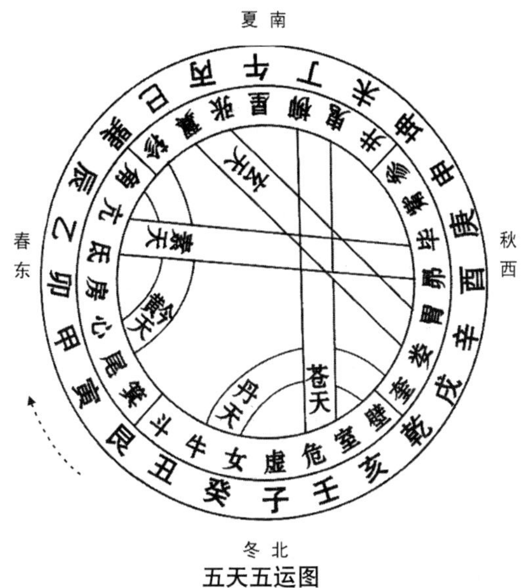

五天五运图

的，就是讲，是二十八星宿的运动产生的真气。这五气会下传人体吗？那是一定的。

如果细细观察，就会发现，这些真气的位置，至少有一头是处在季节更替的时间位置。如丹天之气，一头在奎壁二宿，这是从秋天转换到冬天的位置，是西方七宿和北方七宿移位换岗的地方。《内经》所描述的这五种真气我还没有观察到，但由于这五种真气从名字上看都有真气的色彩，那么肯定还是二十八星宿内部相互之间产生的真气联系。并不是简单的气象之气。可以断定，这张图是内证观察的结果，用平常的天文仪器观察不到。

明代的大医张介宾讲，这张图是从太古传下来的。大约是来自伏羲氏及他以前的时代吧。图中五气的气道，如同人的经络、气道一样，是星宿之间真气交流用的星带，比一般的一个星宿内部联系的那个类似于经络的东西要宽和强大许多。它的长度，也是以光年来计算的呀。图中所示，应当是一个动态的星带。暂且起这样一个名字，叫星带吧。系统、整体意义上的五运六气，最低也应当是从这开始的。

按照我的观察和《黄帝内经》上的这张上古星宿图，二十八星

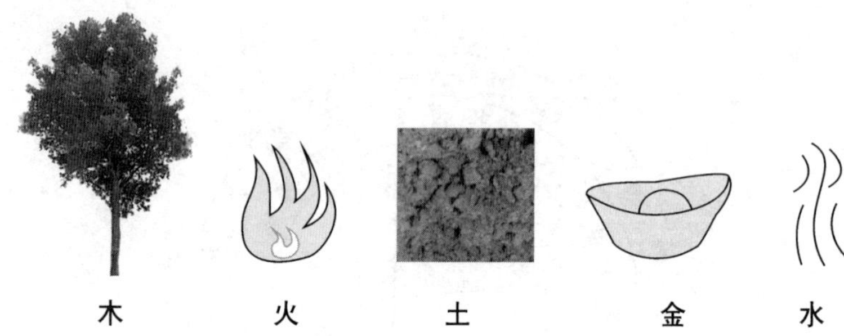

肉眼能观察的五行图

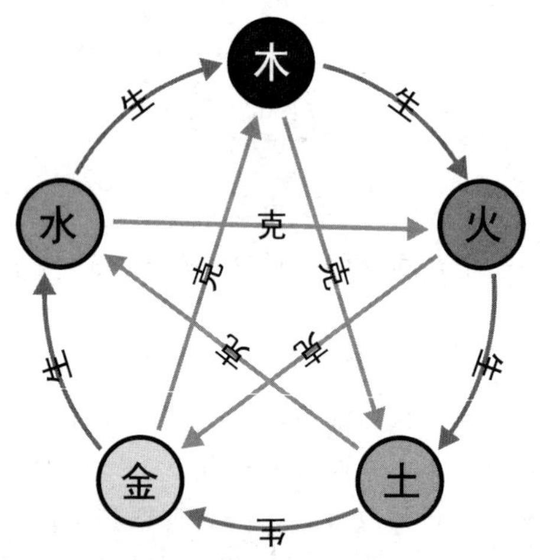

中国古代的五行图

宿虽然在宇宙中的大小分布要用光年来计算，但仍然可以看作是一个星星。而这个超级大星，是按照五行相生的程序在运动着。述者对二十八星宿的西方七宿、北方七宿、东方七宿、南方七宿和人体相互气交的过程，有过一段时间的真切的感受，证明它们确实是按照五行相生的顺序进行旺相运动的，那种严格的规律性，和长安街上的红绿灯一样精准。可以用各方星宿在天空的方位、每个星宿真气的形态、每个星宿与人体藏腑气交的关系、人体五藏与二十八星宿相对应的大旺相，进行相对准确的确认。各方星宿的旺相，也是严格按古代先圣们观察到的《十二壁卦图》来进行的。在本书下编中有很多这样的图例。

从内证观察来看，五运六气，在宇宙空间中，是有星宿及其运动规律作物质基础的。五运六气不是可能存在，而是绝对存在。

二、五　行

1.天有五行

学习完五运六气再看五行，五行这五种运行的东西，还真不简单！

五行，五，就是五种；行，就是行走运动。阴阳二物变复杂了，就产生了五种运动的玩艺。不神秘。

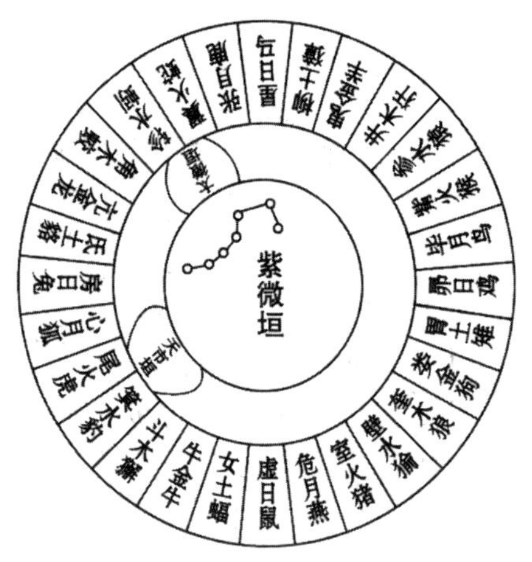

二十八星宿五行所属图

左面这张图，引自明代张介宾的《类经》。

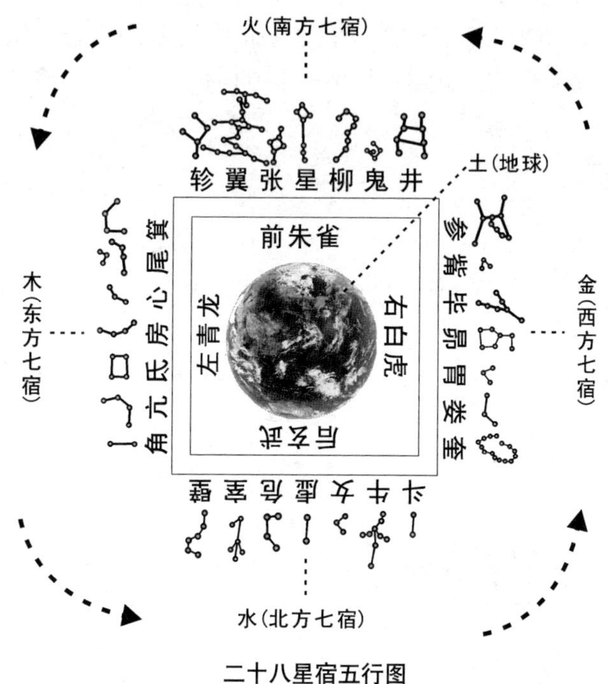

二十八星宿五行图

上图是根据观察绘的。图中四个箭头，表示的是观察到二十八星宿真气在当时的逆时针运动情形，不是指各方星宿按时间程序递旺相运动。

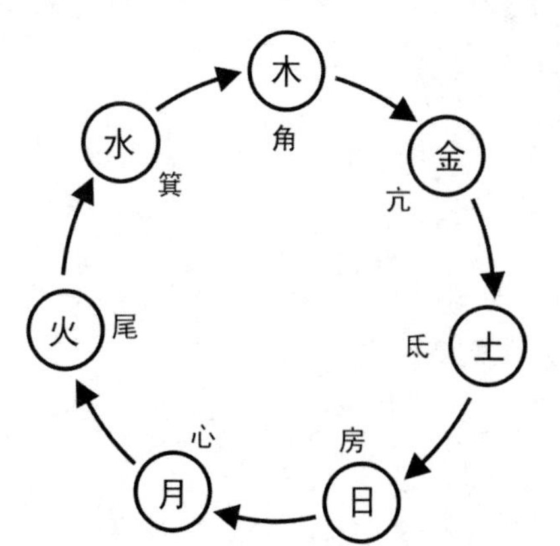

中国古代的东方七宿五行归属图

左图根据中国古代的资料绘制。

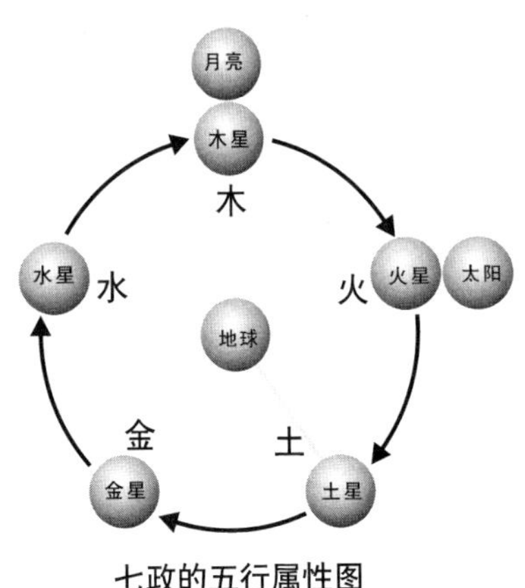

七政的五行属性图

二十八星宿有五行，七政的名字，本身就五行分明，木火土金水，已经讲得很清楚了。《黄帝内经》讲，天上的星宿，运动产生五行之气。我理解这天的五行细分至少有两种东西，一种是星宿的五行运动，叫作五运，对人有直接的影响，人的大旺相就是结果。天运动人也得运动。第二种是五运产生的五气，会直接传输给人体。

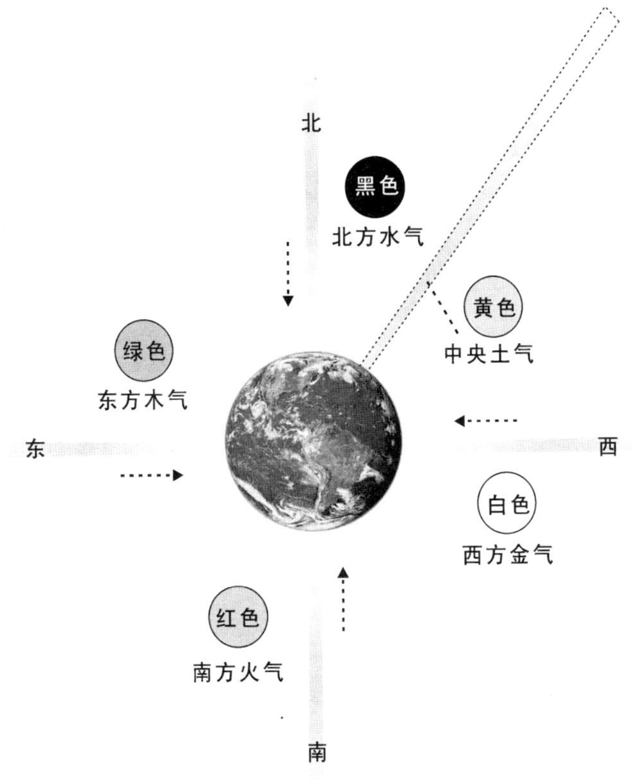

内证观察到的五行之气：红黄绿白黑

上图中所描述的五气，《黄帝内经》中是这样讲的，述者也作过同样的观察。《黄帝内经》讲的是真理。在后面的图中，大家可以看到我对东方木气的观察。

2.人的五行

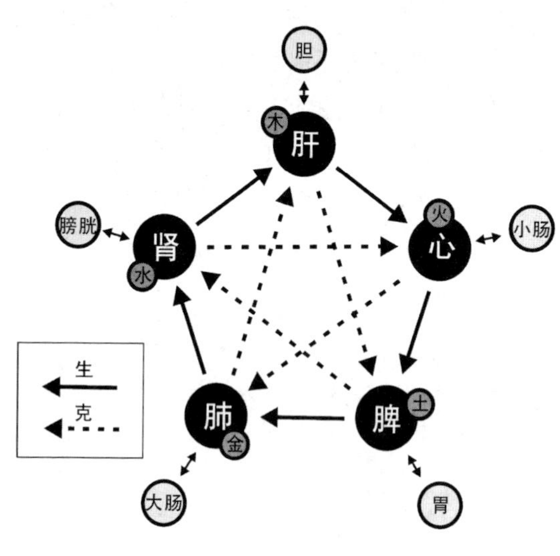

人体五运图

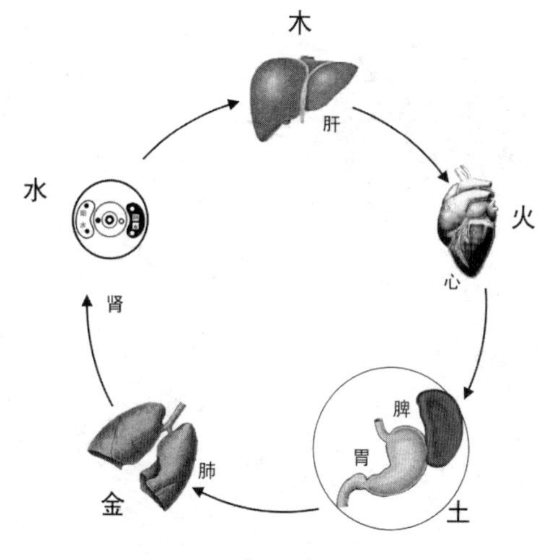

人行五运图

大家看看，宇宙间有阴阳，阴阳又分三阴三阳，人体中也有。当宇宙中超大规模的五运六气硬要强加给人的时候，人也是没有办法，只得全盘接受。如果这强加给人的是正气，天地有正气呀，好，人就神清气爽，身体倍棒。是邪气呢，这就要看人的造化了。人体中，有专门接收宇宙给我们五行真气的器官，有和二十八星宿这样一个超级大星相匹配的，接收、运化它所传给我们的五行真气的生物机器，那就是我们的五藏和所有经络。大家看看图。

左上图表示的是人体中产生五行真气的器官和相生的运

动流程，根据老师的讲授绘制。

人体中的五行，有两个大的流程。一是生的流程，一是克的流程。生的叫顺行，克的叫逆行。

道家以为，顺生是人从出生到老死的自然程序。逆行者，是修道者追求的程序，是真正的生之道。是不是这样子，值得思考。

顺生的基本运行程序是，真气从肾中一阳生，通过专门的气道等传输给肝藏；肝藏旺相后，通过气道等再传气给心藏；心藏再传气给脾藏；脾藏然后通过气道传气给肺藏；肺藏通过气道从两侧下行传气给肾藏。然后再行循环。这是我的老师教的最简单的一个程序。

一开始学习的时候，我的老师就讲了人体中五行的运动规律，讲如何实践性地运用这一规律进行修行。我的老师把人体中的这个五行运动，叫小五行。

在实际观察中，人体中的自然运行过程，更加复杂。因为人体五行传输的不光是简单的真气，还有精等。各个藏腑还会产药，这些药也会送到相关的藏腑。加入了时间因素的人体五行运动过程，特别复杂。

加入星宿的大五行因素，至少目前现代科学还没有办法解释。这比世界上任何一个生化流水线都难以理解。

3.与星星同唱一首歌

上面讲的只是人体接收和运化五行的事，具体来讲，那就千奇百怪，无奇不有。

当立秋一到，西方七宿开始旺相值日。这时，如果以人体来作标准，只有西方七宿和七政之星给人体投射真气，二十八星宿的其他三方星宿，东方七宿、南方七宿、北方七宿，几乎不和人体发生真气上的联系。当西方七宿旺相值日时，人体肺藏也是最旺相的时候。这说明，人体的肺藏确实和西方七宿有直接的联系，有共同的大旺相命运。即共同分享宇宙间同一时间旺相的西方金气。而同时西方七宿传送给人的真气，又可分为多种色彩，大约可分为三阴三阳。你看看，这大小五行和三阴三阳，是纠合在一起的。五行之中有三阴三阳，三阴三阳中有五行，相互之间联体但又不是一回事。

立冬一到，北方七宿旺相值日，虚宿是北方七宿中较强大的星宿，他有一个特点，它的光会发出嚎叫，像低声哼哼的噪音。一个冬天，虚宿一直会像一头野狼一样叫着。人间的大雪等，一定和二十八星宿中北方七宿的状态有关。北方七宿，黑气最浓。这时，肾命门旺相，甚至于在中午应当是心经旺相的时间，几乎观察不到心经在旺相，只观察到命门、肾在激烈运动。请参看下编的心经卷。这就是天上北方七宿旺相，人身上的肾也大旺相，共同大旺相于五行的水。

2008年大年初一，就已经观察到，天上旺相值日的星宿变了。

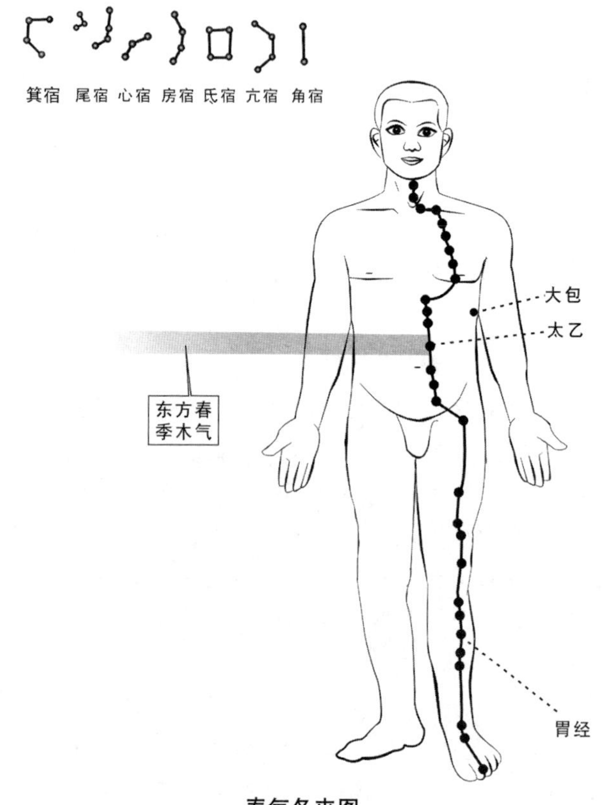

春气冬来图

已经是东方七宿旺相了，给人们送来过年的大礼。北方七宿，光荣退休了。不知是什么时候，已经听不到虚宿的嚎叫了。下面是2008年春节大年初一观察到的东方七宿出来值日的情况。

2008年春节，大年初一早上八时多，观察到春天的东方之气已经来临，气为绿色。较冬天时气机要粗大得多。气来自东方。因为当时是胃经旺相，东方春气从胃经上的太乙穴位进入人体，太乙穴旺相。这也是我们老祖宗为什么偏偏给胃经上这个穴位起名叫太乙的原因吧。太乙者，位于东方，古代的经典认为，太乙是无上的意思。

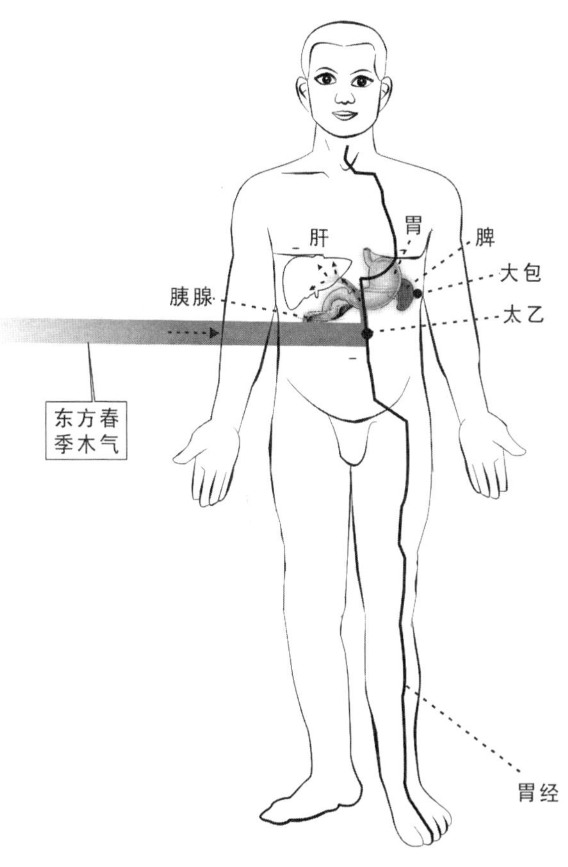

东方木气入肝

看来有一些穴位的名字，是内证观察产生的。

来自东方的春气，经太乙穴的转输，分三个入口进入肝藏，给肝输气。春天肝藏值日并旺相。《黄帝内经》的规律，五千年来，仍然在继续。春天的东方木气较冬天时观察到的东方木气要粗，约为其两倍以上。

东方春气给肝输气数分钟后，一方面东方春气继续输入人体，另一方面人体的肝藏也经过太乙穴给东方木气回传两道气，这两道气，是人的真气，把东方木气夹在中间。这真是奇怪的气交方式。

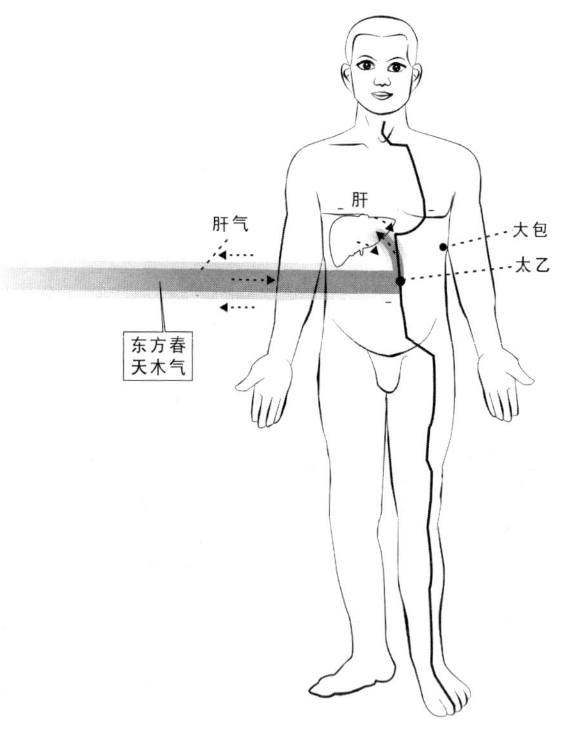

肝与东方木气气交

如上图所示，一道气变成三道气。中间一道，是东方木气传给肝藏的。在东方木气的上下两边，人体给东方木气传输人体肝藏的真气。当结束观察并记下这一现象时，时间是2008年2月7日星期四早上9时29分，开始观察的时间，是8时10分。

可见，宇宙给了，星宿给了，人体就会用自己的五行运化器官——五藏，去接收运化五行真气，再衍生出新的真气等物质，供给人体，使人的生命正常运作。当然，人的生命，既然是宇宙的精华，万物之灵长，人也会把自己的真气供给宇宙和星辰。

4.第三种五行——五行结构物质

五行在中国古代有多种表达和测定方式。一是辨星宿，二是辨气色，三是辨方位，四是定大易，五是观察刘牧讲的五行结构物质，六是辨阴阳气数，七是观察时间，八是辨归经归藏。

除了天上的五行物质、人体中的五行器官之外，还有第三种五行物质，更加神秘，这就是刘牧所说的五行结构物质。还不太清楚它们的机理，但有一点是清楚的，古代的先圣，内证中观察到它们，把它们也叫五行。

在宋代，产生了图书之学，专门研究太极、八卦、五行这些东东。其实这个图书之学，陈抟老祖是传承自伏羲氏的。要不他为什么讲，要“于羲皇心地上驰骋，而不于周孔足迹下盘桓”。

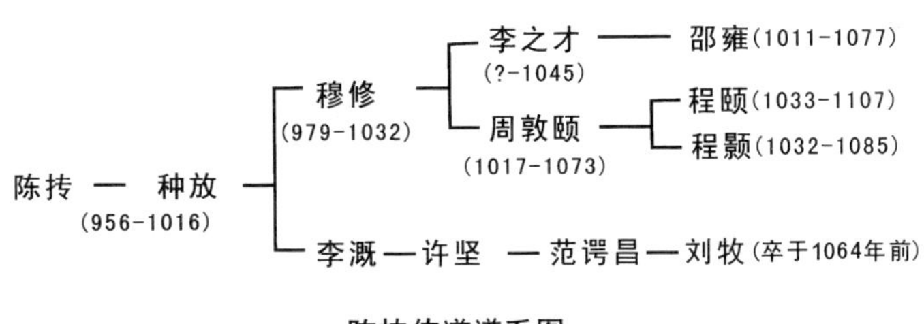

陈抟传道谱系图

刘牧（1011—1064年）是陈抟老祖的五传弟子。南宋的朱震在《汉上易传卦图》中说，四十五数的“河图”是由陈抟传下来的，经种放、李溉、许坚、范谔昌，四传而至刘牧。从现在传世的图来看，刘牧传承的的确是陈抟老祖的性命之道，并不仅仅是几张图。

刘牧的《易数钩隐图》一书，生动准确地描绘了从伏羲氏到宋代历代先圣的杰出工作，可看作是中华文明从伏羲氏传承到宋代这数千年的产物。

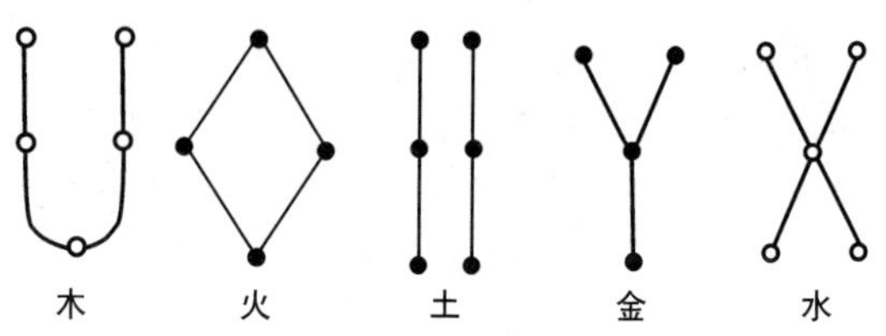

刘牧五行结构物质图

刘牧在这张图上所描绘的，就是宇宙传递给人体的另外一种专门的五行结构，也是在人体中起特殊作用的五行结构。这种五行结构，是一种纯粹、单一、专门的五行物质，这种东西在内证中也不易观察。我们暂时给这些特殊的五行物质起了个名字，叫“五行结构物质”。

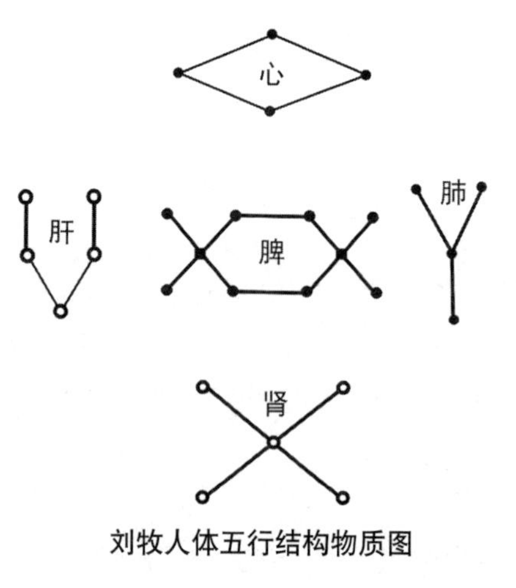

刘牧人体五行结构物质图

左图是刘牧在《易数钩隐图》所描述的人体中的五行结构物质图。

球体或者椭圆体的阴阳物质

爻

五行结构物质图

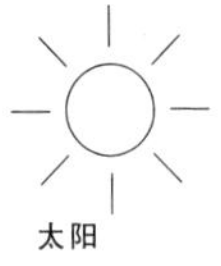

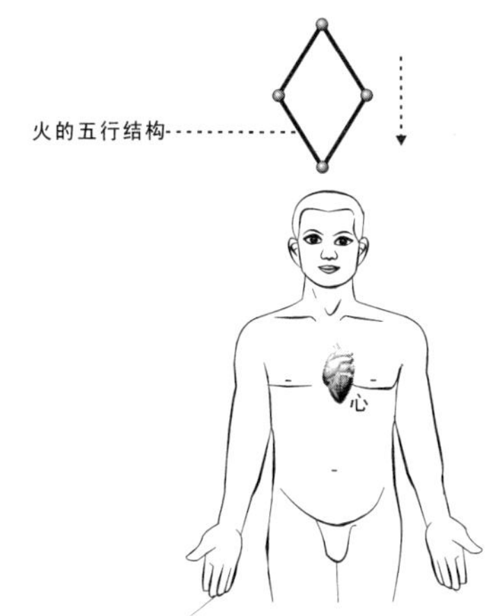

太阳传离火图

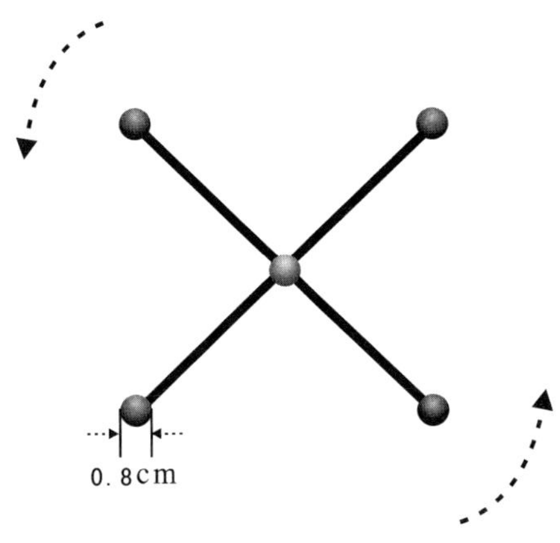

在肾藏系统中运动的水五行结构

如上图所示，五行结构物质，是阴和阳两种物质，阴球和阳球，加上爻线结构而成的。

刘牧的《易数钩隐图》中所绘画的五行结构物质，是经过先圣们反复内证观察的结果，不是轻易之作。其结论是可以信赖的。

左图是根据述者观察记录所绘的图。离火从大宇宙，进入人体的小宇宙，最后进入心藏。

左图是述者曾经观察过先圣所述的坎为水的五行结构物质图，其阴阳结构确实如先圣所述。在人体某个器官运动时，五行水的黑球结构，每个直径约0.8厘米。

伏羲氏时代证明过这些内容，宋代的先圣们证明过这些内容。陈抟及刘牧这些大师们的工作，经过千年以后，又被述者进行了一次证明。现在，是8000年来一个新的证明时代。我们祖先所传承的文明，在这8000年中，曾经被无数人，无数代，无数次地证明过。

5.道德产生于人体的五藏之中

《礼记》讲，若木性仁，金性义，火性礼，水性智，土性信，五常之行也。

五行就是五种道德。道德也是物质的基本属性。

我们的祖先认为，失德本身就是大病。如果失德，得到的也就失去了，比什么也没有更糟糕。

在内证中观察到的疾病的情况，确实和我们平常观察到的疾病的状态，有些不同。怎么个不一样法？这些内容，就像谜。

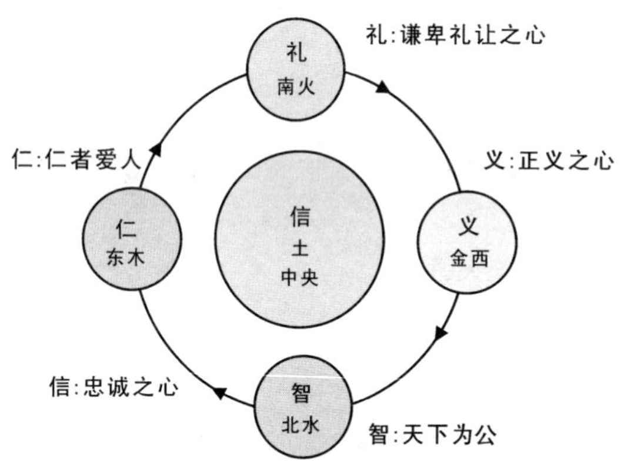

五行五德图

卷六 宇宙与疾病的游戏

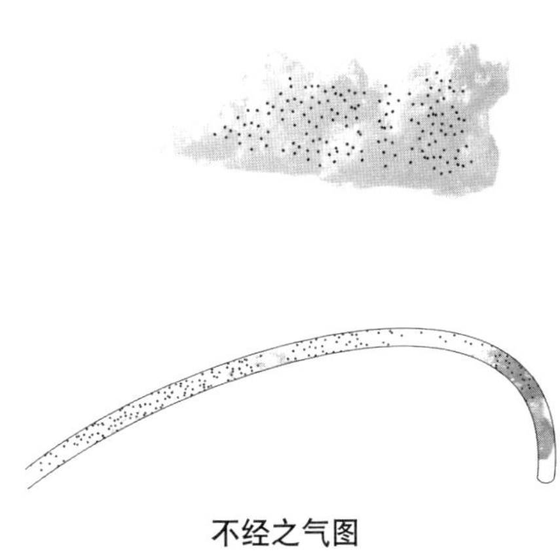

不经之气图

一、疾病之谜

1.宇宙自然中的不经之气

这个世界上，不论是大病小病，全是由不经之气引起的。气不顺，病就来。重病、久病绝对和不经之气直接有关。

不经之气，有的是气本身的事，比如不是六经正气。有的是来的时间和方向不对。或者来的太多，这都是不经之气。说通俗点，这不经之气，就是不正经的气，叫邪气也罢，叫坏气也好，这气是客观存在的。五运六气中有专门研究这些不经之气的内容。

上图是对一种不经之气的描绘，图绘的并不完全真实。这种不经之气，不是正色，有的不经之气，是一种灰暗色，中间还夹杂着一些深色的东西，所以在图上加了些黑点表示。

这种不经之气，有时是弥散性地分布在宇宙自然之中。有时，它也像一束一束的光，一股股装在特殊管道中的气一样，存在于自然之中。

（1）“中”不经之气

在这里的“中”，不是中间的中，应当读第四声，是中毒或者中计的“中”。上当了，受到毒害了。有些病，时间较长的一种，属于慢性的中气。健康的人体被一种病气相冲，染上了此病气。这种病气很规则，像是一种管道中的气。这种病气又好像一束光。染上了，就一直和你的身体接着，如飞机接着空中加油管子，或者是一束激光一直盯着一个活的目标。对付这种中气产生的病，中医药有特殊的办法。

人体所中的不经之气，是可以闻到特殊的味道的。这种味道，也是可以归于五藏和十二经的。

下图表示的是人体肺经受到外来归属于太阴的不经之气的影响，中了太阴的不经之气。在2008年农历春季最后一个月时，许多人受不经之气的影响，患上了脾胃疾病，如呕吐、胃出血，这样的病例增多。这是脾和肺中了不经之气。真正彻底治好这种疾病，需要100天到半年时间，甚至更长。所以病愈后需要较长时间的保养。

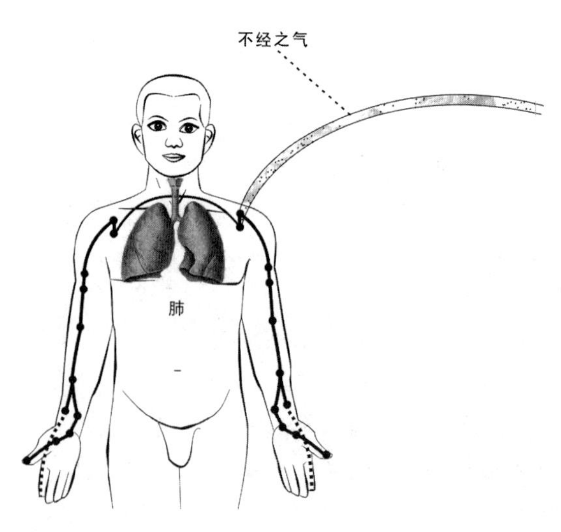

中气图

（2）人体中的不经之气

宇宙自然会产生不经之气毒害生灵，人自己呢，也会因为种种原因，产生多种多样的不经之气。

比如，我们不讲道德，不讲良心，不讲慈悲，不讲仁义，不讲公正，我们的五藏产生不了正常的精神属性，仁义礼智信丢失殆尽。五藏最基本的功能就是这仁义礼智信。为什么把孔子叫孔圣人？因为他对于人的生命的本性本质有超高水平的研究和理解。孔子不需要瞎编来骗后人，人体生命的本质属性，是能靠一个人瞎编的吗？

由于不讲仁义礼智信这五样东西，就违背了我们生命和五藏本来的天然属性，那么，我们的五藏就不能正常工作。这就好比我们的电脑没有了操作系统和杀毒软件，汽车没有了方向盘，飞机失去了发动机。

我们对七情六欲失去了控制，淫欲泛滥，虽然我们的出发点未必是害人，但我们所作所为的客观结果，是害人害己。如果五藏失去控制，产生了这样那样的不经之气，这些邪气，最终会在我们身体之中酿成死亡大患。

更麻烦的是，我们的五藏自己产生的不经之气，如和宇宙自然产生的不经之气相结合，病疫就会暴发，我们就会疾病缠身。

积善之家，必有余庆。这讲的不正是中医的最基本的原理吗？

做个中医确实很麻烦。人体中的不经之气，经常是和宇宙自然中的不经之气相结合的，结合起来后，发展更快。等到病人有症状时，病已经在人体中成形。有时候，在同一时间段，医院中有一些病人看的基本是同一种病，这就是宇宙自然的不经之气在一个时间段在地成形，影响了一批人。

这样的话，病因之一是宇宙自然的不经之气，二是人体中的不经之气。这两个病因虽然合二为一，在人体中表现出来，但中医要标本兼治（标本兼治在中医还有很具体复杂的内容），要考虑到太阳系太阳七政、二十八星宿运动和人体的相互关系、时间特点等。这样的话，产生了如子午流注一类的有特色的中医疗法。实际不是中医想这样做，而是生命和疾病本来的面目是这样子，非如此不行。

2.微病的产生

中医一直以治未病著称。所谓治未病，就是见微知著，调理五藏，消灭疾病产生的原因，在它没有产生前，预防它。在它最小最微时，消灭它。这确实是中医的长项。五运六气最重要的用处之一，是治未病。

其实疾病初期，在人体中力量很小，治疗是很容易的，只是人们不太注意。这时候的病，叫作微病，它存在于人体网络之中。最早期成形的疾病，大约只有人体标准网络中一个数单位（一个标准数为$1cm^3$）的十六分之一大小的体积，甚至更小，小到无法观察。再大到四分之一左右。发展到一个标准数单位大小时，虽然已然很大了，要是用平常中医和西医的方法来看，还仍然只是未病，几乎没有什么不适感，甚至在这以后好多年，现代化的医疗检查仪器仍然不能检查出来。而在发展到一个标准数单位的四分之一以前，一个优秀的中医，通过中医的检查方法，是可以查知的。优秀的中

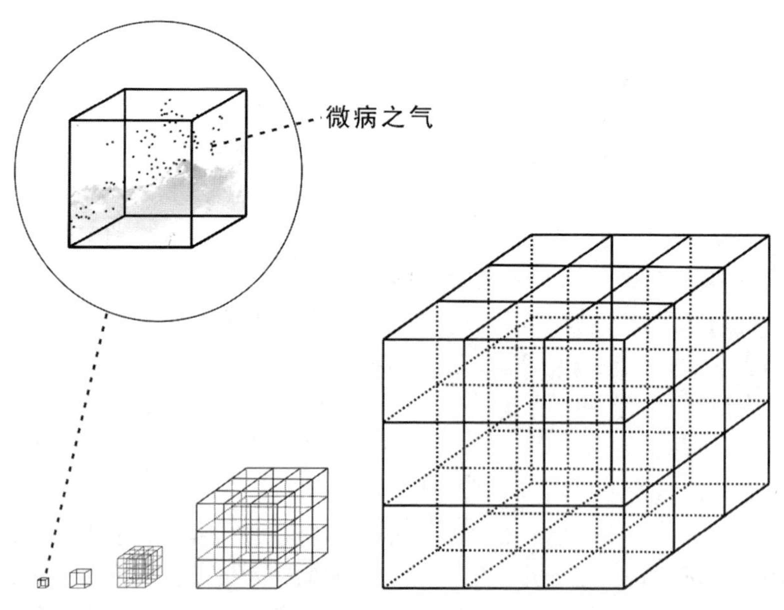

人体微病和人体网络中的标准数单位

医，能够以神知，就是运用自己的元神，观察病人的元神，在不经意间，发现和解决问题。

因为这时候，疾病还处在人体网络中的发展阶段，还是处在无的状态，没有最终成形。这个成形过程，有时候以三五年计，甚至于更长。

3.三尸虫和欲望、长寿

三尸虫是在我们人体无物质中存在的特殊寄生虫。这些虫和我们平常所知道的肉体中存在的寄生虫不一样。

从古以来，道教有三尸虫之说。所谓尸者，是指这三种虫，按人体的上焦、中焦、下焦区分，分别居住在人体中，把活生生的人体，当尸体吃。三虫在我们每个人的人体中，想吃什么，就吃什么。当然，人家也不傻，专门吃人的精气神，而且是元精、元气、元神，还要吃先天的。

上焦的虫，在人的大脑中生活。可怕！此虫如瓢虫，但比瓢虫大三倍左右，跑得快。

中焦的虫，在人的胸肺一带玩。跑步如蚁，成群结队。可怕！

下焦的虫，在人体的命门一带玩了。此虫色黑，眼明，肉多而肥。如蛴螬。

这三种虫，上尸好宝物，中尸好五味，下尸好美色。上焦的虫，爱好东西，如首饰，文物，名画，好房，好车，土地。只要是人家的好东西，全想自己占有。中焦的，爱吃好东西。只要是不出钱的，各地名产好吃的，他最爱吃。下焦的，最好色。凡是世上美女，全想一个人霸占，恨不得天下男人全死光，或者女人全死光，只剩下他或者她一个人占有其他所有女人或者男人。

说是三虫的欲望，不如讲是三虫所寄生的人体生命的欲望。所以人的欲望越多，三虫越多，这绝对是正比关系。

突然一下子讲人体中的欲望就是虫，这虫子还确实是真的，在内证下可以观察到活生生怪可怕的它们，大家可能还接受不了。中医不是早就讲了，脾藏意。意者，思想、思维及已经有的想法。思想能藏在人体中，虫不能藏吗？另一个，西瓜切开放着，很快会生

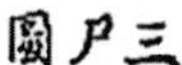

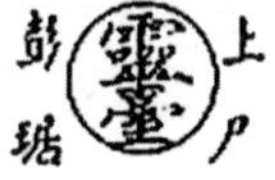

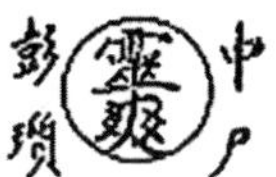

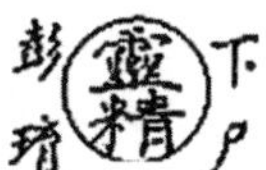

《清静经》中的《三尸图》

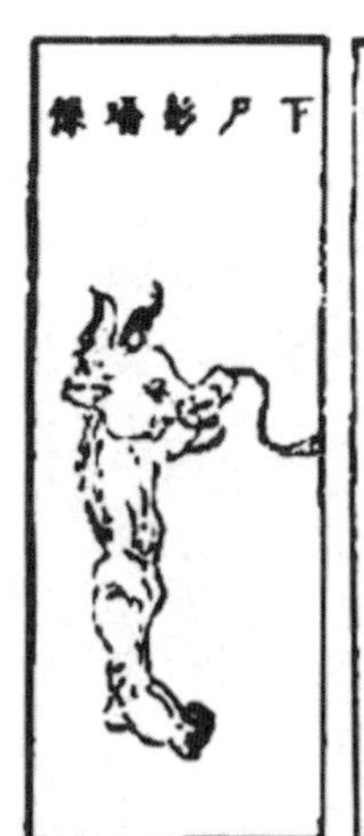

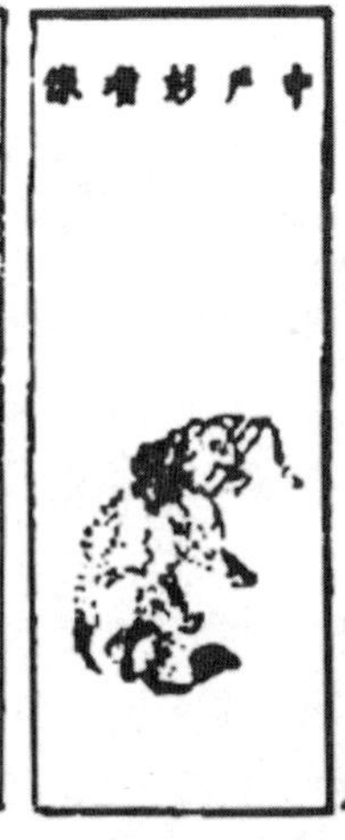

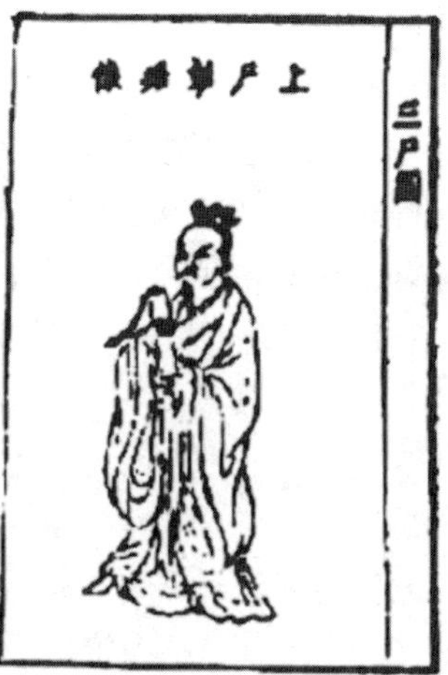

《玉函秘典》中的《三尸图》

三尸	名称	主管	欲望所好	所在的人体部位	形象示意
上尸	彭琚	管人上焦善恶	宝物	大脑和上焦	
中尸	彭质	管人中焦善恶	好吃好喝	中焦	
下尸	彭育	管人下焦善恶	美色邪欲	下焦	

三尸虫图示

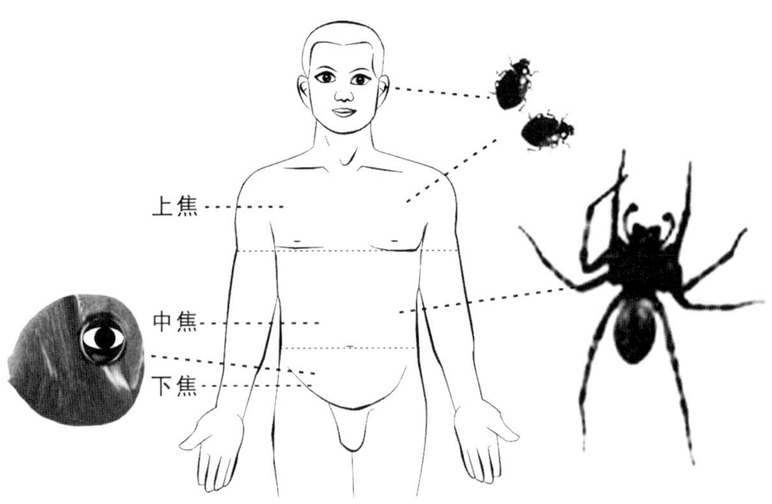

三虫在人体示意图

小虫。水果放的时间越长，越是坏，生的虫越多。我见过生虫最快的水果，当属木瓜。这木瓜，女性最爱吃，无非是因为其生育能力强，吃了后欲望太多。过分的欲望让人把自己的生命置于不顾，如水果发臭，当然也会生虫了。过分的欲望，就是极端的“意”。此种对他人、对社会不公、不利的意，藏在脾中，这脾土之中，能不生虫吗？脾可藏意，怕的就是藏的是恶意。一人暴富，万人贫寒。非虫者何？

你欲望越强，做的坏事越多，你身体中的三尸虫越开心。

想到此处，尽是恶心。各位读者，这好比是解剖尸体的解剖室，太臭让你心烦，对不起了。不过事实如此，我也没有办法。

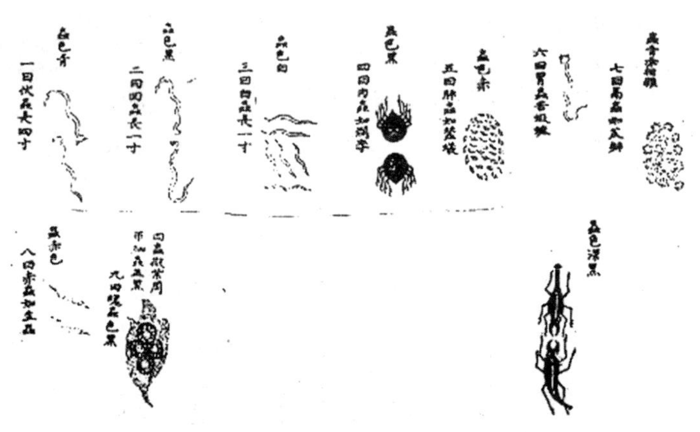

九虫图

上图是唐代药王孙思邈的弟子绘制的《九虫图》。

二、耳垂皱纹与冠心病

这个观察，送给需要关心自己心藏的朋友，送给中老年劳动者。爱我们的心。

据有关资料介绍，20世纪70年代中期，美国医学家在做尸解时偶然发现，凡死于冠心病的人，耳垂表皮上几乎都有一道皱纹。他们从这一意外发现中得到启示，对有耳垂皱纹者做冠心病动脉造影检查，结果发现其中90%患有冠心病。日本东京的病理学家对134例男性尸体做解剖，发现耳垂皱纹与主动脉、冠状动脉粥样硬化密切相关；而在对其中年龄为50～69岁的100具尸体的解剖中发现，随着年龄的增长和冠状动脉粥样硬化的程度加深，耳垂皱纹越来越深。美国芝加哥大学医疗中心的研究表明，有耳垂皱纹者74%患冠心病，与无皱纹者相比，患病率高8倍，死亡率高3倍。俄罗斯一名心脏病专家检查心肌梗塞患者200例、心绞痛患者100例和健康人200例，结果发现，其中有耳垂皱纹者分别占92%、86%和40%。我国几家医院也做过类似的调查，结论相同。由此可见，耳垂皱纹对冠心病的诊断有一定的价值，原因是耳垂对缺血敏感。典型的耳垂皱纹是一条自上而下贯穿耳垂的斜线，可以是单耳有，也可以是双耳皆有；其深浅、长度各有不同。研究资料表明，双侧耳垂皆有皱纹者，冠状动脉阻塞情况更为严重。

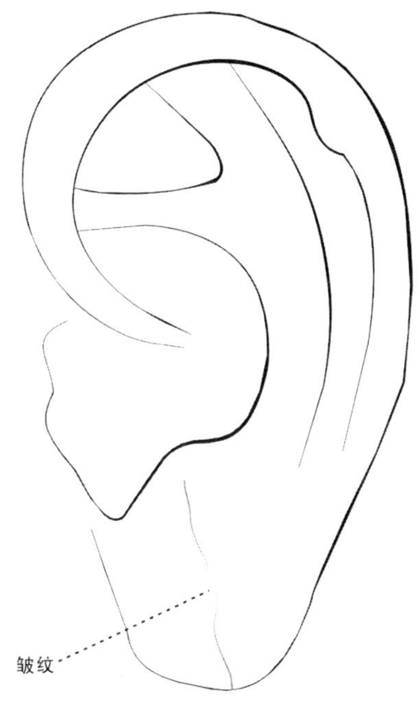

耳垂皱纹

为什么冠心病人会出现耳垂皱纹呢？这可能是全身动脉包括心脏上的冠状动脉硬化所引起的微循环障碍所致。耳垂是耳朵上唯一多肉的部位，对缺血相当敏感，因而一旦周身动脉发生硬化，耳垂的小动脉首先就反映出来，形成皱纹。

有的研究者，把耳垂斜线皱纹分为三度。I度皱纹不明显，呈浅细条线状；II度皱纹很明显，深达1毫米，皱纹长达整个耳垂；III度皱纹非常显著，深度超过1毫米，边缘分开，通常还有另一个平

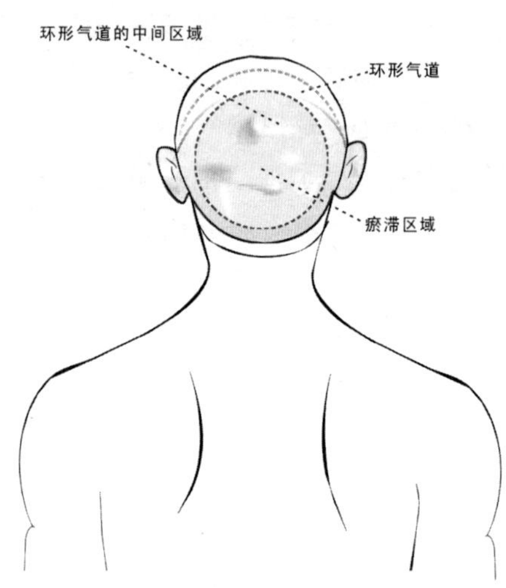

观察到的耳垂与后脑的环形气道及瘀滞

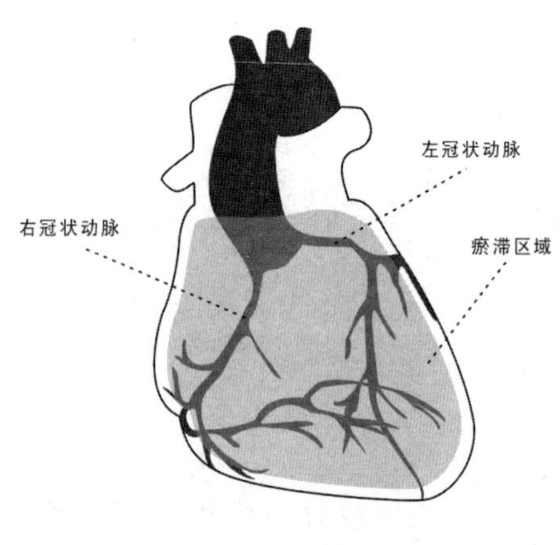

心藏冠状动脉的瘀滞

行的皱纹存在。以上是现代医学的研究情况。

左上图所描绘的，是内证观察所得。当耳垂出现II度皱纹时，观察到的情况和现代医学观察到的情况有不同之处，也有相同之处。此时会发现人的后脑及双耳是一个大的近圆形的真气循环区域，并观察到双耳、后脑的这个圆形真气循环区域本来应当进行的环形的良性气血循环不能正常进行，环形区域瘀滞严重。在这种情况下，按压膻中穴时，会疼痛。还会出现如图所示的心藏左右冠状动脉瘀滞。

左下图也是观察所得。当双耳及后脑环形区域瘀滞严重、失去光华，心脏左右冠状动脉区域也会呈现出一片严重的瘀滞，其严重程度超过后脑环形区域。患者可能仍然呈现出一种正常状态，但应当及时治疗，主要是瘀滞过于严重。

还观察到，大脑后部的瘀滞，会影响大脑最核心内部的正常运动。心脏左右冠状动脉的瘀滞，也会影响到心藏极内部的正常运动。如不及时治疗，任其发展，会带来严重的后果。

还偶然发现，双耳垂和人体下丹田，也就是人体肝脐下这一块，有直接的联系。下元虚弱，可能还是直接导致产生耳垂皱纹，并最终导致心藏和大脑的瘀滞的主要原因。

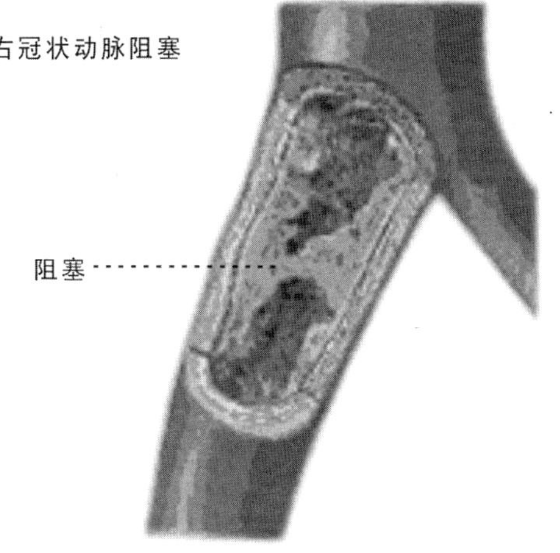

右冠状动脉阻塞和供血不足

左图是现代医学描绘的右冠状动脉阻塞和供血不足情况。

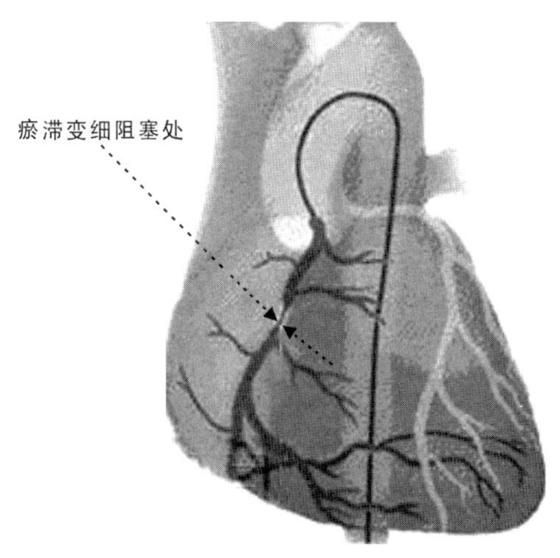

显影剂注入冠状动脉观察到的情况

所以，对耳垂皱纹与冠心病的直接关系，应当重视。这种情况，是下元虚损，大脑和心藏同时大面积严重瘀滞的结果，且是一个长期存在的现象。观察发现，在现代城市生活中，这样的患者众多。

惜精保元，是应对这种情况的最佳办法吧。

三、还有谁在帮助你治病

1.急性胃炎观察

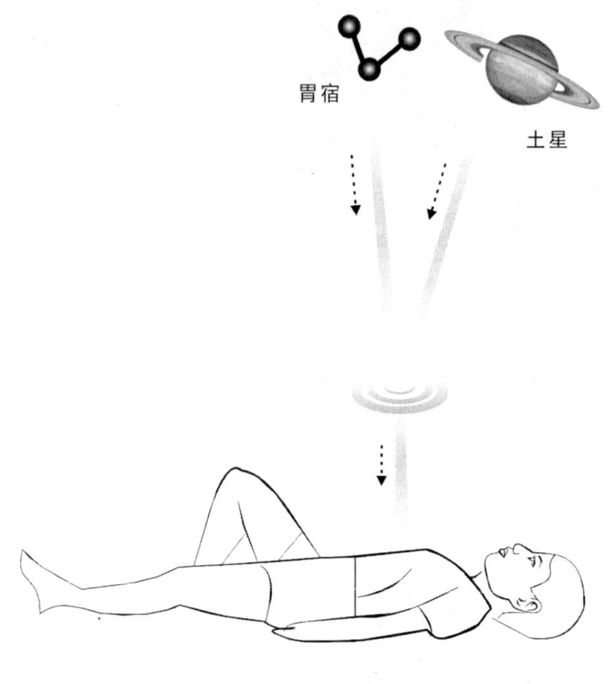

胃宿和土星下照溃疡图

一患者，2008年3月下旬，因饮食不节，致呕吐并少量胃出血。经第四军医大学西京医院诊治为急性胃炎。胃内壁有数处溃疡出血处。经输液和服用药物，又经一个多月，基本恢复正常。

上图所示，是该患者在患病经药物治疗三天后，在患者休息时，观察到的情况。胃宿和土星下照胃部及胃部溃疡区域。两个星宿的真气在病人身体上约20厘米高处，交集形成一真气圈，真气圈为深土色。然后，真气再从真气圈下照人体的胃部。持续时间较长。

当患者侧卧休息时，两宿的真气，在人体上约半米处合为一气，接近人体时，又分为两股，从病人前胸和后背分两路下

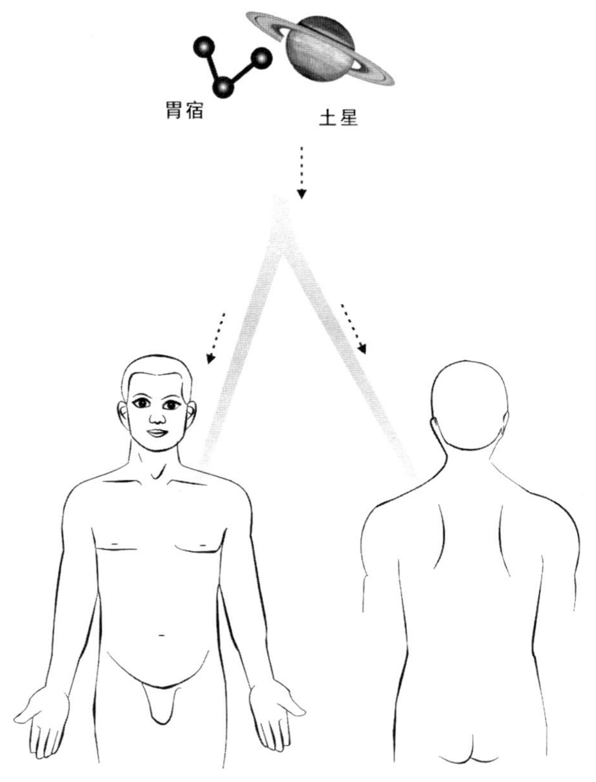

胃宿和土星合一分照图

照。前面的真气下照到剑突下胃部，后面的一股真气，照在胃的后部。前后两股真气在胃部合一。

值得关注的是，这个时间，本不是作为西方七宿之一的胃宿的旺相时间。难道为人医病也是天职？还是星星在不该它值班的时候，也爱当雷锋？

2.肩关节错位观察

一位患者，于2008年春节前数天，北方大雪中，因雪滑摔倒在地，左手拄地，致使左肩错位。西医诊断为软组织损伤，中医骨科大夫诊断为左肩错位，经中医手法治疗及时复位，共休息一个多月，左肩功能基本恢复。

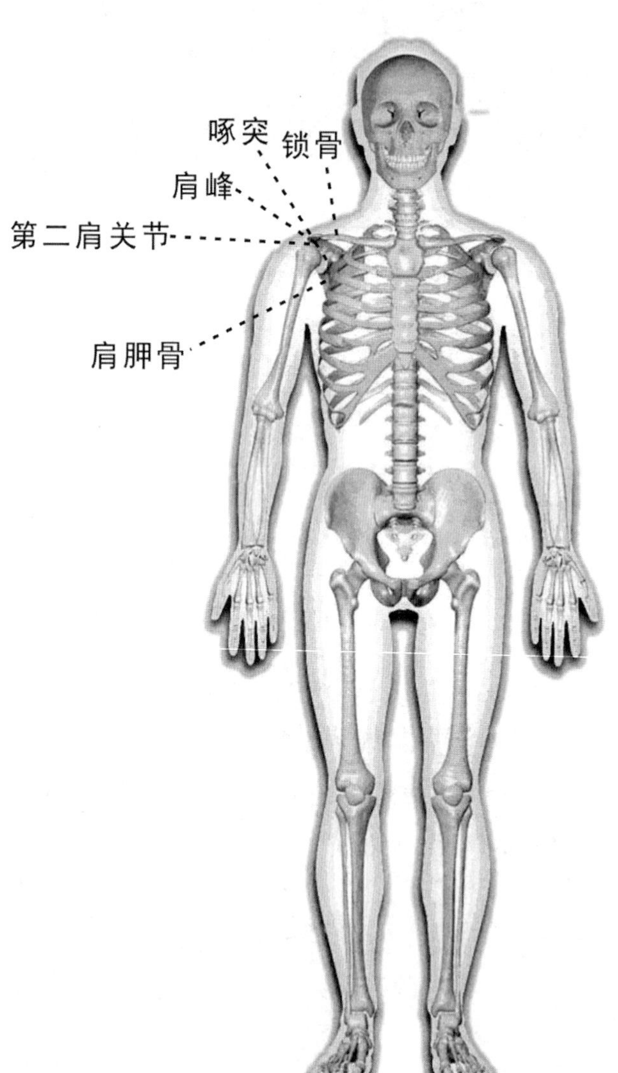

肩骨骼图

左面与下图，是2008年2月3日观察到的情况。

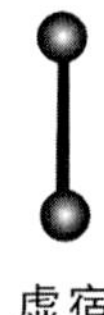

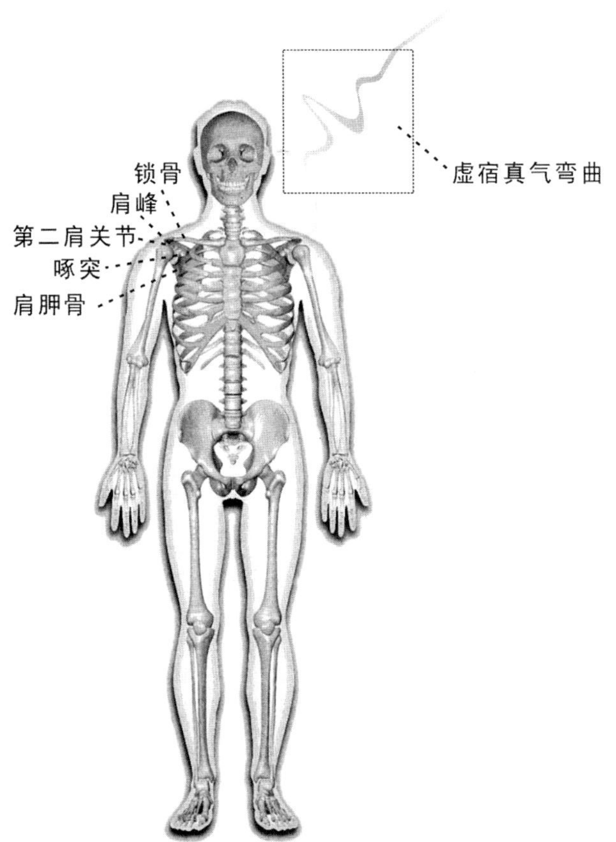

虚宿弯曲下射图

中医手法治疗使之复位后，当患者休息时，观察到虚宿照射左肩，但怕是由于左肩患病，受到损伤等，虚宿的光，在左肩上先成一种畸形的弯曲状态，然后下射左肩，很是奇怪。

再下来，虚宿的光，在空中分叉，直射左右两肩的肩峰一带。虚宿这星星，好像智商很高，对患者体贴入微。

虚宿分照双肩

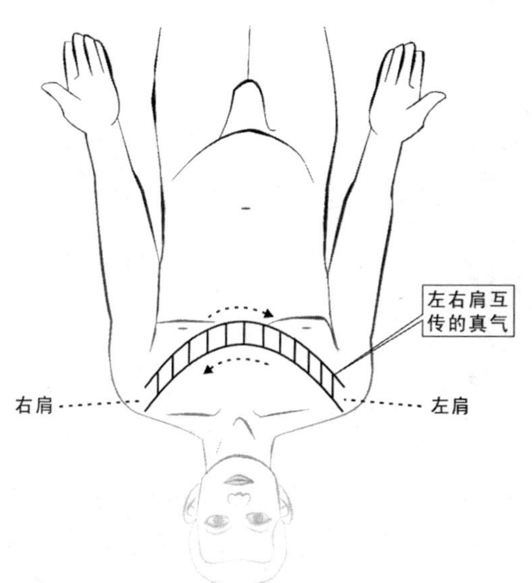

左右肩梯子

上图所示照射后，双肩之间产生一种结构弯曲的梯子一样的真气，在两肩之间传递真气。左图所示系真实描绘。

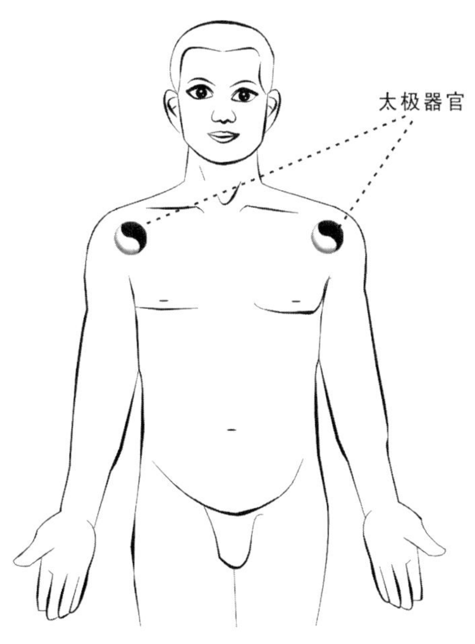

左右肩太极图

左右肩的肩峰一带，出现太极器官旋转运动。是人体真气所为。

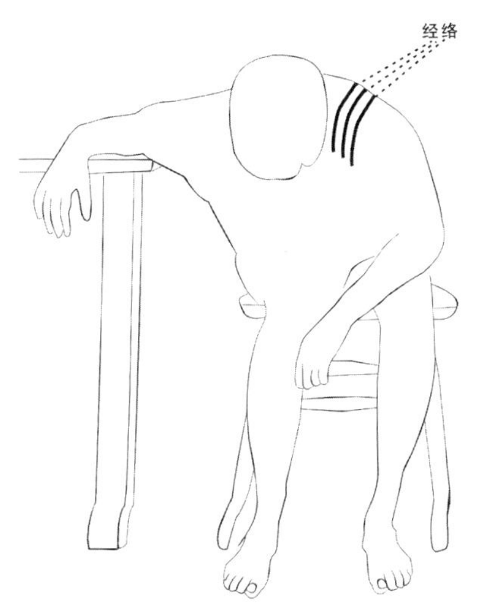

通经图

下面几张图，是2008年2月4日观察到的情况。

如左图所示，观察到左肩的数条经络开始畅通。先是左肩后面、前面的数条经几乎是同时旺相，然后是肩峰一带的这数条经络，显现出黑色瘀积的数条经络管道。然后这数条不通的经被打通。

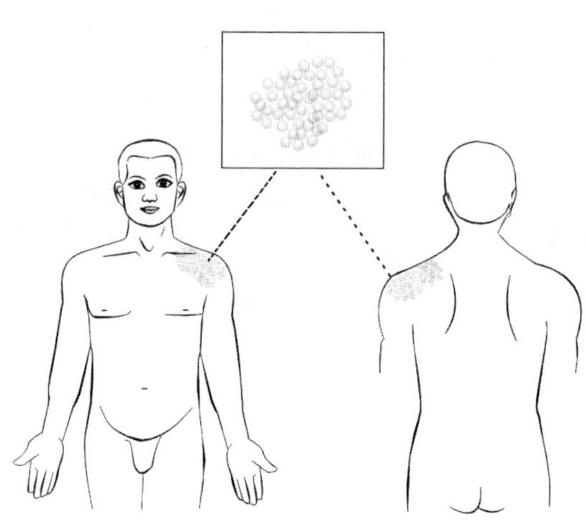

阴阳弥布图

这是患病后第二天晚上的观察，如左图所绘，由于患者喝了以三七、杜仲为主的汤药，过了数小时，观察到其左肩膀受伤的一处，不知哪里来了好多阳球，晶莹剔透，直径稍大于小米，颜色比白色还虚无。这些阳球散布在患者左肩，一片全是。其实这是中药在人体疾病部位产生的阴阳物质。

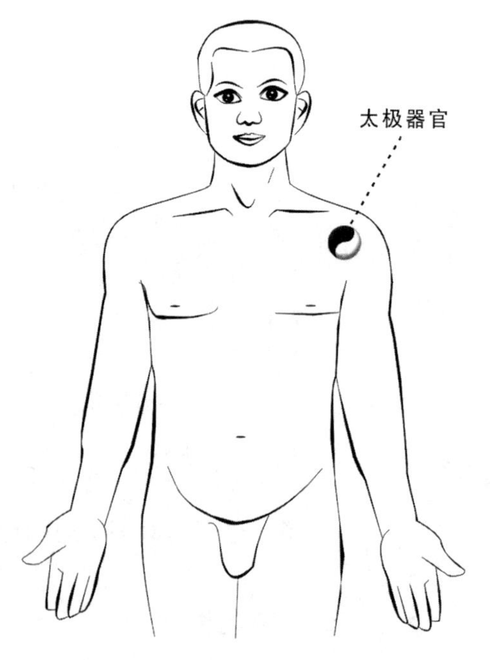

左肩内太极器官

恢复些时日后，在患者左肩观察到太极器官的运动。

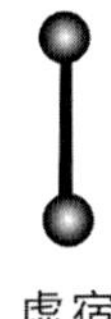

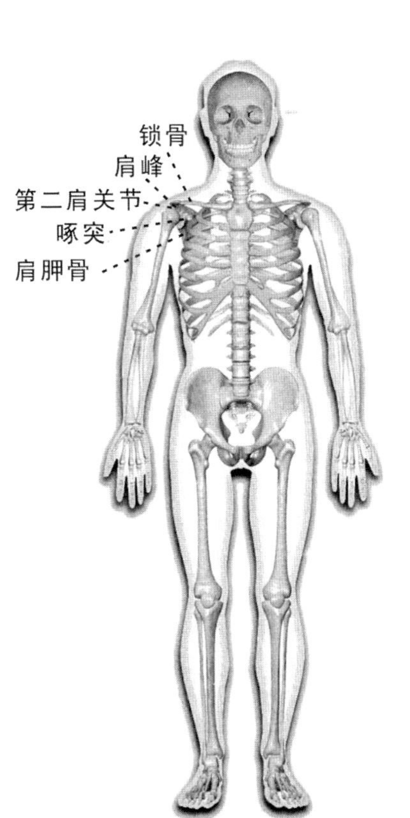

虚宿直射图

虚宿已经直射真气到左肩上了。宇宙和人体结合的运动正常了，意味人体也就正常了。

卷七　中药西药的爱情

对中药和西药的观察，我发现情况更怪，这是一对小冤家，见不得离不得。根据对化学药物的初步内证观察，要下个最终的结论，还为时太早，但内证观察下的西药和药物专家们的研究，完全不是一回事。看来西药和中药相结合，虽然已经开始，但路还很远。然而，中药和西药“谈情说爱”，最终相结合是必然的。人类一定能够找到客观评价中药和西药的合理方法。

一、中药为王

我对中药单方和复方进行过观察。中药以作用于人体的无物质为主，以真气和归经为主，功能多种多样。中药在人体中，能够产生太极器官、黑洞、阴阳物质等，中药能够使所归的经络和相关经络、藏腑旺相，能够打开需要打开的穴位。一句话，中药的智商很高，低估中药，人类一定会付出代价。

以汤药为例，喝了汤药后，人体中会产生真气。这真气首先是在人体归位，每一种中药，在人体中都有一个相对固定的、准确的归位点。接着，真气会运动，一味中药看似简单，它在人体中所产生的真气运动却是很复杂的。然后，除了在人体中产生真气，中药还在人体中产生阴球和阳球，这是很具体的阴阳物质。归经归藏，这和中药的归位点直接相关，但归经和归藏还不是中药的归位。归经，是一味中药归于人体经络的一经或者多经；归藏腑，如下文我们所讲的柠檬，归于脾藏和胆腑，归经则归于胆经，很独特。

中药还会在人体引发真气的强烈运动旺相，引发人体产生黑洞。我也曾观察到抗生素在人体中也能引发黑洞的产生。

中药不但能够打开人体的藏腑和经络，能够对人体整体进行新的调整，而且从后面的附子汤观察中还能够看到，中药能打开平常不容易打开让其运动的穴位和窍位。

中药就像一个极天然单纯、又极为复杂的小男孩小女生，我们和他们在一起生活，但要搞清楚他或者她，还是很难呀！中药一定是未来不可替代的药物之王，我们应有足够的信心，人类一定会回到一个新的中医中药时代。

1.小柴胡汤

我曾经观察到，服用一包小柴胡汤冲剂后，在人体肝藏下边，像五运六气在人体建位并建立临时性太极器官一样，小柴胡汤在那建立了一个最大直径达八同身寸的临时性太极器官，这个临时性太极器官在那运动了四天时间。看来，我们把张仲景称为“医圣”，那不是一个简单的称谓，而是代表了确实属于高技术的医术。

2.柠檬

柠檬是世界上最有药用价值的水果之一，它富含维生素C、柠檬酸、苹果酸、高量钠元素和低量钾元素等，对人体十分有益。英国海军曾用柠檬预防败血症。从中药角度来看，柠檬味酸,甘，微苦,入胆经、脾经。

民间传说柠檬利胆，下面是喝了两片干柠檬片冲的柠檬茶后，在人体中的观察。约喝了200毫升柠檬茶。观察时间是2008年3月8日晚上7时到7时30分,记录时间是当晚8时29分。

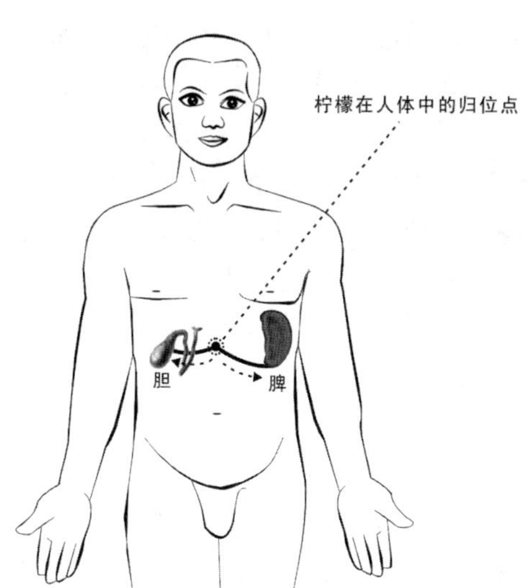

柠檬入胆经和脾经

如左图，柠檬的真气入胆和脾。柠檬真气到剑突下2寸处，然后真气分成两支，一支真气到胆，一支真气到脾下入脾，真气为淡蓝色。这次观察到的，从胆到柠檬归位点、从脾到柠檬归位点这两段是经络，气色等特征和经络一样，金黄色。

值得注意的是柠檬在人体的归位点。柠檬真气一经在人体中产生，就会到此归位点积聚，然后从此开始在人体中的程序性工作。归位点，就是柠檬真气在人体中的“家”。

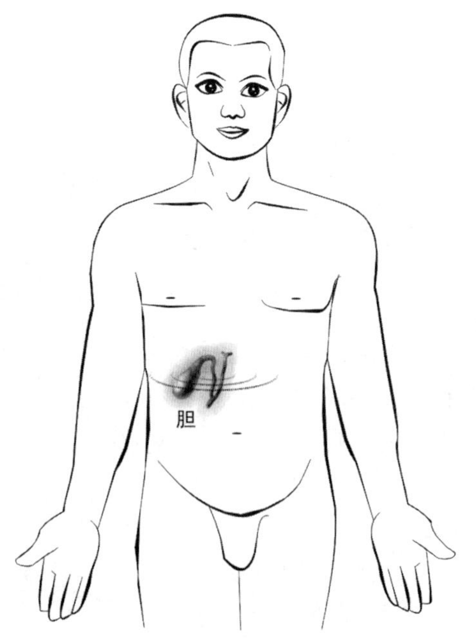

胆旺相

接着，胆真气强烈旋转，表现出较强的旺相。柠檬在工作。

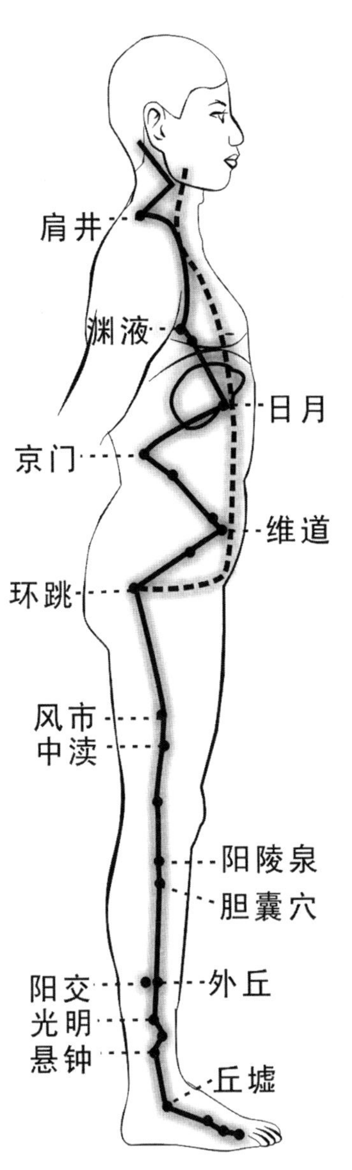

胆经旺相

人体右侧胆经旺相。胆经呈蓝色。

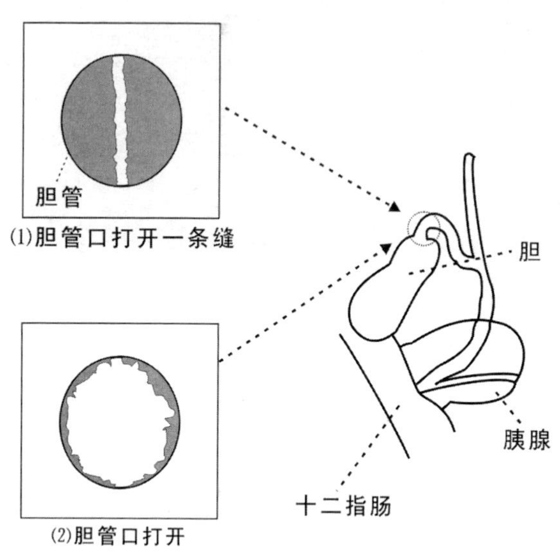

强行打开胆管门户

接下来观察到，胆囊中真气强行打开胆管门户。一定有一个穴位管理此处。胆囊中真气旺盛，真气强烈冲出胆的这个门户，并从胆管排出。

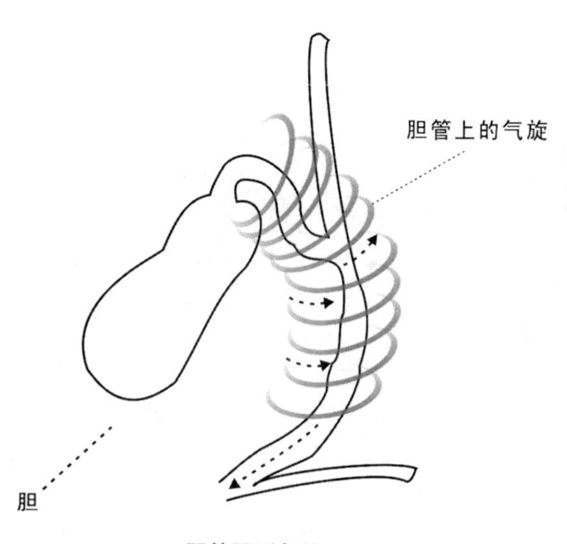

胆管强烈气旋

胆管口真气强烈气旋。真气成环状排列数个，右旋。胆管通达。

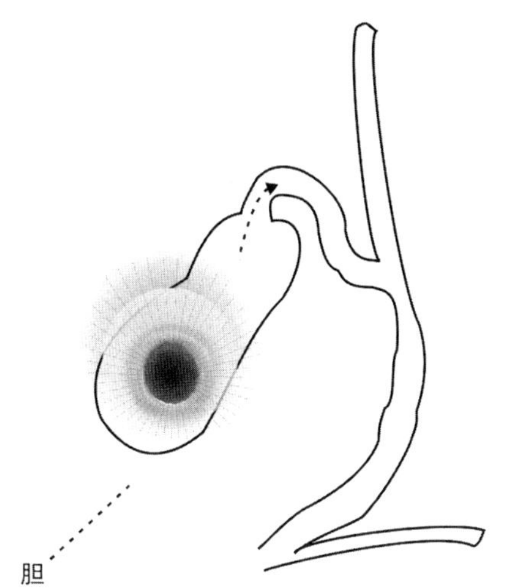

胆黑洞并放光华

胆囊产生一个黑洞，黑洞放光华，所放光华有4同身寸长。然后黑洞向内吸入真气。

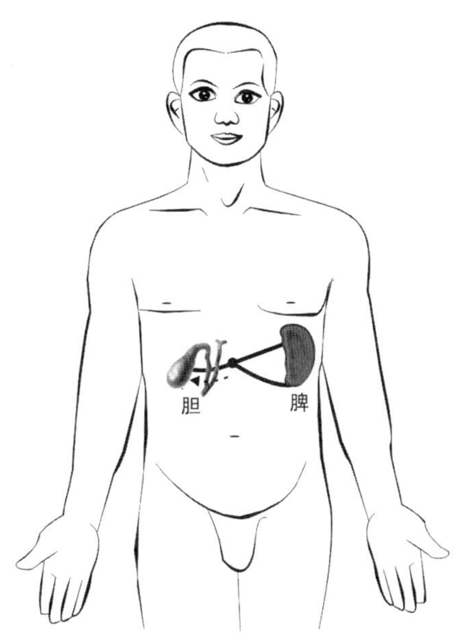

脾胆经络

脾胆相连的经络旺相显现，通脾藏的经络有两条，一连脾下，一连脾右边，一连胆，如左图示。小腹有哗哗响声，真气下流。

曾经观察到民间常用的另一种利胆中药——苦菜，久熬后服下汤剂，先是胆囊旺相，然后是右肝一穴较强烈的震动，接着，白色的一股真气则是从胆向左，经过从胆到胃的经络，直达胃。这一气道畅通后，胆很舒适。

3.自制附子汤

一患者，因2008年12月，约晚上9时左右，感受风寒，头痛，时当冬天，利用家中的现有中药，配制下方，熬成汤剂服用。

药方：附子3克　杜仲3克　首乌3克　花椒3粒　鲜生姜30克　朝天椒1根　红糖少许　老豆腐20克　连花白菜叶手掌大一片

水煎15分钟后服下100毫升

服下后出汗休息。中药马上在人体中产生作用，具体观察如下：

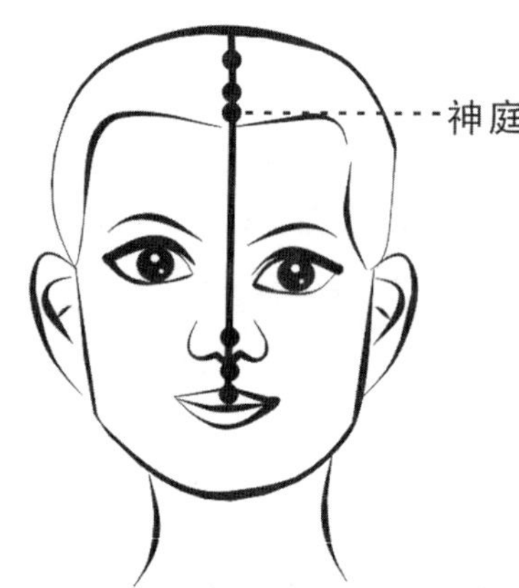

前额经络通达

大脑督脉和任脉通，神庭穴位一带，真气跳动旺相。如图所示。

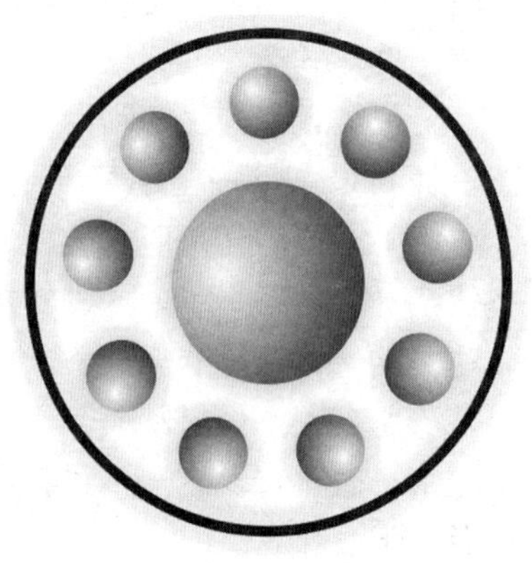

大脑九宫旺相

接着大脑中九宫旺相。

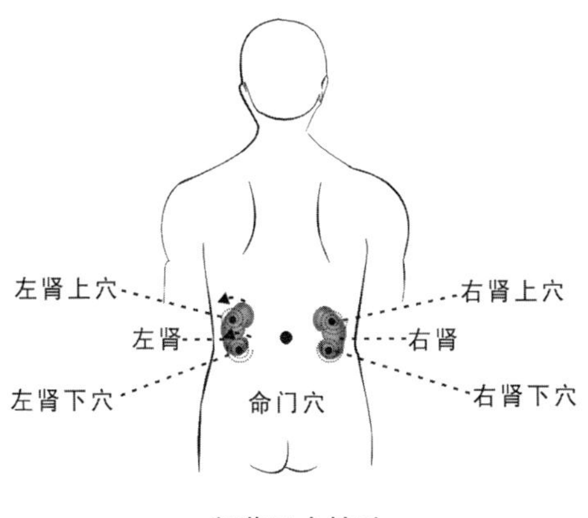

肾藏四穴转动

命门产生一种特殊的旺相。观察到左右肾上的四个穴位真气旋转运动，如左图所示。这是中药的功劳了。大家可以想想，主要是哪一味中药产生了这种现象？

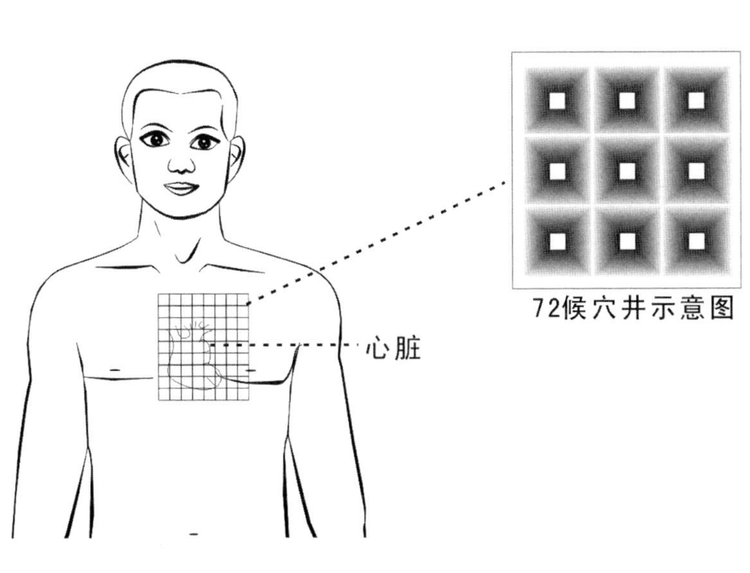

心藏72穴开

然后，有心肾交通。心藏所有的72候穴显现，穴门打开。

观察过程如上图和图名所述，患者出汗，休息一会后，风寒头痛痊愈。在这一观察中，发现这样一剂简单的中药，竟然同时启动了人体如此复杂的无物质器官工作，特此记录，可见中药的神奇。

4.黄花菜

黄花菜是平常最常吃的干菜，又叫宜男。这种中药，开花时间在夏至后，约是农历六月脾藏旺相时的这一个月。

2007年9月9日，用约十根黄花菜干品熬汤，服汤100毫升。观察如下：

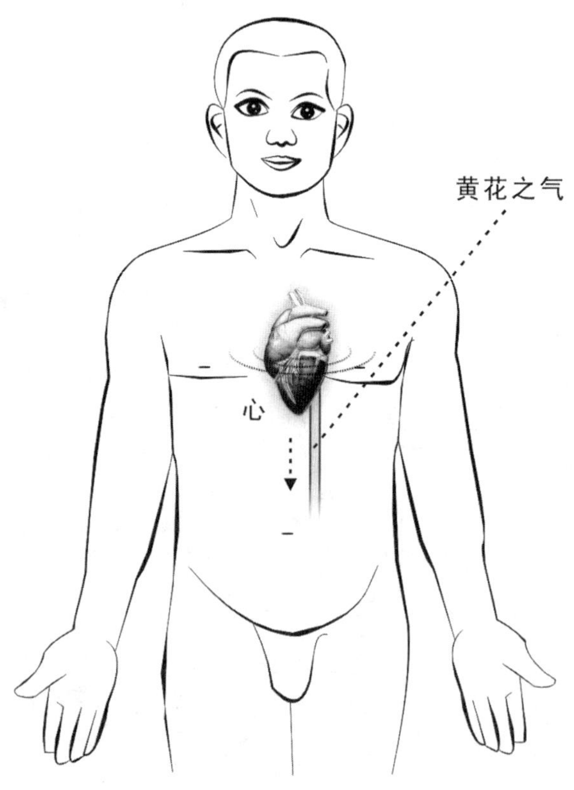

服下后，黄花菜的真气从心藏入位，鼓动心气旋转数分钟，然后，心气下降。下降的真气仍然为黄色之气，可以确定是本草之气。

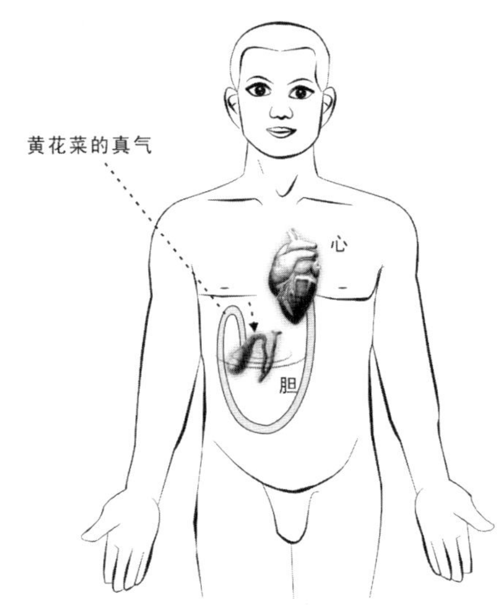

真气从心藏直接下降过了胆，然后黄气以一个数学上拓扑式的奇特漂亮的姿态回转向上，入胆，通胆囊及胆管，鼓荡胆气。

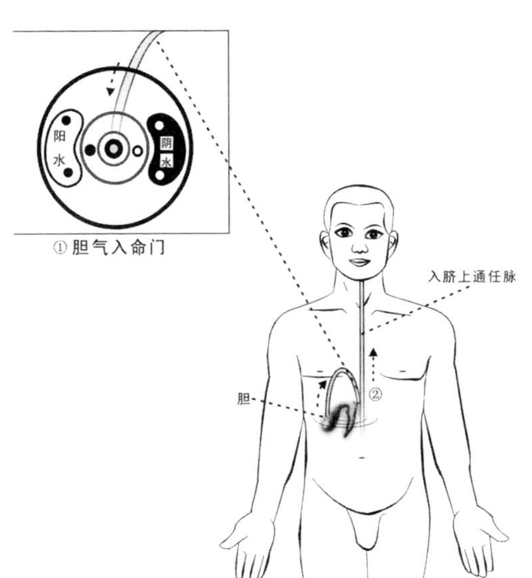

① 胆气入命门

胆气足后，一支从回转处入人体深处，入命门。另一支，入脐上二同身寸处。入命门处深隐不见，入脐上处，向上通任脉，不下脐。如左图。

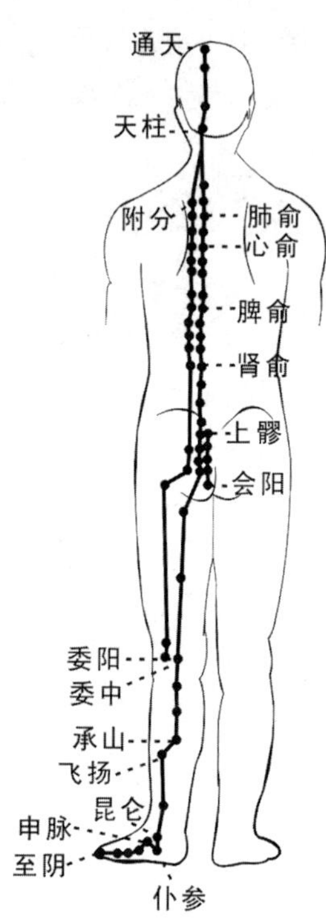

人体中的膀胱经旺相，通太阳穴。

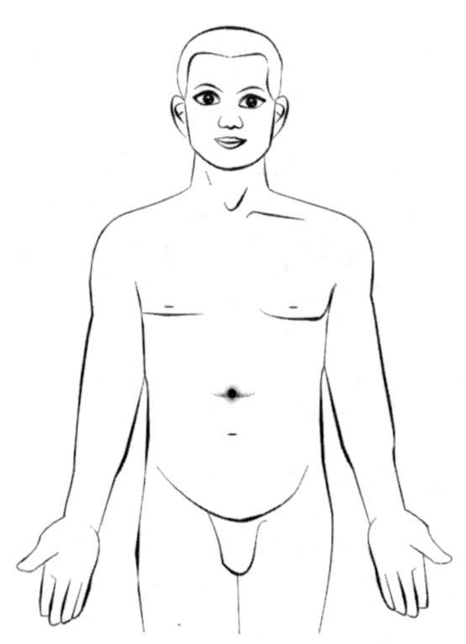

然后，脐上的真气固定在脐上约三同身寸任脉上，成一点，鼓荡。

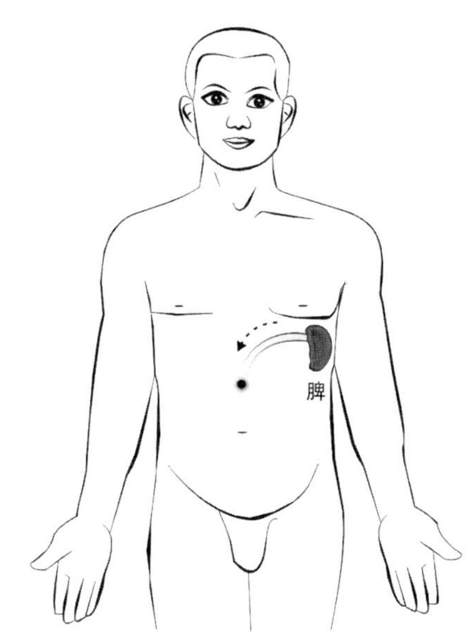

脾气动。脾气下降，到脐上任脉三同身寸处，两种真气汇合。

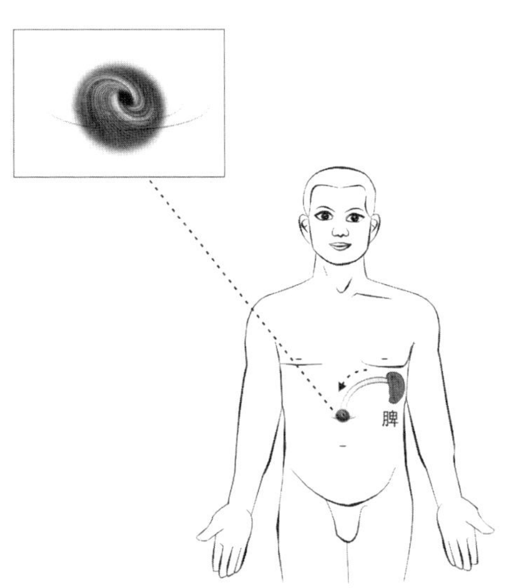

该处运动加剧，出现黑洞式的旋转。

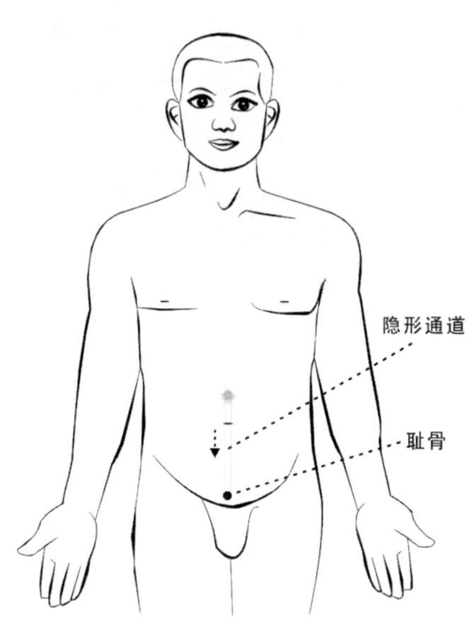

该处气机运动一共持续了约15到20分钟，然后，入隐形通道回归耻骨，朝元。

二、西　药

从来没有想到过内证观察西药是什么样子。因为偶然的原因，我观察到一些现象，和中药相比，西药更是奇怪，有点像是《黄帝内经》中讲的祝由术。

在内证观察下，无所谓中药西药，只有本来面目。把观察到的一些现象，和大家共享。

1.某种可乐

可乐不是药物，但它的基本原料是用化学方法制造的，暂归入化学药物一类来观察。

2007年一天下午4时，因渴，喝了一瓶可乐，600毫升装瓶装，是可乐型碳酸饮料。饮用约400毫升后，不想再多喝。观察如下：

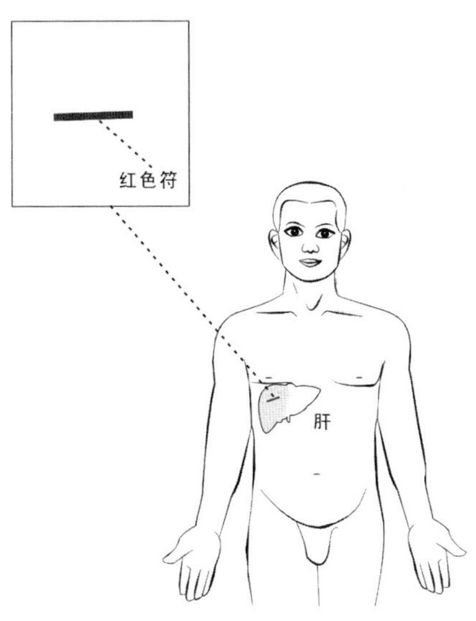

红符入肝

红符入肝：在肝藏观察到有红色的符号，如左图所示。在内证中，化学药物多会呈现出阴阳符。这是一个很怪的现象。出现在肝藏的红符，是什么意思？为什么？

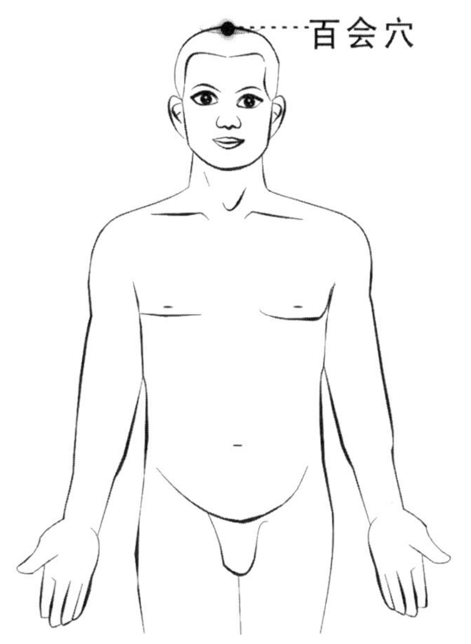

在头顶百会穴处旺相

真气上头，百会穴旺相。

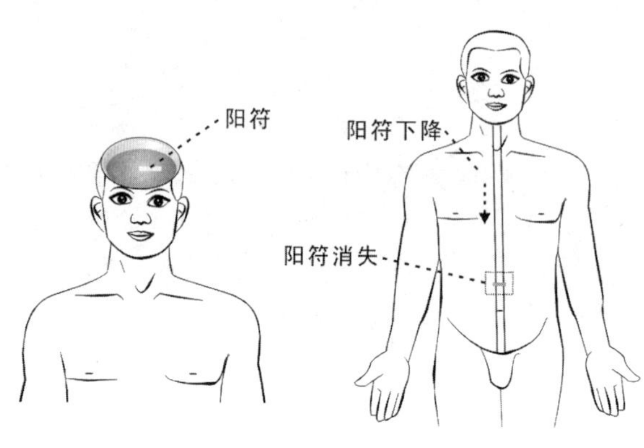

大脑内阳符下降

观察到大脑内有一个阳符。如左图所示。然后有气运动，头内阳符降至任脉，这个阳符消于脐上胃下。这种情况很少见。

2.青霉素

青霉素是最常用的抗生素。在内证中，意想不到观察到的青霉素的作用，会是这个样子。

一个成年男性患者，2007年5月12日、13日、14日共三天分三次静脉注射青霉素。注射某医药集团制药总厂生产的160万单位注射用青霉素钠，每次五支，共计800万单位。第一次注射时，加了地塞米松一支，5克，每次用氯化钠注射溶液250毫升。对地塞米松和氯化钠注射液观察到的情况，在此不述，我只讲对青霉素的观察。

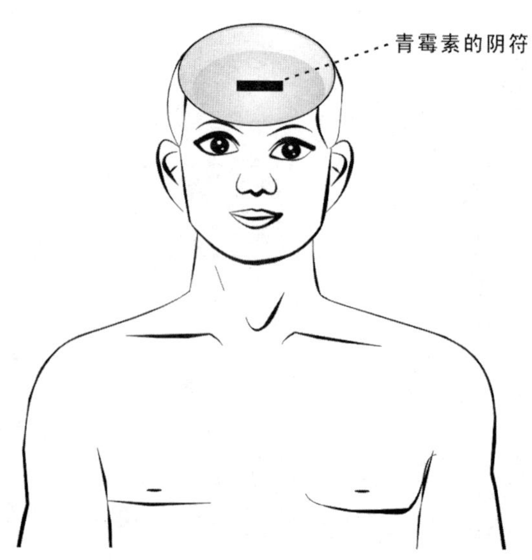

在内证观察中，青霉素是属于中医所讲的纯阴性物质，如左图所示，就是阴符。因为是静脉注射，用的量大，所以对人

体刺激也很大，特别是第一次注射，气血运动极大。下面是第一次观察后我写的记录：

一、青霉素的阴物质是以一种纯结构符号的、阴的形式在人体主要区位弥漫式分布。在脚的涌泉、手的劳宫等穴位和胆、肝、心、脾等藏腑平均分布。人体中重要的藏腑和主要穴位部位几乎都有青霉素这种阴物平均、稳定的存在。

二、青霉素在人体中所呈现的这种阴性的阴符结构具有稳定性特征。通常人体中具体的阴阳结构，多是以球态、气态的方式呈现和运动的，便于人体接受和排出，而青霉素在人体中的这种结构比较稳定、剂量大的普遍存在，和一般单一中药或者平常的普通复方中药在人体中的表现，差异较大。

中药是有固定运动区域和运动时间的，有准确具体的靶矢的，会循经寻找病灶所在而归位，分布比较小。好的中药，会顺乎人体的经气运动。

而青霉素不管三七二十一，平均分布人体，对人体中普遍存在的病症是有直接的、大面积的杀伤作用的。

平均性、稳定性、普遍性，是青霉素最突出的功能，阴杀的功能较强，这是其优秀之处。但它和中药比，在人体局部区域发挥功能的作用差，此其一。其二，智能性差，笨老大，无所不至，不是寻病归经归位。其三，化学药物也同样有阴阳结构，但由于是多次提取、淬炼的结果，阴阳气无一剩余，只剩下极简单的阴符结构，也失去了像中药那样在人体中形成太极器官的力量和功能，失去了和人体隐形结构中大量存在的阴阳结构有机结合的机会。

我在第二次观察记录的最后，这样写道："所以，我的初步结论是：化学药物和中药最本质的共同点是：化学药物同中药一样，同样含有阴阳，这是两者最根本的地方。化学药物含有的纯粹的阴阳结构——阴符，比中药要多得多，在人体中的平均分布也大得多。这在中药中很少见。

"所以，如果以中药的标准来看，化学药物和中药本身没有太大的差别，都是可以以阴阳结构或阴阳真气作标准来衡量的天然药物。是加工方法导致了双方最后的差异。

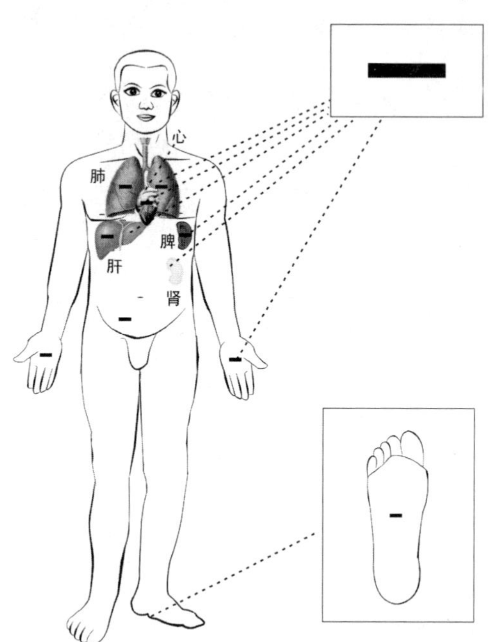

“从这个观察结论来看，可以认为，作为化学药物的青霉素，同样是可以制造成具有化学药物和中药双重优势的新中药的。西药也是有可能制造成这个样子：既具有中药的阴阳真气结构和归经归位的智能，也有化学药物的稳定性、纯阴性，减少大量用药、普遍分布的缺点。

“西药的中药化、自然化、人性化，看来是未来化学药物、基因药物的必由之路。”

中　编

神奇的太极器官与五藏

卷一　神奇系统

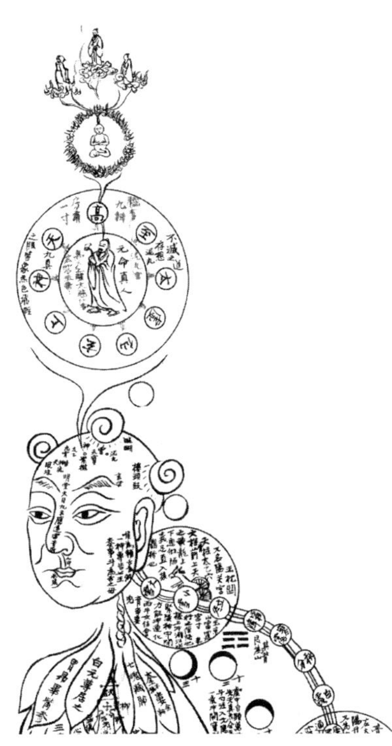

《修真图》描述的元神

一、神奇系统

中国古代的性命之学，把人的生命分成性和命有机结合的两部分。“性者是元神，命者是元气。”“性命者，神气之根源也。”人的天性这一部分，其最高管理者，是元神，由元神构成了一个特殊的管理和控制系统，可以叫元神系统。为了好理解，我们把元神管理的这一系统，叫作神奇系统。因为这一部分，功能奇特。

元神主管的神奇系统，主要由三魂、七魄、

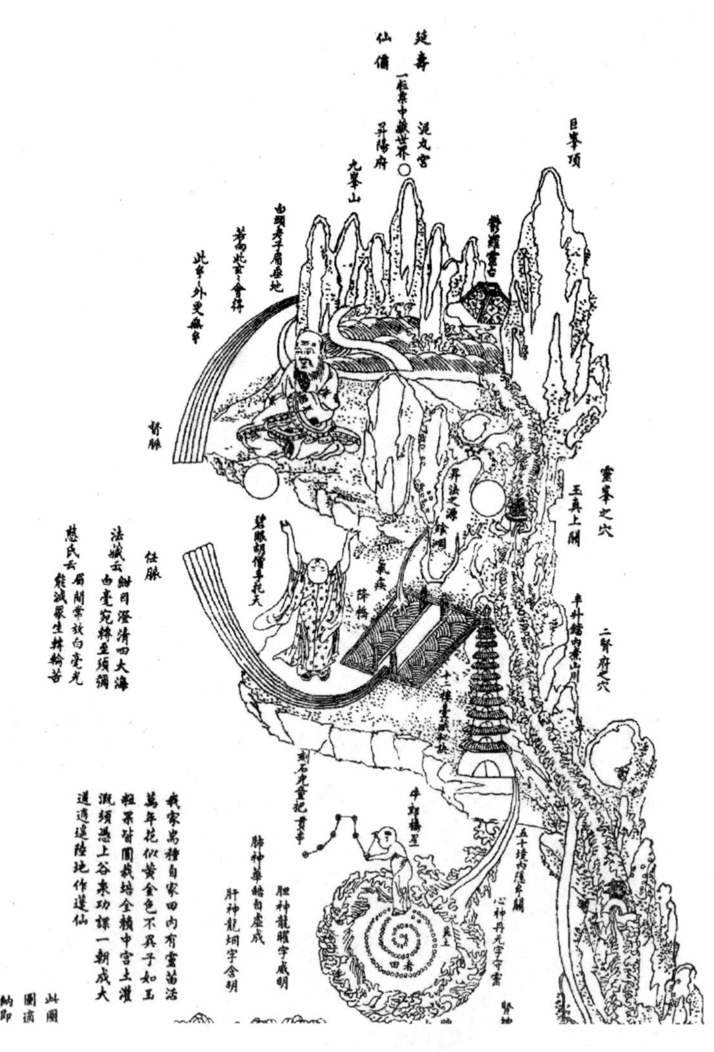

《内经图》描述的元神

脾的神形、肝的神形等构成。这些名字，听起来挺神秘的，甚至有些让人感觉到可怕。其实，没有什么神秘的，这些东西，全是挺可爱的，它们是人体之中最可爱的“人”。

之所以一直让人们感觉到神秘可怕恐惧，是因为元神所管理的神奇系统，是由“无”“空”物质构成的。《西游记》中的孙大圣所以能七十二变，也是因为，他姓孙，是由无和空构成的。他是谁的子孙？宇宙自然的。

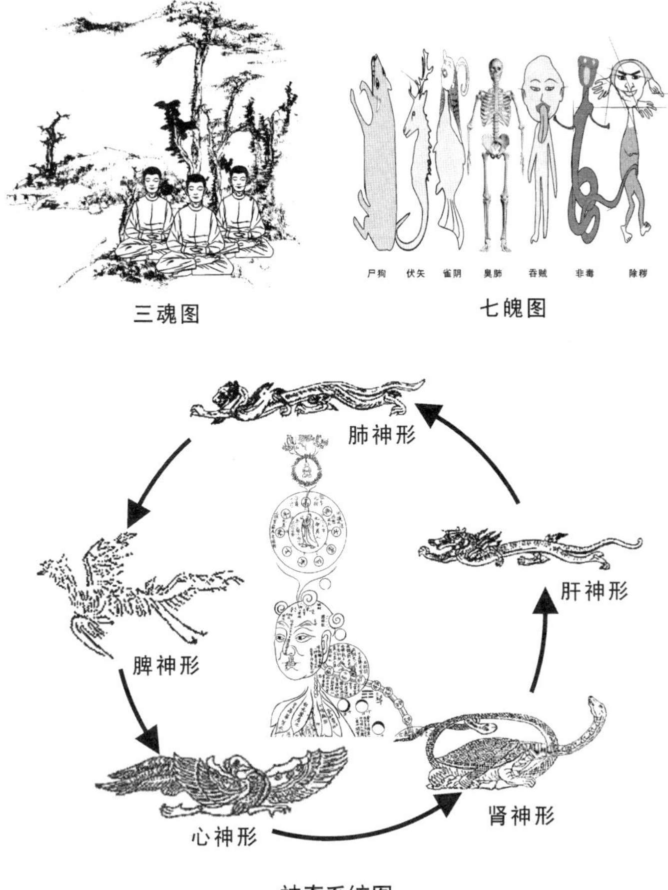

三魂图　七魄图

神奇系统图

二、元 神

元神不是神，是人体中最高一级的生命物质。元神的神，不是讲这个东西如何神奇，只是讲元神是一种自然现象。神这个汉字，本来的意思，是天示也。什么是天示？就是自然的客观展现，不是人为的事情。宇宙自然展现它的真理、规律、现象给人类观察。大自然所展现的这个东西、这个运动过程，就叫作神。元神压根和什么神鬼无关。如果要讲元神有神，那元神只是我们每个人自己。我们自己本来才是真正的神。这个神字，只是指元神这种最重要的生命物质功能神奇，不好认知罢了。

元神是空无类的生命物质，是人体中最重要的空无器官。元神的另一个重要特点是象，元神是有形象的东西，元神是很具体的东西。请大家想想，我，真正的我，难道不具体吗？只不过我们生命中的这种最重要的物质，需要的不是和骨头、肉体一样的存在、显现方式。元神需要象和无一类的存在。

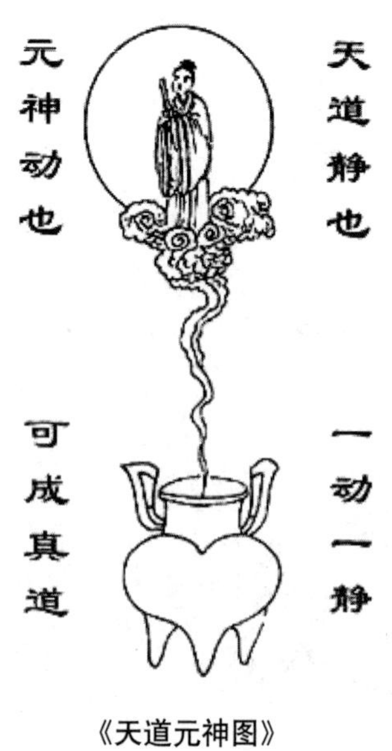

《天道元神图》

古代学者认为，元神性善，好长生，而后天还有一个神叫作识神。这个神，好死，好尘世的各种欲望。《修真图》中的元神，居于大脑九宫的中宫，是一个仙人的形象。

张伯端说：“夫神者，有元神焉，有欲神焉。元神者，乃先天以来一点灵光也。欲神者，气质之性也。元神者，先天之性也。形而后有气者之性，善反之，则天地之性存焉。”

王重阳祖师说，“元神者，乃不生不灭、无朽无坏之真灵，非思虑妄想之心。天心乃元神之主宰，元神乃天心之妙用。故以

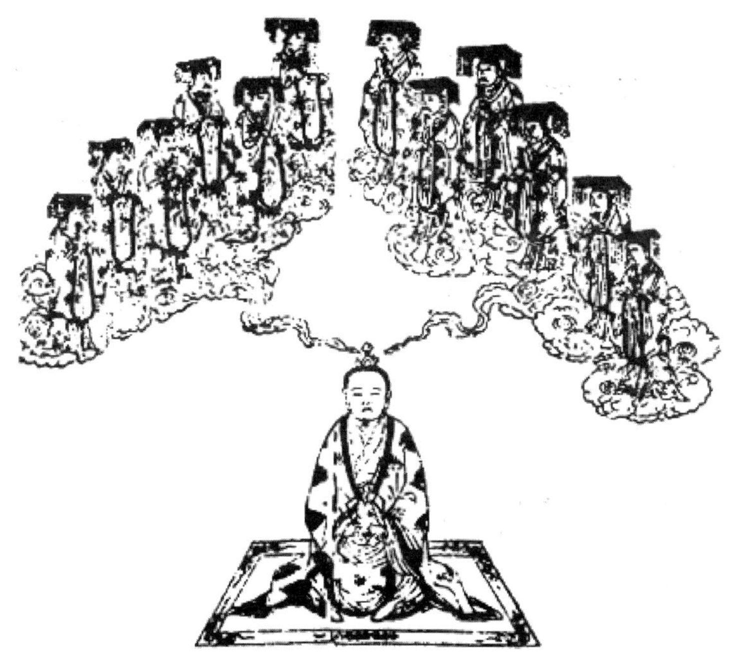

中国古代绘画的元神图

如如不动、妙圆天心为主，以不坏不灭、灵妙元神为用也”。

所以元神具有几个最重要的特点：一是代表人类生命的真性质；二是一个“灵”字，灵奇神妙，有妙用；三是光，元神也是一种特殊的光气。

古代探索者认为，元神是人的“本来面目”，是人的“真我”，是人得以长生的根本原因。在母亲受孕之时，胎儿就有元神和识神。元神出无极之真性，无识无知；识神禀太极之元炁，有识有知。元神能主身体之造化，识神能主人心之变化。人一旦降生，元神和识神就分开了。元神居于头上“天心”中，识神则居住在下面的肉心中。元神喜静，识神喜动。识神动则情欲盛，情欲盛则耗散元精，进而耗散元神。元神被识神所控制，久而久之，则识神飞扬跋扈，元神昏迷丧失。

中国传统的生命科学和中医认为，人就是要想办法回归自己的真我和本性，用元神的至善来指导人生实践。

“大学之道，在明明德，在亲民，在止于至善。”《大学》中的这句话，就是讲人要用自己的行动，回归人类集体的大元神。大善，就是回归到每个人的无私。

三、三　魂

幽精
爽灵
胎光

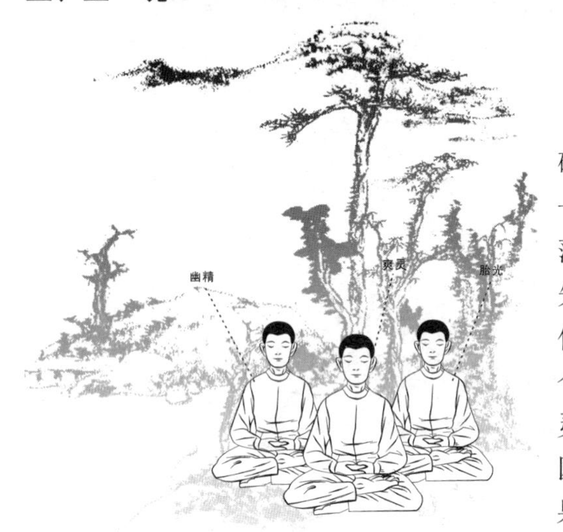

三魂图

魂这种东西，肉眼确实是看不到的，但当一个人状态不好，失魂落魄时，或者当你严重失恋，朋友一定会讲，你把魂丢了。没有哪一个人，愿意讲自己没有灵魂。人和机器的最大区别，是人有灵魂。如果有一天机器有了灵魂而人没有了灵魂，那一

魂魄圖
魂者氣之神有清有濁口鼻之所以呼吸者呼為陽伸吸為陰屈也魄者精之神有虛有足耳目之所以視聽者視為陽明聽為陰靈也
陽神曰魂陰神曰魄魂魄之與互為室宅
生謂之精氣死謂之魂魄天下公共底謂之鬼神也

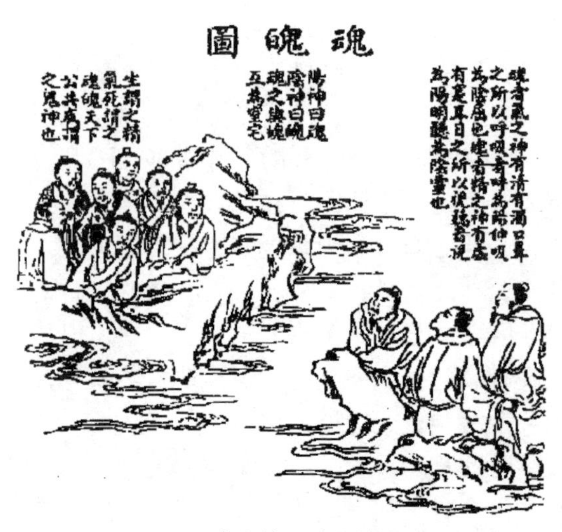

古代的三魂七魄图

定是机器把人类给淘汰了。

这个灵魂，灵，相当于元神；魂，就是现在要探索的三魂了。三魂，是指一个人有三个魂。

所以，对一个中国人来讲，你要讲人没有魂，大家怕是接受不了的。你的魂哪去了？

《黄帝内经》讲，五藏之中，“肝藏魂”，这是在中医学经典的水平肯定有魂存在。《修真图》也讲，肝藏魂。

《道藏》讲，魂就是具有人的样子、形象的三种真气，只不过魂是一种特殊的气态的东西。魂是属于无一类的物质，是一种真气形成的形象，存在于肝中，但喜爱运动。没有魂，不成其为人。

《灵枢 · 本神》曰：“随神往来谓之魂。”讲的就是三魂受元神的控制进行运动。

刘一明祖师说：“魂者，历劫轮回之种子，为人为鬼是他，为圣为贤是他，为善为恶也是他，被毛戴角也是他，身未生时他先来，气未绝时他先去。当人破胞出头之时，哇的一声，即魂入窍之时，魂一入窍，受后天木气与先天元性相合，假依真存，故婴儿落地时无声者，不成。以其游魂未入，虽有元性，不能独存，假借真存，真亦借假而留也。”

《太上老君内观经》说人在胎中时，“三月阳神为三魂，动以生也（讲母亲怀孕三个月时，胎儿有了魂）；四月阴灵为七魄（怀孕第四个月有了魄），静镇形也”。

《云笈七签》卷五四说：“人身三魂，一名胎光，为太清阳和之气，属之于天，令人心清静，绝秽乱之想，为人延寿添算，主命；二名爽灵，乃阴气之变，属于五行，使人机谋思虑，多生祸福灾衰刑害之事，主财禄；三名幽精，阴气之杂，属于地，使人好色嗜欲，秽乱贪睡，主灾衰。三魂又称三命，胎光常居本属宫宿，爽灵居地府五岳，幽精居水府。三魂中，爽灵、幽精二魂孳生机心与贪欲，令人劳神耗气，精气枯竭。”

以古代探索者的眼光来看，这三魂也是一个好，两个坏。一个好魂叫胎光，两个坏魂，一个叫爽灵，一个叫幽精。三个魂，性质各异，功能不同。各行其政，各当各的官，各做各的事。

人的真性，本于中医解剖学所讲的生命物质，坏也有坏的生命物质基础。

这就是人！

四、七　魄

《素问·六节藏象论》说：“肺者，气之本，魄之处也。”

七魄藏在肺中，《道藏》中讲，七魄的形象和样子，看起来像阴鬼。为什么看起来像阴鬼？七魄从色彩上来观察，属于半黑的暗色，阴性。另外，魄力魄力，七魄主管的是人的生命力，魄代表并管理着人的欲望和生命之力。七个魄，所代表的欲望不同，形象、样子也不同。过度的欲望，使七魄失去了正常的人形，类同于我们想象中的恶鬼、怪胎、变态狂、畸形物。七魄帮助我们处理身心中一些东西，有些确实是邪恶不经的东西，是见不得人的东西。这七个以鬼为形象的“魄”，名字分别叫尸狗（样子如死狗罢了）、伏

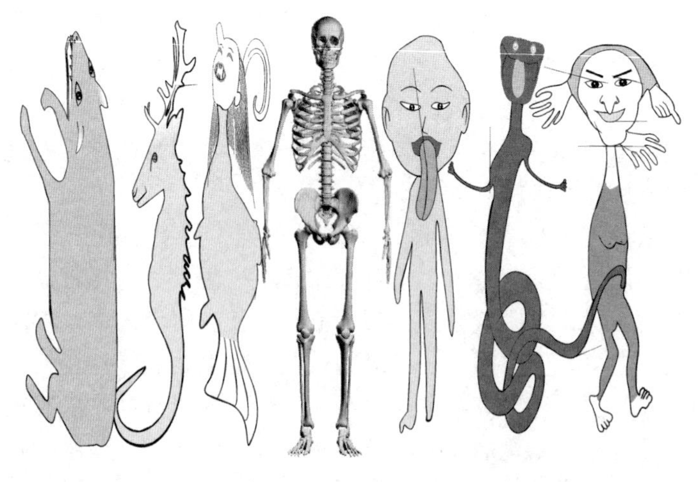

尸狗　伏矢　雀阴　臭肺　吞贼　非毒　除秽

七魄图

矢（样子像什么？臭狗屎？）、雀阴、吞贼、非毒、除秽、臭肺，过去人们认为七魄是人身体中的阴气和浊鬼，这也是讲，七魄是阴气性质，并且是有十分具体的形象的。上图所示，仅供参考。

之所以叫七魄，是因为在内证中，可以观察到七魄的具体的样子。和元神、三魂一样，七魄就是七个形象，七个象。现在北方一些地方问“有没有”，还会说：有象吗？有象没有？可以告诉大家，七魄是有象的。七个魄因为形象丑恶，因此被人在起名时歧视。实际上，好也罢，坏也罢，都是我们自己的东西。人的坏和丑，也是人类无法掩盖的呀。

七魄实质上是我们这些冠冕堂皇的人，在生命深处隐藏的另外七个有严重残疾的自我。不过我们平常看不到七魄，因为七魄是以无物质的状态存在的。

我们后天内在的结构就是这样，让我们好好反省自己吧。

刘一明祖师讲，“至于魄者，借血气之灵，受金气而凝结，生后七七四十九日而始全，死后七七四十九日而始灭，世俗亡人，七七四十九日之期，正为此耳”。

所以中国人，在祭奠逝者时，最短的仪礼，也要过七七。七七是和逝者的魂魄相关的。这种礼仪是从周朝传下来的，只有简化，没有变化。在中国古代人眼中，一个人的真正死亡，是在逝者肉体死亡后四十九天，即魄最后消失的时间。古代人认为，人死亡离开亲人的真正的时间，是七七四十九天，那时魄才最后消失了。

五、五藏是五个存放宝物的仓库

我们会发现一个很独特的现象，就是西医把心肝脾肺肾叫五脏，古代的中医呢，把它们叫五藏。《黄帝内经》中就是这样叫的。这“藏”和“脏”的区别可大多了。

脏指的是肉体构成的器官，当然是可见的。脏，肮脏之意。现代人多不吃动物的内脏，就是嫌脏。而藏，它的意思隐藏、包藏，收藏很多宝物在一个大的仓库中。中医所讲的五藏，就真的是五个生命的宝库。

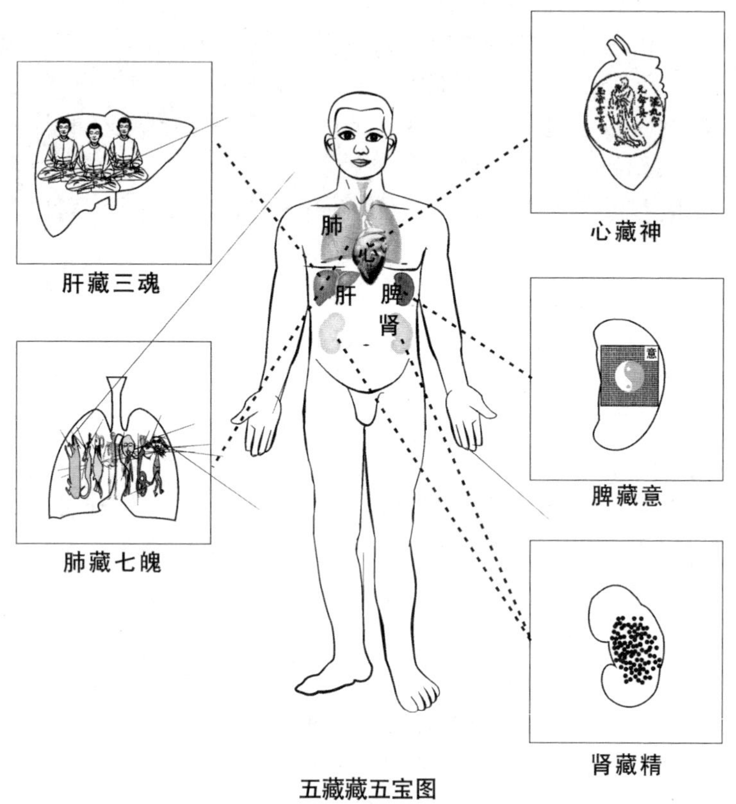

五藏藏五宝图

那么，在中医所讲的心肝脾肺肾这五个宝藏仓库之中，到底藏了什么宝哪？

《黄帝内经》和《道藏》中讲，心藏神，肝藏魂，肺藏魄，脾藏意，肾藏精。这五个宝库，至少是藏了这五样宝贝。如上图所示，五藏所收存的这五宝，全是空无类物质。

六、五藏收藏十宝

五藏之中所藏的宝物，除了这五样外，每个藏，还各收藏有十多种我们生命必须的东西。这十多种生命必须的宝物，全是空无类物质构成的。

这十宝主要是音、方向、空（间）、数、信息、阴阳、色、味、真气、网络。

音，指声音、音乐，古代有一个词专门表达这个意思，叫天籁，宇宙自然的声乐。我们的五藏、我们身体中的大易物质，都是有极为悦耳的声音的，简单叫个名字，叫天乐。我们的生命会唱歌，只是这歌声，不是随便能听到的。

五气归于五藏，五藏就有了自己的方位和空间。这个空间，既在人体内，又在人体外。

数在中国古代指生命的内数规律。《河图》等，就是探索内数学问的。

五藏中收藏的其他宝贝还很多。

在五藏卷后面的图文中，我们会看到更详细的清单。在这五藏之中，收藏了我们生命运动需要的十八般武器。我们需要时，就能从五藏之中取来用了。

所以叫五藏，不是随便叫的。它真的是五个宝库，五个聚宝盆。下面我们看看五藏中的宝物。

七、五　气

五藏这五个宝库，还藏有五神。五个神仙吗？当然不是。神，是特殊的真气。下面先说说五方之真气。

《黄帝内经》讲，五藏之中有五种真气，一是南方之气，红色；二是北方之气，黑色；三是东方之气，青色；四是西方之气，白色；五是中央土气，黄色，以时入脾胃。在我们平常的观念中，五种气就是空气罢了，不过从哪边来的，就叫哪边的名字。其实不是这样。真气和空气不是一回事。

这五种真气，它们全是空空无色这样一类物质。但有自己的真色，用肉眼是观察不到的。

这五种气，是严格按节气和时间循环运动的。比如，大年初一，东方春气来临，青绿色，经过胃经的太乙穴进入人的肝藏。而肝藏也会和东方春气进行气交，人的肝也会传一些自己的气给东方

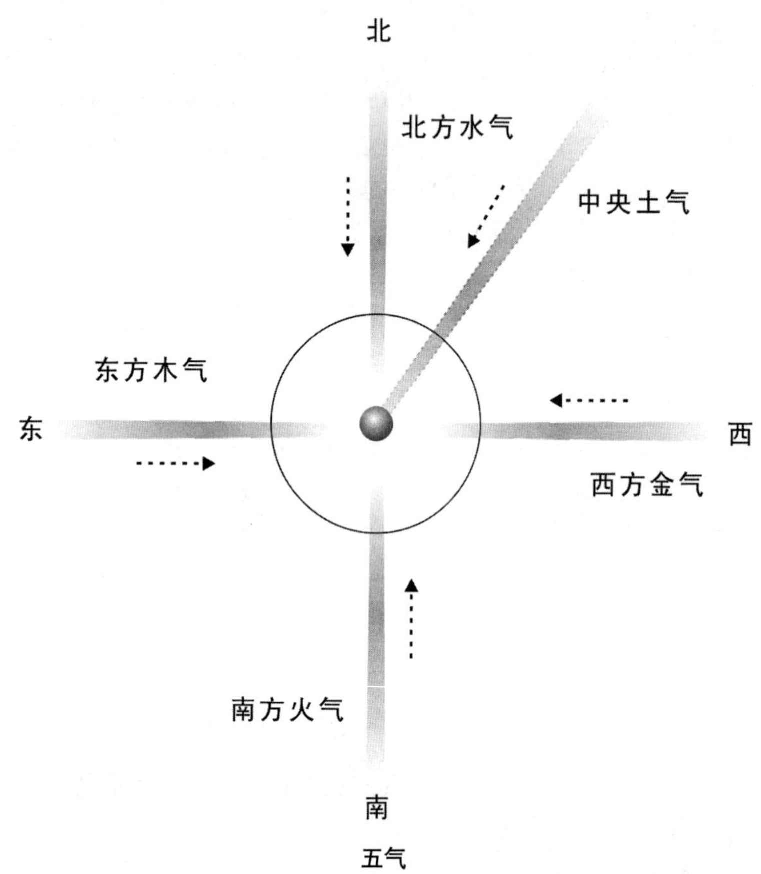

五气

青气。气交，礼尚往来也，这是大自然的规律，不是人类瞎编的东西。关于东方木气，请参下编肝经的图文。先是大年初一木气降临人间，这是序曲。然后，我们再看看，东方木气在宇宙中的生力军所唱的大合唱，所奏的交响乐。

下面的图，是2008年2月22日中午对东方七宿的观察，时为正月初六。东方七宿，在鞭炮声中，闪亮登场。

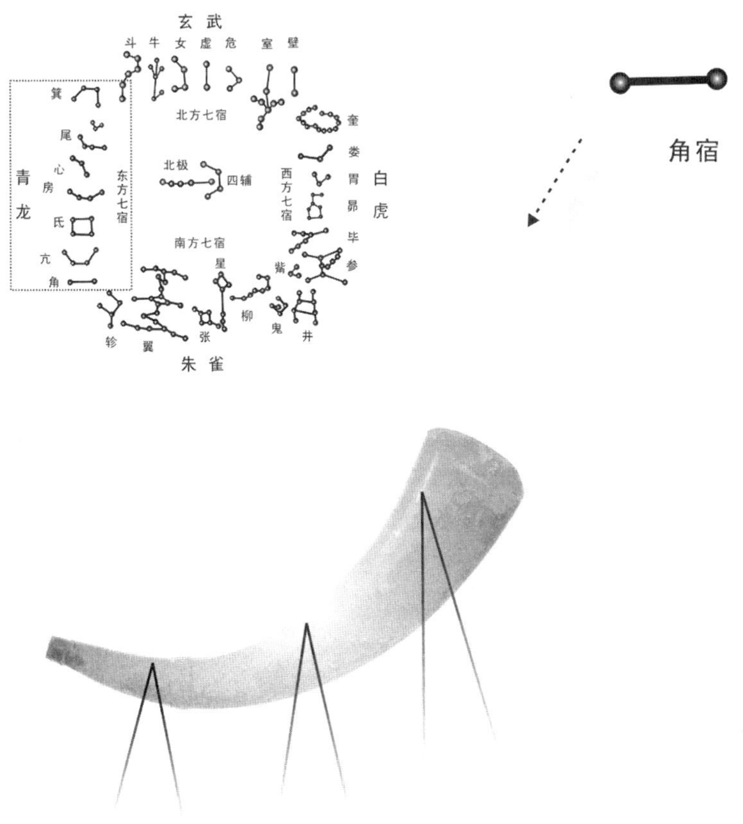

角宿

角宿的光，先是下传一团有牛角形态的光气，接着传输给人的真气会先射到这牛角样的光团上，每一束光都在牛角光团上发生一个折射，各分为两束光线再从牛角射出，这两条光线有一个角。角宿的光，也是怪怪，非要角不可。没有角，看来不是角宿的光。不好理解。

据资料讲，角宿一，距我们260光年，表面温度达到两万摄氏度，发青白色的光。

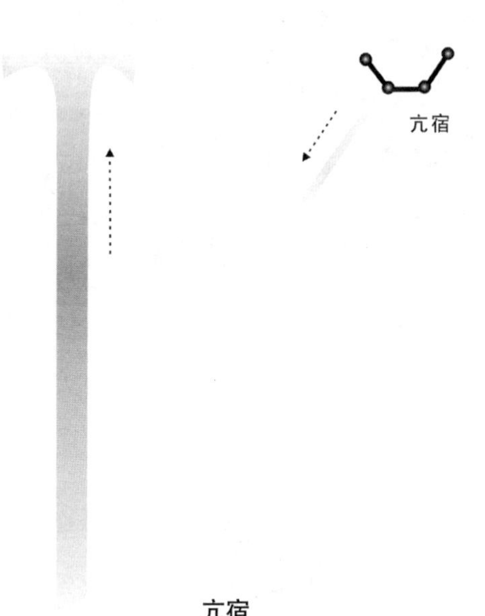

亢宿

亢宿的光如其名。他的光，一触到人体，只一瞬间，立刻就形成一个光柱向上行，同时那光会发出一个声音，就像世界上最棒的超级美声男高音，唱了一声极高的、响彻云霄的“啊——”。随着这一声“啊”，那触了人体而上升的光柱顶上，光花沸腾。

亢宿呀亢宿，你的歌声，真是高亢入云。

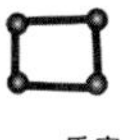

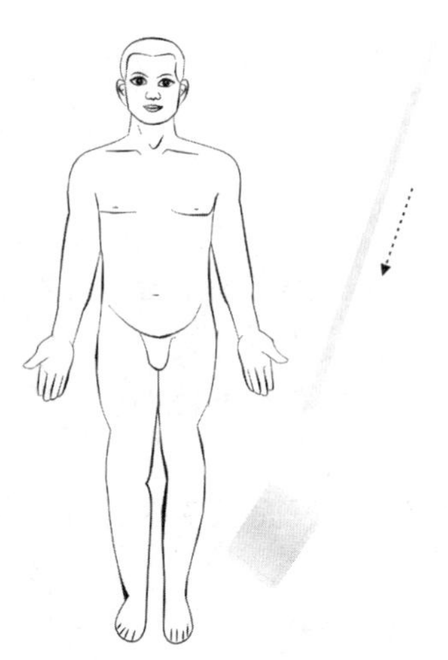
氐宿

氐宿：氐字是根本的意思，很低，极低，低到根上。与亢宿相比，氐宿也唱歌。不过他唱的却是宇宙间最低的男低音：“噫——”音调一直向下走，似在地面徘徊，似在不经意处。

人生的壮怀激烈，人生的失意缠绵，都在亢宿和氐宿两宿之中呀。

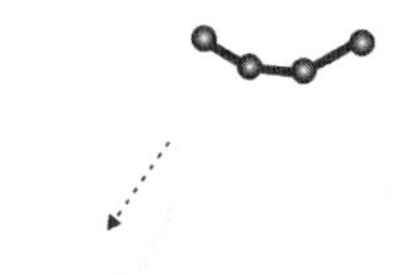

“安得广厦千万间，大庇天下寒士俱欢颜”，这是唐朝诗圣唱的歌，房宿还在唱吗？

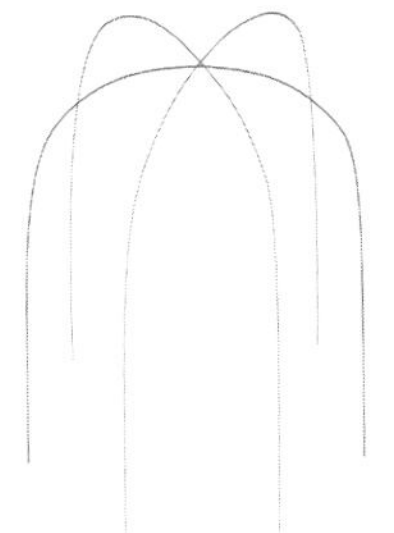

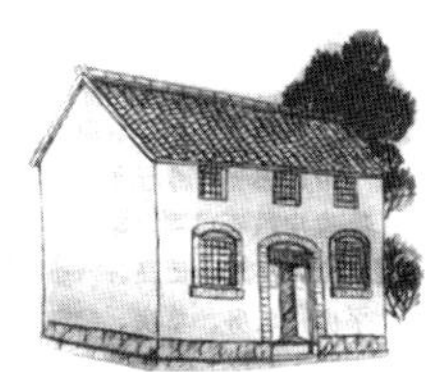

房宿

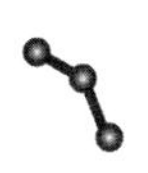

心宿

心宿：三光同时下射。后来还观察过，心宿确实是同时下射三束光。心宿，专门射人之心。与天同此心。好心坏心，心正心邪，天岂知乎！

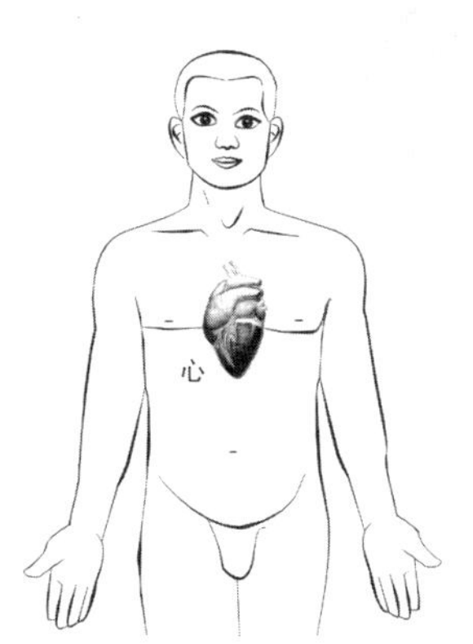

心宿三宿下照

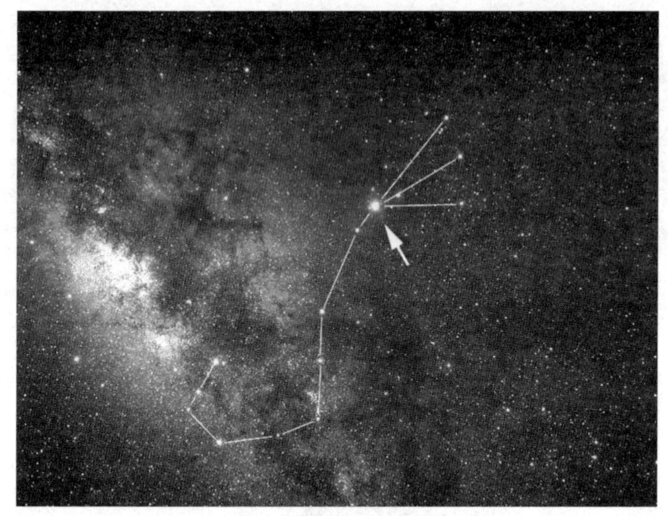

心宿二

上图中的箭头所指，是心宿的心宿二。

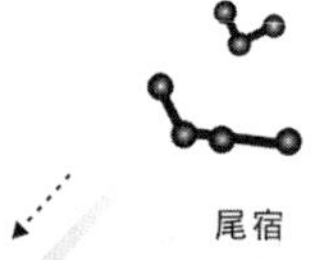

上天对人的垂怜和关爱，是无微不至的。尾宿的真气，直射人两腿空处，激发人的尾闾骨的真气，能使真气沿督脉上行。在这种意义上，人的尾巴，和虫的尾巴也是没有什么区别的。

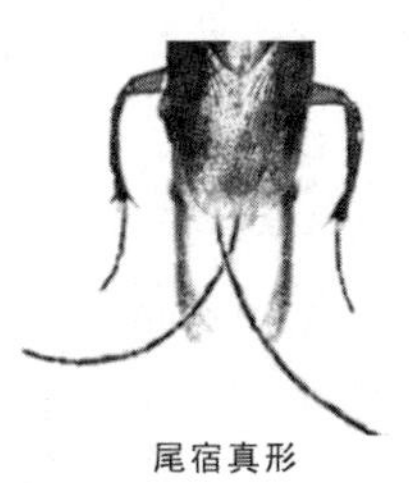

尾宿真形

尾宿

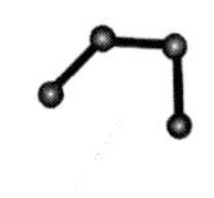

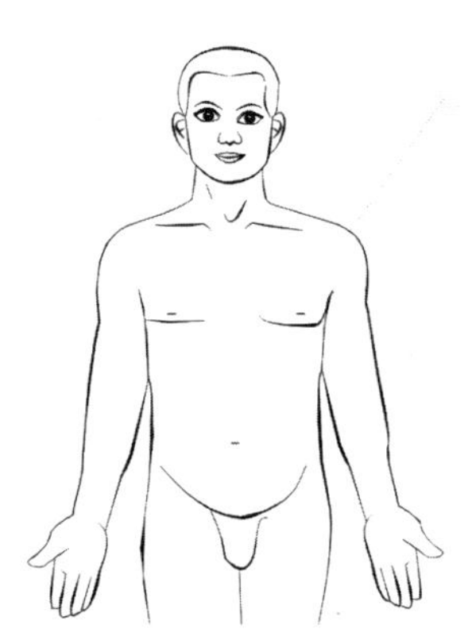

箕宿

箕宿的光照人时，有一团光如圆形的箕子，先在空中悬住，然后有光从此棋形光团处下照人体。

据资料讲，箕宿三距离地球88光年。

在本书的其他部分，大家还会看到关于北方水气、西方金气的描绘。写到这里，我想讲一点感想，就是人类，人，是对天地自然、宇宙万物有责任的。人类不能在地球上乱搞，更不能在宇宙中乱搞，人类对宇宙自然有责任、有义务。我们的家，并不仅仅局限在地球。

五方之气至少有六十花甲、一年四季、一天十二时辰三个大的规律。比如2006年底、2007年、2008年，有一个共同点，就是水旺。这里的所谓旺相，就是肉眼看不见的真气正在兴旺、激烈地运动。虽然属于空无一类的物质，但是这些东西是客观的实有的，是人类控制不了的。

而五藏之中运动的最重要的东西之一，在中医看来，就是这五气。脾藏中贮藏的，是黄色的土气。土气是亮金黄色的、灿烂的、嫩嫩的亮黄。

这五气不仅仅是无形弥布和散漫的，更是通过有组织、类似管道一样的介质直接传给人类的，好比拉进每家每户的天然气。你能想象一个人，在春天身上拉着一根东方绿气的管子吗？这和加油加气的汽车、飞机差不多。相不相信老祖宗的话由你，但宇宙五方之气这五个加气管子，一年四季轮番给你身体加气是加定了。加不加不由你。

八、五　神

还有更奇怪的事，要不怎么叫神奇系统。

除了三魂七魄外，在五藏中，还有五灵之象。

这五灵之象，就是下面我们要在五藏卷中重点描述的五个形象，我的老师讲，这五灵也是真气形成的，是特殊的真气。五灵，《修真图》把它们叫作五神。心神形如朱雀，肝神形如青龙，肺神形如白虎，脾神形如凤凰，肾神形如有两头的玄鹿。

大家也不要以迷信或者神秘的眼光看这五神，它们只是人体中的真气，按一定的规律气化运动形成的形象，好比我们看电视、电影上的动画形象一样。就像天上的云彩，有时会出现各种形态、各种样子。这些东西，还是自然展示的内容，并没有主观的色彩。人既然号称万物之灵，当然要代表万物，以人体真气形成五种图象，来代表万物，生命的创意挺好的。

这样的话，在我们所要探讨的五藏这五个宝库之中，就出现了两类以“象”为最主要特征的东西，一类是元神和魂魄，一类是以五灵为主的五神形象。其实，这两类都属于元神系统，受元神的支配。它们之间有什么相互关系，这可能是更深的一层探索了。

从三魂胎光、爽灵、幽精，七魄尸狗、伏矢、雀阴、吞贼、非毒、除秽、臭肺这些名字来看，三魂和七魄，具有不同的功能。而五藏之神，也各有不同的功能，并不重复。

五藏之神，所谓神，在这里，不是鬼神，也不是指神仙，同样是指这些以象为最主要特征的五藏之宗主，它们具有神奇的功能和作用，而这种功能，是和大自然直接联系在一起进行发挥的。

而三魂七魄，是直接受元神支配的，是元神在人体五藏的大使。五藏之神，同样也受到元神的直接管理。

九、象

三魂七魄和五神，都有各自的形象。所以我们探索一下象。

我的老师，把象细分为象和相两大类。为了简单，在这笼统讲一下象。

象是什么意思？就是指形象、样子、象貌、形状。不论三魂七魄，还是五藏之神气，有两个最重要的共同点，一是属于不同的真气，依托于真气而存在；二是没有和肉体一样的形体，只有象，有样子，有形象，因为它们全是空无一类的物质形态，即它们全属于无一类的物质，不属于有一类的物质。但象这类物质，对生命来讲非常重要。象，是有质的，质分析法的质。

为什么人体之中需要这样的以气和象为主的东西？为什么搞得这样神秘？

我认为，最重要的原因，是因为在以空无一类物质为主的人体生命结构之中，需要元神——三魂七魄——五神这样的以光、气、象为主要特征的生命物质对复杂的生命运动过程进行分门别类的管理和控制。这些生命物质，是高度智能化的东西。无形体的东西，能够到达有形体的东西到达不了的地方。空无一类物质发挥的作用，也是实有一类物质所发挥不了的。

这就好比我们的信息社会，离开了电脑、电视、手机等信息工具，绝对是不可运转的。而电脑、手机之类，也利用图文和声音来传递信息。这也是象。

十、象向我们提问：象器官

在内证状态下，三魂七魄和五神是真实存在的生命物质。在人体中客观存在的东西，并不因为我们不理解，它们就不工作了。

也不因为我们误解它们，它们就做坏事。不理解它们，是人自己的事。象一类的生命物质，不是牛鬼蛇神。人害怕自己的灵魂，是人心中有鬼，做了见不得人的事，自己心中有鬼。这和象一类的生命器官无关。

在现代化战争中，美军可以把每一个前沿阵地的图像，传递给位于美国五角大楼的司令部，美军的相关部门，也可以利用即时图像制定对策。这就是人类制造的象。

元神作主的神奇系统，它的图像管理水平更高些，直接用一个象一样的物质，进行对生命的管理和控制。把这个象一样的物质，叫作什么名字并不重要。我看叫作象器官最合适，人体中很多地方，需要象器官去管理经营。

元神系统，也就是神奇系统，就是用象器官来进行管理的。管理什么？当然是管理五藏六腑中真气的运行，精、气、神的相互转化，人体与宇宙自然的直接联系，人体中无物质的系统控制。

至于象是如何管理人体生命的，这仍然是个谜。

五藏中藏的宝，是要靠象来进行管理的。象，就是五藏管理员。象器官，我们得记住它。

十一、和宇宙自然同步

人体之中所以存在这样的神奇系统，是因为大自然也存在这样的东西。人作为宇宙的精华、万物的灵长，也自然不会例外。后面讲到的传神、传阴阳、传象、传五行、传信息物质等，离开了人体中的神奇系统，我想是无法进行的。要是让我们的肉体和西医认识的大脑来做这些事，也做不到。

中国传统生命科学和中医所看待的人，完全是一个彻底的开放系统。无所谓开放，本来就只是把人当成了大自然极小的一部分。而当代生命科学，越来越倾向于在人体之内寻找人的自我生命的本质。一种一直对着镜子中的我大喊着我是谁的科学，最后只会发疯，因为它本身就是神经病。在此我不是有意贬低科学，只是认为，科学是无止境的，现代的一些生命科学研究范围太小了，科学真正把人只当一个地球生物来看待了。

不光学习国外先进的东西需要解放思想，继承古代的优秀文明更需要解放心胸。回归中华文明，可能是一种最重要的改革和创新。

卷二 太极器官

中国人崇拜太极，实质是崇拜生命和宇宙。

你看看我们每一个人的身体，按照我们老祖宗的分法，可以简单地分成有和无。有：五藏六腑，手足躯干，毛发皮肤。一个人的无，当然也有他的独特的器官了，上卷我们讲的真气构成的“象器官”，是一种较高级的控制器官。和象器官相比，还有一种数量极大、在人体中普遍存在的更基础的器官，叫作太极器官。

一、什么是人体中的太极器官

太极器官的形态主要是圆球体、椭圆体，太极器官的运动以旋转运动为主，构成太极器官的无物质主体是真气、光、五行、阴阳等，它的运动位置是相对固定的，因此把这种以圆球体旋转运动为主的无物质结构，叫作太极器官。没有太极器官，人连机器人也不如。

稍细一点来看，一个太极器官主要具有以下特点：

太极器官是人体中普遍存在的生命物质结构，在人体中无处不在。观察到大的太极器官，直径近一尺；小到人体的基因那么小的生命物质层次，仍然有太极器官在运动。

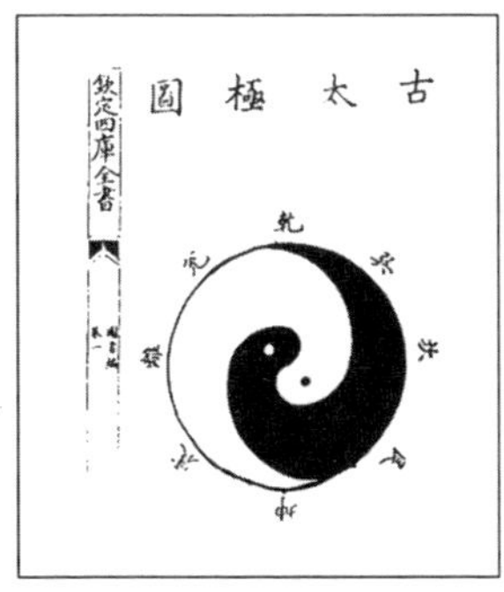

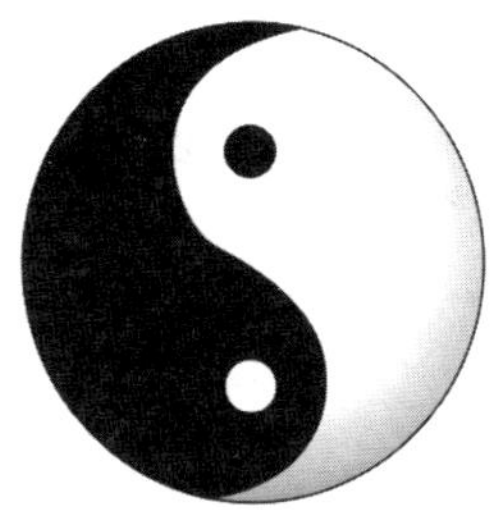

重绘《古太极图》

人体中的太极器官，主要是圆球体或者近圆球体的结构。

太极器官内部有多种构成部分，至少包括两部分以上；中国古代的研究者一般把太极器官分为阴阳两部分。太极器官由多种复杂物质构成，有真气，有光，有精等。

太极器官的运动比较复杂，有的甚至有多种运动方向和多个运动方式。比如穴位，至少有两个运动方向：逆和顺。运动的方式，有数链的链条式运动，有精气的流水式运动，还有光和真气的轨道式运动。但太极器官的运动以旋转为主，圆和旋是太极器官最重要的两大特点。

太极器官有一个重要特点，就是具有古称的太极“鱼眼”。

最后一点，太极器官有自己的衍生和运动程序，它按大易规律运行。从这个角度看，太极器官有自己的“软件”。

太极器官，主要是按大易的基本程序，衍生人体所需要的基本生命物质，并对生命的衍生过程进行控制和管理。生生不已，正是太极器官的主要功能。

大量的中国古代太极图所描绘的，正是我们用肉眼观察不到的太极结构，正是因为这样，太极图就成了一种我们崇拜的神秘的风景。

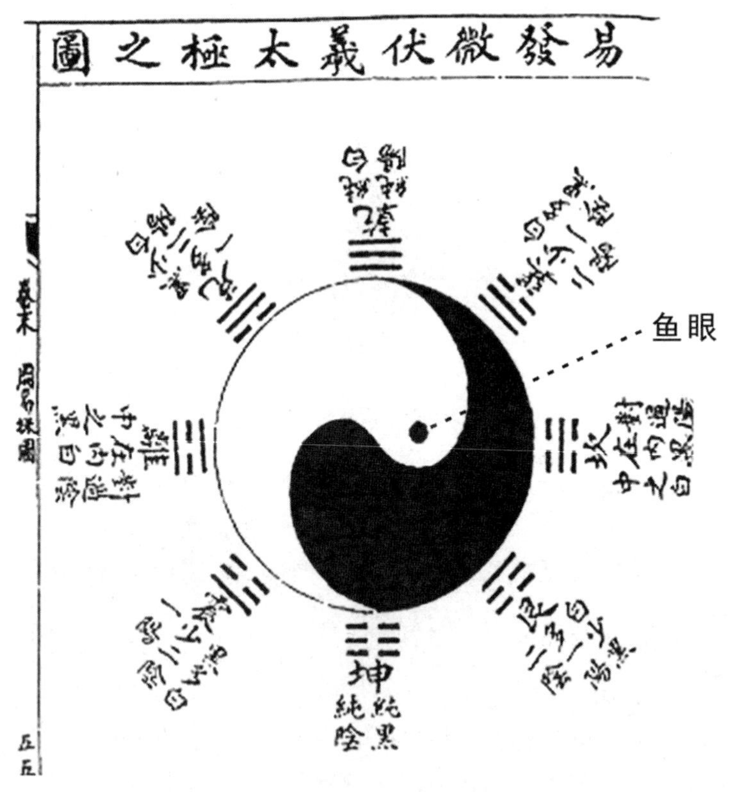

鱼眼图：每个穴位都有自己的鱼眼

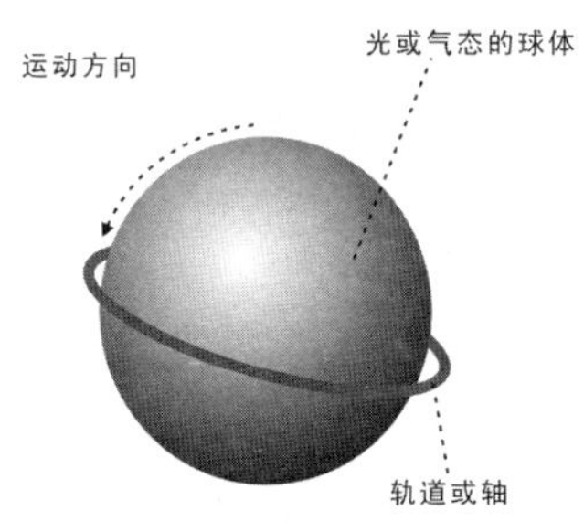

太极器官示意图

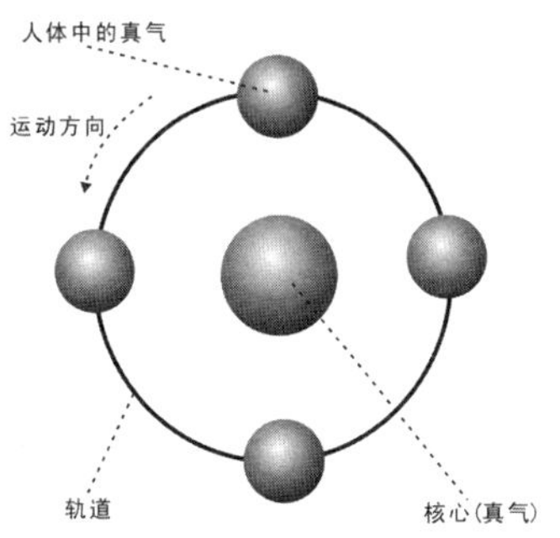

轨道式太极器官

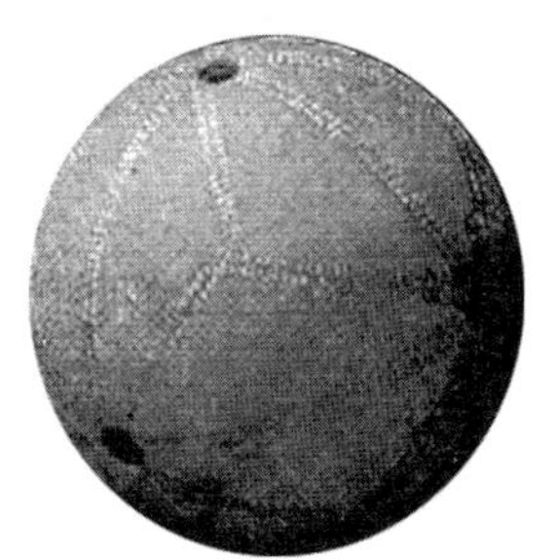

原始社会人制造的太极器官模型

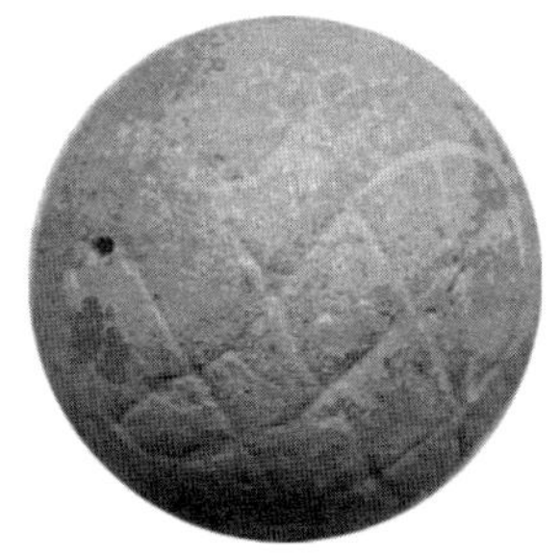

表面绘有网格结构的出土陶球

这种陶球表现了五六千年前的中国古人对太极器官和无物质的深刻研究。

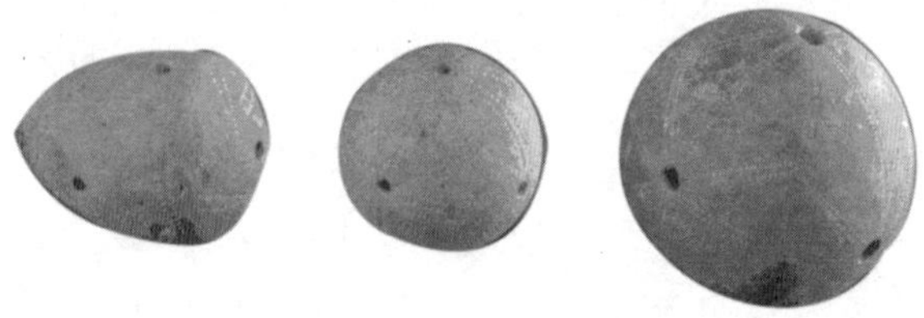

出土的多种多样的陶球

二、古代的太极图

要学习而不要迷信古代的太极图。因为我们老祖宗，不会轻易把真理交给每一个人，轻易得到的东西，人类是不会珍惜的。

在中国古代，因为限于绘图的技术条件等，绘出的太极图全是平面的，是两维结构的图。我们的祖宗，把太极器官做成陶球，绘成图纸，记以汉字，还把观察研究的方法口传心授给我们。观察发现，先圣们绘平面图表示的太极器官，是值得相信的客观图记，是实录。

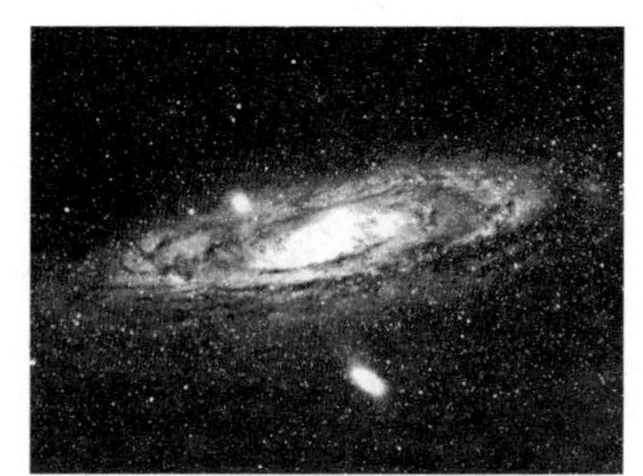

（1）仙女座大星云

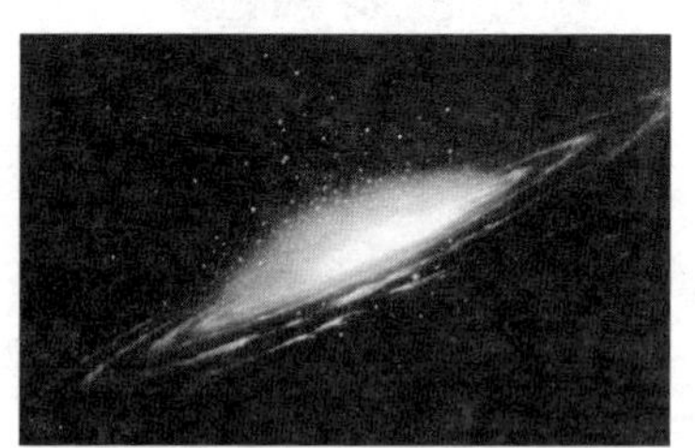

（2）距地球2008万光年的宽边帽星系

三、银河系、太阳系、二十八星宿和超大太极器官

银河系是这个已知的大宇宙中的太极器官，不过对银河系的计量单位大一些。人类和地球，在不知觉中，必须随它起舞，坐地日

行八亿里。这些大的太极结构，是有和无的合一。在内证外证中，都能观察到它们。

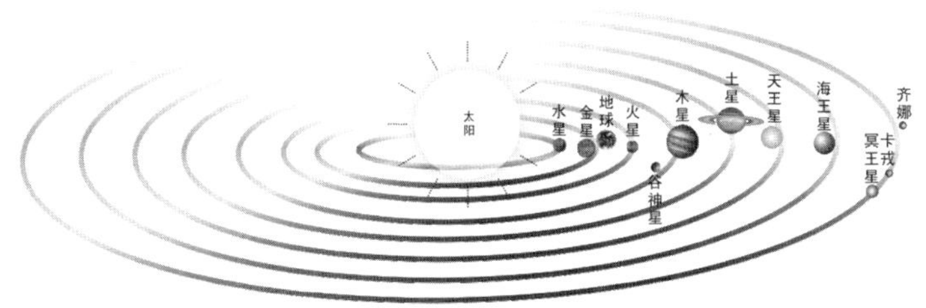

太阳系－宇宙中的太极结构

太阳系是人类身边的超大太极器官，大约也是人类最爱的太极器官。万物生长靠太阳。

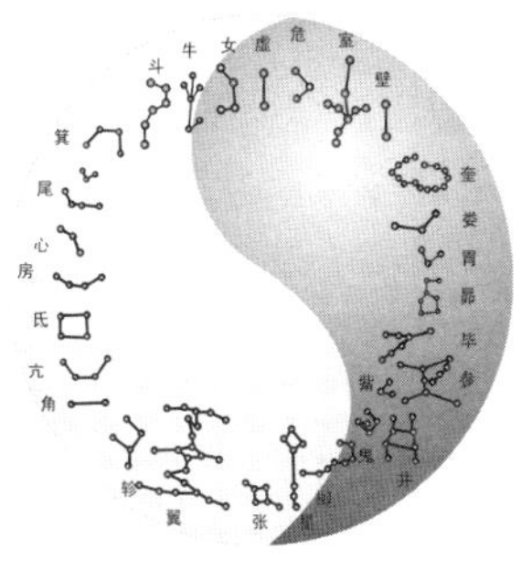

二十八星宿太极图

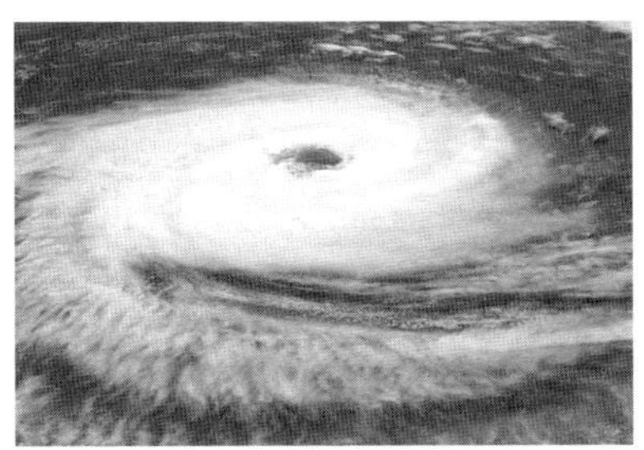

台风和台风眼

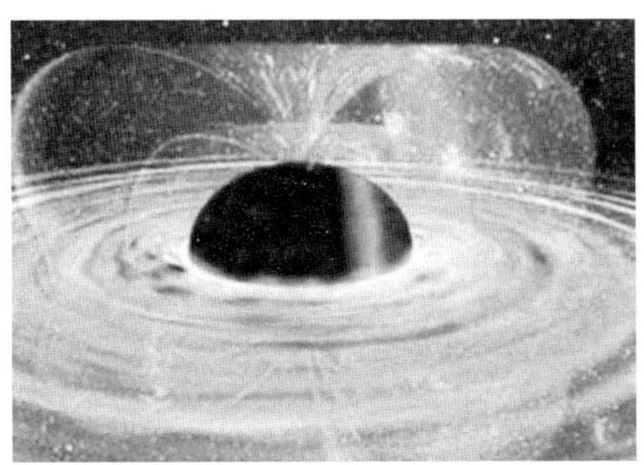

天鹅星座一个气泡直径达十光年的黑洞

四、三个丹田：人体中的主太极

不同的太极器官在人体中的功用是不同的，大致可把人体中的太极器官分为六类。一是人体中的主太极器官；二是重要的窍位必定有太极器官，甚至是一组多个；三是穴位，数量极多，甚至可以讲数不胜数；四是临时性的太极器官，主要是五运六气制造的；五是中药太极器官，是中医利用中药在人体中制造的太极器官，也是临时性的；六是“黑洞太极”，主要指人体中的黑洞。

人体的三个丹田，是人体中最重要的、处于控制地位的太极器官，存在于人体的重要部位。它们控制的是人体最重要的系统，是人体生命的核心器官。如大脑中的太极器官，心藏的太极器官，肚脐下面的太极器官，古代的修道者把这三个最重要的太极器官，叫三个丹田。它们的主要功能是接收信息、处理信息、产生信息、开展衍生。

大脑九宫是大脑中的太极器官，一些古代文献认为，在这个太极器官中，除元神总领众神外，其他九宫一方面从黄道上受天元之气，另一方面各宫又专司一藏器的功能。如大脑九宫中的无英主肝、白元主肺、桃康主肾等。

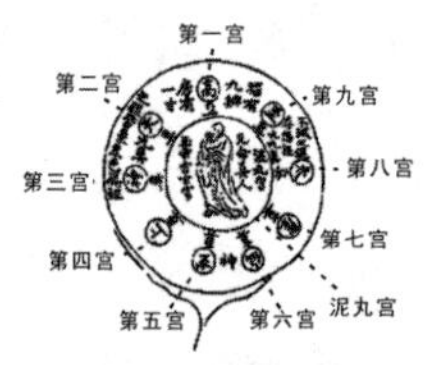

(1) 《修真图》大脑九宫图

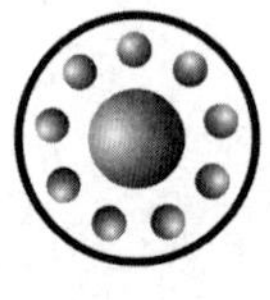

(2) 新绘大脑九宫图

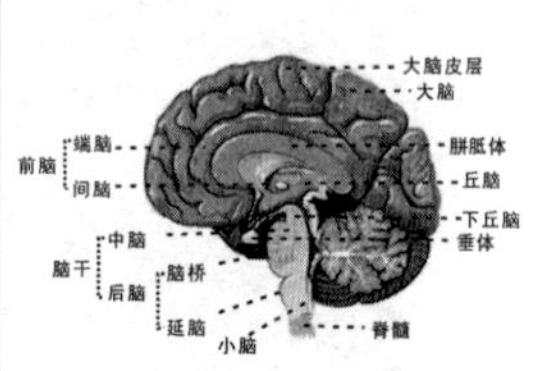

(3) 现代大脑解剖图

大脑中的太极器官

五、穴位与暗窍太极器官

一个穴位就是一个太极器官，暗窍也是。人体中穴位、暗窍共有上千个之多，更小级别的穴位在人体中就难以统计了。每个穴位和暗窍结构不全一样，有独异之处，所以虽然同为太极器官，功能则不一样。一个穴位和窍位，实质上就是一个微型信息处理器或者一个特殊的芯片。这类太极器官遍布人体全身每一个空间，起到局部和系统内的微控制作用。

对人体来讲，失去太极器官的功能，就是病。

经络上的穴位，每当旺相时，就会多方向旋转运动、鼓胀，发生衍生，穴位内的数链因此会发生结构变化。

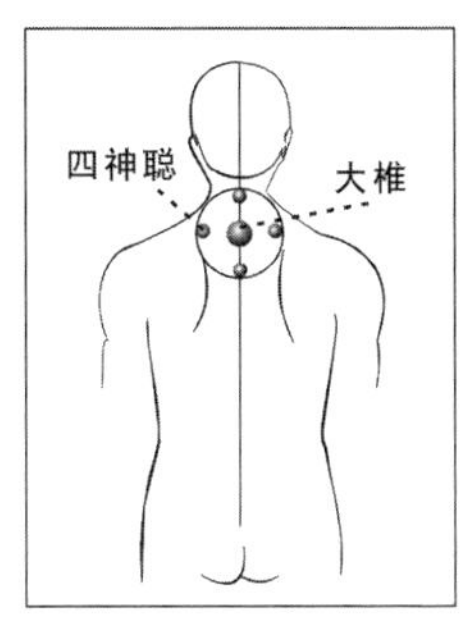

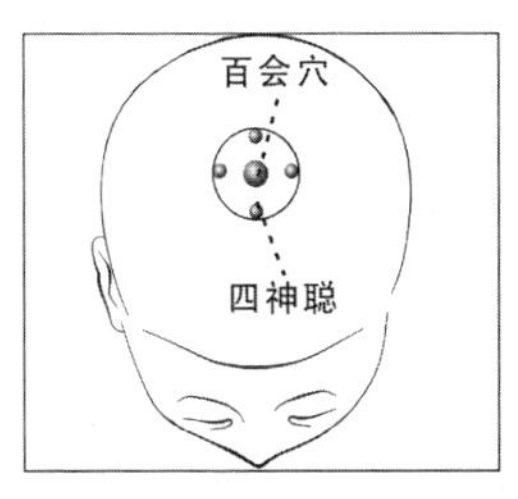

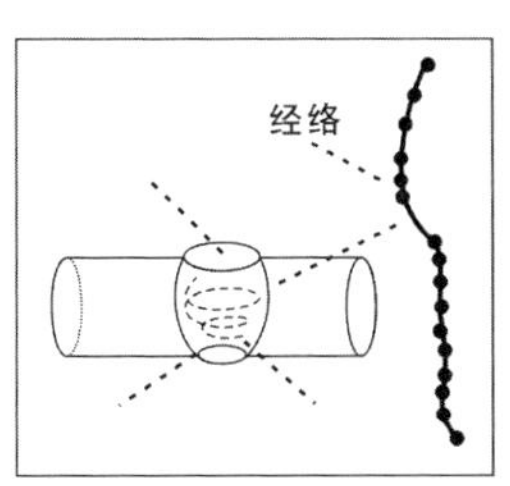

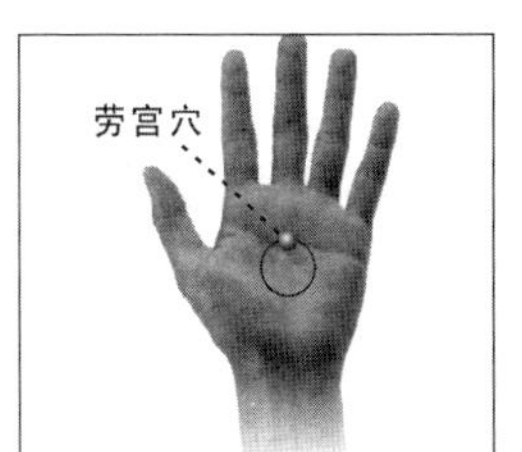

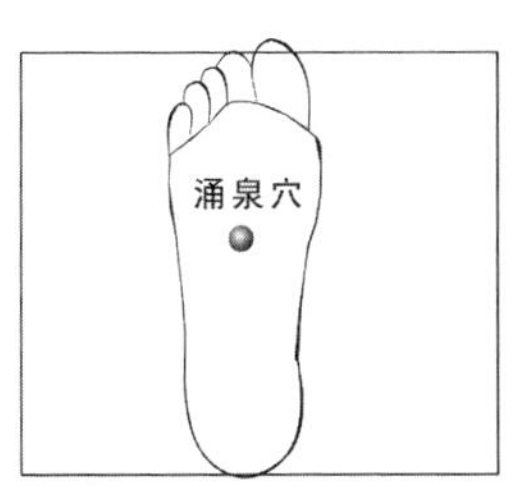

穴位的太极器官

1.穴位经气的旋转

穴位经气的旋转

2.经气鼓胀

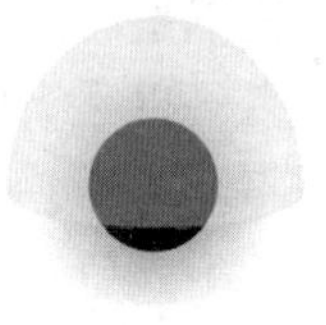

经气鼓胀

3.数链发生结构变化

针灸是针灸人体中的太极结构和太极器官，并不是扎人体中的一块肉或者皮，或者想象中的一个黑窟窿。针灸所针对的是人体生命物质结构，所依据的太极器官实际上是十分具体和准确的。穴位作为一种最基本的太极器官，是经络上一个圆球体的空间，穴位中含有数琏、本经的精气等信息类物质，而且这些物质是在穴位中不断运动的。高明的针灸师，实质上是在用针灸来调节这样一个小太极器官。

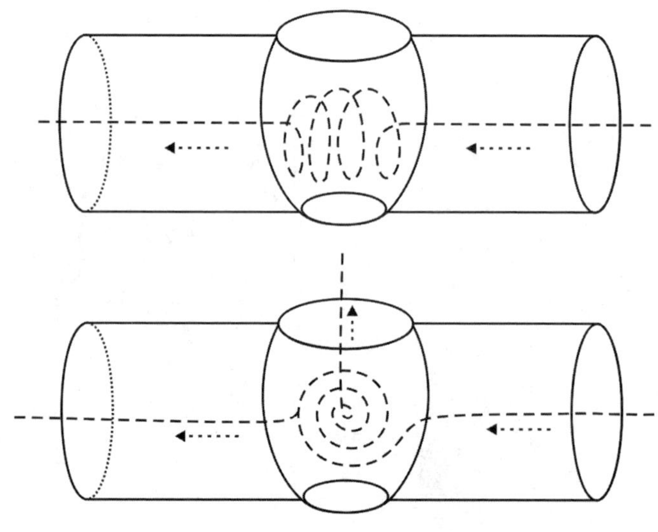

数琏发生结构变化

暗窍通常分布在人体中的重要位置，比一般的穴位还要复杂。它处理相对重要的信息，对人类部分系统的局域功能起调节作用，是主要控制系统的关键部位。如中医所说的九窍，其中就有暗窍这样的太极器官在发挥作用。舌头上的四个暗窍，分别给心藏和肾藏处理和传递重要信息。

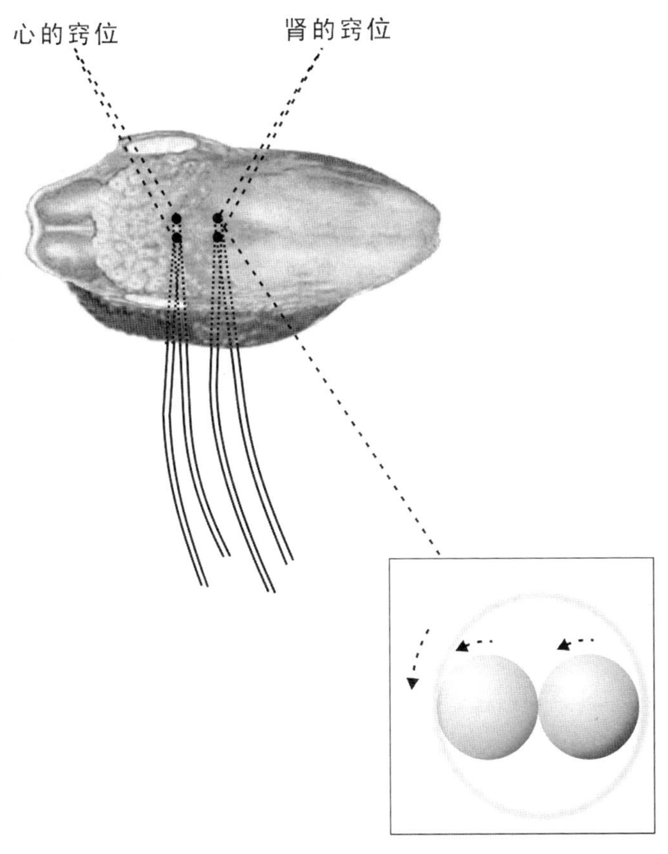

窍位中的太极器官

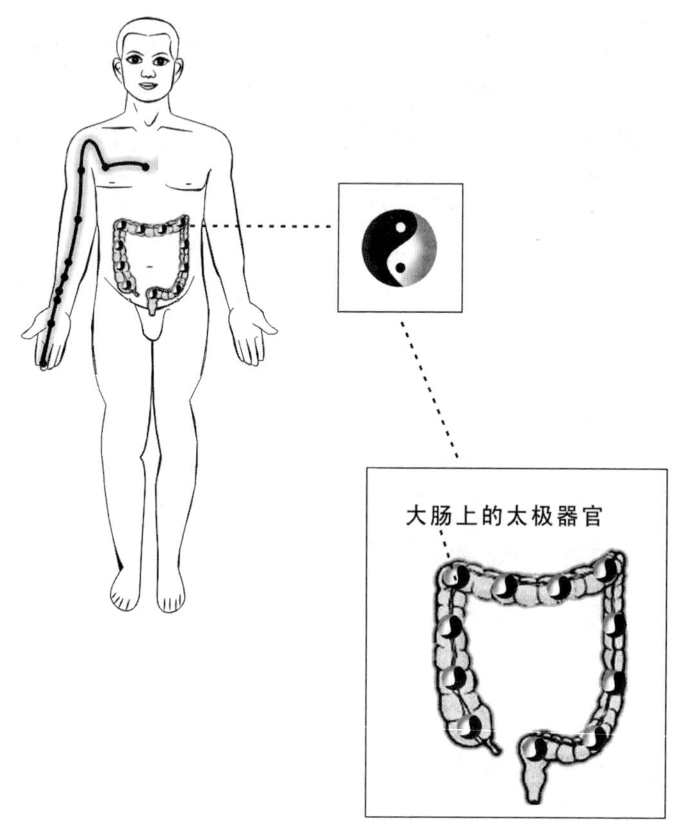

大肠上的太极器官

六、五藏六腑的太极器官

这类太极器官，在十二正经旺相时比较容易观察到。每一经和每一个藏腑，都有数量相当多的太极器官帮助经络和藏腑运动。这些太极器官功能不一，形态也有差异，大小不同。比如大肠经，不算穴位，但至少有大大小小十个以上的太极器官，其中有六个以上的太极器官是直接分布在大肠上的，帮助大肠进行运动。如果没有这些直径和大肠直径一样的太极器官的运动，实在想象不出人的大肠如何正常运动。如果剔除了这些太极器官，人体和生命也剔除了一半。

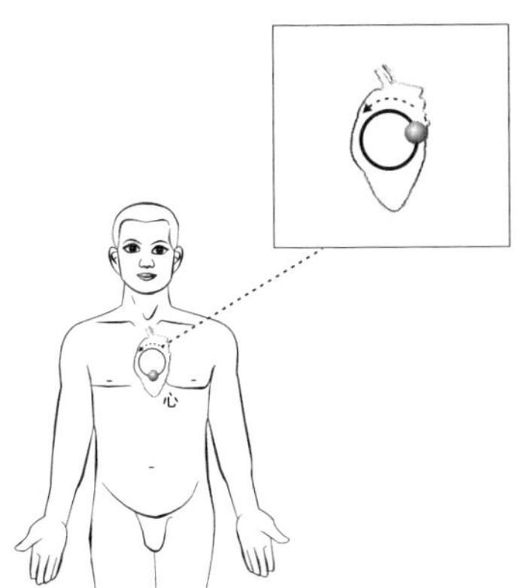

心藏的太极器官

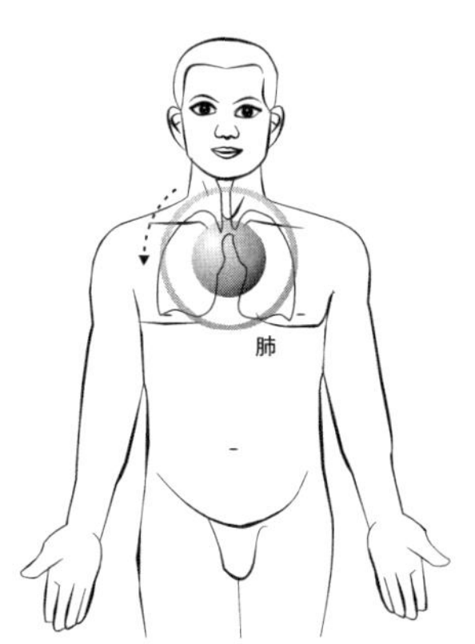

肺藏上的太极器官

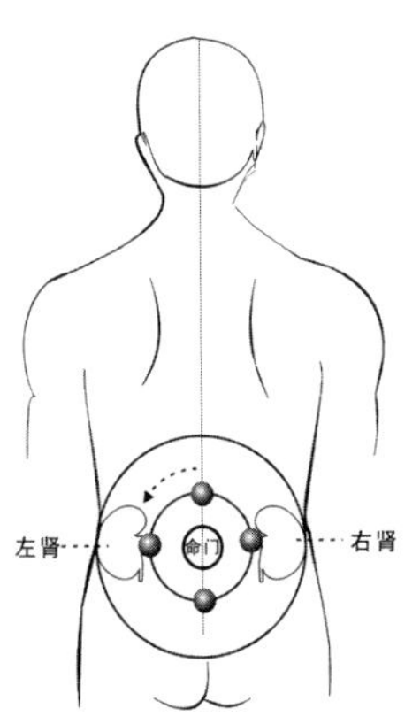

肾轨道上的太极器官

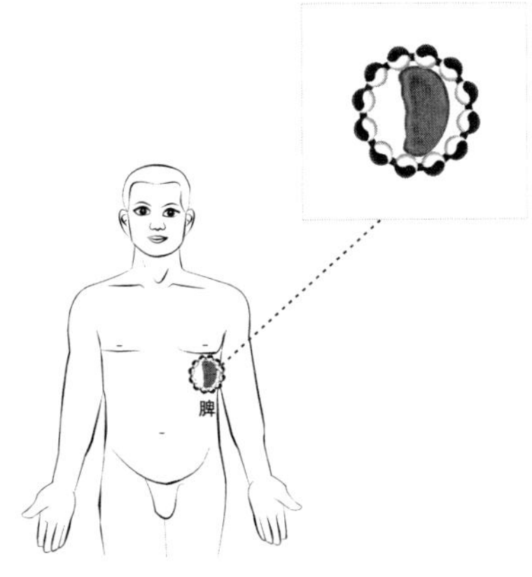

脾藏上的轨道式太极器官

七、黑洞式太极器官

黑洞本来就是黑洞，不因为我们观察到的黑洞在人体中，就不是黑洞了，人体中的黑洞，仍然具有圆、旋和生生不已地衍生这三个最主要的特点，因此也可以把它归入特殊的太极器官一类。不同的是，人体中的黑洞，有吸入和喷出两种运动，本来这种现象一些穴位也有，但人体中的黑洞多发生在藏腑，力量比穴位要强大得多，且多和星宿相关联。黑洞是太极器官中的黑社会。

服用中药后，也曾经观察到过单味中药能够帮助人体产生黑洞。这种黑洞，叫中药黑洞吧。不要小看中药，一味很少的中药，就能够在人体中产生强大的黑洞。

中医和中药，本身可能就是一个玄妙的黑洞。

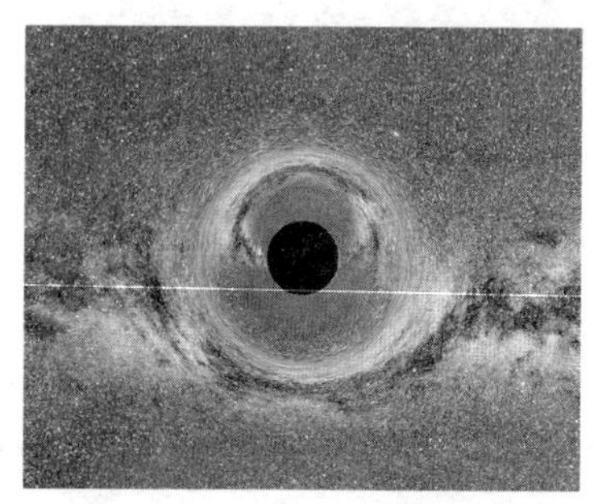

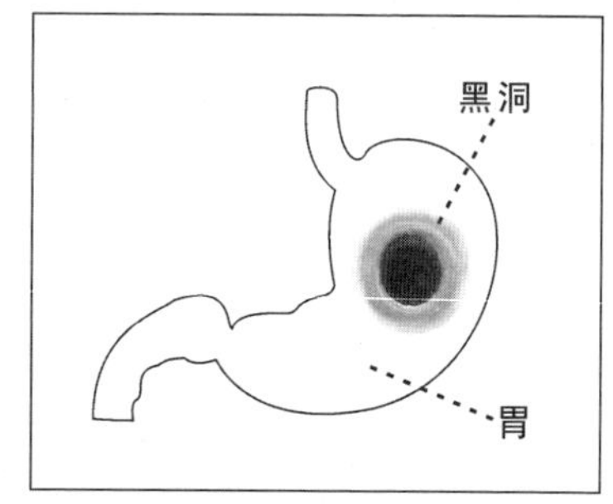

宇宙中的黑洞和人的胃部产生的黑洞

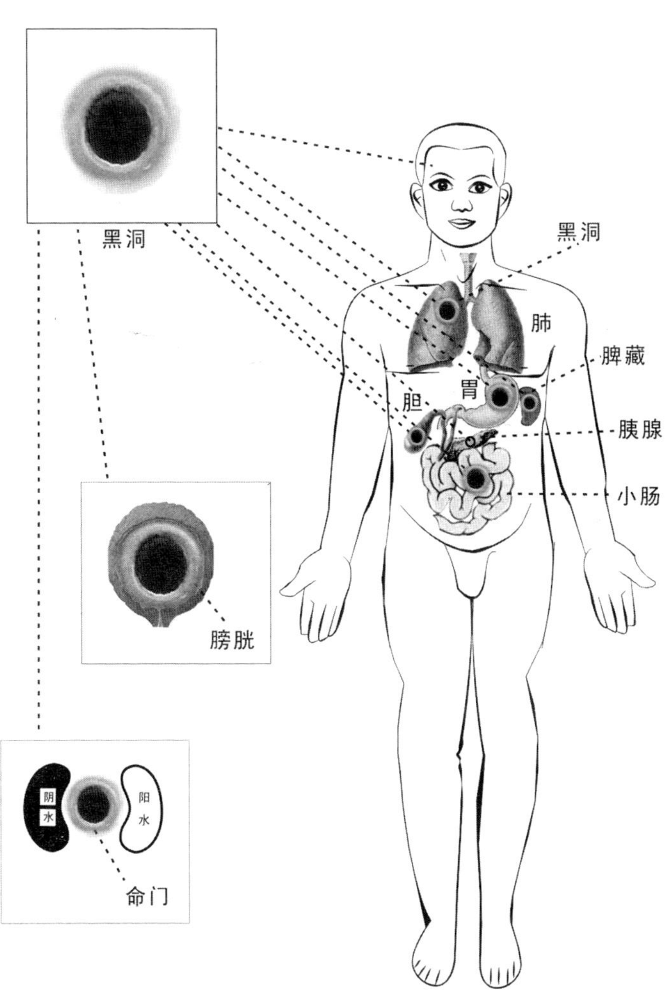

人体黑洞

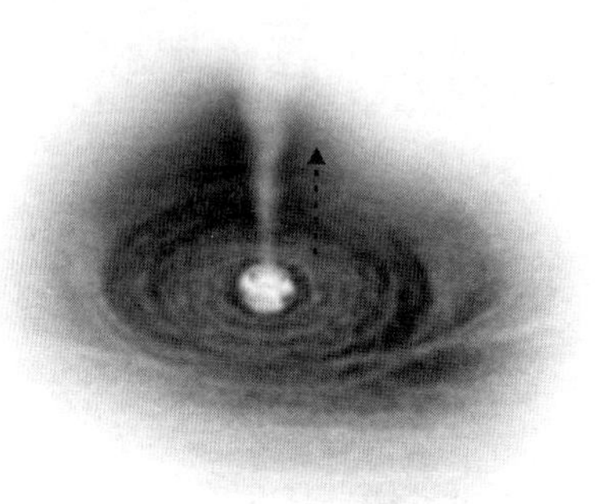

(1)外喷

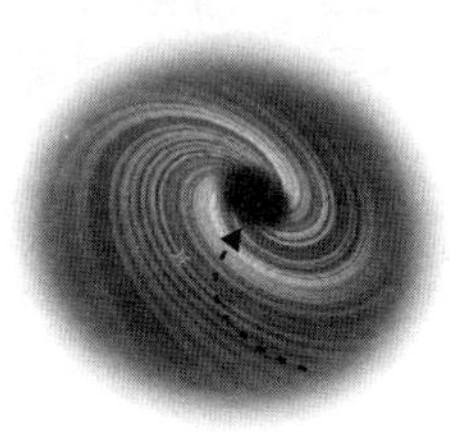

(2)内吸

人体黑洞类型

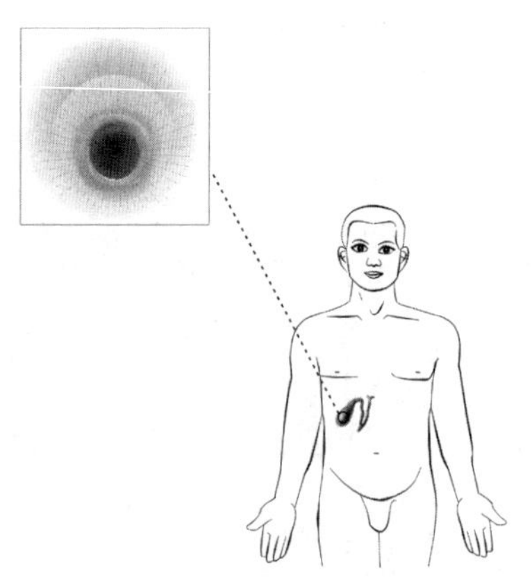

柠檬在胆产生的黑洞

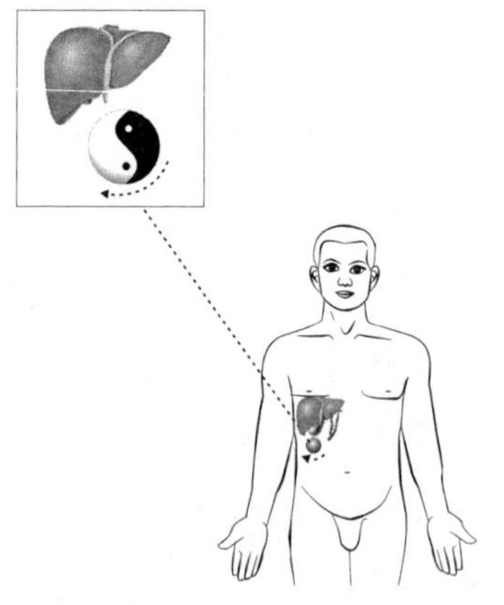

张仲景小柴胡汤在肝产生的太极器官

八、运动太极器官的功夫：太极拳

太极拳是根据太极器官原理创编的拳术,它锻炼的是人体中的太极器官。

每打一遍太极拳，就等于把人体中的太极器官从头至尾运动了一遍。因此太极拳具有保健和延年益寿的功效。人人有太极，一人一太极，太极本无极。千秋兮万载，百龄兮与共。

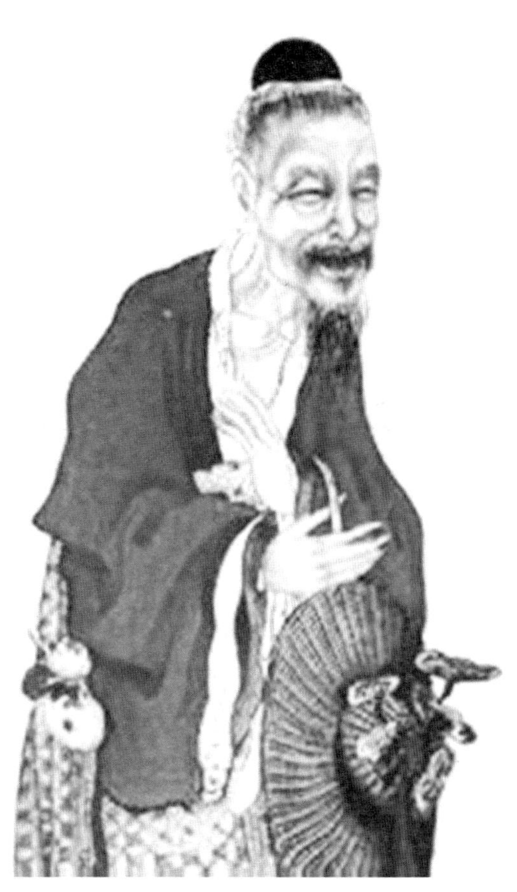

太极拳创造者　张三丰自画像

卷三 心藏——七十二候保驾的君王

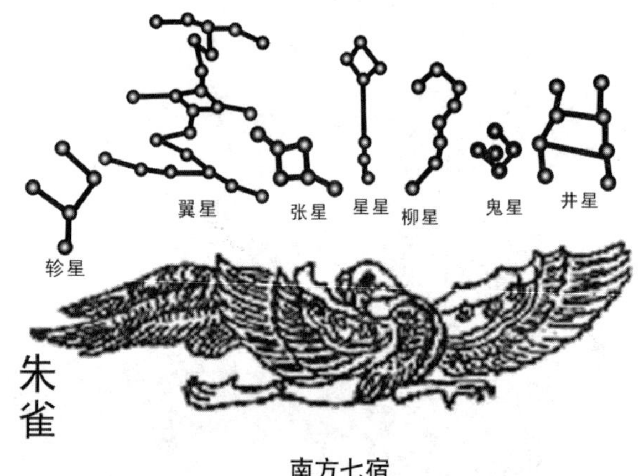

南方七宿

美好的夏天，是心藏大旺相并在人的身体中值班的时候。最热的时候，自然给人类奉献的美丽，有鲜花和五色的瓜果，还有我们壮怀激烈的心。当夏夜我们欣赏那浩渺无边的宇宙和银河系时，在那满天微笑眨眼的星斗中，是二十八星宿的南方七宿值班，南方七宿和人类、地球上所有生灵的心藏同步旺相，互传着生命的信息。南方七宿忙碌地从极远的宇宙空间为心藏旺相运动射来光和真气。

井宿下传的真气，如井如田。鬼宿下传的真气，并排着，像人体骨骼中左右并排的肋骨，所以名为鬼。柳宿下传的真气，如夏风下飘动的柳枝。张宿，它的光一触到人的左胸一带，马上向上生长，升到极高处。星宿，唯一以“星”字命名的星宿，他的光下射时，先在人体小宇宙附近射下一道光，这光形成一圆形真气，如一颗光芒四射的星星，从这颗人体小宇宙附近的闪耀之星再给人体大脑传输真气。轸宿，真气形如一古代的车的结构，真气下传，镇在人体中宫。

所以，夏天不仅仅是太阳炽热，还要记住南方七宿的大爱。

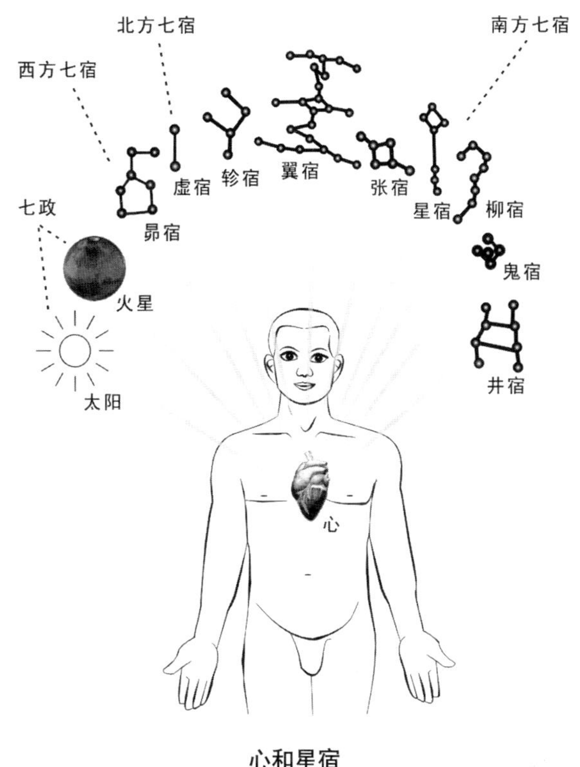

心和星宿

心藏和天宇中的星宿，还有更多密切友好的关系。心藏与太阳、七政中的火星、二十八星宿其他的宿，都有亲密无间的外交关系，亲如手足。

人类和生灵的善心，宇宙中的星宿也会鼎力支持！

所以老子讲，积善之家，必有余庆，积不善之家，必有余殃。殃就是灾难的意思。

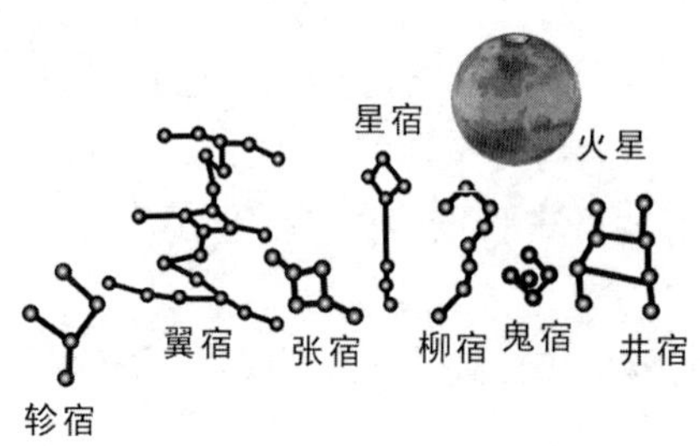

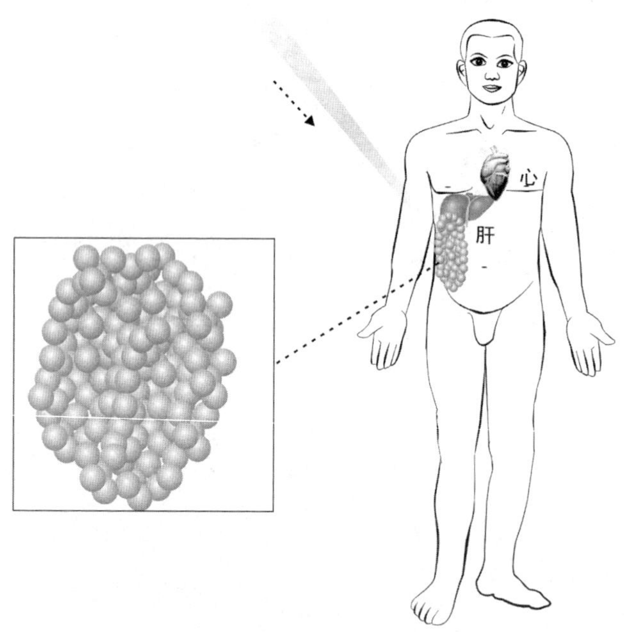

南方七宿传火图（2008年5月25日午时）

这是2008年5月25日观察到的情形。火星传下无数球形物质，比我们夏初吃的大红樱桃还要大一些，比橙红更红，还发着红光，极为绚丽，汇集到右肝及肝下部升节肠一带，从胆经的日月穴、肝经的章门穴一带进入人体，再输入心藏。

虽然传入人体的位置不在心藏，但传火给胆经和肝经，通过肝经的章门穴进入肝藏，最终还是通过气道传入心藏。为什么不直接传入心藏，其中隐藏着一个什么样的奥秘？

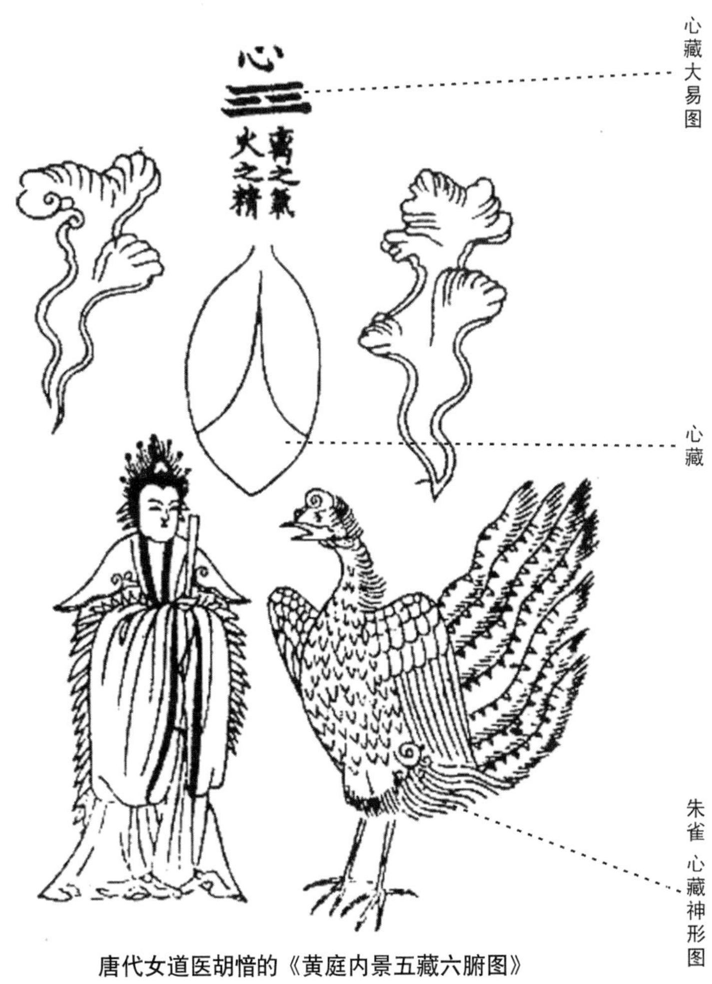

唐代女道医胡愔的《黄庭内景五藏六腑图》

上面的图，是唐代女道医胡愔的《黄庭内景五藏六腑图》之一。胡愔生活在晚唐，隐居在太白山，她的这本书写成于公元848年。胡愔的著作是中国古代中医解剖学的代表作。

这张图上有五个要素：一是人，天地之灵，图左边画的那个仙女，就代表了人类。

二是心藏这个宝库所藏的最重要的东西，是心中的神，心神是心藏中的一种特殊的真气。心神这种真气，外形像一只朱雀。这个在心藏中形状像朱雀的真气，控制着心藏的运动和人的生命。大家知道，心脏不跳动，是人死亡的一个重要特征。古代人认为，控制人体的心藏运动的，就是这个形如朱雀的真气结构。

三是唐代人所绘的心藏肉体圆圆的样子，中间写了一个人字，意思是这是人的心，不是禽兽的心。

四是内容，在心藏图形的两边，绘着真气。心藏在五气之中与南方火气相接。南方火气，色为红色。

五是要素，即这张图最上面绘的离火的卦图。卦上写一个“心”字，下面写着“离之气，火之精”。这是在讲在人体中存在着大易这种物质的具体结构。心藏中的这种大易物质，为图中所示的离火结构，而且胡愔指出，离是心藏所收藏的火气的精华。她还在讲，大易是生命和自然中的一种东西。

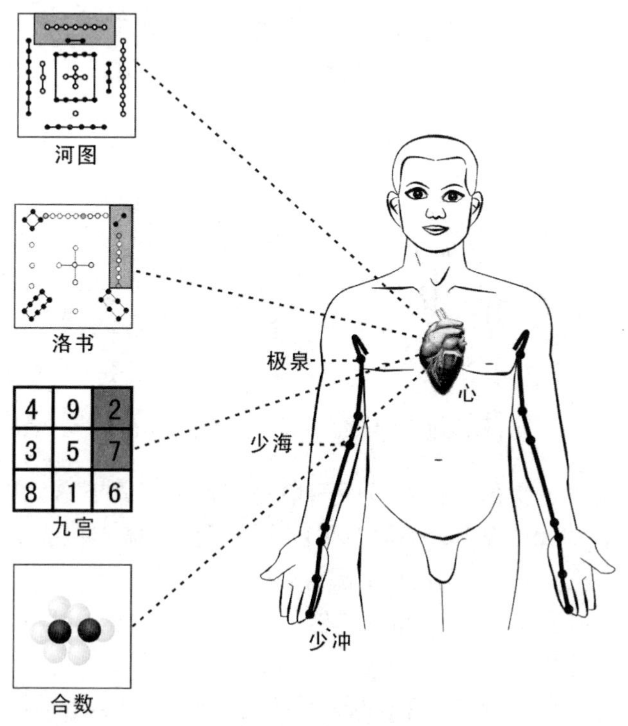

心数图

我们的老祖先讲，宇宙自然的衍生运动有着特殊的数学规律。内证观察下的规律，是万物和生命最重要的衍生规律。这张图上的四个小图，描述的就是最重要的数学公式，不过是内证下观察到的数学公式，因此它的运算规律和我们生活中的规律是不一样的。但它同样描述了宇宙自然和生命的衍生规律。

“河图”和“洛书”都和水有关系。河在中国古代指黄河；洛，指洛河，在河南，是一条河的名字。这说明这两个数学公式的发现和水直接关联，生于水这种物质。不过这是讲的真水，大家平常不是总讲，真水无香。

大家细细看看“河图”和“洛书”，全是由圆形的阴阳球构成。这两个图，还是在描述阴和阳物质的生成，再下来又按宇宙间的规律，衍生出五行物质。“五行”这五个系统物质按一定的规律运动，形成一个更大的生命系统，这个规律，就是“河图”和“洛书”规律。有的学者研究讲，“河图”表达的是生命先天的运动规律，“洛书”表达的是后天的运动规律。是不是？

九宫是什么意思？九个空间。宫，指的至少是一个“空”物质所在的空间。实质上，九宫指“无”这一类物质网络性、结构性运动的数学规律。人类有英特网，宇宙自然有九宫和天网，这究竟是人学习了自然，还是自然在向人学习？

九宫这个特殊的数学公式，描述的是宇宙空间本有的以网络和气道为主的结构和真气运动。我们人体中也有很多个九宫结构需要探索。《黄帝内经》中讲，人的生命，在一年之中，是按九宫的时间和空间进行程序性运动的。这个结论，可能不相信是不行的。

河图、洛书和九宫这三个最重要的数学公式，产生于三坟时代，从伏羲氏那个时代直接传下来，一直传到今天，然而我们读不懂了。

我们的心藏，其实就是按这三个数学公式运动的，并且收藏着按这三个公式运动产生的与心有关的真气和物质。

第四个小方框，叫“合数图”。这个小图，是根据内证观察和推衍，观察到的阴阳物质，它在人体小宇宙附近，按河图、洛书规律结构成一个新的阴阳结构，传到人的心藏中受用。

河图、洛书和九宫，是地球上所有生命运动的数学公式。

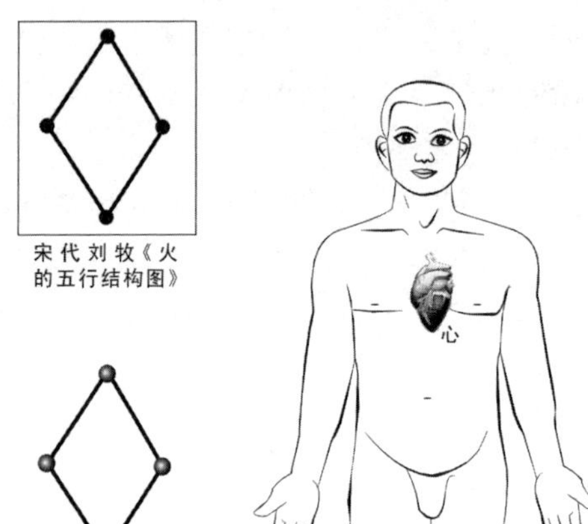

宋代刘牧《火的五行结构图》

这里描绘的，是心藏中运动的“五行结构物质”。星宿会给人体传输这种五行结构物质。在五行卷中，有细致的讲述。

心藏五行结构

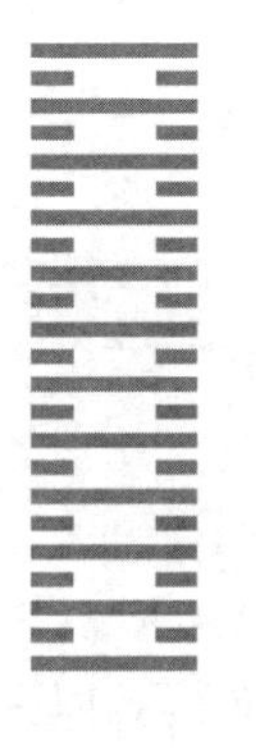

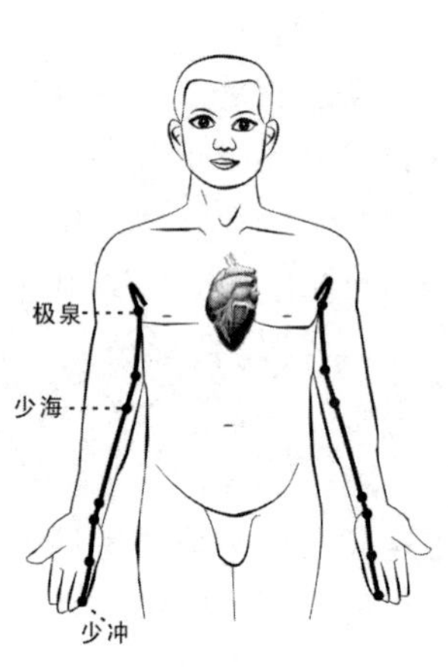

这张图讲的是心藏中所衍生的大易结构。唐代的仙人，已经为我们描绘过了。

心藏大易

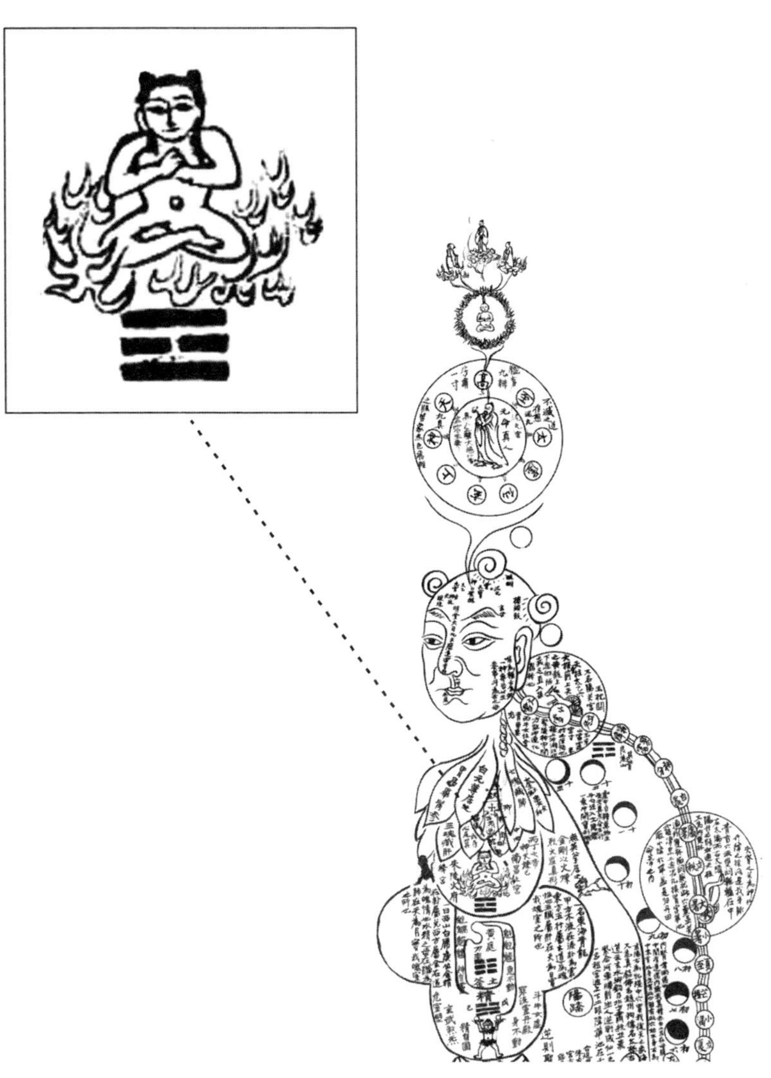

心神形

这是《修真图》中所描绘的心神图形。大易结构，人人有之。

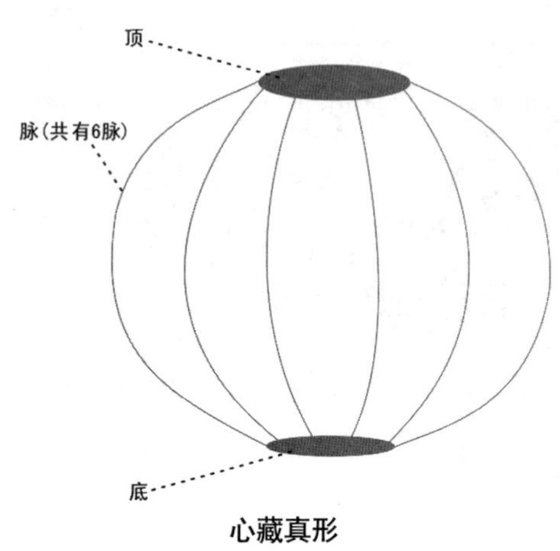

心藏真形

这是曾经不止一次观察到的心藏的一个真形结构，红色，也可看作心藏内在的一个网络。我们的心的真形，多像中国人喜庆时悬挂的大红灯笼。而白血病患者这六脉中的一脉，即从右数第二根中上部位，中间断裂。

真形结构，只能在内证下观察得到。

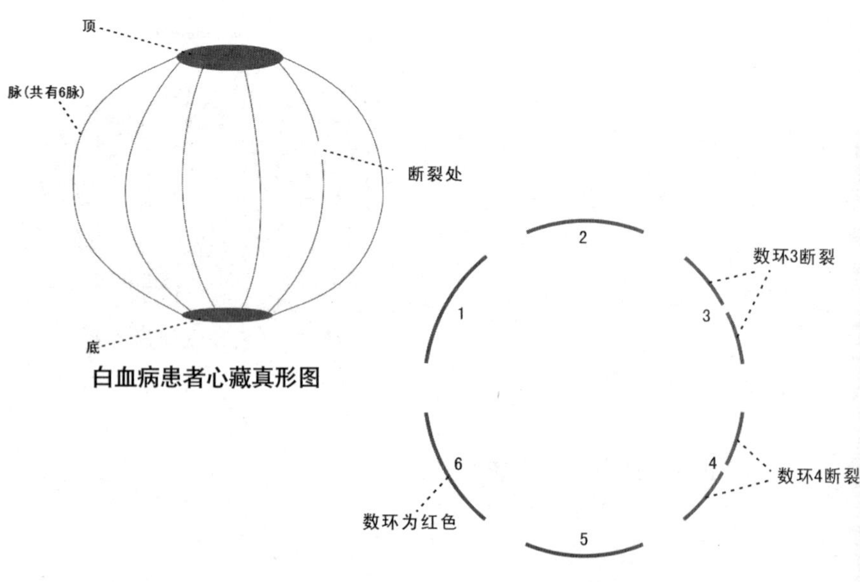

白血病患者心藏真形图

白血病患者数环图

曾经观察到心藏产药。心产的药是橘红或暗红，如小米大小。

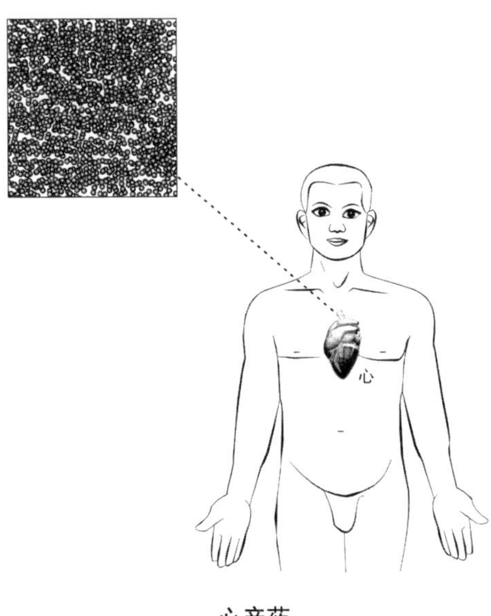

心产药

《难经》和《修真图》等古代经典讲，人的心藏中有二毛。二毛是什么意思？字面的意思是心藏长着两根毛。不知现代解剖学中发现心脏长着毛发没有？没有看到过相关信息。

内证过心藏中有一个结构，射出两束真气，如草叶子一样。叶子中间的暗一点的线，像毛发。大约心有二毛，指的就是心藏的这个真气，如毛发一样摇曳吧。

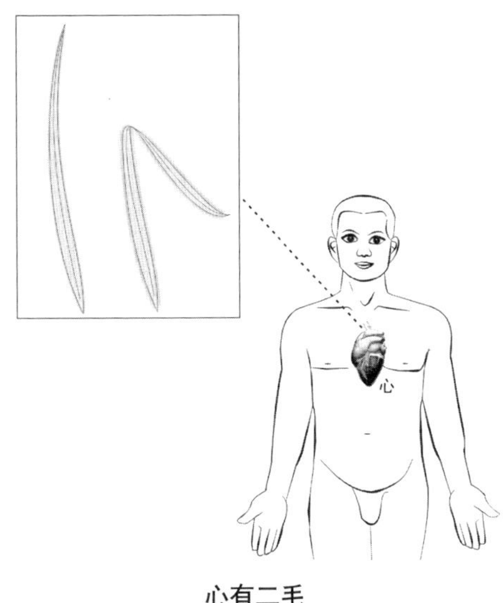

心有二毛

二毛，心藏旺相时射出的二束真气。

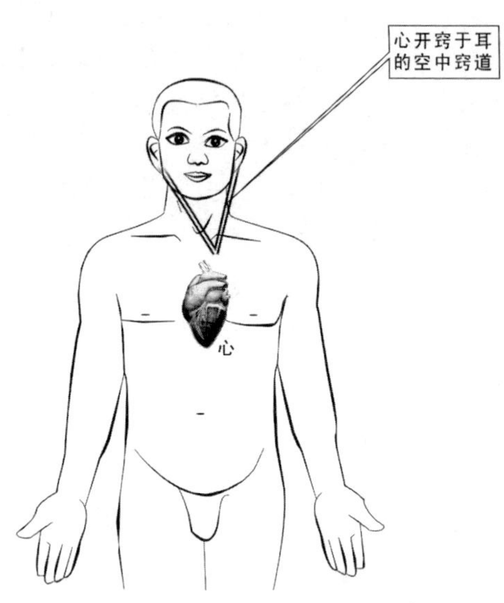

心开窍于耳

心开窍于耳，更开窍于舌。药王孙思邈的书中有这样的记载。

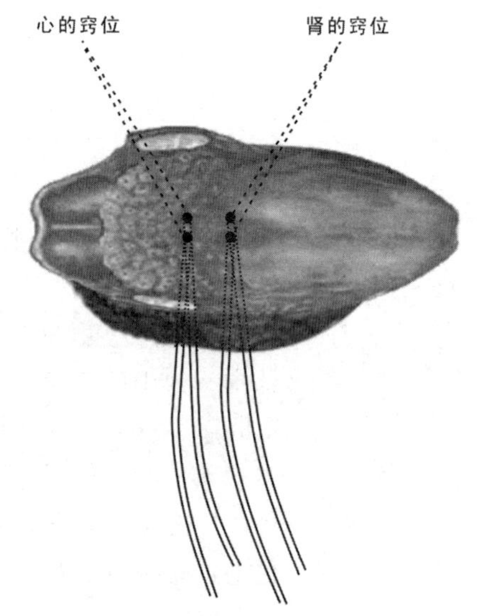

心肾开窍于舌

心和肾开窍于舌。图中绘的是两个暗窍。

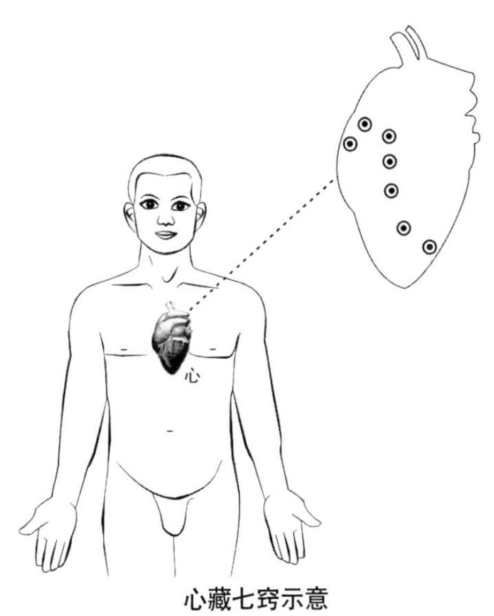

心藏七窍示意

中国古代传说人有心藏七窍，确实如此。这七窍，是指七个暗窍。分布大约如图所示。《修真图》认为每个人的心藏的暗窍数量不一样，读者可查看《修真图》的文字。

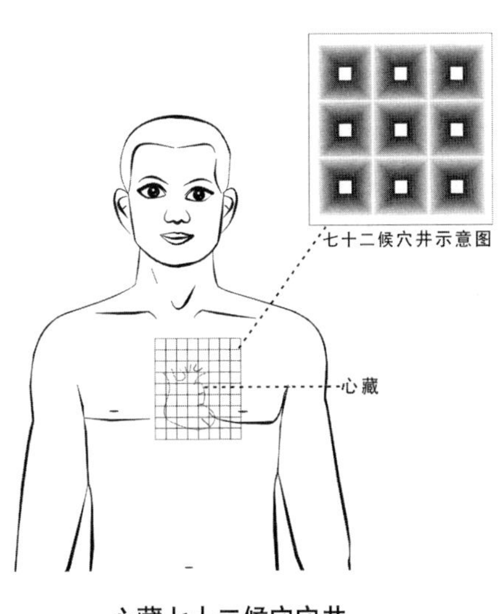

心藏七十二候穴穴井

心藏还是够复杂的，心藏及其周边共有七十二候穴。这七十二候穴变幻多端，至少有三种形态和结构，后面大家还会看到。在这看到的，是七十二个穴井，好比是七十二个小小的导弹发射井，捍卫着人体生命的安全。

人的心灵，最需要保卫。

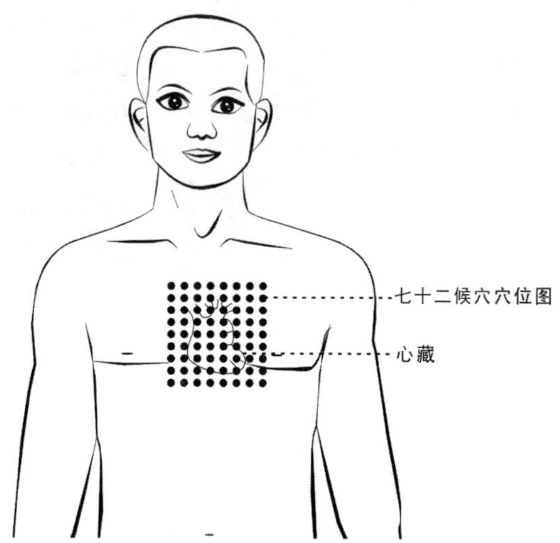

七十二候穴穴位

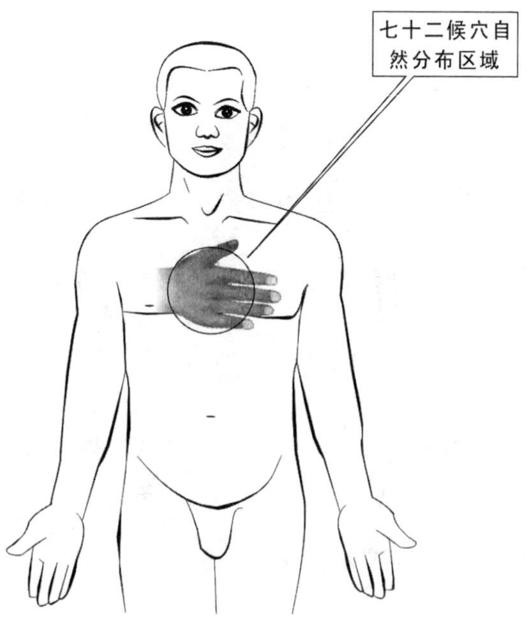

七十二候穴自然分布

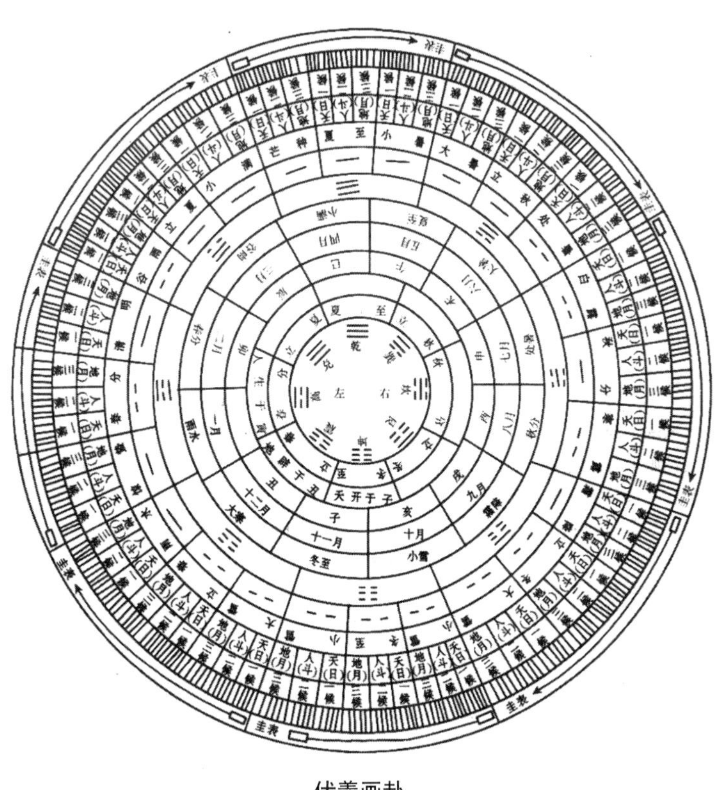

伏羲画卦

这张图表示的是七十二候。候，简单地来讲，就是每五天之内地球范围的真气运动情况。

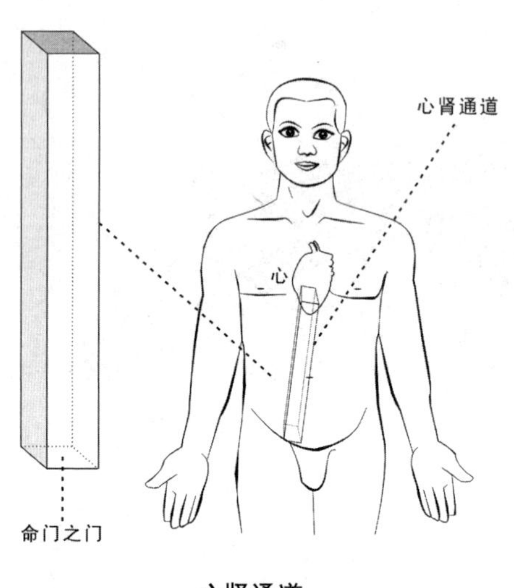

此图引自邹学熹《易学易经教材6种》。

心藏和肾藏之间有一条暗道机关，叫心肾通道，当然这也是内证观察的结果。心肾通道，用来输送交流什么？

心肾通道

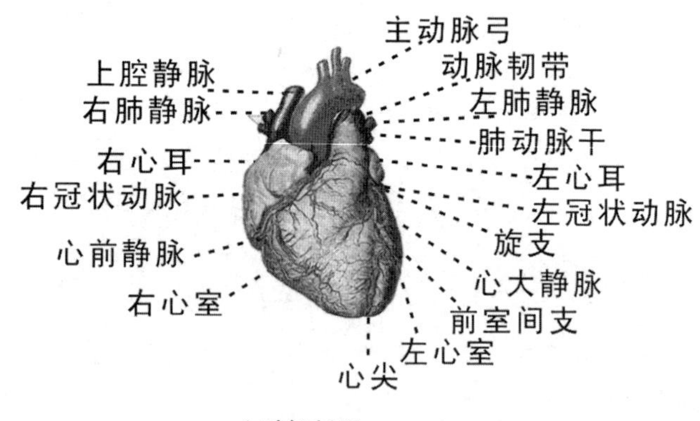

心脏解剖图

从星宿、大易、二毛、七窍、六脉真形、产药、七十二候穴等等看来，我们的心，这个决定我们生死、对我们这样重要的东西，不是我们已经理解的那个样子。

卷四 肝藏——仗剑驭龙两忠义

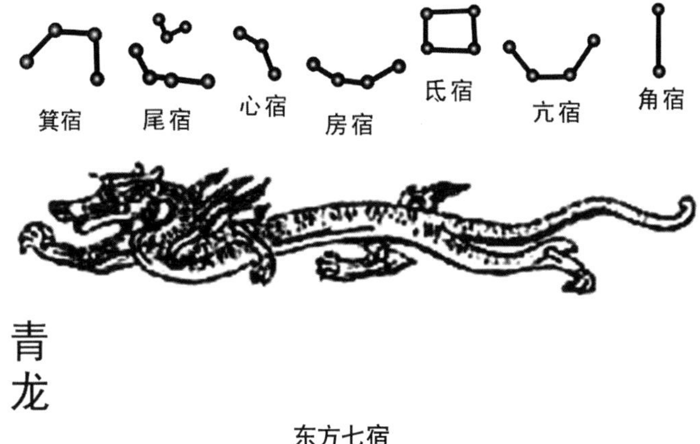

东方七宿

东方七宿在春天旺相。

肝藏和东方七宿共同旺相，这是肝藏的大旺相。在这个过程中，东方七宿对肝藏的运动，起着决定性的作用。

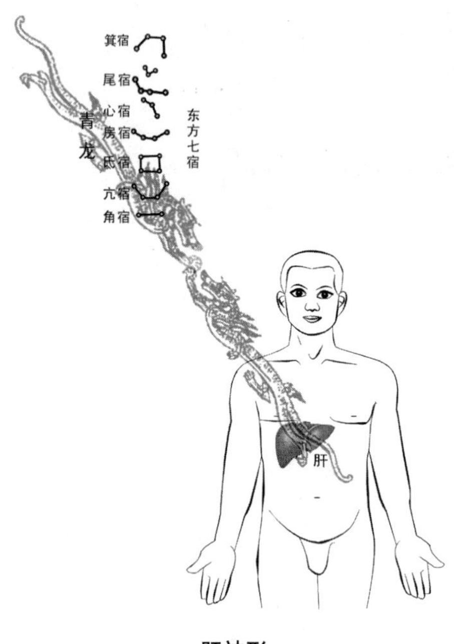

肝神形

东方七宿的真气，和肝藏的真气气交。

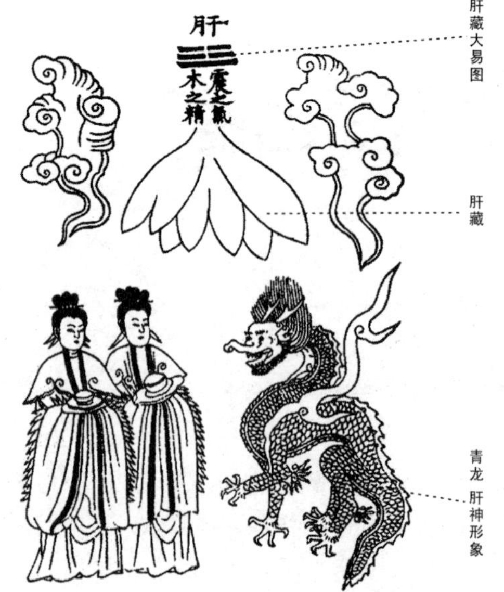

唐代女道医胡愔的《黄庭内景五藏六腑图》

胡愔描绘了肝藏中收藏的宝贝。肝藏真气的形态为青龙。这团青龙一样的真气，对肝藏的运动，起着特殊的控制作用。为什么叫青龙？肝藏的真气，是绿色的，这种绿色会随着时间和环境发生变化，有时深绿而近乎青色。东方七宿的真气，像条青龙罢了。这就是肝藏的神气。

肝藏的大易结构为震卦，胡愔讲道，“震之气，木之精”。震卦这样的大易结构，是肝藏木气的精华。

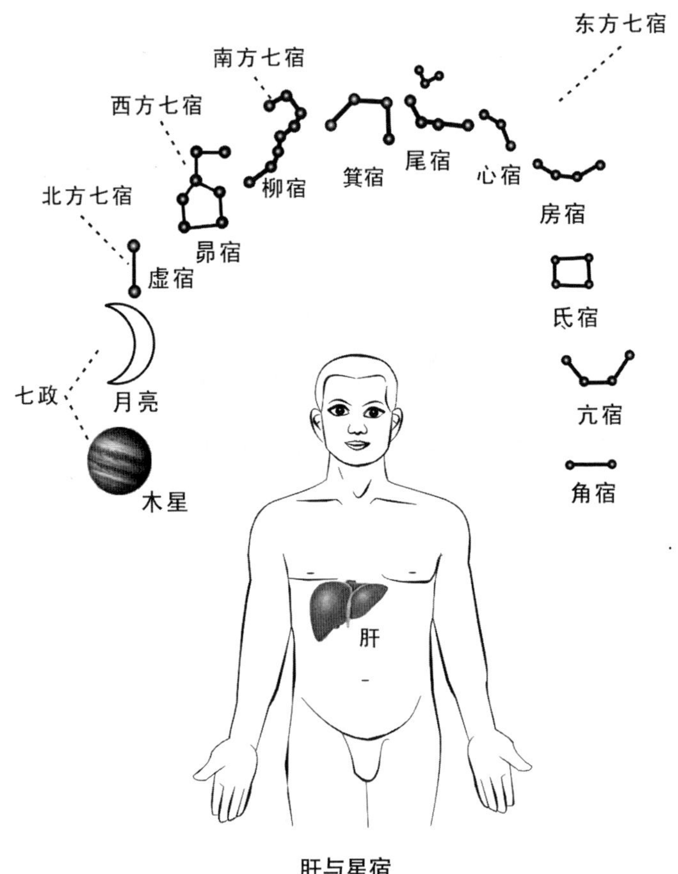

肝与星宿

这张图，表现了肝藏与星宿的关系，包括七政中的木星、月、虚宿、东方七宿。可以讲，五藏中的每一藏，都有宇宙中的数个重要星宿在阴阳、真气等各个方面对同性质所对应的藏器进行支撑。甚至于可以讲这是一体化的一种关系。没有这些星宿，不会有我们的肝藏。

一个弱小的身躯，一个生存极短的生命，一个微不足道的器官，一个和星宿之大、之远、之强根本无法相比的人，竟然要靠星宿来提供各种物质与信息。你还觉得你渺小吗?

浩渺的宇宙，轰轰烈烈地为你运动。

同时还要反问一句：为什么？

肝藏在宇宙的空间方位上，收受东方木气，春节大年初一，这东方绿色木气就早早传到人体，经过胃经的太乙穴传到肝藏；在七政中，受木星之气；肝藏还纳月亮的真气。

宇宙中的星宿，简直是为人类提供牛奶的奶牛。真是想不通。当然，想不通的还在后面呢。

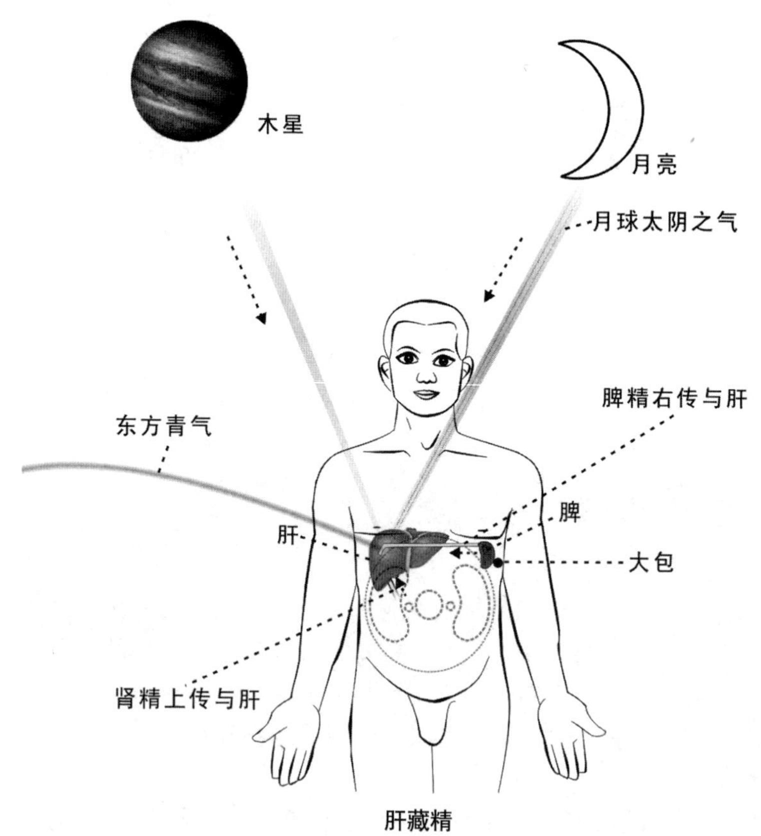

肝藏精

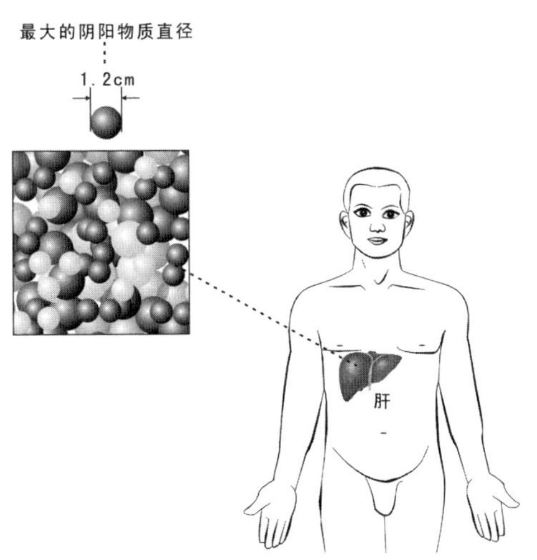

肝藏阴阳物质

肝藏体积较大，分左右两叶，肝藏中的阴阳物质，有的也比较大。

一、内数与外数

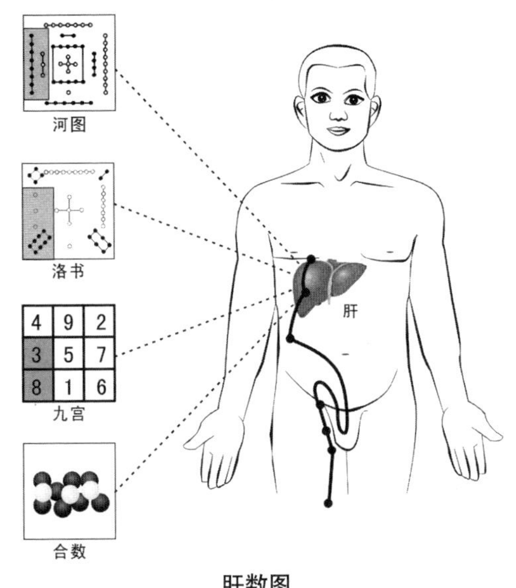

肝数图

宋代的大数学家秦九韶说，中国古代的数学分为两大类，一类古代叫“内数”，实质就是内证中观察、产生、运用的数学。请读者注意，中国古代的内证，是有自己的数学工具和数学体系的，并不是随便乱道。内数主要用在天文律历、中医学等方面。中医不仅仅有自己的解剖学，还有自己的数学。

另一类叫“外数”，这外数，相当于我们现代的数学，主要用于测量、计算等。如税收、建筑，都需要用到外数。

《肝数图》当然归于内数。肝藏中藏着肝藏自己特有的数学公式、数学规律。

《黄帝内经》和《易经》讲，“天三生木，地八成之”，指要“衍生”出人体中肝藏所需要的物质，其组合和规律，产生自“天三”这类物质。而“三”这类物质属于阳，来源于地球外宇宙，要长成肝藏所需要的木一类的物质，所需要的“地八”这八个阴物质，来源于地球的小宇宙内。

见上图中的《合数》。

我想，我把“天”翻译成“地球外宇宙”没有错。现代人想不通，肝藏衍生东西，还需要地球外宇宙的物质？

二、肝生于左

《黄帝内经》讲，“肝生于左”，这是什么意思？这句话，绝对不是讲肝藏生长在人体的左边。

只是讲一个内证观察到的客观生命现象：肝藏生长运动所需要的很多真气和物质，来源于人体左侧的脾藏等器官。

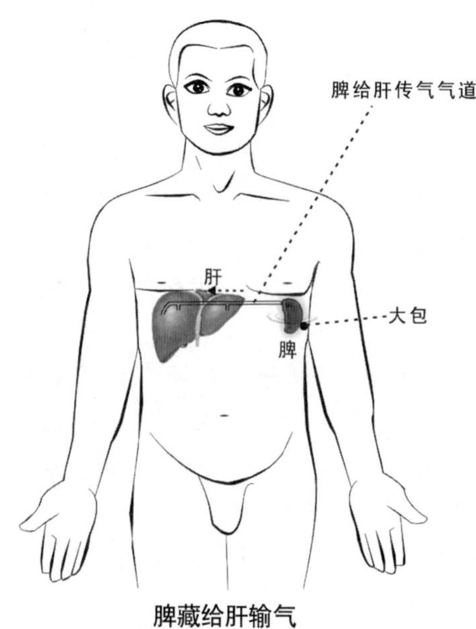

脾藏给肝输气

我多次观察到，脾藏是其周边多个器官的重要真气来源。给肝藏输送真气的，一是肾藏系统输“水”给肝藏，另外一个，就是脾藏通过气道给肝藏输“土”气等物质。肝藏，在受气饱满后，也会给脾藏输真气。从大旺相来讲，脾藏旺于四季，所以给肝藏输真气最多的，还是脾藏。从真气输送等层面上来讲，肝生于左，肝生长的真气来源于

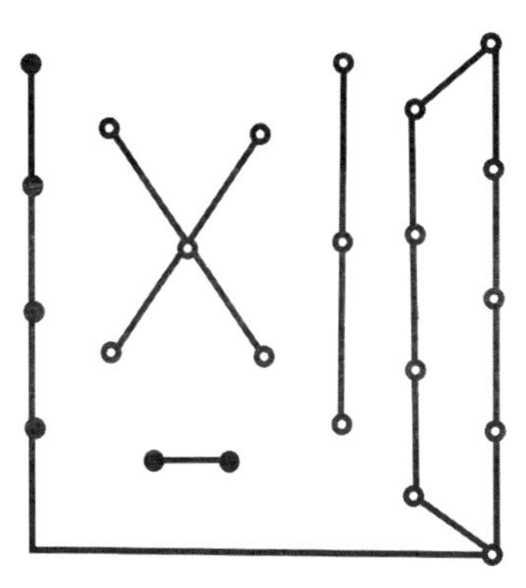

天三左生地八图

左边，是客观存在的现象。这好比是讲一棵树，一个植物，根只能扎在土中一样。

宋代的刘牧，从《河图》的数学原理上，讲出了这一现象的阴阳依据。因为“土”所属的数学规律为“天五生土，地十成之”，左图中间的“天五”，代表衍生土的物质。长成土的那个“地十”在图中隐而不现，但仍然存在。肝藏所需要的纯阳物质结构，全在左边的脾藏，而且脾藏的衍生数与长成数，合为十五，能够再进行新一轮的衍生。按照内数的规律，合十归一，满十进一。一是肾“水”衍生数，生水，利于肝藏。合十生真水，真水气满，利于肝藏。在衍生中，肝藏总是处于向中央土的索取中，土多是处于供给中，所以讲“肝生于左”。其中精细的阴阳物质变化，尚且不知。

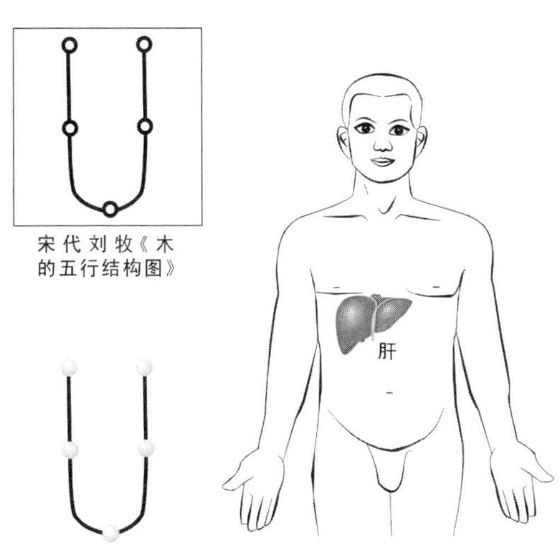

宋代刘牧《木的五行结构图》

肝藏五行结构

宋代刘牧描绘的是肝藏中的“五行结构物质”，汉字名字叫作木，未来不知道人们会给它起个什么名字。

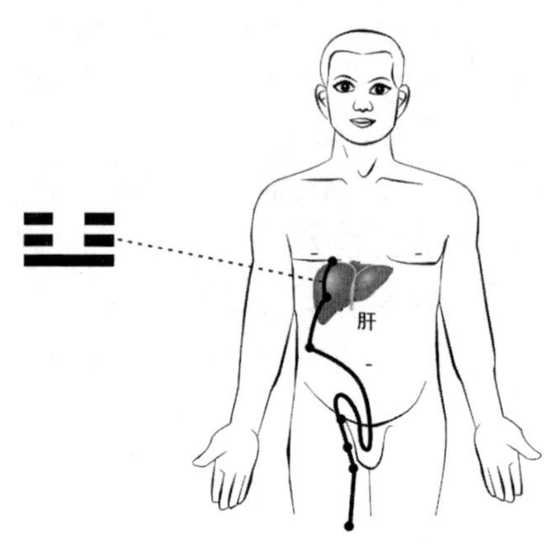

肝藏大易

肝藏的大易结构，叫震卦。《易经》中讲，震为雷。静到一定程度，会听到肝藏发出的“轰轰”雷声。

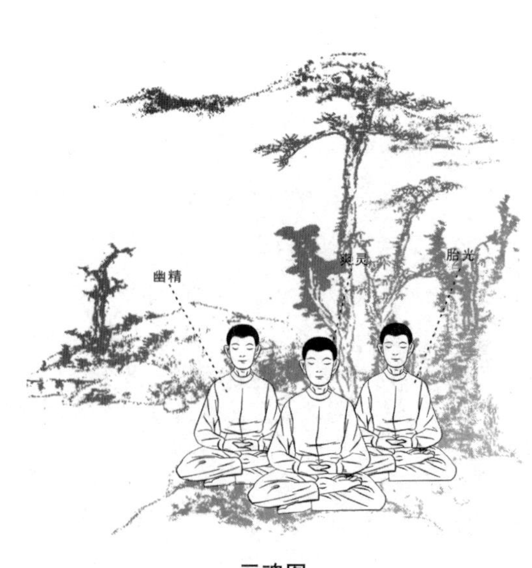

三魂图

在人体之中，肝藏的功能比较强，管理的事比较多，不但有真形青龙替肝藏工作，肝藏中还藏着三魂。三魂是三个如人形的真气，替肝藏对人体进行管理工作。大致上，三魂主要管理人体内的“事务”，打点人的情志、精神，处理肝藏的抽象事务。而肝神青龙，主要管理肝藏的真气运行，管理人体与宇宙中星宿等的关系，管理外交。它们各有所司。

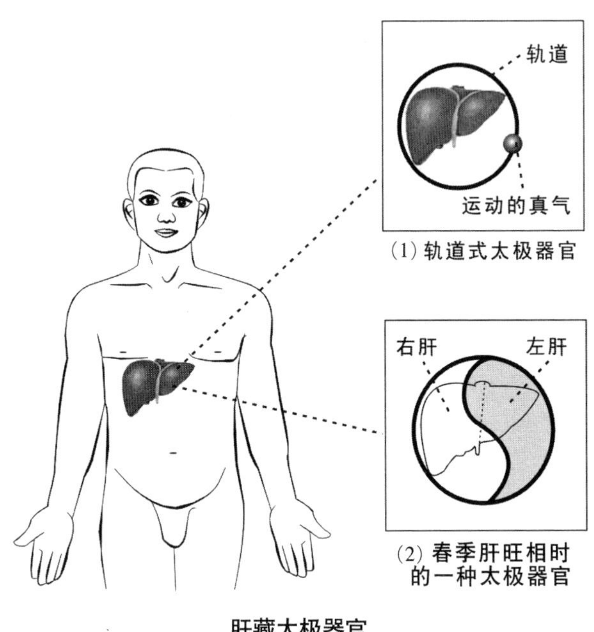

肝藏太极器官

肝藏本身是一个太极器官，上面图中两个小图，描绘的是肝藏真气运动的两种情况。真实情况，更复杂多样化。

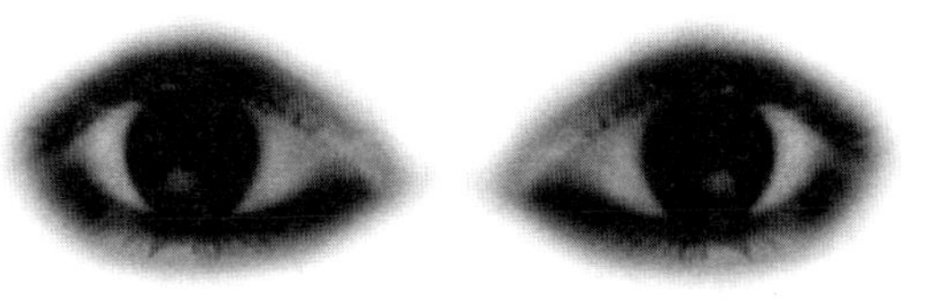

双目图

眼为太极器官，中有阴阳运动。

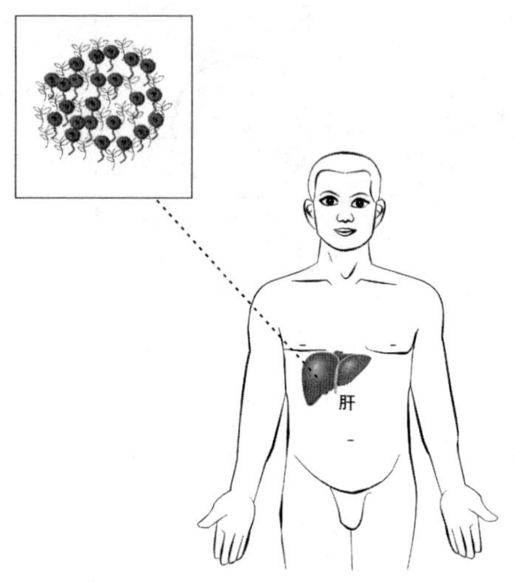

肝产药

肝藏经常会产药，药细小，如小小豆苗、灵芝。

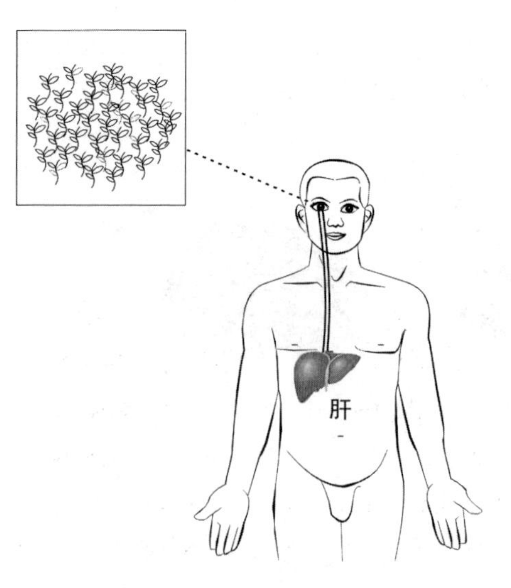

眼产药

眼睛也产药。

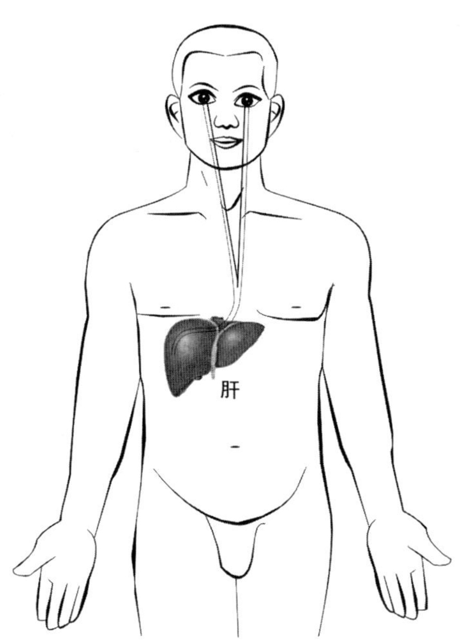

肝开窍于目

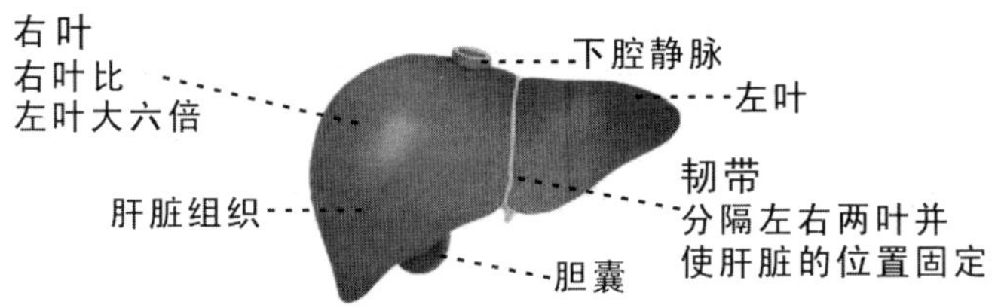

肝脏解剖图

卷五 脾藏——吞月吐金育万物

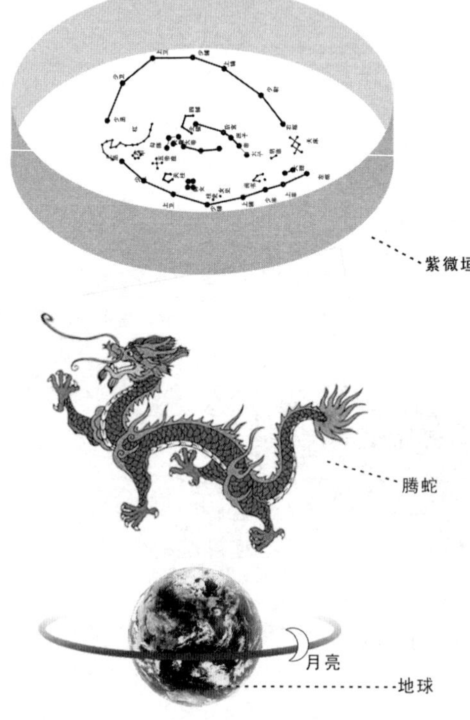

中央土

肝开窍于目。肝藏和眼有窍道相通，如图所示。

在中医，脾藏被称为人体的中央土。土生万物。放大了看，与脾相类比的土，又指地球，就是人类生活的故

一曰东海青龙
甲方木液在卦属震
在方属东在五行属水
在道为魂性也属火神
之母在脏腑属肝在
天为日实我魂之
所也
一曰西山白虎庚位
金精在卦属兑在方属
西在五行属金在道为
魄精也属水精之母在
脏腑为肺在天为月
实我魄之所也
黄庭
土
意不动
神自灵
斗牛女虚
危室壁
玄武煞气
下丹
精自固
身不动

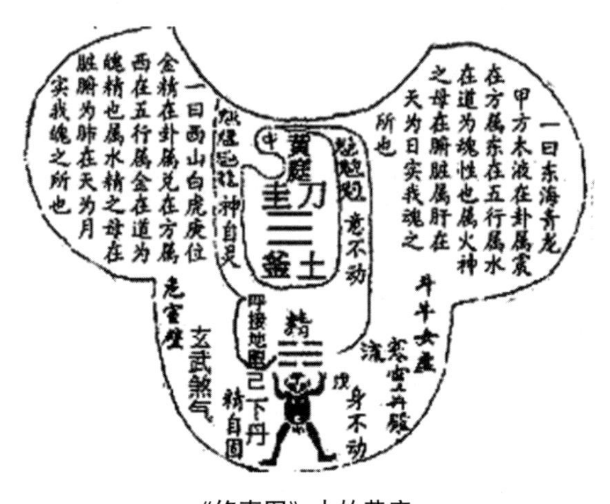

《修真图》中的黄庭

乡。地球是脾土重要真气的来源，是脾藏的母体。

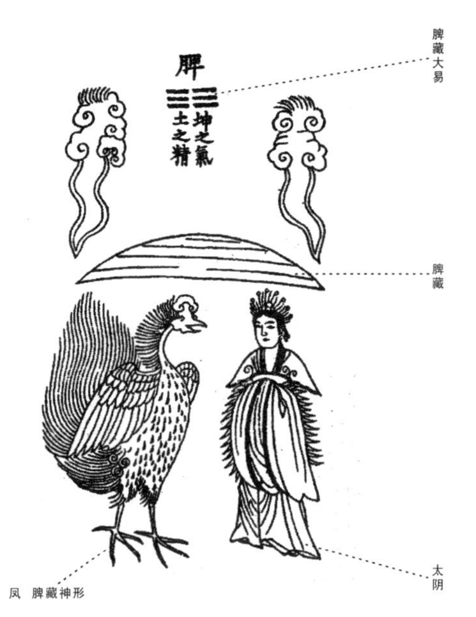

唐代女道医胡愔的《黄庭内景五藏六腑图》

这是《修真图》中的黄庭图。

胡愔在《黄庭内景五藏六腑图》中，描绘了脾藏的真形，如一只展翅的凤。凤形是脾藏真气的样子。至于脾藏的大易结构，胡愔说，

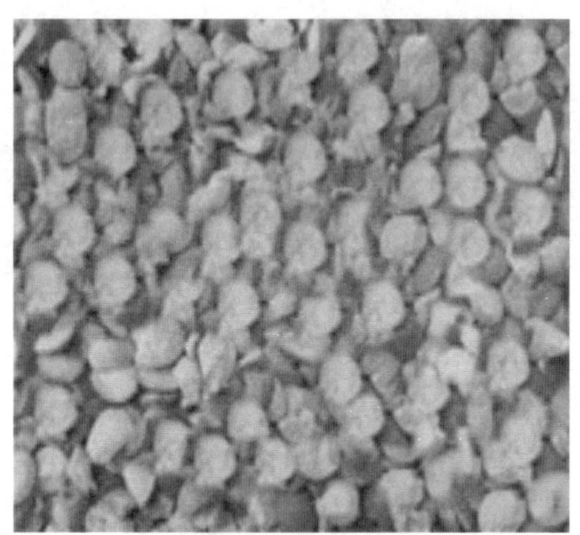

自然中的“意”示意图

“坤之气，土之精”，为三阴爻结构。

《黄帝内经》说，“脾藏意”，就是讲脾藏中藏着思想、意识。人能够思想和意识的物质，也就在脾藏之中。

这还得从河图和洛书谈起。因为脾为土，土的内数规律是“天五生土，地十成之”，土的衍生、长成数为十。在洛书和九宫图中，“十”这个长成数，被隐去不显。满十进一，然后开始新一轮的衍生。在脾藏之中，肯定有一种被不断衍生出来的特殊的真气，是这种思想和意识的主要载体。古代的中国人给这种真气起了个名字，叫作“意”。意这种真气，有记忆、思想、意识和信息传输功能。

电脑的记忆和运算，是用二进制完成的，而河图、洛书和九宫图所描绘的内数的记忆和贮存，即“意”，是利用多种多样的自由进位制构成的，至少包括了二进制到十进制的多种进位制。构成这种进位制的物质，也是多种多样的：有五行结构物质；有大易；有生成数，如河图所示；有阴阳球态物质；有人体网络。《黄帝内经》所提示的“意”这种物质在人体中的记忆和计算情况，仍然是

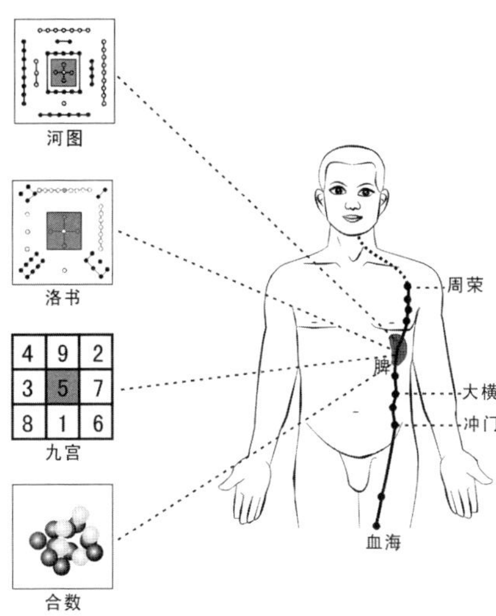

脾数图

我们现在不可想象的。

“意”这种真气，是意想不到的。

脾藏意，脾土在河图、洛书和九宫图中，都居于最中间。不要以为地球只是太阳系的一个小星星，居中只是想象。对人和宇宙来讲，脾藏就是中央，是数学规律所确定了的。思想多了，会得脾胃之病。“意”这种物质用得太多了，伤中。

上图的第四个小图叫“合数”。脾藏易滞，以调和为主，所以中医叫养脾。

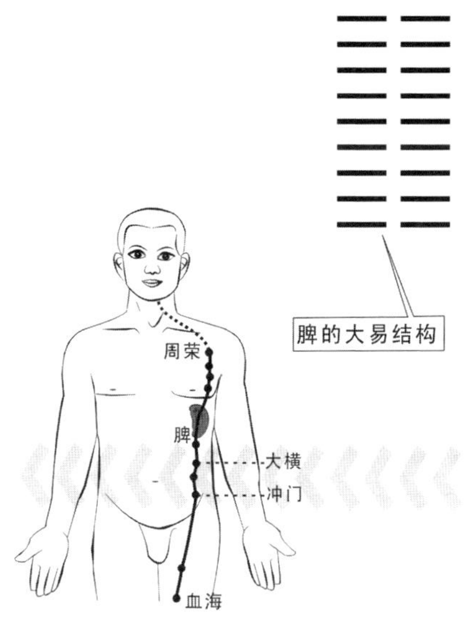

脾藏大易

脾藏的大易结构。中央土的大易结构。

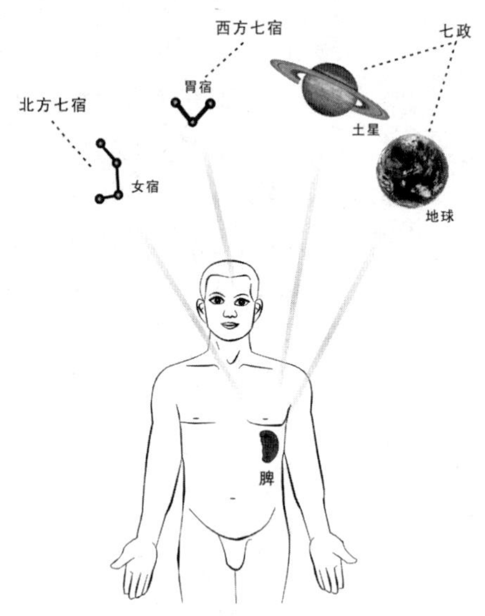

脾和星宿

地球、土星、月亮、胃宿、女宿等，都是给脾藏输真气等物质的最重要的星宿。胃宿虽然叫胃，和脾却是一家，常常直接给脾输真气。

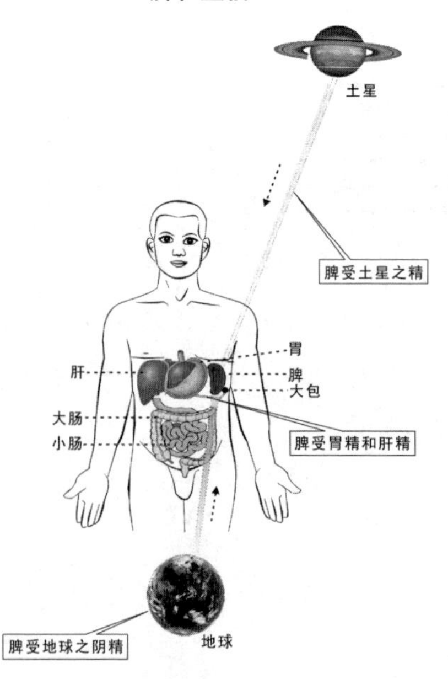

脾藏精

光有真气，脾藏还不中。脾藏精，脾为太阴之藏。脾精来源于地球、月、土星、胃腑（不是胃宿）、肝藏等。

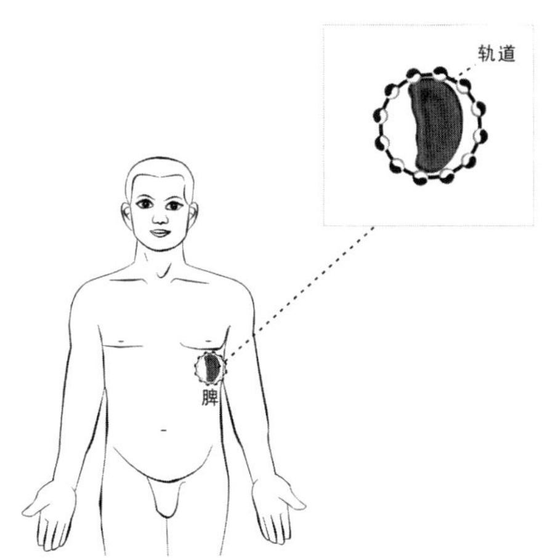

脾太极器官

脾藏旺相时，观察到的脾藏太极器官。四周为球态真气。

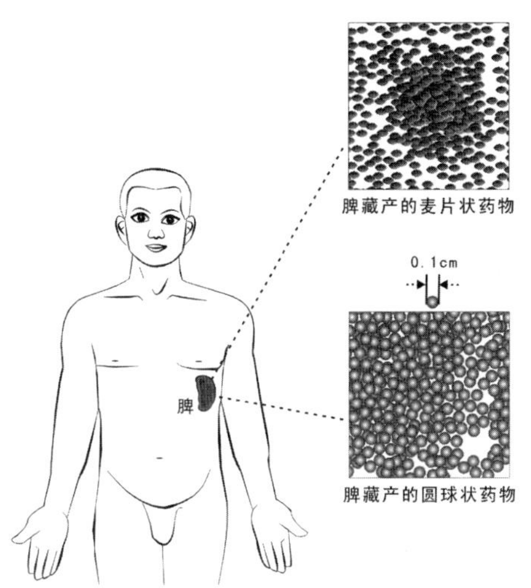

脾产药

脾藏产药大约有两种，一为圆球形，一为片状。

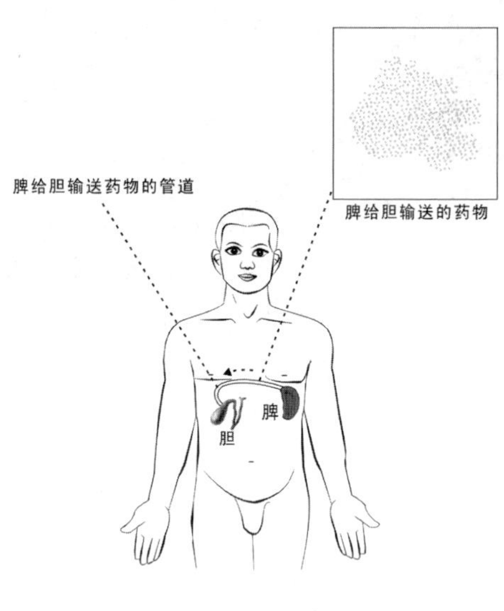

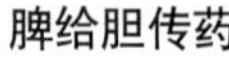
脾给胆传药

脾藏给胆传的药，体形要小一些。胆小药也小。

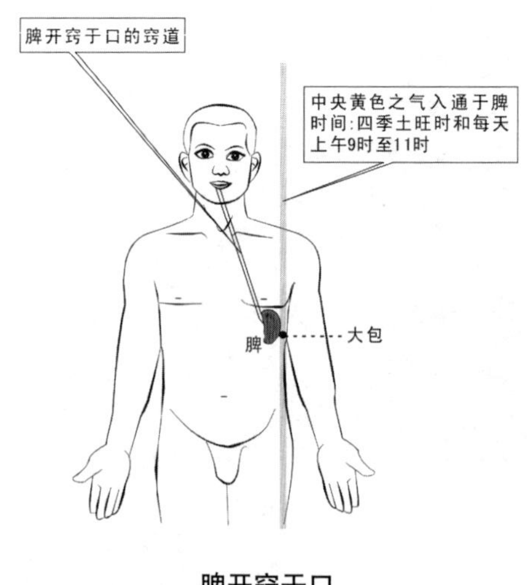

脾开窍于口

脾藏开窍于口，我的老师讲，主要是开窍在人的嘴唇。另外，脾藏和中央土气相通。中央的土气，当然来源于地球。

有一个朋友老是嘲笑中国人讲地气，笑称有人光着脚也不见得纳了多少地气。实际上，人光不光脚，地球的真气都会自然地进入人的身体。想不想要地气是你的事，地气进不进你的身体是地球的事。你管得着吗？

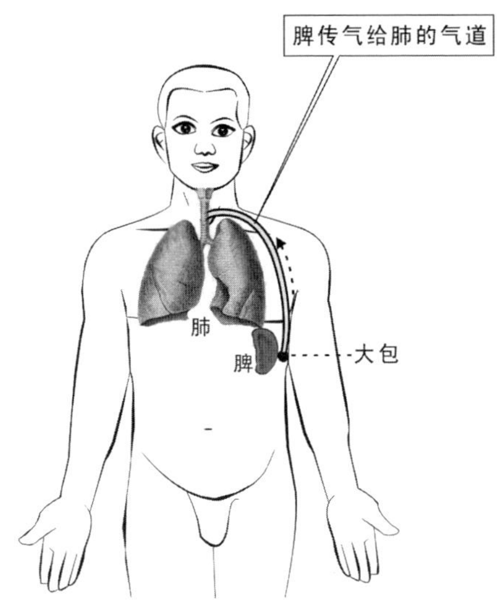

脾给肺传气

脾藏给肺藏传气。这大约是土生金的一种。脾为土，肺为金。

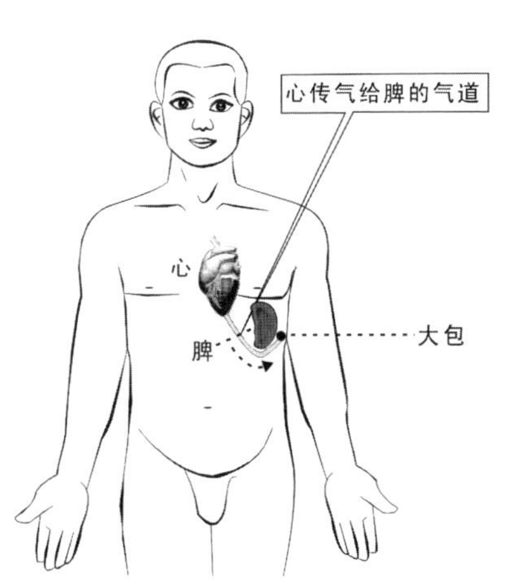

心给脾传气

心给脾传气，这是中医讲的火生土。心为火，脾为土。

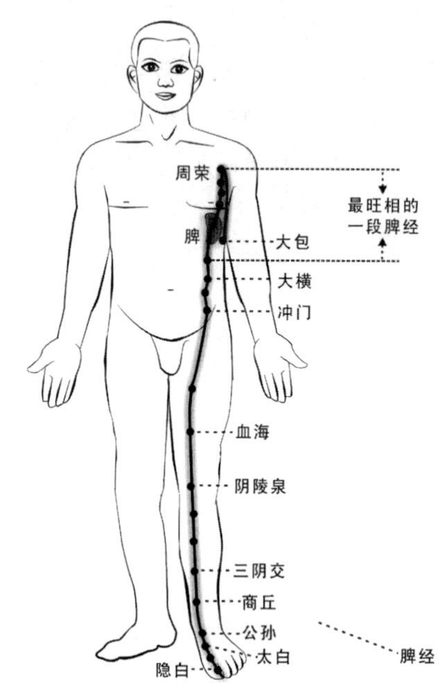

左侧脾经旺相

脾藏旺相于农历每季的最后十八天和农历六月。

下面是一段关于脾藏旺相的观察记录：2008年农历三月十二日，上午时观察到脾经旺相，特别是脾经和心藏接近的一段。后来连续三天，天天如此。

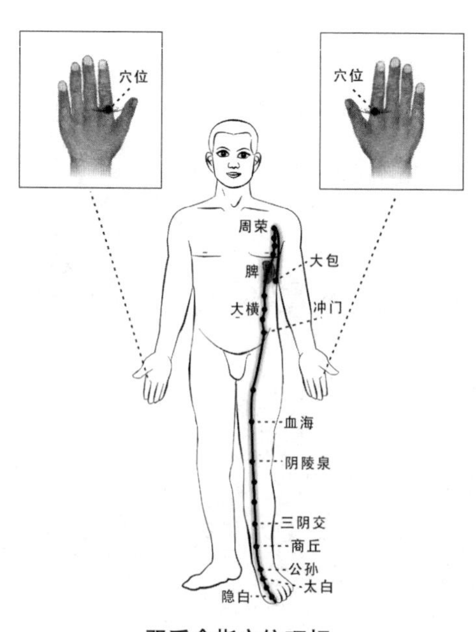

双手食指穴位旺相

另外，如左图所示，双手食指所标注的穴位一带在脾经旺相的同时，也特别旺相。开始观察到这种现象时，并不以为然，连续数天，直到2008年农历三月十四日晚上，才想到这一现象，就是《黄帝内经》所讲的脾于每季的最后十八天旺相（脾藏还旺于农历的六月）。查了农历才明白，2008年戊子年三月共有二十九天，如果以《黄帝内经》上的旺于每季最后的十八天来计算，三月十二日恰好是2008年春季最末一个月的最后十八天的第一天。怪不得脾藏旺相，让人感觉到脾藏和脾经发痒。写到这里，我内心深处不由得泛起多年来经常感叹的一句话：祖宗不吾欺也。

脾藏旺相于每季最后十八天，恰巧每一季旺相的这十八天，都要经过农历十二、十三、十四、十五、十六这些天。这些日子，全是一月中的好日子，月儿圆圆，大地一片银光，土木和合，生命在感受圆满的宇宙运动。

在农历三月十五日晚上，观察到脾藏纳月亮太阴真气。

脾藏前所未有的旺相，月的真气是立体的，凝聚成一团，在脾藏中间发着银辉。这是极浓厚的太阴真气。脾藏的最中间是圆月的真气，四周为太阴真气的银青色的光。月为太阴之气的标准。这样的太阴之气，实在少见。

生命和宇宙的运动，实在是不可思议。脾藏每季最后十八天运动一次，就是为了与月同辉？就是为了纳月的太阴之真气？

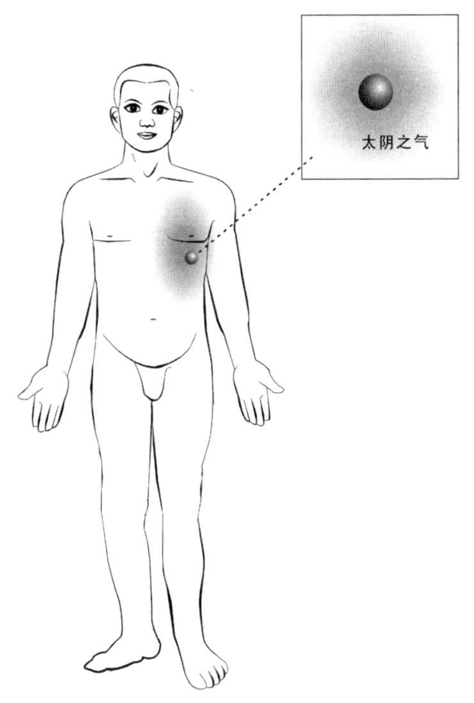

脾藏纳太阴之气

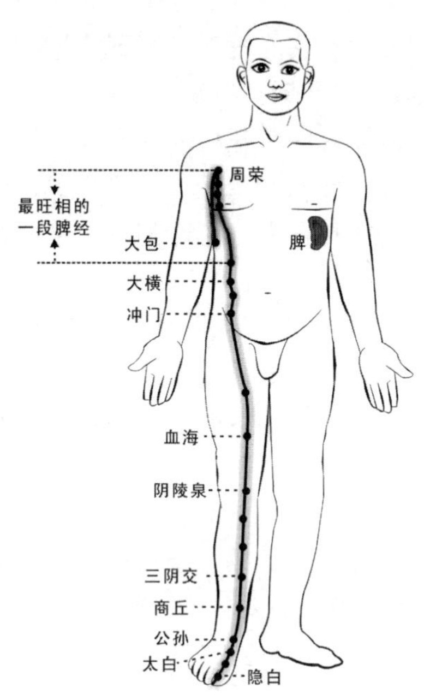

右侧脾经旺相

接下来五天，是右边脾经旺相。如左图所示。

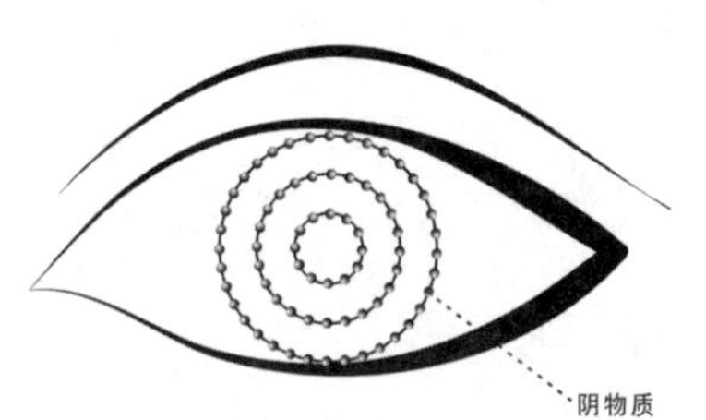

右侧脾经旺相时眼睛中的太极器官

右侧脾经旺相时，可以观察到右眼中的太极器官。这个太极器官有三圈，圆圈上有多个真气凝聚的小真气球。画出来后，美得像一幅超现实主义的画。

接下来，是左边脾经旺相，约五天。然后再是右边脾旺相三天。再下来，仍然是左边脾经旺相。

在这个过程中，脾藏的旺相渐渐缓和下来，最旺相的时间，还是在月圆时的那几天。

在脾藏旺相的这十八天中，人的消化特别正常，特别的好，身体放屁多，大便也多，且极为规律，大便的形状也比较好，甚至一天大便两次到三次。这也是平常少有的现象。

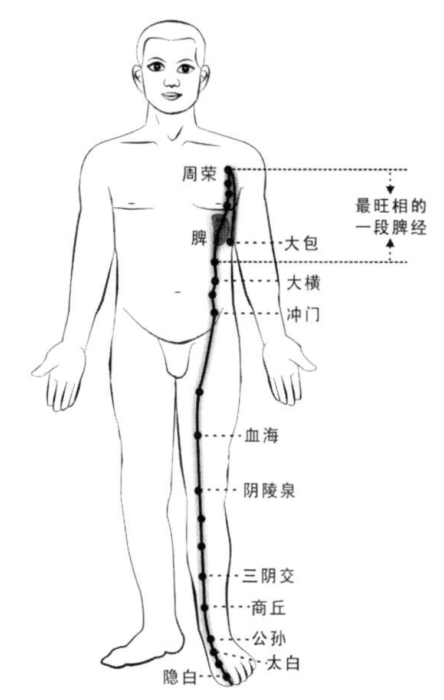

左侧脾经旺相

脾藏这样的旺相，在平时是观察不到的。虽然这样的现象还太过简单，但也足以说明，脾藏旺相于每季最后十八天的说法是真实不虚的。

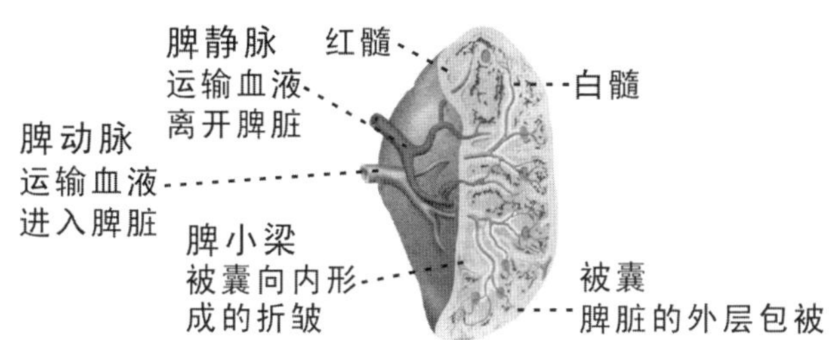

脾脏解剖图

卷六 肺藏——唱彻云天尽纯洁

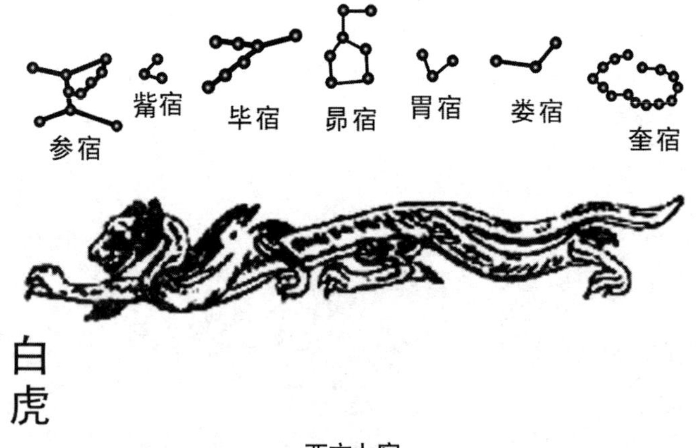

西方七宿

宇宙广大浩远，遥远的西方七宿可以讲是肺藏的母亲和摇篮。西方七宿和金星等，共同哺育着我们的肺，宇宙中星宿对人类的哺育，是不可想象、不可思议、不可替代的。

秋天，是肺藏的盛会。西方七宿传达的真气，是肺藏最大的宝藏。

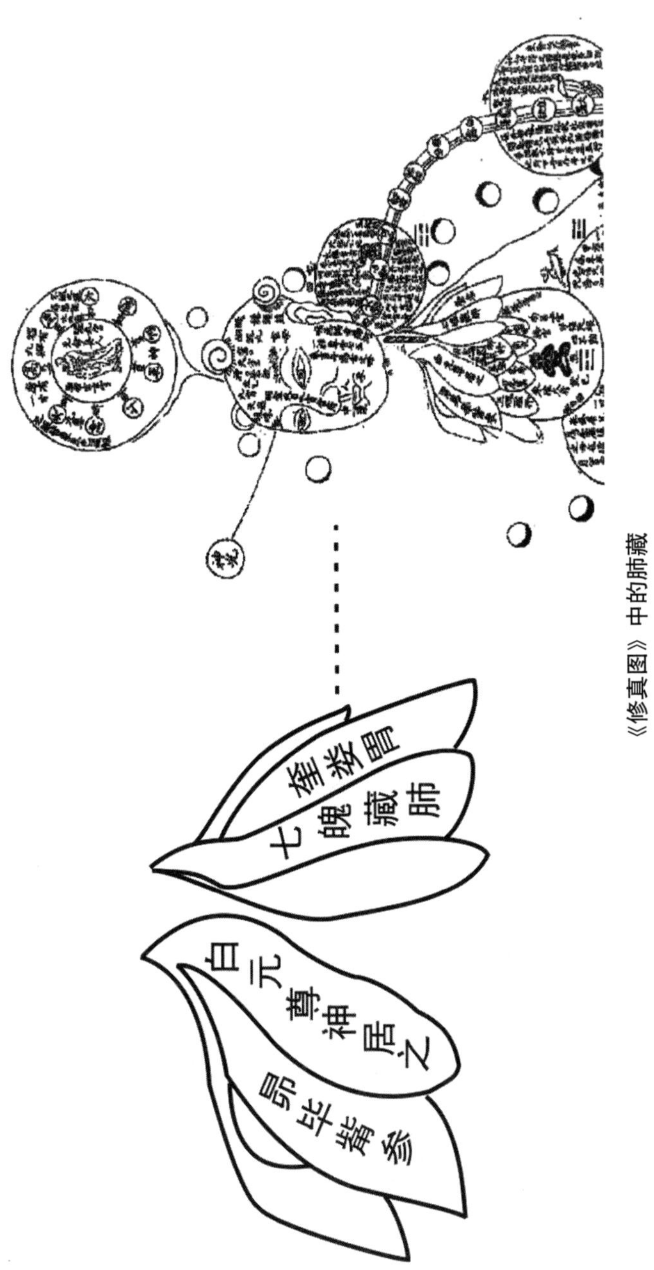

《修真图》中的肺藏

《修真图》把肺藏和西方七宿的关系，刻镂在图上。合和。

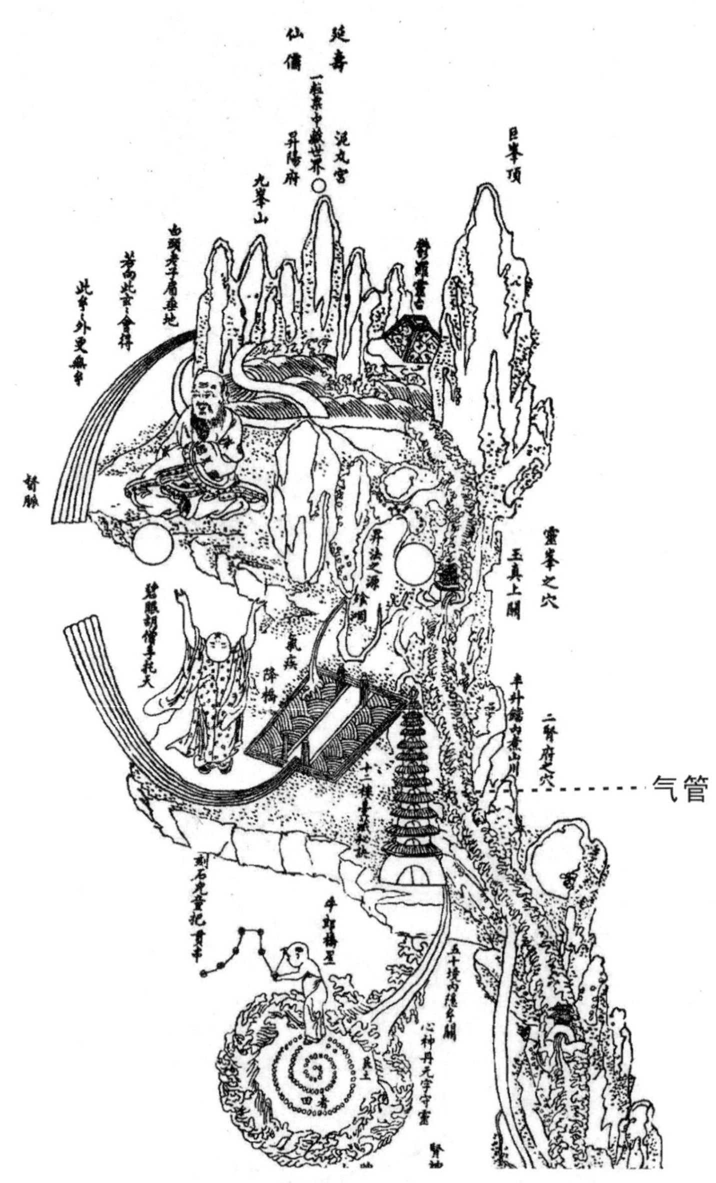

《内经图》中的肺藏

《内经图》中描绘的肺藏。

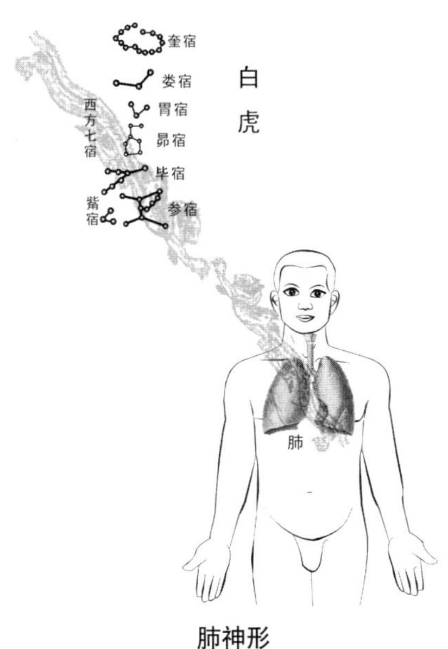

肺神形

肺藏中的真气神形，为一只白虎的样子。肺藏贮藏西方白色金气。肺藏真气的神形和西方七宿真气的神形，是一个样子。

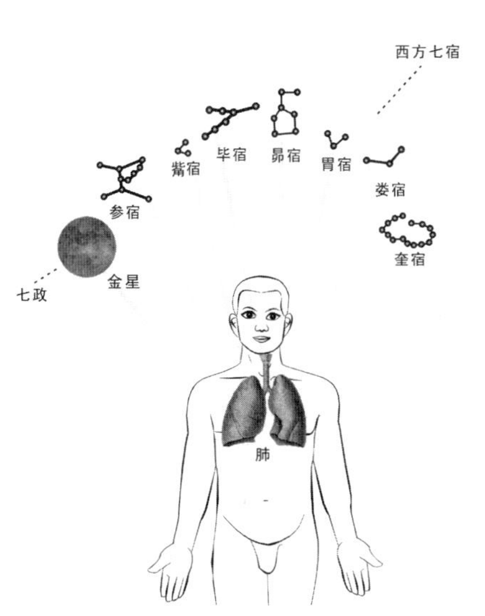

肺与星宿

西方七宿并不只和肺藏发生输送真气、交换阴阳的关系。其他关系还有娄宿和胆，胃宿射胃，参宿补肾，昴宿照肝，等等。西方七宿所有的这些工作，当然有助于肺藏在秋天的大旺相，没有这样齐心协力的工作，不可能有肺藏的大旺相。

协调众多星宿为人的肺藏工作的，当然属于七政中的金星。七政是天上执政党的七个领袖，它们各司其职。

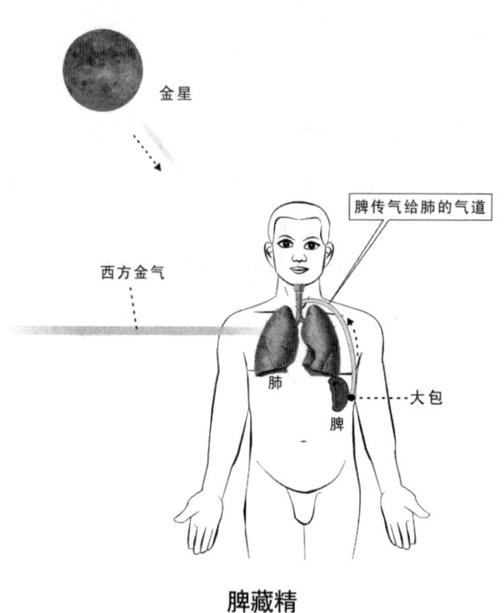

脾藏精

在人体内，脾藏经常给肺藏输真气。在人体外，给肺输真气的除了西方七宿和金星外，就是西方金气了。西方金气旺相在秋天，是五气之一。

肺藏的金气，纯洁雪白如女宿的光。

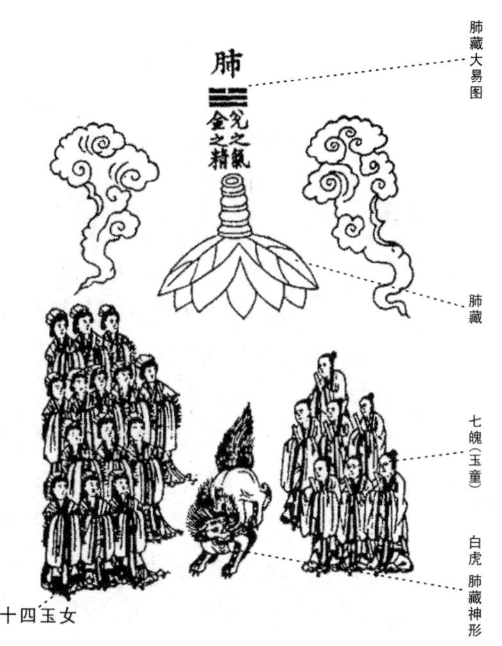

唐代女道医胡愔的《黄庭内景五藏六腑图》

胡愔的观察水平后人很难企及。在她所绘的这幅图中，中有白虎，是肺藏真气的形象，右边的七个玉童，代表七魄。另外十四玉女代表什么，我们还不清楚。上面绘的肺藏的肉体，像个华盖，华盖左右为西方金气。

图最上面中间，绘着肺藏的大易结构，胡愔说，这是“兑之气，金之精”。

肺藏的大易结构如图。兑这种大易物质，旺相于秋。

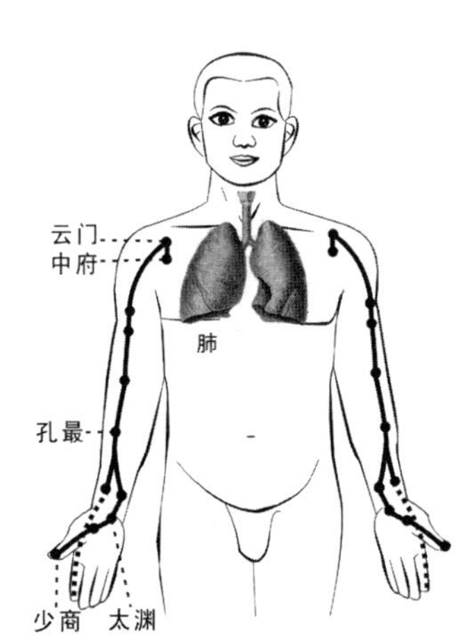

脾藏大易

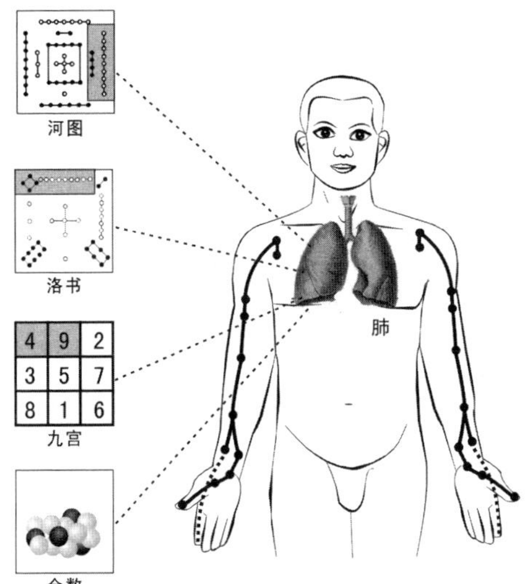

肺数图

肺藏五行属于金。因此，肺藏的衍生物质，为“地四”，肺藏的生成物质，为“天九”。

有一个词，叫“金声玉振”。金声就像阿宝唱陕北民歌时扯出来的高调。肺金的声音，细利高亢，很少有人能唱那么高。

肺藏就像一架镂刻机，一张光盘，一台电脑上的声卡和播放器，为我们播放着这种“无”的音乐，细细返听天籁，总能听到肺藏的反复吟唱。

一、肺藏于右

《黄帝内经》讲，“肺藏于右”，说的是肺藏的功能、机理、旺相主要是在人体的右边，即偏右肺这一块无物质空间。而肺藏的左边及左肺这一块无物质空间，主要是心藏占用了。心偏于左，并且在心藏的正上方、左上方有三个小区域，全是心藏的真气运动区。所以肺藏也只能藏于右了。

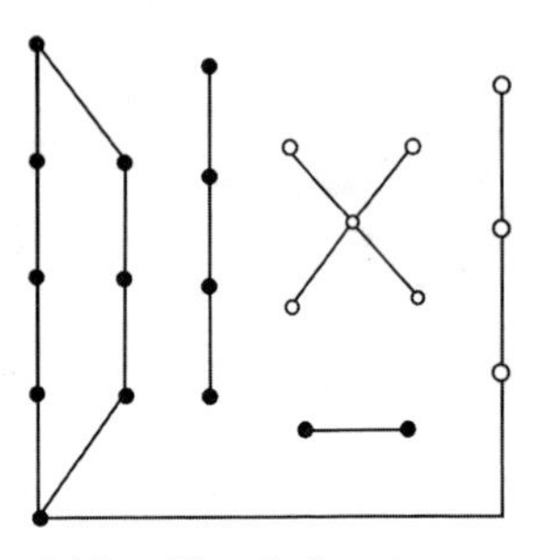

刘牧《地四右生天九图》

刘牧的《地四右生天九图》，仍然是在内数的层次，描述肺藏的长成数“天九”，位在右侧。在描绘后天内数结构的《九宫图》中，大家也可以看到代表肺藏衍生与长成的“四”和“九”两个数字，位置全部偏右。

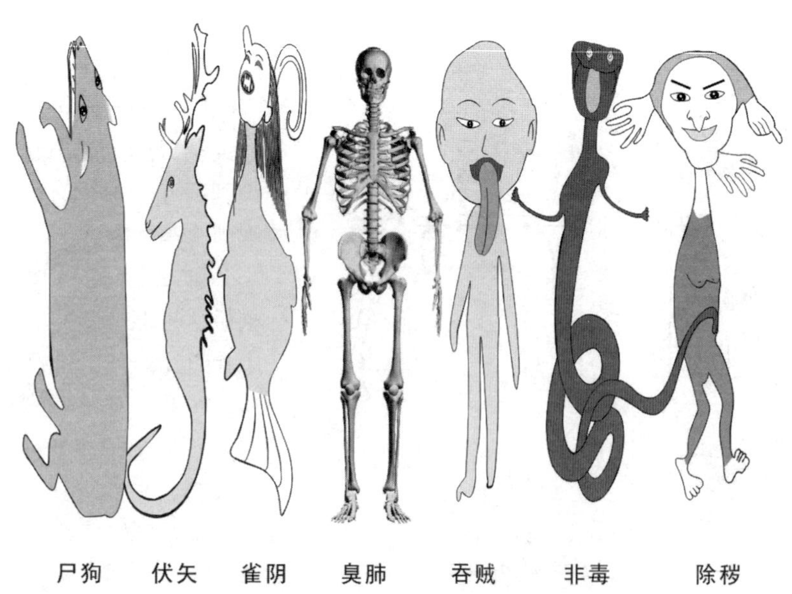

尸狗　伏矢　雀阴　臭肺　吞贼　非毒　除秽

七魄图

在体检时医生会让我们吹气以测定我们的肺活量。中医不是这样简单地看肺藏的。《黄帝内经》说，肺藏中有七魄。七魄就是七种细分的真气，这七种功用的真气，各自都有自己的形状，可以讲是奇形怪状，七魄聚集在一起，好像在开一个以丑八怪为主题的假面舞会。七魄这七种真气的样子，还真是有点酷。

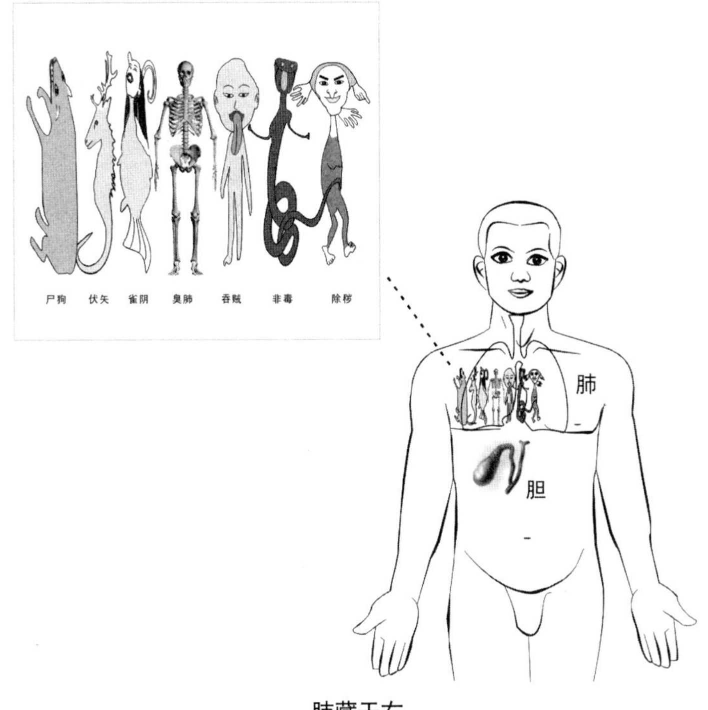

肺藏于右

七种欲望与功能，就是七魄。七魄既代表了肺藏的特殊能力，也代表了我们过分的妄想。要是按人类肺藏中七魄的样子来定义人类，每个人都是残疾人。

七魄这七种真气的形象代表，也大多聚集在肺藏的右边。肺藏最重要的特点之一是肺藏魄，这魄也藏在偏右的地方。《黄帝内经》讲的肺藏于右，是我们祖先真实的观察记录。

七魄的名字，分别叫尸狗、伏矢、雀阴、吞贼、非毒、除秽和臭肺。

看看七魄的名字，大家也就明白，七魄不光是传输真气到身体各处，也在为我们的生命进行洗涤，是生命的清洁工、垃圾处理工。

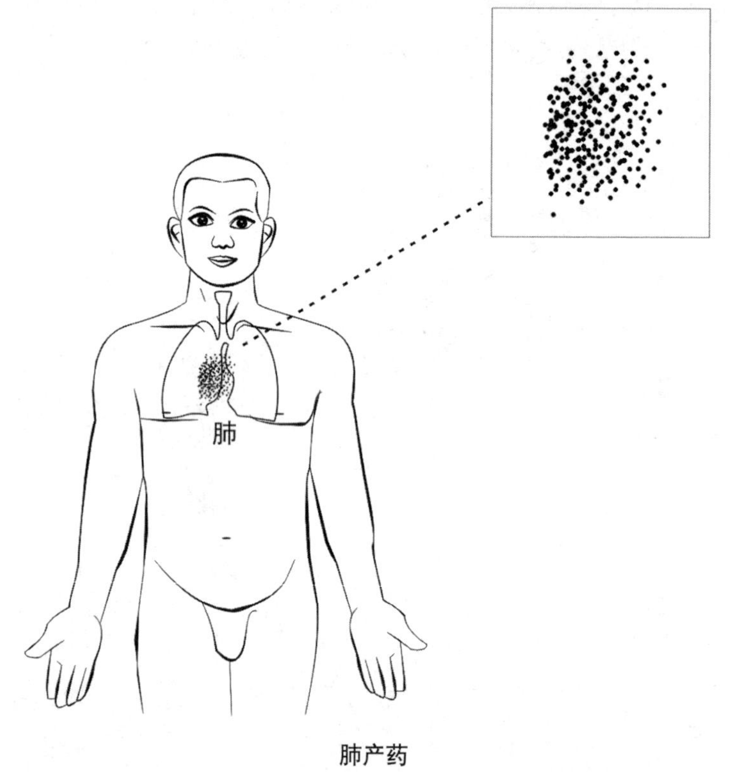

肺产药

瞧，肺藏产药，也是在右肺。肺产的药很小，如小米。

另外，肺藏和肺经从早上3时开始运动，多由胆经等从右肺开始启动肺藏。心藏和肺藏经常一体化运动。

《黄帝内经》一句“肺藏于右”，实际上概括了很多内证观察的肺藏运动现象。《黄帝内经》是高度凝练的内证结论，也是中医长期实践的结果。

肺藏的“五行结构物质”。

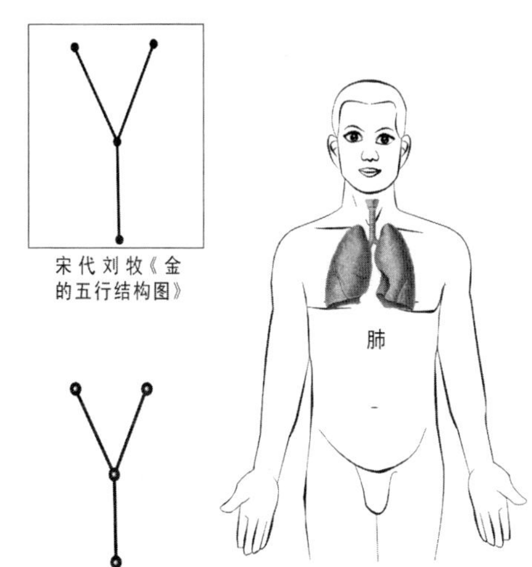

肺藏五行结构

二、肺开窍于鼻

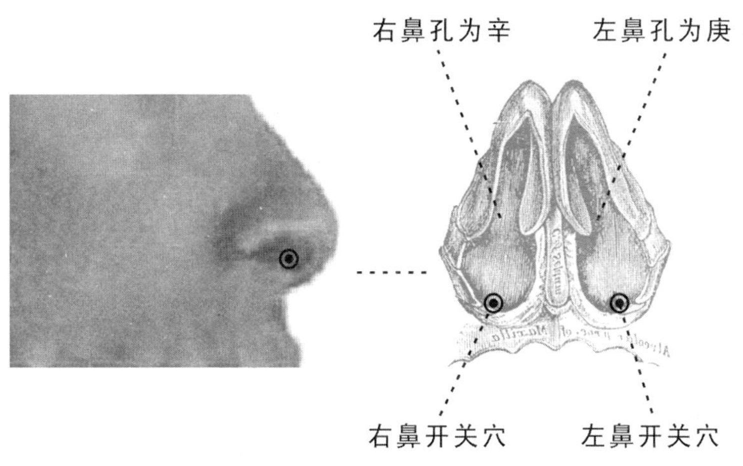

鼻开关穴示意

上图是关于鼻开关穴的示意。观察到右鼻开关穴，先是旋转，然后，左鼻孔开始吸气呼气，右鼻孔不呼吸。

不止一次观察到类似这种现象。据记忆，曾经看到相关资料，讲人的左右鼻孔的呼吸，是有一定规律的。看来确实是如此。只是还没有搞清这个规律。

“鼻开关穴”这个名称，暂时用着，以示区别。

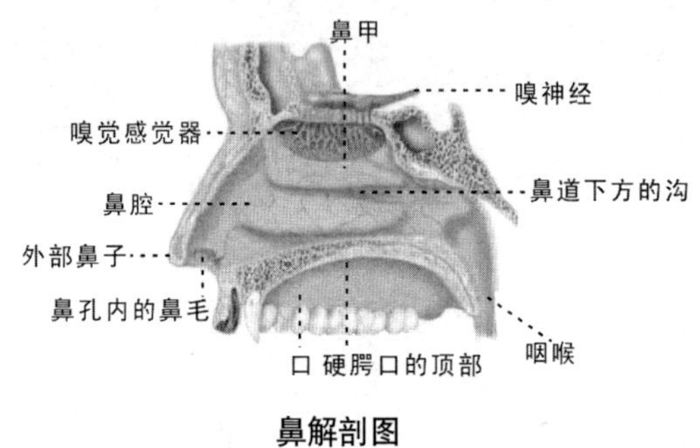

鼻解剖图

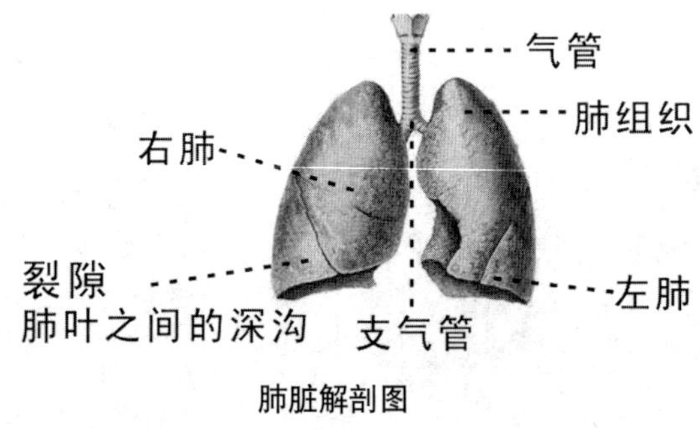

肺脏解剖图

没有中医解剖的肺藏的这些东西，肺不仅难以成立，人也无法呼吸。

卷七 肾藏——通达宇宙的生命之门

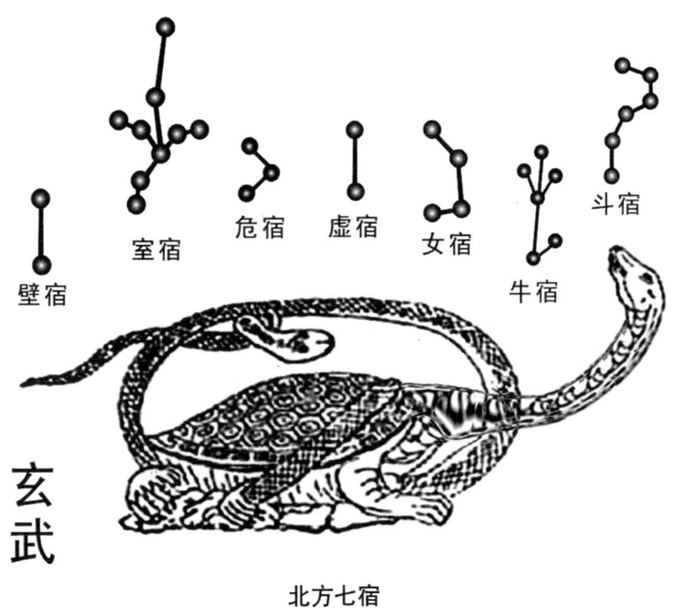

北方七宿

北方七宿在冬天旺相，人的肾藏也服从宇宙自然的大规律，在冬天旺相，是为肾藏的大旺相。北方七宿是人的肾水大旺相的主宰。北方七宿的真气，会形成一个龟蛇的形象，在北天上显现。

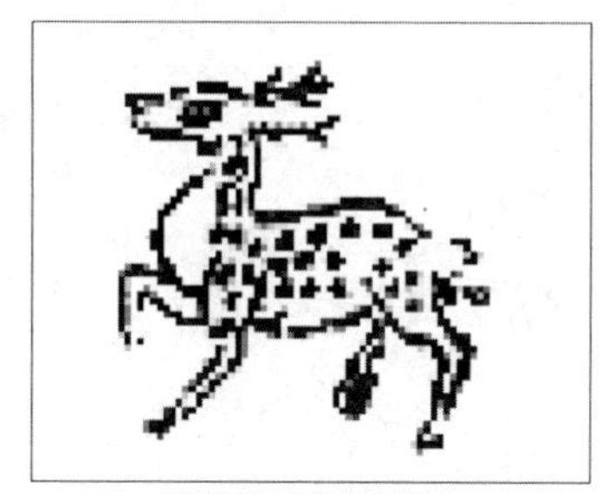

《修真图》中肾的神形图

肾藏中的真气，为黑色，肾藏真气旺相时，有时是一只双头鹿的样子。

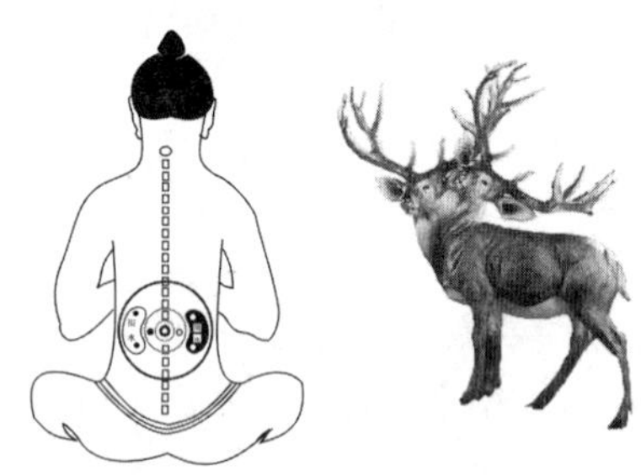

肾藏神形

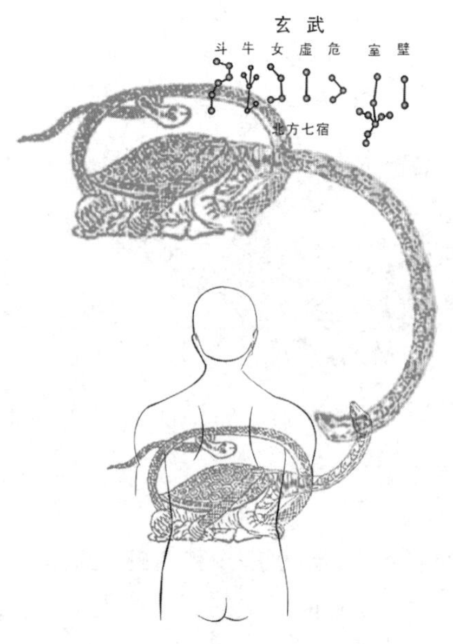

肾神形

前面我们讲过，北方七宿的真气，会形成四灵中龟蛇的样子。在冬天当肾藏大旺相时，肾藏的真气也会与北方七宿相应，在肾藏中形成一只龟蛇的样子。其实这只是人体中的真气和北方七宿的真气气交的结果。在《黄帝内经》中有“气交”这个专门的词汇。这不是我们能随便发明出来的。

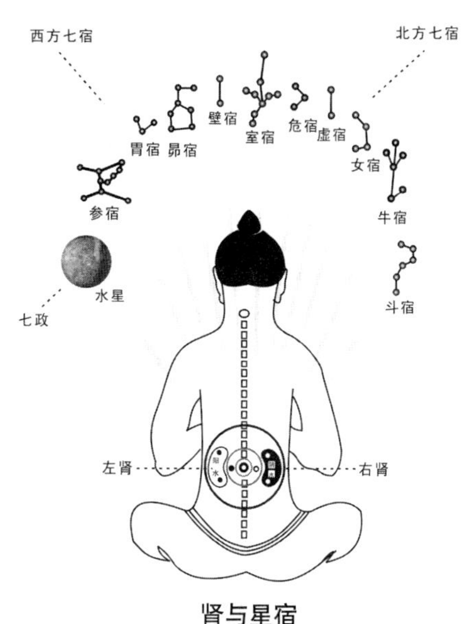

肾与星宿

除了北方七宿外，和肾藏联接交通真气的星宿，还有昴宿、胃宿、参宿、水星等。

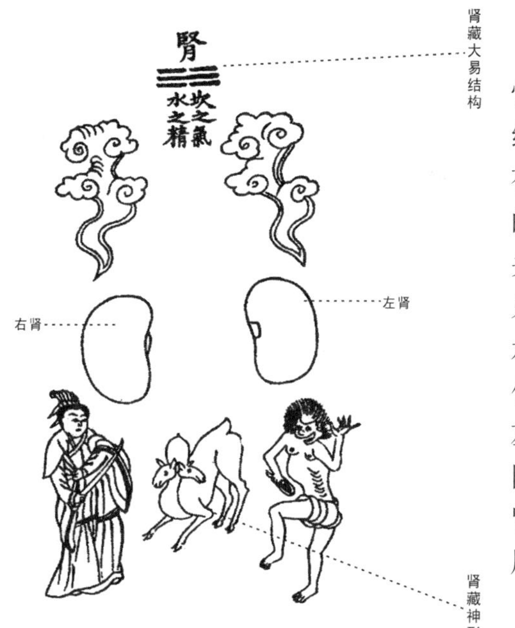

唐代女道医胡愔的《黄庭内景五藏六腑图》

唐代的女道医胡愔在她的图中也同样描绘了肾藏的观察结果。在她的图画中，肾藏中的真气形态，像一只双头的小鹿。一个黑色的鬼怪，代表着黑色的肾水，这只鬼还在跳着现代舞，他象征着肾阳。左边的仙女，象征着肾阴。中医认为，人的两肾，一边属于阳，一边属于阴。

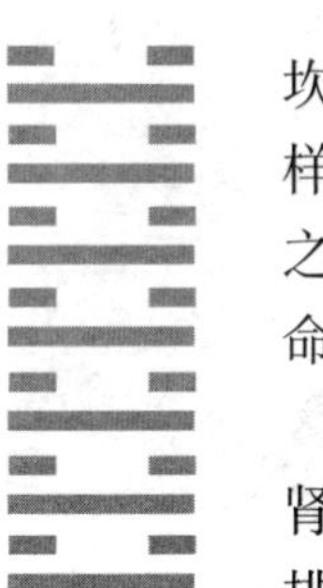

肾藏的大易结构为坎卦，为水，胡愔是这样讲的：“坎之气，水之精。”肾藏中藏着生命之精。

坎卦为水，人体中肾水的重要性，也同样排在第一位。

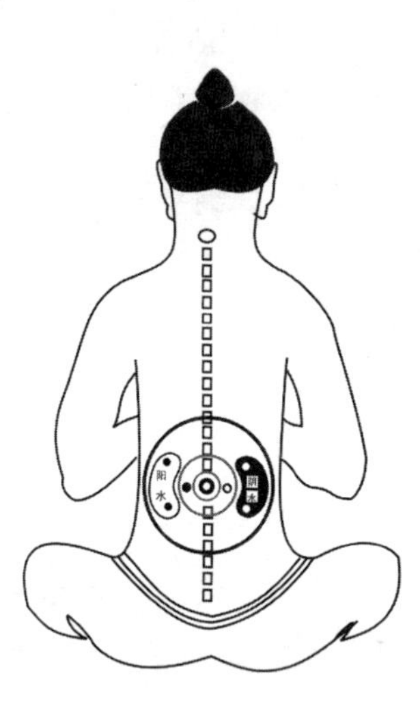

肾藏大易

在河图、洛书中，水是最早衍生和长成的物质系列。天一生水，地六成之。宇宙中的一个阳物衍生而出，地球上的六个阴物与其聚合，形成了水。肾为水藏。

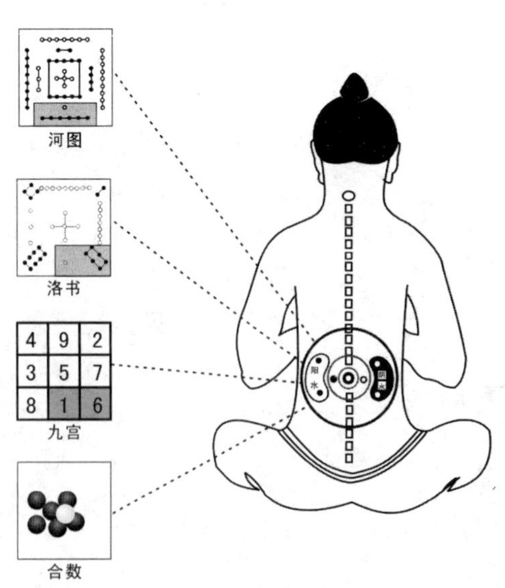

肾数图

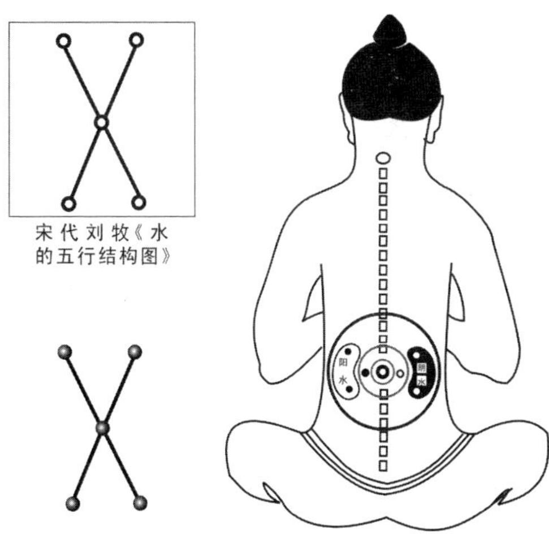

肾藏五行结构

这是存在于肾藏中的五行结构物质。它在肾藏系统运动，是生命的重要器官，发挥着重要作用。

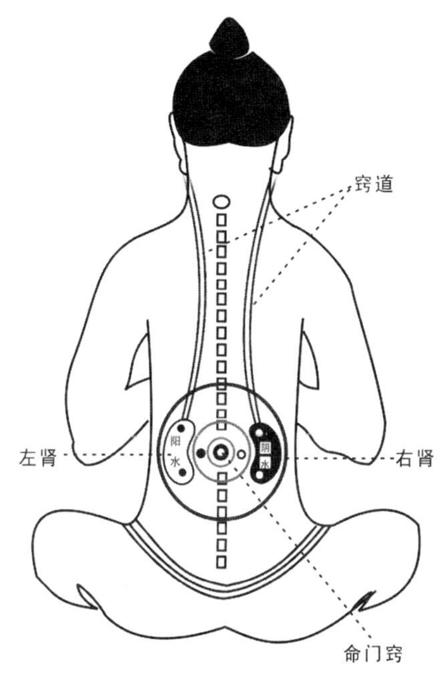

肾开窍于耳

肾开窍于耳，肾藏和耳有窍道相联。

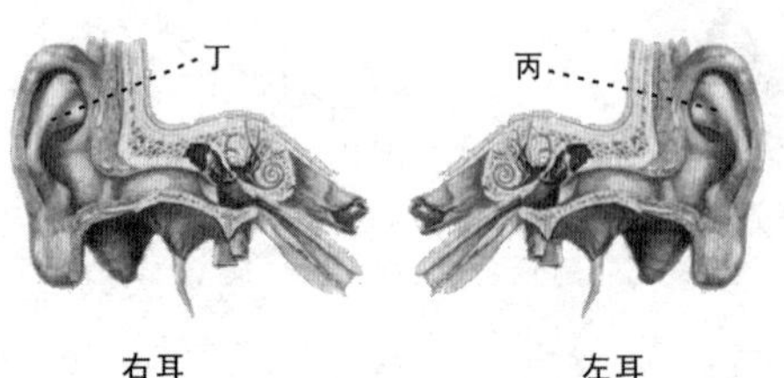

这是古代对耳的分类法。确实，在无物质结构层次，左右耳是不一样的。

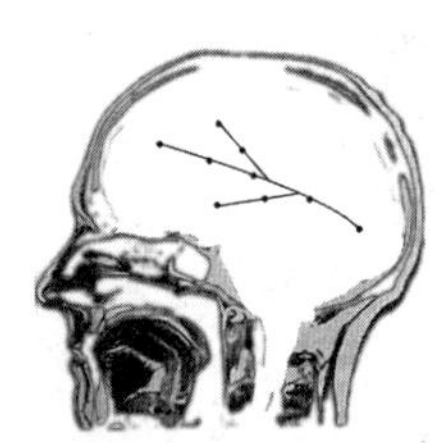

肾开窍于耳

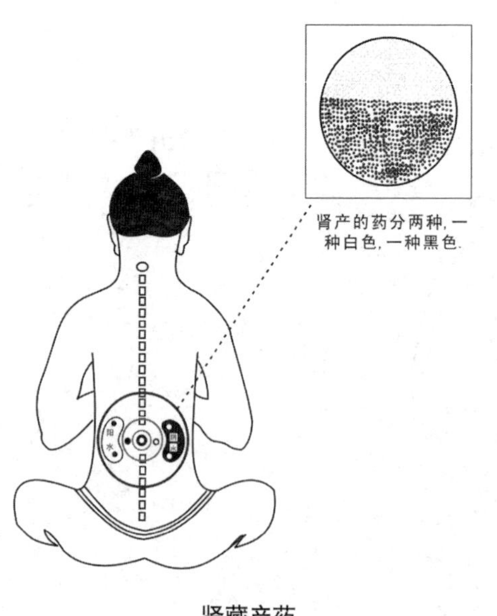

肾藏产药

肾藏产药和其他器官不一样。肾藏产的药，一半是阳，一半是阴，而以阴药居多。这药其实就是精。

一、命门观察

命门，是中医观察到的一个极为特殊的、人体的无物质结构性器官。在内证观察下，命门是真实存在的东西。

按性命之学来分类，把人体分为性和命两部分。这两部分，各有一个命门，人体中就有了两个命门。

《黄帝内经》讲，“命门者目也”，认为双眼为命门。这是讲，眼睛是人的性命之学中性这一部分生命的命门，也是人的生命最重要的命门，是元神的命门。

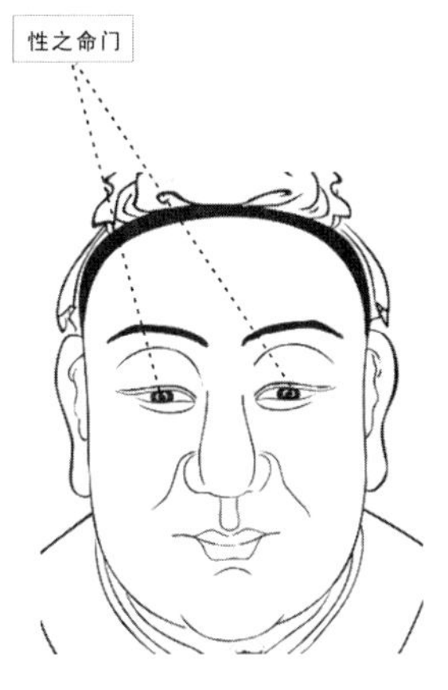

《黄帝内经》命门图

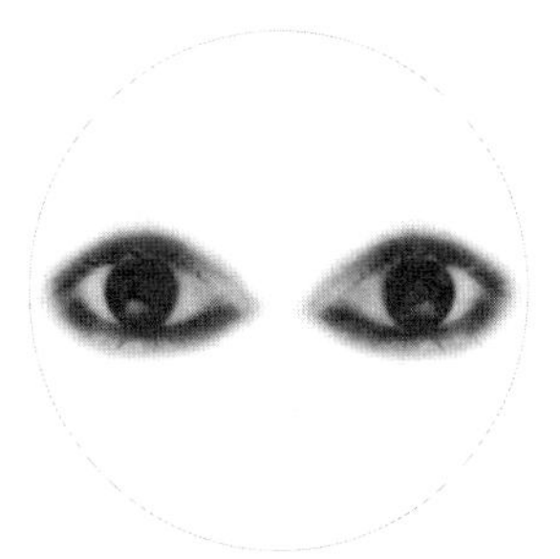

双目图

眼睛是人最重要的命门之一，也可暂名为上命门。

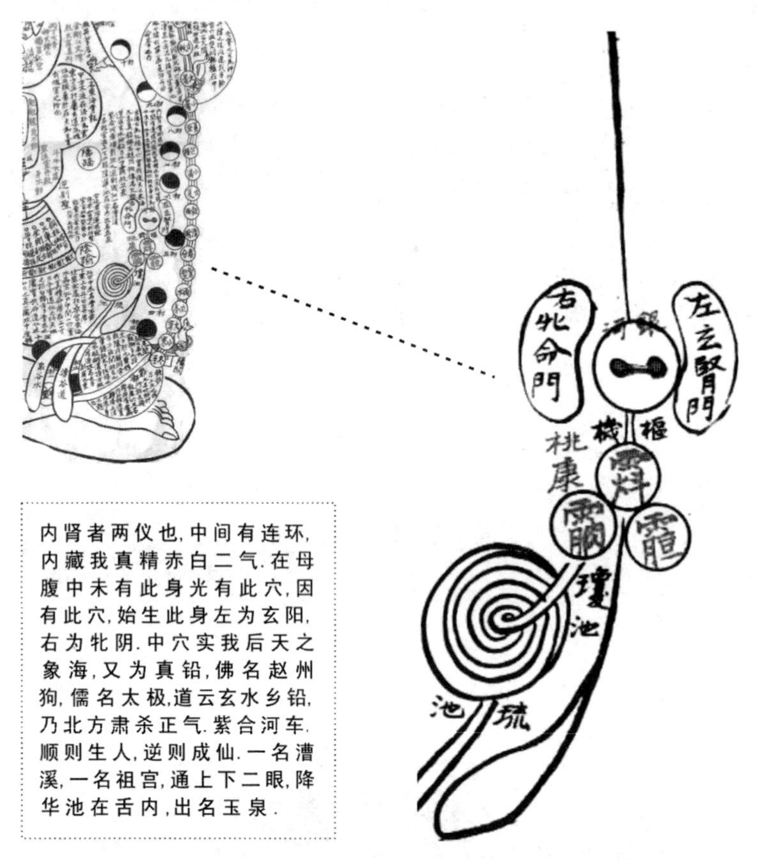

《修真图》命门图

在中医范畴还存在着一个命门，那就是性命之学中所讲的“命”的命门。这是人体下部的命门，位置在肾藏部位，肾藏是这个下命门的主要构成部分。这个命门仍然是无物质构成的生命器官。

上图是《修真图》中所绘的命门图。《修真图》中的命门图特别详细，是前所未有的。他认为“左玄肾门”，“右牝命门”，提出了肾藏的命门可分为两部分，左为肾门，为阳，右为命门，属阴。这样的分法，肯定有其更高水平的观察依据。

《修真图》指出，命门中间一穴，在肉体产生前就有了，叫命门窍。此大穴位左右有两个小窍。左边的为阳，右边为阴。

另外，在命门图的最上面，写着“银河”两个字。古代人心目中的银河，其实是整个宇宙的意思。在观察中也曾注意到命门与银河星汉的真气有特殊的关联，看来我们和古代先圣的观察，有共同的地方。先圣们早在我们学习之前已经内证过了。

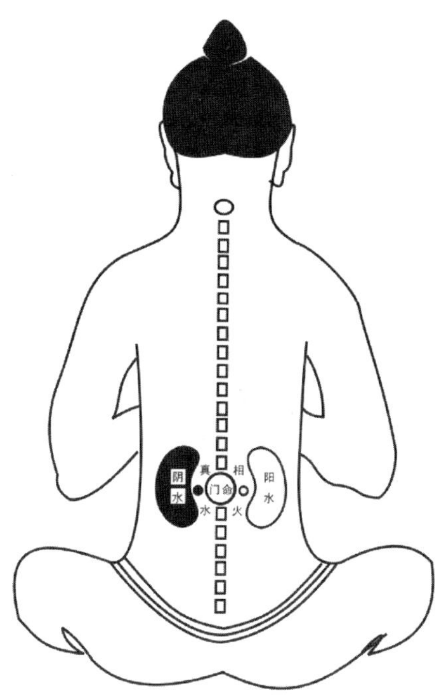

两肾俱属水，左为阴水，右为阳水．以右为命门非也，命门在两肾中，命门左边小黑圈是真水之穴，命门右边小白圈是相火之穴．此一水一火俱五行，日夜潜行不息．两肾在人身中合成一太极．自上数下十四节，自下数上七节．

赵献可《命门图》

这是明代著名中医赵献可的《命门图》，这个图以左为阴水，右为阳水。中间一窍为命门，命门窍右边的暗窍，他认为是相火，左边的暗窍是真水。

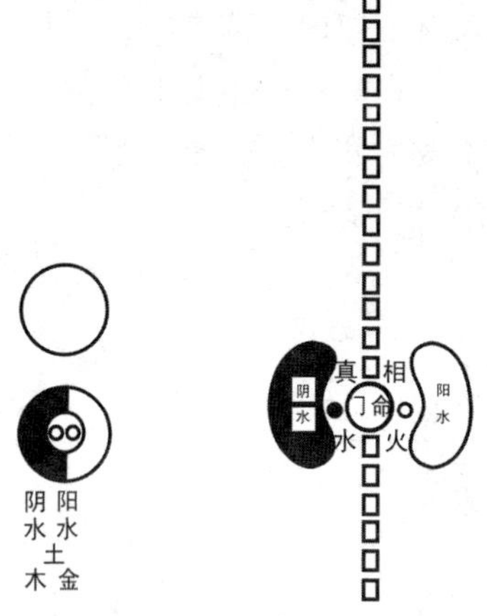

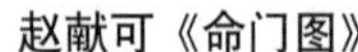
赵献可《命门图》

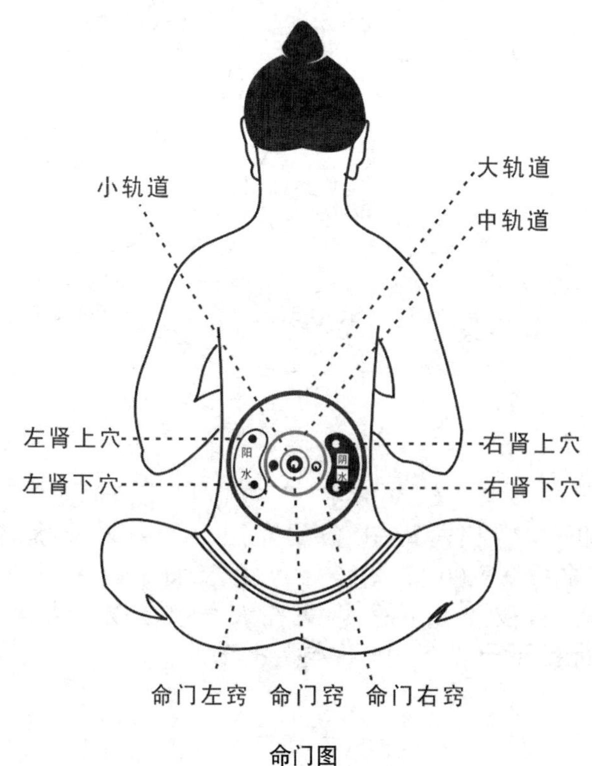

命门图

命门图当以《修真图》中的命门图为标准。但在命门的旺相运动中，实际情况比先圣所绘的图画要更加复杂。命门是结构复杂、动态的器官，真气运行方式会随条件变化而变化。所以，在上图中，述者如实绘出运动中的命门经常出现的情况。

肾藏的四个穴位：左右肾藏各有两个穴位，一上一下，共有四个穴位，暂命名为左肾上穴、左肾下穴、右肾上穴、右肾下穴。

命门窍：最中间的窍位，暂名为命门窍。

命门左窍和命门右窍：命门窍左右两边的小窍，左小窍为阳，右小窍为阴，暂命名为命门左窍和命门右窍。

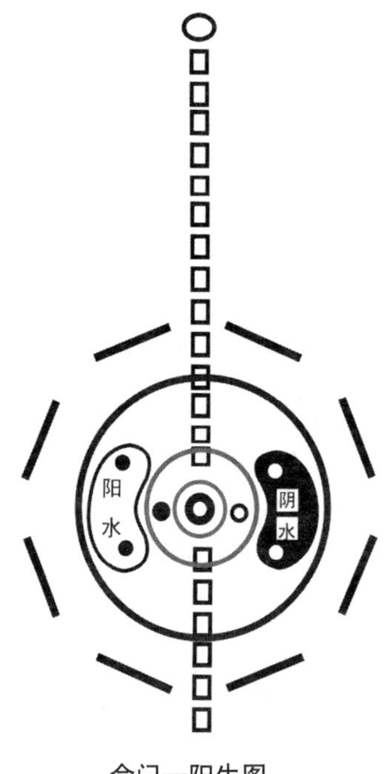

命门一阳生图

于冬至时节，可以观察到的命门一阳生现象。

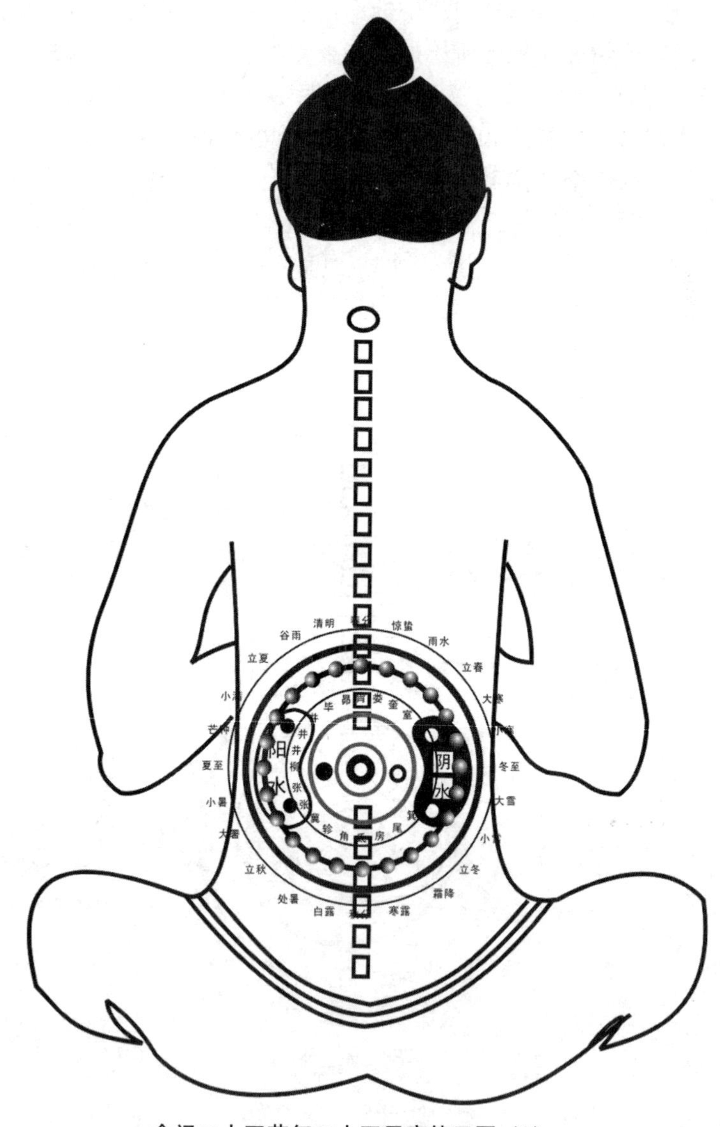

命门二十四节气二十四星宿值日图（1）

这是在冬天北方七宿旺相时，观察到的命门中的二十四节气与二十四星宿值日现象。

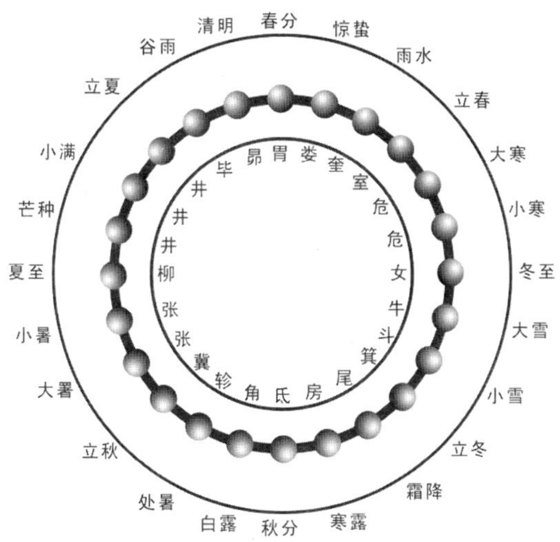

夏历十一子月：星纪，初斗十二度，　大雪。牵牛初，　　冬至。终于婺女七度。

夏历十二丑月：玄枵，初婺女八度，　小寒。危初，　　　大寒。终于危十五度。

夏历正寅月：　诹訾，初危十六度，立春。营室十四度，雨水。终于奎四度。

夏历二卯月：　降娄，初奎五度，　惊蛰。娄四度，　　春分。终于胃六度。

夏历三辰月：　大梁，初胃七度，　清明。昴八度，　　谷雨，商终于毕十一度

夏历四巳月：　实沈、初毕十二度，立夏。井初，　　　小满。终于井十五度。

夏历五午月：　鹑首，初井十六度，芒种。井 三十一度，夏至。终于柳八度。

夏历六未月：　鹑火，初柳九度，　小暑。张三度，　　大暑。终于张十七度。

夏历七申月：　鹑尾，初张十八度，立秋。翼十五度，　处暑。终于轸十一度。

夏历八酉月：　寿星，初轸十二度，白露。角十度，　　秋分。终于氐四度。

夏历九戌月：　大火，初氐五度，　寒露。房五度，　　霜降。终于尾九度。

夏历十亥月：　析木，初尾十度，　立冬。箕七度，　　小雪。终于斗十

命门二十四节气二十四星宿值日图（2）

上图中的文字来源于《汉书·律历志》。

从这两张图可见，我们的祖先把命门叫作“命门”，不仅仅是因为命门能够产生生命需要的重要生命物质——精，还因为命门能够与宇宙自然直接在极高的水平上交换真气和信息。宇宙自然，是人的生命的最终决定者。而命门是与宇宙自然直接沟通的器官，是最重要的真气往来通道之一，通于自然大道，所以叫作命门，是生命和宇宙直接相联的大门。

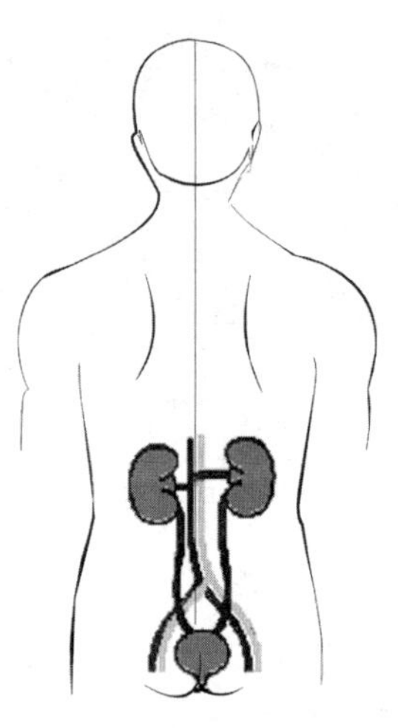

肾藏和膀胱位置示意图

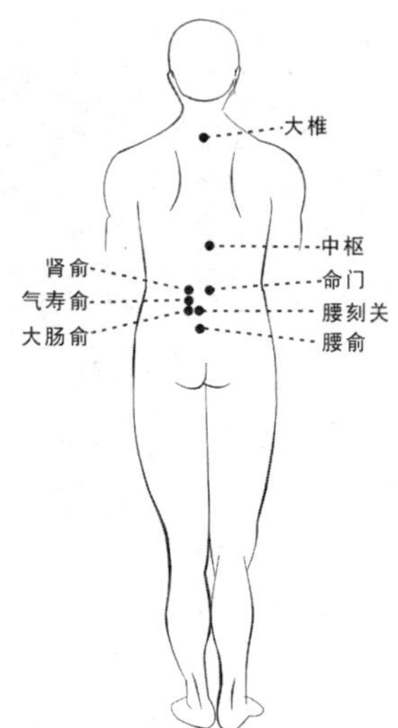

肾藏所在位置的相关穴位

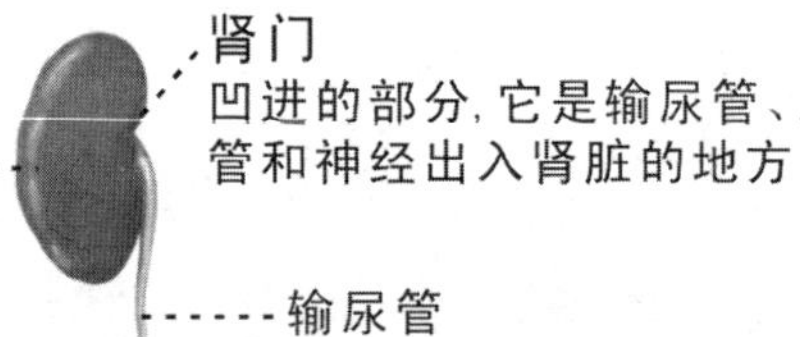

肾脏解剖图

如果只有肾，而没有中医的肾藏，生命连和宇宙相通的大门都没有了，人还能自存在这个宇宙吗？

下　编

十二正经观察

卷一 经络和穴位

为了讲得更清楚，我们把经络分成经络管道和穴位两部分来讲。

一、经络管道

1．蒙娜丽莎和祝总骧

经络这东西，就好比蒙娜丽莎，美确实是美极了，但神秘的微笑后面，究竟是什么东西在作用？哈哈，确实不好说清楚。

关于经络研究，有两个人最有名，一个是朝鲜科学家金凤汉，他因为经络研究，跳楼身亡。他确实是一个了不起的科学家，敢作敢为，精神可嘉。另一个让人印象较深的科学家，是中国的祝总骧，他用物理实验手段测得经络、穴位是客观存在的，并且依据物理测试所得，画出一条一条的经络线和穴位来。他的工作，在经络和中医研究史上，一定是功不可没的。有人讲，花好多人民币去研究经络，不值得，这是外行讲的话。从科学探索来讲，我们在经络等研究上，不是花钱太多，而是压根花得太少太少。我们欠中医的账太多，欠经络的账太多。欠账总是要还的，要不历史不答应，历史不答应我们就过不去。老祖宗发现了，我们连证明现在都搞不定，我们是有罪呀！背弃我们应当传承的文明和真理，我们就是在犯罪。

祝总骧老人做研究，在香蕉、西瓜上画出它们的经络，让傻瓜都看得明白，这是他了不起的贡献。如果我们既不相信《黄帝内经》，也不相信祝教授用科学试验得出的结果，那我们已经不是变态，而是神经。祝总骧教授的试验，代表着当代科学所作的关于经络的最高水平的外证。

感谢无数像祝总骧教授这样的探索者，他们的研究也是学习经络的路标和阶梯。

2.无无也无

祝总骧的研究，给我们提出了同样一个问题：既然能够测出经络的存在，但为什么解剖不到经络的实体？

这个问题曾经同样困扰着金凤汉教授，他为此跳楼逝世。

用西方人的手术刀，在现在的技术条件下，再聪明的人，也解剖不出经络。水果刀能切苹果，却切不出苹果的经络。

为什么？我们的老祖宗早认识到经络的神秘性，经络是属于“无”一类的特殊物质的。经络，完全是属于内证范畴的东西，你要用解剖刀去切，南辕北辙。相信有一天，中国的科学家一定会用一种能解剖“无”的“刀子”来解剖经络。西方人能走的路，我们要走。西方人走不了，我们也要能走。神秘的蒙娜丽莎的微笑，我们一定会探得清清楚楚。

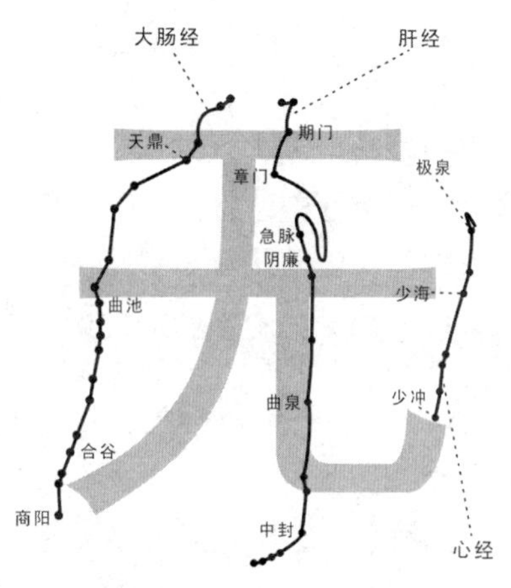

经络属于“无”物质

朋友问，在内证状态下，观察到的经络究竟是什么样子？

如果不考虑一条经络旺相时真气洋溢的状态，一个成年男子的一条经络，实际的宽度大约 5 毫米。正常经络有数种色彩，一是本藏本经之色，如肝经旺相时会呈青绿色，肾经旺相时会呈藏黑色，心经旺相时会呈红色，带着黄。那种样子，就像是发着荧光，很类似萤火虫的光泽。但经络的光亮很稳定。很多经络会发出黄红色光。有的经络会呈透明的白色，当你观察时，就像是白色的透明玻璃或者透明的白色塑料管，如果你进一步在更小的尺度上看，就会发现实际什么也没有，根本就没有那层玻璃或者塑料管壁，真是空空如也，什么也没有，空无也无。此时你就会明白《心经》所讲的“无无也无”是什么了。你觉得那条经络无无也无，但它却确实在发着白色的光。我们的老祖宗一定也是没有更好的办法，才用内证法观察经络，并且把这种物质命名为“无”。

要理解经络、穴位和比它们更深的东西，人类一定得放下自己的“有”并接受“无”这种物质，理解“无”。如果你所占有的太多，你就没有能力去探索“无”。欲望太多，也不会“无”。“无”是我们这个充满物质和欲望世界的嘲笑者。

3.生命之钟

最基本的经络有十二正经和奇经八脉。十二正经，就是人体最基本的生命之钟。十二正经每条经络每天运动旺相两个小时，你可以叫作经络值日，每天一次，只要你活着，它们就勤劳地为你工作，非常准确，不比最好的瑞士手表差一秒。十二正经有时精确得像一个世界级的授时中心，让你真是不知说什么好。

不要以为只有电脑才会有时钟精确控制，你的身体、生命，比电脑更精准。

我听我的老师讲，他曾经观察过一例晚期重症的糖尿病患者，患者的经络运行时间，比正常人差了将近一个小时，生命垂危。

所以不要忘记每天好好运动，保养好自己的经络钟，要是让经络钟慢了，麻烦就大了。

4.传经送宝

曾经观察过，二十八星宿和七政之星给人体传经。传经的意思，就是给人体的经络传输需要的东西。经络需要的是什么东西？星星给经络传输的又是什么东西？不知道。但观察到星星传下的，肯定

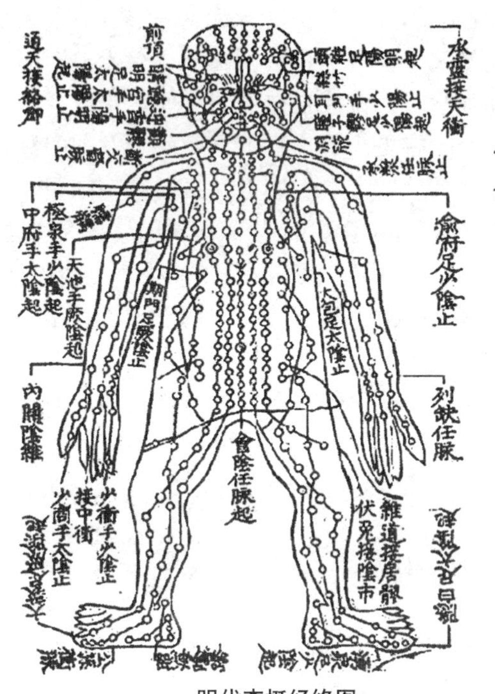

明代李梴经络图

是经络需要的一种特殊的阴阳物质。不过这东西不是你从口吃进去的，而是星星直接传给你的经络的。传经的速度很快，可以讲是迅雷不及掩耳之势，一瞬间的事。当你发现这种现象，正在发愣时，老天爷已经给你传完了经。传经的地方就是每支经络上的一个重要穴位。所以，经络所需要的东西，除了人体自给之外，还有星星给的。星星送给经络的东西，当然也是“无”一类的。是不是香蕉、大象、西瓜、兔子这样的生物也会接受星星传的经？想必肯定也有。

这张图来自明代李梴的《医学入门》。我把这张经络图作为这本书插图表示传经的一个范例，因为我感觉到李梴对经络有极深的研究，他一定也亲身感受过星星传经，所以才能把经络图绘得这样活灵活现。

5.经络中的数链

其实经络的组织和结构，比我们平常想象的还是要复杂得多，运动形式也要复杂得多。这里讲的，是我1995年前后的观察探索。

在十二正经的每一条经络正中间，运动着一条数链。这个数链究竟是一位什么样的神秘大侠，我们还搞不清楚，但它的结构大致上是这样的。

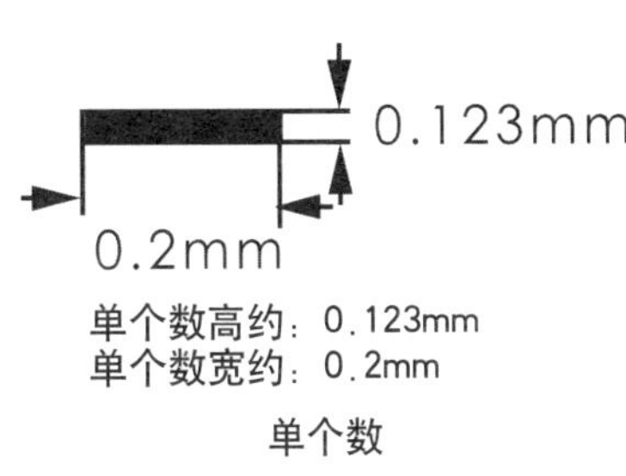

单个数

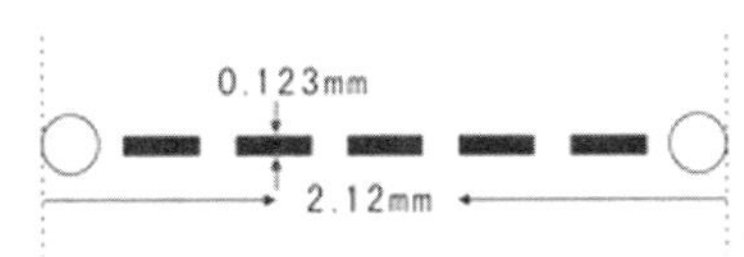

每个数节长约：2.12mm
每个数节宽约：0.123mm

数节程序示意

一条经络如一根“无”物质构成的管子。观察过经络，就知道佛祖在《金刚经》中为什么要前面肯定，后面又否定了，这是由于无物质的特征所决定了的。管子最中间的位置，有一条数链总是在慢慢运动。数琏是由数节构成的,数节又是由一节节的“数”构成。

这个“数”，真不知是何方神圣，只知道它大概的样子。因为当时的想法是，古代的探索者把这种东西也叫作“数”，所以我就起了个名字叫“数”，现在一下子还想不到更好的名字，就沿用旧有的名字了。“数”也是一种无物质。图上的数据,是我当时记录下来的,仅供参考。

为了你的数琏能够快乐运动，请你一定要大脑清醒，保持微笑。那无数条链子，虽然不是金链银链，但那是上天和父母给你的宝。

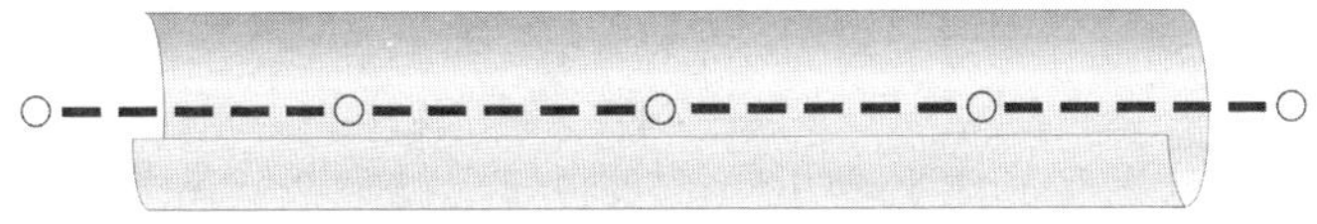
数链运动方向：两个
数链运动速度约：每秒10厘米

数链

6.督脉中的双数链

经络中也有与众不同的反英雄。人家各经都是只有一条数链，而督脉这家伙，一个人，一条枪，一根管子，却具有两条数链。这两条数链，运动方向等都有更大的自由度，有同向运动，有你上我下。

督脉为什么叫督？难道他真是总督不成？他敢监督谁？督脉在经络中的权力有多大？我们一块来看看吧。

7.经络中的“精”

《黄帝内经》讲，经络，“调气血而营阴阳”，这是经络的主要功能。调整、管理、经营人体中的气血阴阳。大家请看仔细了，这里讲的，有内证中才能观察到的气、阴阳，还有用眼睛就能看到的血液。这是内外证的合一。经络是干吗的？当然不是吃闲饭的，它要管理。真气它管理，血液的运行也由它管理。血管自己能管理自己吗？看看世界上，从动物直到人类，如果没有科学的监管，哪个不是监守自盗。

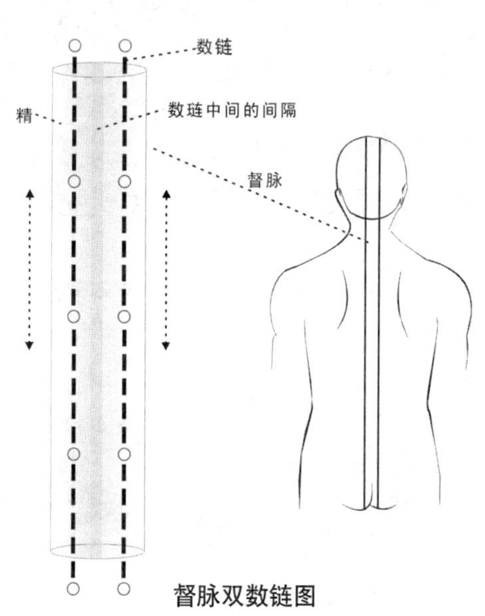

督脉双数链图

经络中还存在着一种特殊的东西。这种东西，做什么用的？不知道。只知道，古代的研究者把它叫作“精”。不是男人精液的精，是精气神的那个精。精气神是人身上的三宝，经络中大量地存在着精。

曾经观察到督脉中盛满了精，如亮白色的膏状，晶莹剔透，但仍然属于无一类物质。这种精，有也是无，没法定义。

8.经络的五种武器

我们可以看到，经络至少是由五种东西构成的，第一种是神秘的经络管道，由无物质构成。第二种宝贝，是经络中运动的数链。第三种武器，是经络中的精。过去古代人经常讲精气，精和气看来是一体的，甚至是一种东西，都是“无”一类的具体物质。所以第四种武器，是真气。第五种武器，下面专门会探索，当然是穴位了，经络上的太极器官。其他神秘武器，经络当然还有。

二、经络中的太极器官——穴位

一位针灸师问我：穴位到底是什么样子?

归纳起来讲就是，形态为圆球态，流注旋转的是精气、数琏等物质。从功能上来讲，衍生、传输是穴位的最主要功能，性质是无。

当我们探讨穴位的时候，面临的最突出的问题，仍然是无，无无无无，也无无无。

如果不是经络和穴位的经气处在特殊的旺相，要观察它是比较困难的。有时候会观察到那条经络处在一片纯白晶莹的虚无之中，既看不到经络，更不见穴位的影子。无，就是穴位的真实状态。

观察经络时经常会发现，十二正经主要是流动本经的真气，如肝经会流动墨绿色的真气。肝经的皮部，旺相时观察起来也如一条墨绿的大河。当整条经络旺相时，几乎观察不到穴位，因为被强大的经络真气运动所掩盖。而在一经开始启动和结束时，经常会观察到穴位的运动。

1.穴位的样子

从人体表面来观察，穴位的表面是个气态圆形的东西，如下水道的圆盖子那样子，旋转运动快了，或者真气旺相时，会鼓起成一个球体。穴位本身，是个由无物质构成的圆球体。在这里需要注意的是，无物质的东西，形态灵活，会有极复杂的变化，穴位也不例外。参见太极器官卷的插图。

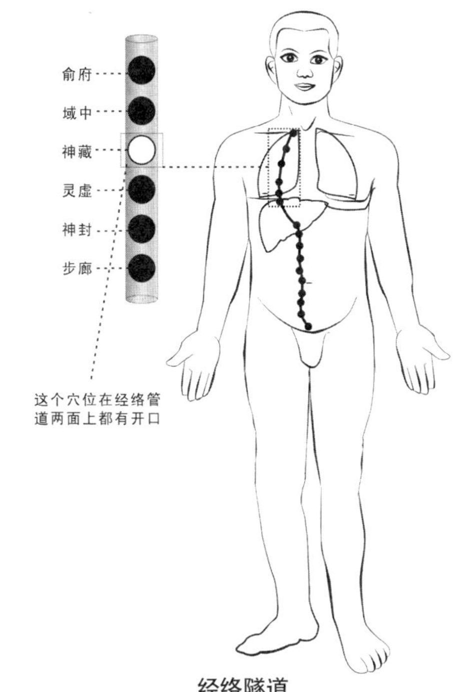

经络隧道

2．一个穴位有多个穴位口

穴位有一个或者多个穴位口。有的穴位有一个穴位口，有的穴位有二个穴位口，有的还有三个或者四个穴位口，甚至于有更多的穴位口。

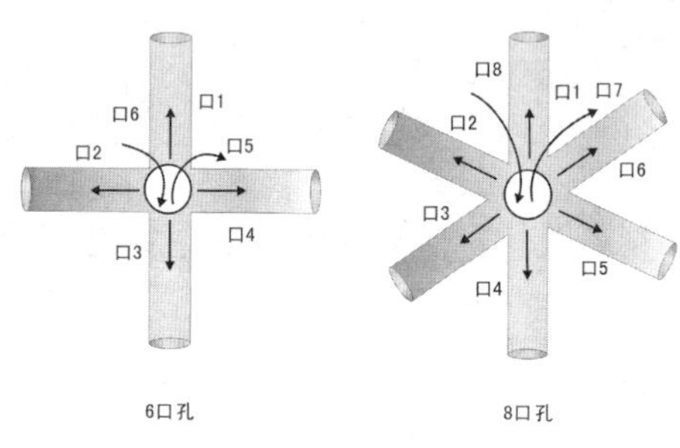

多口穴位图

这些穴位口，联结的是多种不同的经络、人体的五藏六腑。这些复杂的穴位口，好像精密复杂的气道、油道、水管的自动化阀门、开关。

穴位也是宇宙自然在人体中隐藏的井，类似于导弹发射井。摸得着，知道在哪，但肉眼看不到。

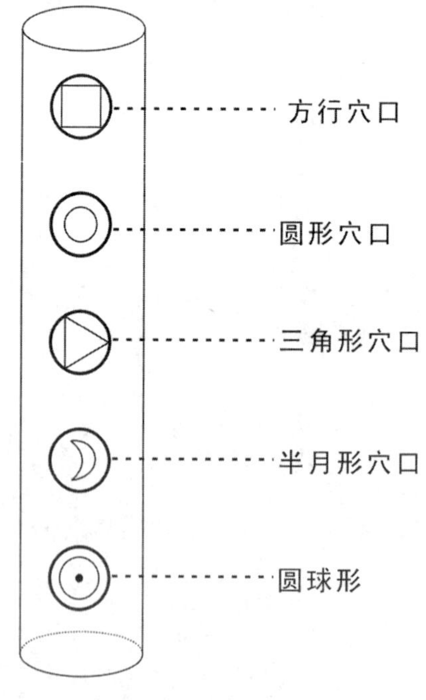

穴位口形状

3.穴位口具有多种形状

在人体皮肤表面的穴位口，根据权生俭先生的探索，一般有新月形、菱形、三角形、圆形、梅花形、方形。穴位口的形体各异，可能标志着它们各自处理的真气和信息不同，输出的数琏结构也不同。

对穴位口表面的形状，我们还需要打很多问号：为什么会这样？是一穴一形状，还是一穴多形状？各种形状的穴位口有什么功用？

4.穴位中的真气

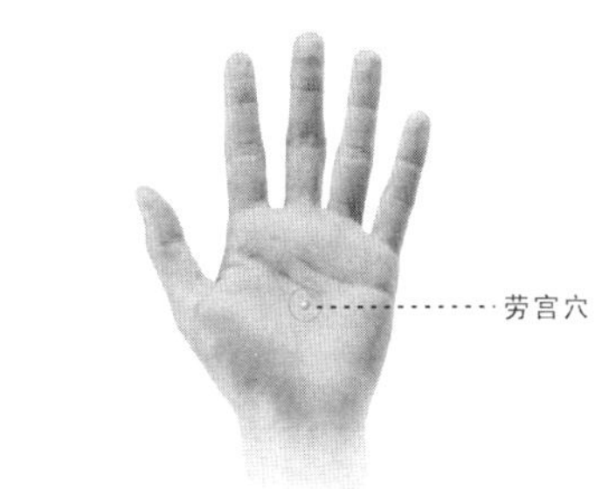

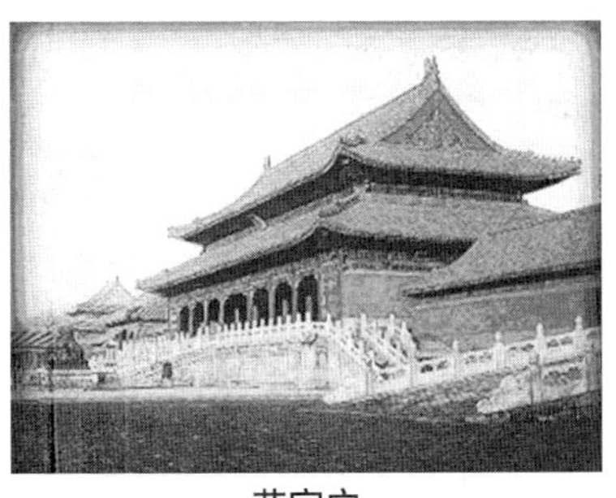
劳宫穴

穴位最突出的特点，是穴位中流动着真气。这种真气运动，是旋转的，有顺时针和逆时针两个方向，甚至于有多个运动方向。

有些较大的穴位，在运动中，真气结成一个圆球。不知出于什么原因，这个穴位的真气圆球，会形成自己的晕带，或者称之为真气轴。有的有一条轴，有的有两条轴，最多的曾经观察到四到八条轴。如手的劳宫、脚的涌泉穴，能够进行阴阳衍生，一生二,二生三,三生八等。穴位的这种衍生特征，参见下编心包经观察二。

穴位的真气，是有色彩的，会发光。常见的有红色、黄色、蓝色等。涌泉穴的真气是黑色的。

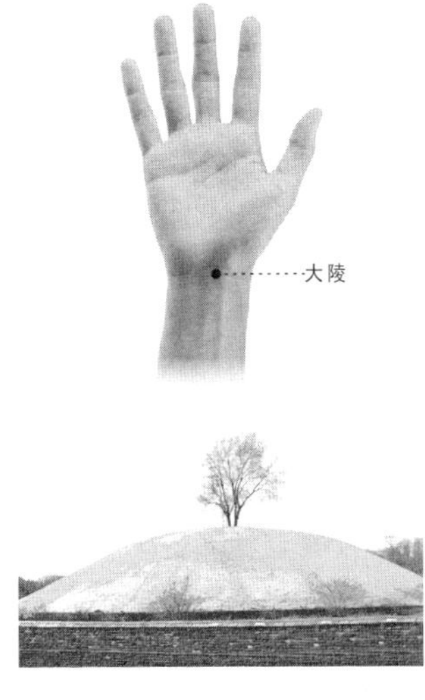

气之相如陵

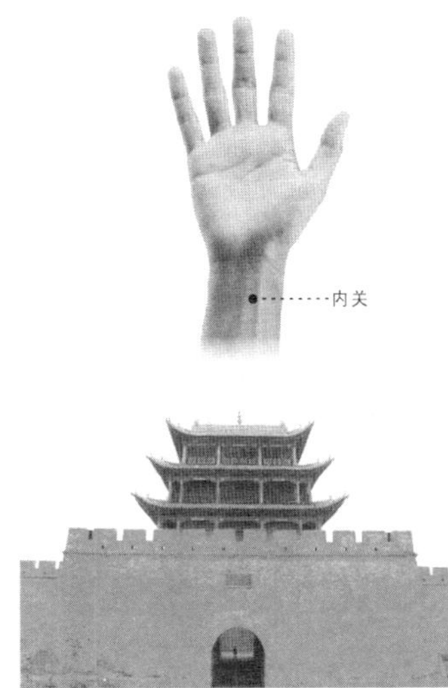

内关穴

真气流动还有特殊的形象，看前人给穴位起的名字就能联想到。如涌泉，旺相时会观察到真气如泉水涌出地面的样子。劳宫，真气之象如宫殿。大陵穴，真气到此，因为受人体骨骼结构的影响，突然凸起，气之象如陵如小山。内关和外关，真气之象如古代的关隘。见上图。

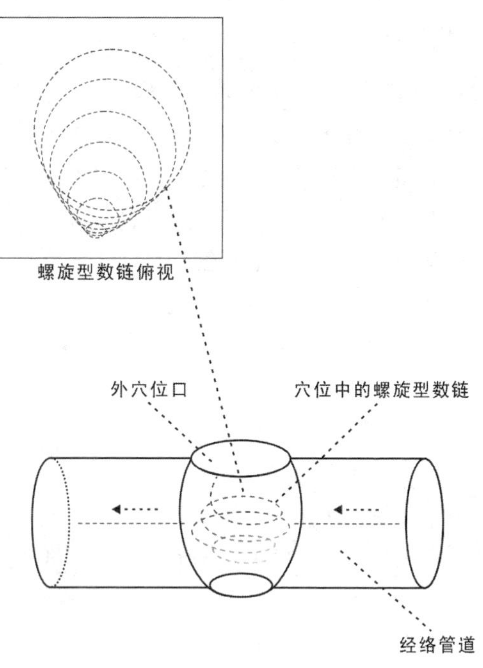

穴位总图

5.穴位中的数链

经络管道和穴位中的数链是连结为一的。上图是很早前观察到的穴位中的数链的样子。数链在穴位中这个样子，有什么作用？

6.穴位的阴阳结构

还观察到合谷穴产药。合谷穴是大肠经的原穴。

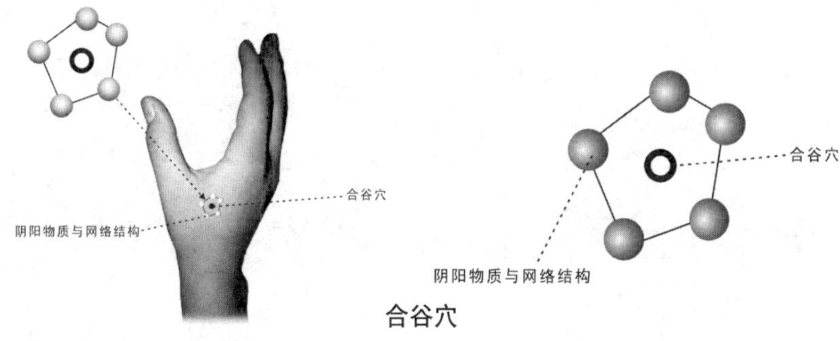

合谷穴

7.经络和穴位的关系

经络管道，是真气、精、数链等流转运输的通道。穴位，是这条管道上的机关枢纽。穴位沟通着经络与藏腑、经络与经络、人体与星宿、人体与五运六气等内外关系。所以，把穴位叫内政部、叫外交部，都没有错。穴位是人体经络小小的信息管理中心。

通常一条经络旺相开始时，总是由一个到数个穴位先行旺相，这个穴位可能是由胆经、星宿等发射真气启动的，也可能是由相关经络上的穴位投射真气旺相运动的。通过旺相一条经络上的一个或数个穴位，通过这些穴位的旋转、运动，启动整条经络中的真气，促使这些真气运动，然后使全经络旺相。最后启动经络所属的藏腑，使该经络归属的藏腑也旺相。

也有另一种情况，就是一条经络所归属的藏腑先旺相，然后启动这条经络上的穴位，或者整个经络旺相。并不是绝对死守一法。

8.原穴和五腧穴

十二个原穴：《黄帝内经》和《难经》说，十二经在腕、踝关节附近各有一个重要的穴位，是藏腑原气经过和留止的地方。如前面说到的合谷穴，就是大肠经的原穴。大陵穴，是心包经的原穴。从合谷穴和大陵穴的图来看，原穴确实有与其他穴位不同的地方。观察发现，原穴确实如经典所讲，是藏腑的本气直接到达的地方，且在此驻留休憩。从原穴确实能较突出地观察、诊断、治疗藏腑的疾病。

六十个腧穴：十二经脉在肘、膝关节以下，各有五个穴位，根据每经每天旺相时这五个穴位真气流动、转输的特点，分为五大类，用于诊断和治疗。这五类穴叫井、荥、输、经、合，简称五腧。

井：拿肝经来讲，肝经在每天凌晨1时到3时值日旺相。肝经正常开始启动，多为胆先旺相。胆旺相后，在凌晨1时稍过，可以观察到肝经的大敦穴，特别是右脚大拇指的大敦穴，真气比较细弱、缓慢地旋转流注，像井底有细细的泉水慢慢向上聚集。井，是讲肝经的真气，如从水井中涌出一样，细细流出，开始传输。

荥：大敦穴中的真气聚集多了，用不了三分钟，真气就沿着肝经经络管道，流到肝经的荥穴，也就是肝经从下向上第二个穴位，行间穴。在行间穴，真气的流速稍快、体积变大，力也大了。所以这个荥字，指真气的量和运动已经形成，如水聚集，流动得更大了。所用时间很短，不到一分钟。

输：真气从肝经的行间很快流注到肝经的输穴，太冲穴。太冲，在两骨之间。冲，空地；太，大的意思。这是一个很大的空地方，肝经的真气，流到这里，聚集更多，力更强，经络管道中已经装满了真气，真气回旋转运向前。所用时间更短，一瞬间。

经：肝经的经穴是中封穴，此处距离肝经的井穴大敦已经有八个同身寸的距离，肝经的经气，在这里已经生长旺相成一种标准的经气在此拐弯向上。时间根本来不及观察，如高速路上的快车，飞驰而过。

合：五腧的合穴，到底有什么用？肝经的合穴为曲泉穴，在膝关节内侧。肝经真气到这里并不停留，肝经全线贯通。在这时，肝藏也极为旺相。那么合穴，是合什么？合，是全面整合和调整的意思。要靠这个穴位，对整个肝藏、肝藏的所有经络、相关系统、肝经的真气，进行一个全面的整合与调谐。在后面一节中，绘出了胃经旺相时胃经的合穴足三里，足三里在旺相时与胃腑同时喷气，好像是胃腑的一个泄洪口，下水道。《难经·六十八难》说“合主逆气而泄”，正是此意。看来《难经》也是内证观察的结果。

《黄帝内经·灵枢·九针十二原》：“所出为井，所溜为荥，所注为输，所行为经，所入为合，二十七气所行，皆在五腧也。”

所入为合，正是讲一个藏腑的真气，和它的经络的真气，在合穴处汇合，受藏腑的调节。

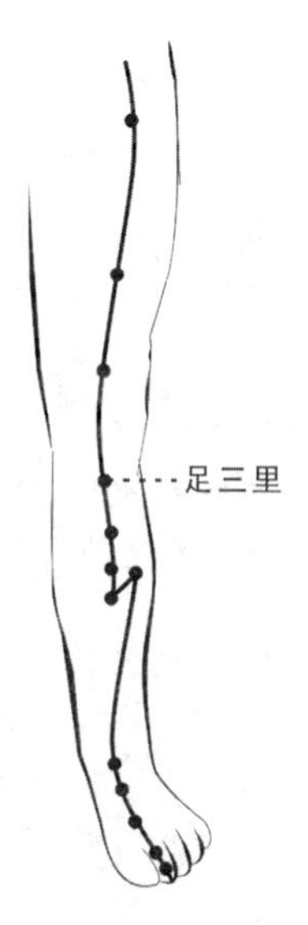

足三里（1）

9.胃经和足三里穴的旺相

2007年10月20日早上7时20分到9时多，在胃经旺相时观察到

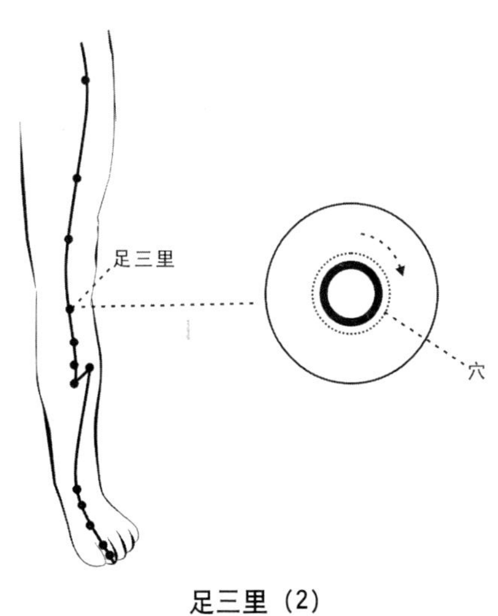

足三里（2）

下面的情况。

胃腑已经旺相，主要集中在胃部。随着时间发展，胃腑真气开始膨胀，胃中真气运动的空间，比胃大三倍，然后发展到大五倍。胃中有太极器官在运动。

胃的旺相使足三里穴旺相。观察到足三里穴好比一个真气构成的盘子，盘子中有一个圆形的饼子在运动。

胃腑和胃经真气极度膨胀，整个人体小宇宙充满了胃的阳明真气，整个人体被阳明真气包围，如一个小小胎儿。

这时足三里穴开始喷射阳明真气。开始时，所喷的真气，约三同身寸高，和人体的角度呈 28 度左右。然后，足三里的真气喷到极远，至少有 1 米多高。

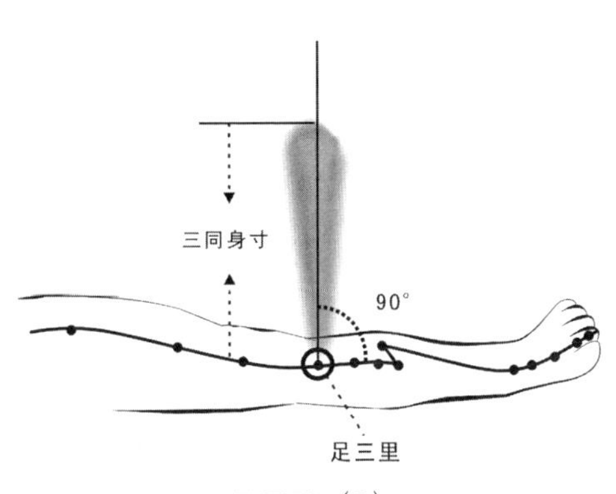

足三里（3）

足三里穴喷射真气的角度变成垂直，和人体成 90 度角。

胃中真气沸腾，细而极长，喷射高近一米。

观察到左右两条胃经全部旺相，经络中的经气土黄色，发出黄光。

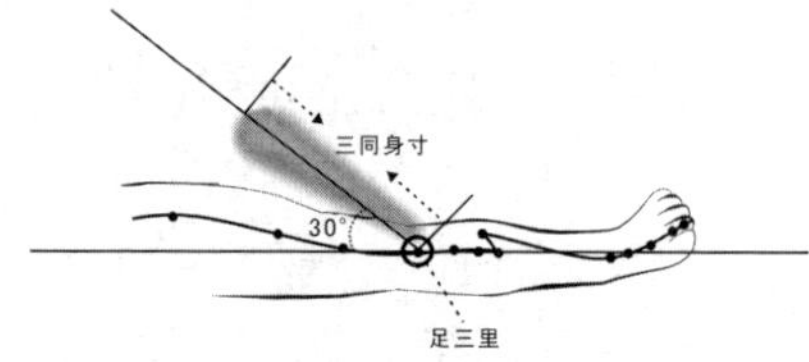

足三里（4）

足三里穴喷射真气减弱，角度变小了。

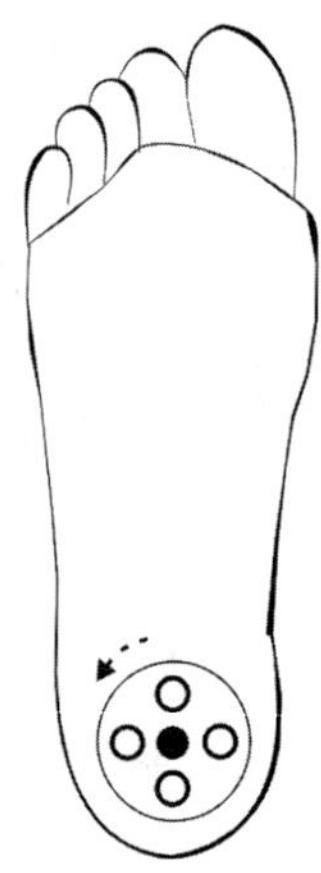

足三里（5）

观察到左脚后跟处一组穴，不知穴名，这组穴最外面四个穴，逆时针运动。

卷二　三焦经观察

一、让人目瞪口呆的三焦经

三焦是中医争论很热闹的一条经络。关于三焦的争论，主要集中在，一、有没有三焦这条经，它是什么样子？二、三焦经在哪？三焦当怎么划分？ 三、三焦经有些什么样的功能？

在对三焦经进行观察前，述者只是通过书本上的关于三焦经及其穴位的文字，知道三焦经络和穴位是确实存在的。对于三焦经的具体内容，虽然看过一些记载，但还是不明白。在一次对三焦经长达两个多小时的完整观察结束后，述者自己在日记上写下了三焦运动让人“目瞪口呆”几个字。中医经典的记述是如此精确。只是时间相隔太久，如果没有内证的观察探索，现在的人们怕是无法理解三焦和经典。

因为水平有限，一人一时的观察常常顾不到全部细节，这里只就有限的几次观察，谈谈对三焦的理解。

二、为什么叫手少阳三焦经

关于三焦的“焦”字，学者们的论述已经不少了。从观察来看，三焦的“焦”字表达的意思其实很简单，焦，意思就是焦黄，没有什么神秘的事在里边，大俗大雅。举个日常生活中最常见的例子，过去，中国人吃烙饼、烤馒头，现在还有烤面包，不论是烤面包还是中国人传统的烤馒头、烙饼，最终全是烤到焦脆、金黄。这就是内证观察到的三焦的“焦”字的真实含义。

手少阳三焦经旺相的表面有三个特点，第一个特点是金黄色，这是手少阳三焦经的基色和主色。为什么？太阳之气是亮金色，阳明之气金黄色稍次之，少阳之气淡金黄色，有点像烤黄的馒头和面包，或金色。据观察，在每天亥时（晚上 9 时到 11 时），整个三焦运动达五遍之多，就是从头到下焦、下肢这样轮番地运动，一遍又一遍，如文后插图所示。这样运动为什么？为了烤馒头？当然不是。是为了用焦黄的少阳之气把个人体各个部分和经络穴位全部净化一遍，让每一个部位都沉浸在手少阳三焦经的金黄色真气之中。要让整个人体在少阳之气中焦黄、熟透、焦香、酥松。从这个角度来看，手少阳三焦经，是整个人体的清洁工，最后要让人体变成一个金黄的世界。

第二个特点，是整个人体参与气化。你想想，把一个大活人，像在烤箱中烤点心一样，分上、中、下三个部分，表和内多个层次，用真气反复烤五遍，长达两个小时，外面烤黄，里面烤热，烤柔软。这对生命来讲，是一天中的一次大清洁，少阳之气在扶正驱邪。不论是西医解剖的肉体，还是中医讲的所有的经络穴位、五脏六腑，全进来运动一番，这是一场生命运动的盛宴，是人体中的奥运会，各路诸侯全来参与。在中医里，这叫作人体的全面气化，无微不至的气化。馒头烤热了会冒气，人也一样。正常的手少阳三焦经运动完之后，人体中的阳气充溢，会有胀胀的、洋溢的那种感觉。气化之后，人体中的真气多了，所以，三焦经的运动是给人体充正气。

第三个特点，是温暖。烤焦的馒头当然温暖极了。用北方人的话讲，软活、热活、受活。整个人体，焦透了，美极了，舒适极了。

在这种状态下睡觉休息，感觉如何？

三、关于三焦的划分

三焦是人体十二正经、奇经八脉大一统的运动，所以肯定是以整个人体作为三焦，包括大脑、人的双下肢。

三焦经旺相时，从人体头部到脚部，三焦经会在两个小时中分五轮进行运动，而三焦的每一遍运动，有的可能包括大脑和下肢，有的则不包括大脑和下肢，只在中三焦。所以，综合来看，古代中医经典和名医们关于三焦区域的划分，全是正确的，都有其客观依据。根据数次的观察，三焦经运动一定会反复好多遍，每一遍所运动的身体部位是有区别的。

所以可把三焦分为大三焦和小三焦。大三焦指在三焦旺相时整个人体在少阳之气主导下的运动。小三焦，指除大脑和下肢外的中三焦的运动。

大三焦和小三焦的选择，可能是人体经络根据生命运动需要的决策。

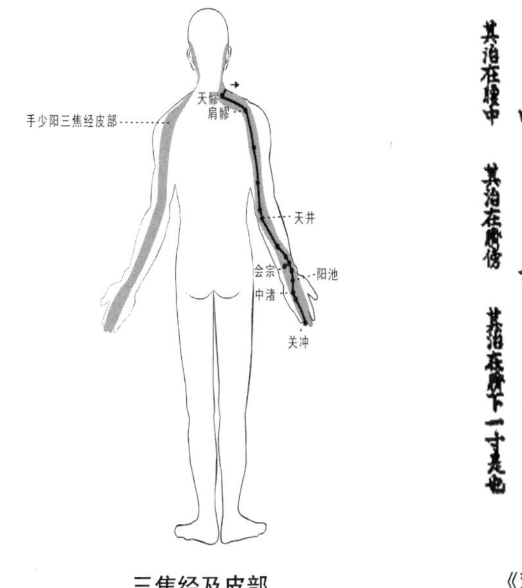

三焦经及皮部

主内而不出
上焦
在心下下膈在胃上口
其治在膻中

主腐熟水谷
中焦
在胃中脘不上不下
其治在脐傍

主分别清浊出而不内以传道
下焦
当膀胱上口
其治在脐下一寸是也

《难经》三焦图

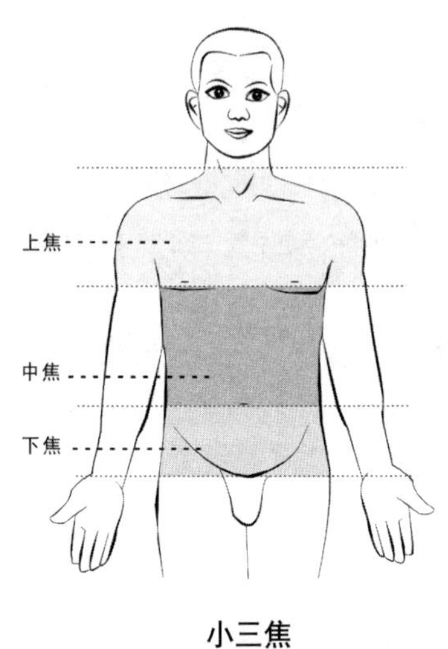

小三焦

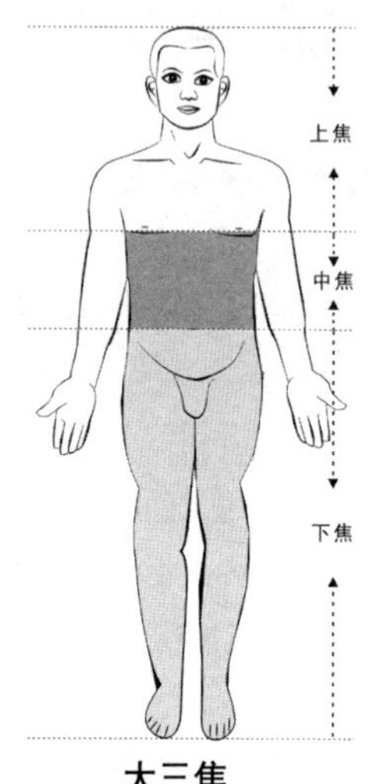

大三焦

过去把小三焦分为三部分：

上焦、中焦、下焦。上焦心肺；中焦脾胃、肝胆；下焦肾、膀胱、大小肠。

另外，中焦的运动，以胃和胰腺为主。肝胆从位置上来讲，宜划入中焦。但肝胆有时是下焦运动的启动者。从这方面来讲，有时又可归入下焦。

四、三焦的有名无形与归属性质

《难经 · 二十五难》和《千金要方 · 三焦脉论》关于三焦有名无形的讲法，并没有错。在我们这个三维世界，肯定是观察不到三焦形体的。古代人的观察，和我们现在的观察，不会有很大差异。只是我们和古代先师看问题的出发点不一样。因为三焦除了其经络之外，其主要运动空间是整个人体。而在其中起一些作用的胰腺，和五藏六腑相比也是很弱小的。所以，古代先师把三焦归入有名无形，是有道理的。

三焦属土，与脾土团结人体中的各路诸侯共同工作。之所以说三焦属土，原因一是三焦之气色黄，二是在三焦运动中脾胃参与较重，三是七政中的土星参与了三焦运动。土星之气和三焦之气基本一个色，不过更土一些。

五、三焦与胰腺

胰腺是三焦最重要的部分。中国古代的先贤们绝对不是没有观察到胰腺，我们古代的中医，绝对早知道了。请大家看一个资料。

廖育群先生著的《〈古脉法〉的故事》，中间讲了周潜川先生关于胰腺的观点："丹家以六腑之中无三焦而有胰脏，而手少阳经应为胰经，而丹家在里支表里相配上，以脾与胰为表里，而医家所谓之三焦不过是五脏六腑上贯于气血荣卫之用相，即所谓上焦如雾、中焦如沤、下焦如渎是也。经云'三焦有名而无形'，故不可以三焦为腑。医家之手少阳三焦经络即出自胰脏，非得定功不知此也，证之临床亦可印证丹家之说，估计为必然可能之事。盖真理不可抹杀也。今日医家舍胰经不论，是医不如屠夫也。正因脾胰为表里，故太阴脉之上端亦候胰也。"

在手少阳三焦经的运动中，胰腺确实扮演着一个极重要的角色。一是胰腺是手少阳三焦经运动的最早启动者，而胰腺又经常直接受到胆经的影响。二十八星宿最早也是从启动胰腺来启动三焦经的。

二者，在三焦经的运动过程中，胰腺多次单独运动，还与胃同时产药二次，产生黑洞吸入白气一次，与昴宿真气相接一次。虽然三焦经体积很小，但人小志气大，作用重要。产药，只有重要的脏腑有此功能，如五脏六腑。胰腺能产药，说明胰腺和五脏六腑功能水平相当。

那为什么古代先贤不把三焦经称为手少阳胰腺经呢？因为三焦的运动是以三焦为中心进行，胰腺为辅。其次，在三焦运动中，整个人体和五脏六腑全部参与进来，发挥着它们在本经运动中同样的作用，和这五脏六腑比较起来，胰腺确实是太小了。真正唱主角的是三焦，所以以三焦为名。隐藏在背后的无名英雄，当然是胰腺。所以胰腺应当归入三焦经。

胰腺器官上，主要有四个穴位，暂用数字起名。胰腺最细一头稍里，有一个穴位，叫胰腺三穴；胰腺中间稍靠细头一点，有一个穴位，叫胰腺二穴；胰腺最大的那头，中有一个较大的空间，有一个空位，叫胰腺一穴；另外，胰腺通往小肠的接口，如脾之大包，起个名字，暂叫作胰腺大轮穴吧。

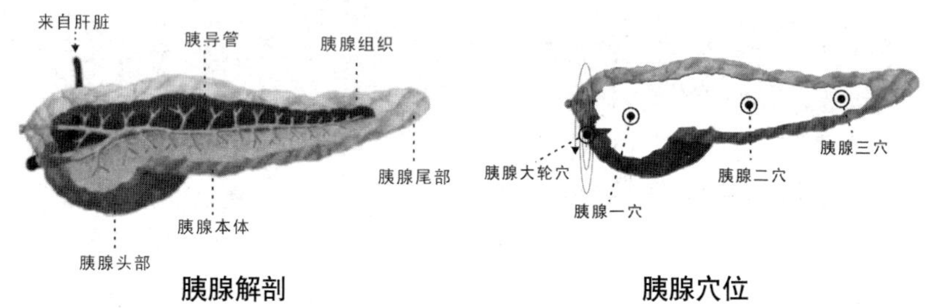

胰腺解剖　　胰腺穴位

六、三焦经的功能

一般多以蒸化元气、通调水道、运化水谷等，来分析三焦的功能，这样讲很准确。三焦运动，最突出的就是在一天的最后，新一天的开始前，对人体所有十二经络、五藏六腑进行全面的调理和清洁，让人体遍布少阳之真气，让整个人体恢复到最佳状态。所以，整体、全面的调整，是三焦最突出的功能。其他十一经基本上是以个人英雄主义的形象运动的，而三焦是以统一、集合、整体的结构进行运动的。

其他十一经运动多是简单运动，或在藏腑旋转运气，或度经传气。而三焦经是把整个人体分三层，上下运动、左右运动、分块运动、中间运动等，其运动方式，就是要把人体整体全部搞定。《中藏经》所讲的三焦的功能，比较细致。

《中藏经·论三焦虚实寒热生死逆顺脉证之法》讲，“三焦者，人之三元之气也，号曰中清之府，总领五脏六腑、营卫、经络、内外、左右、上下之气也。三焦通，则内外左右上下皆通也，其于周身灌体，和内调外，营左养右，导上宣下，莫大于此也”。

七、手少阳三焦经观察——三焦与胰腺

第一遍三焦经运动程序：奎宿光射胰腺—胰腺众穴旺相—左太

阳穴进气—百会穴启动—奎宿大药输送—左太阳穴再进气—膻中穴启动—奎宿送药—双宿送阴阳物质—胃和胰腺产药—三焦火炽

第二遍三焦经运动程序：奎宿和胃宿启动太阳穴和百会穴—奎宿和胃宿传经—传经模式一—再传经—传经模式二—传经接口图—中焦产药—下焦运动—人体右侧旺相—胆给胰腺传气—左太阳穴进气

第三遍三焦经运动程序：昴宿传经—昴宿传阴阳—上焦旺相—中焦旺相—下焦旺相—三焦通道旺相畅通—胰腺旺相—水星照胰腺

第四遍三焦经运动程序：太阳穴和百会穴进气—上焦震荡—中焦震荡—下焦震荡—大三焦旺相

第五遍三焦经运动程序：三宿射胰腺—胰腺旺相—胰腺黑洞—胰腺和昴宿接气—三星照三焦—上焦贯气—中焦贯气—下焦贯气—寂灭

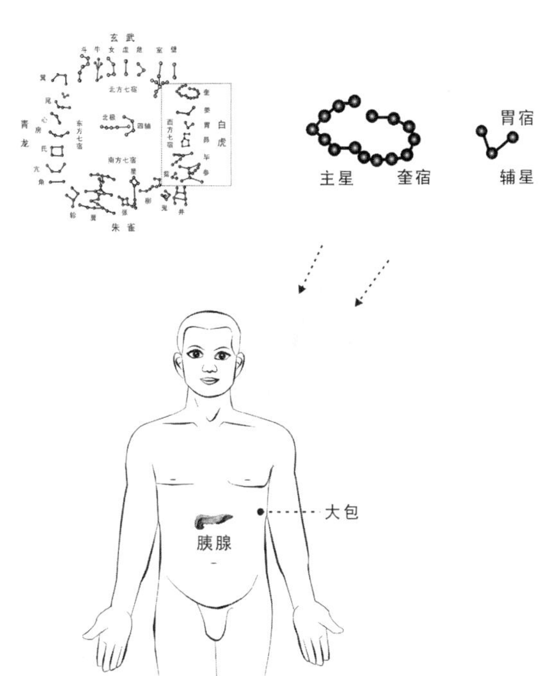

奎宿光照胰腺

观察时间：从2007年5月到11月，先后5次专门抽时间观察三焦经。最重要的是2007年10月24日（星期三）晚上8时20分到晚上11时正，进行了较完整的观察。当天是农历九月十四，时为丁亥年，庚戌月，癸巳日。天晴，月明。

晚上9时到10时观察如下：

1. 启动

天空中有二十四星宿，时当西方七宿值班。西方七宿中最强的星宿是奎宿和昴宿。西方七宿的奎宿光照胰腺，轻柔。观察起来，胰腺好比半剥皮的玉米棒子。因为我才吃饭，它的位置较平常稍有变化，主要是方向角度变了一点。奎宿也轻轻、稍稍照到脾的大包穴，无明显变化。人体中所进的真气，比太阳气弱，比其他气明，略黄，并有不明显的黑气。此黑气是为胃宿之气。如上图所示。这种现象，人体无时无刻不在发生。把这种现象叫传气吧。

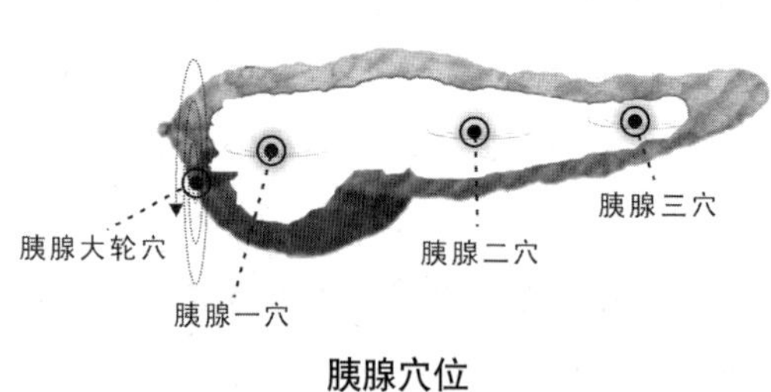

胰腺穴位

在奎宿等西方七宿照耀和传受光气后，胰腺旺相。胰腺有三穴一轮。轮是一个在旺相时真气旋转的气穴，暂名叫胰腺大轮穴吧。其他三个穴位，一个一个在旋转。这些东西，一个一个清楚地展现。见左图。

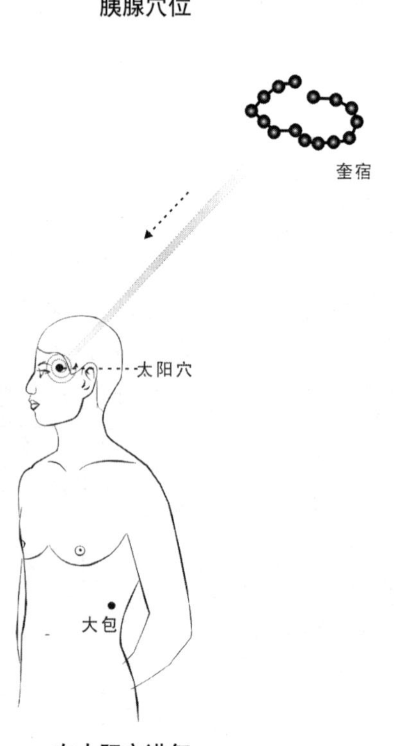

左太阳穴进气

奎宿和胃宿照射人体，人体左太阳穴进气，轻微。这一段，大约用了10分钟左右的时间。见上图所示。从整个三焦的运动来看，三焦经的启动已经完成。启动主要是让一经的藏器旺相，用的方法是传气。旺相的表现是穴位旋转，藏器气运盛大而旋转。

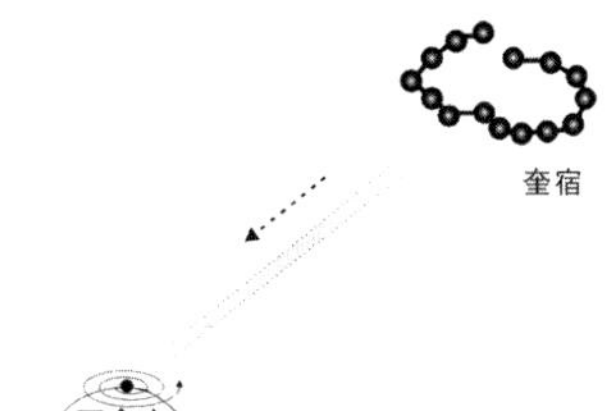

2. 第一遍三焦运动

在奎宿光照下，头顶百会穴轻微启动。如左图。

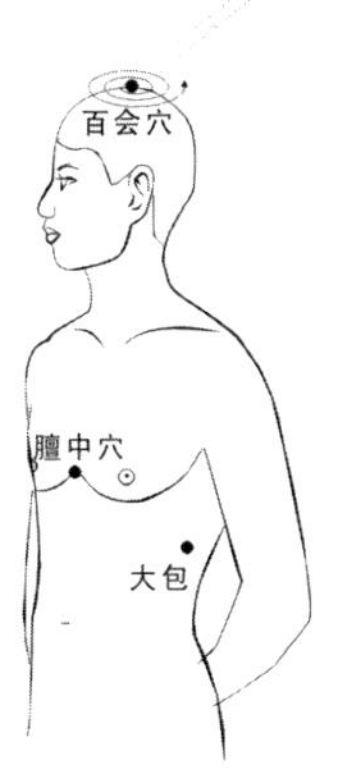

百会穴启动

奎宿送阴阳给肾，稍后，通过大脑和肾的气道，奎宿给肾系统输送阴阳。此阴阳是在肝藏之外观察到的直径最大的阴阳物质，直径约1.2cm。专门注意了下大脑和肾的气道路线，从百会直下，经右乳内侧一边下行，过肝，约从胆右边下行，至耻骨右边注入隐没。

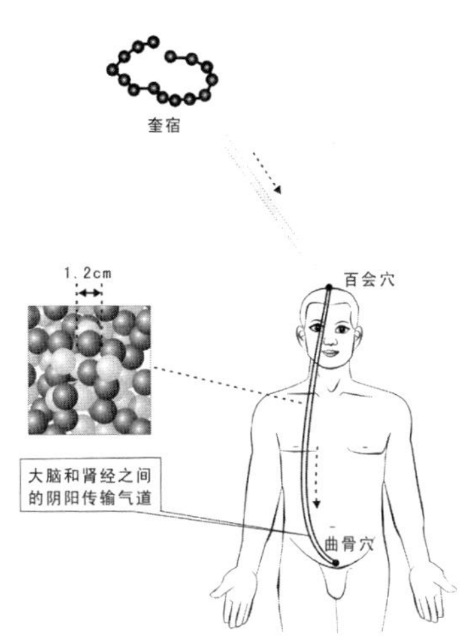

大药输送（右侧气道）

奎宿通过大脑给肾藏注阴阳的这个过程，时间较长，维持在10分钟到15分钟的样子。这种阴阳，是星宿传输给人类的药。

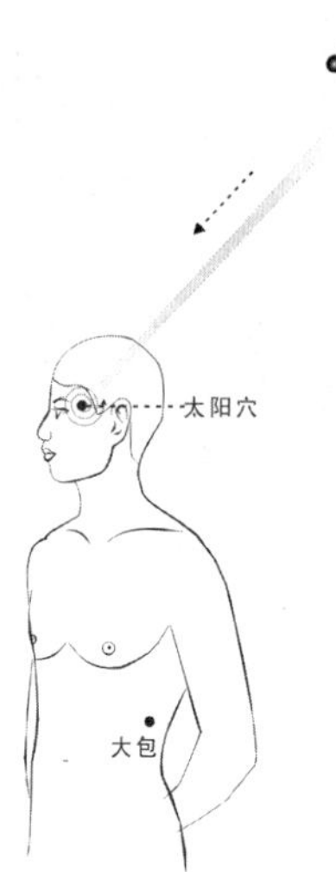

左太阳穴再进气

左太阳穴进气。奎宿光照下，左太阳穴进气。如左图。

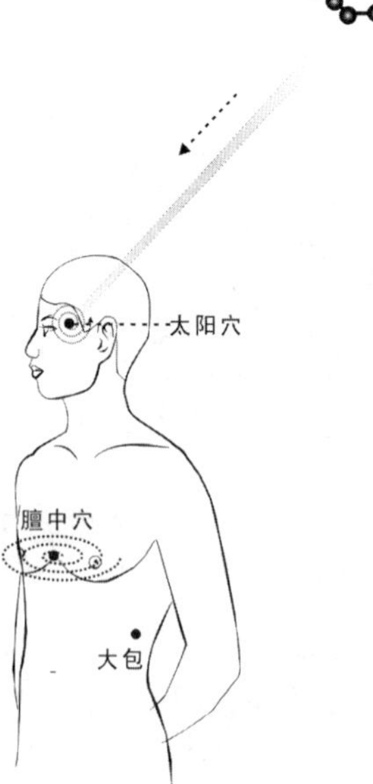

膻中穴启动

然后，膻中穴轻微启动。

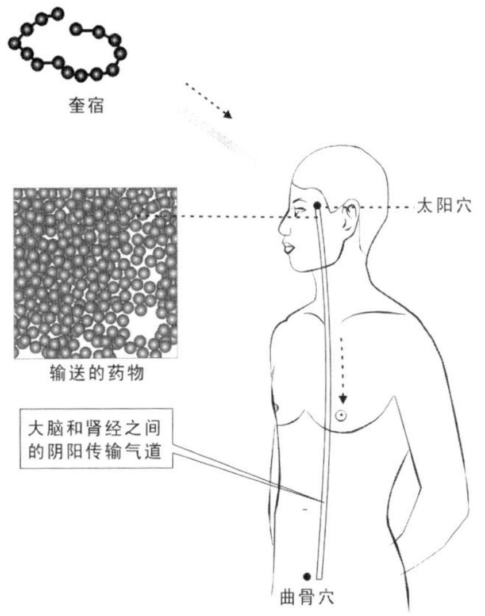

大药输送（左侧气道）

有阴阳送入到肾藏系统。路径是从胃下，经脐左一掌远之处，下行至耻骨左边隐没。如左图所示。

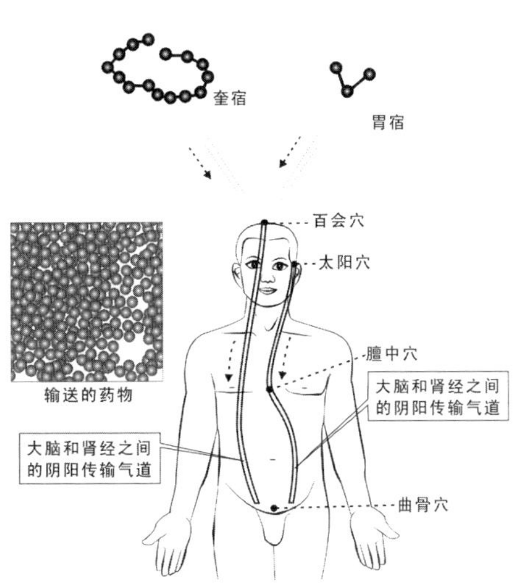

左右气道输送阴阳图

形成这样一个左右气道同时给肾经输送阴阳五行物质的运动状态。如左图所示。这次输送持续5分钟左右。

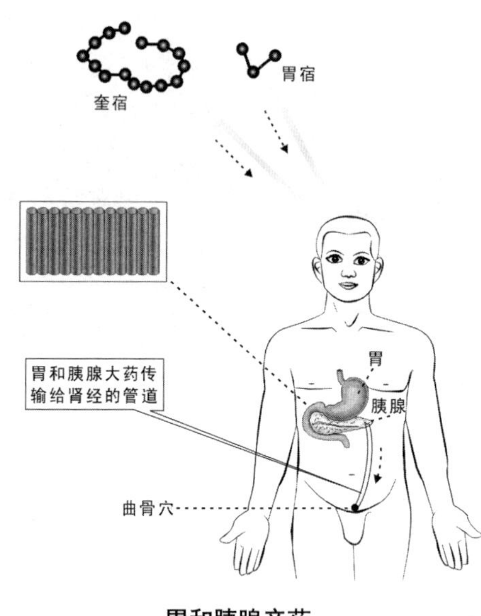

胃和胰腺产药

胃及胰腺同时产药。奎宿和胃宿下照胃，气黑。胃腑气旺相鼓起，如古代的大鼎，云气蒸腾，有火有烟的样子。胰腺也如过去吃的老北京火锅的烟囱，胃和胰腺同时旺相产药，还未及细细观察，药已经送到肾藏系统。所产的药主要是一种长圆柱状的药物，经左边气道送入肾藏系统，如图左边的方框所示。此时，人体下丹田中的药很多，整齐有序，如小木桩子竖起成一排排的，挨在一起，形成一片。根据经验，这种长圆柱状的药物，可能是由微小的米粒样的小药物构成的。

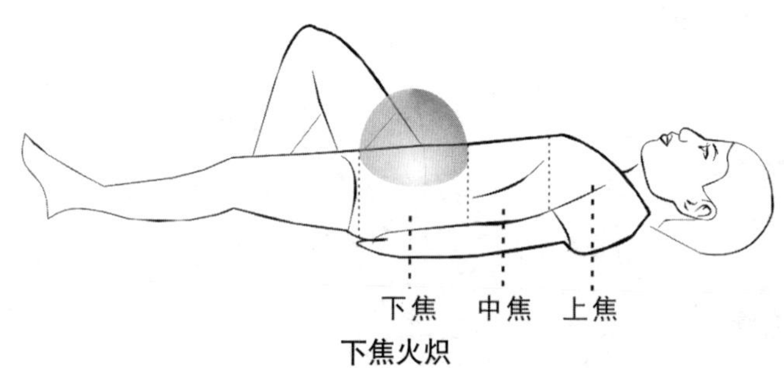

下焦火炽

下焦透明，鼓起，如上面有一个透明的锅盖，下面如火如炽，炉子在烧，下为黄火。第一遍三焦运动结束。

3．第二遍三焦运动

百会和左太阳穴进奎宿和胃宿的气，心藏先启动，旺相。

奎宿 胃宿 百会穴 太阳穴 心藏震动 心

心藏旺相

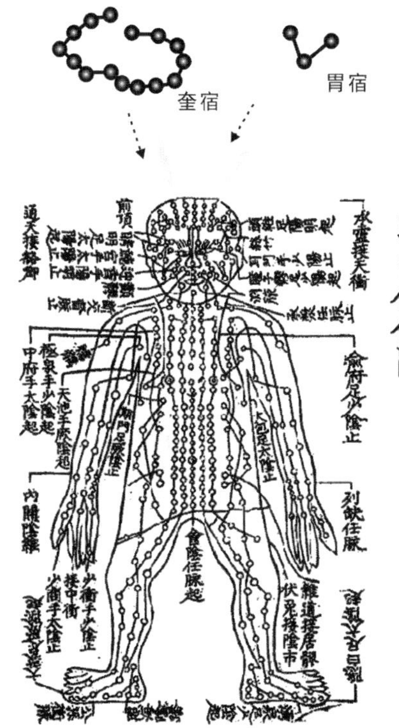

奎宿胃宿传经

传经：奎宿和胃宿给人的经络传输一种特殊的阴物质，这种阴物质和前面的传气绝然不同，是直接传给经络的，所以叫传经。奎宿和胃宿通过人的大脑，给人体全身各经络传输阴物质。见上图所示。这种传输速度极快。

这里用了一张古代的经络图来表达这种意思，是因为这张古代的经络图，更接近述者所观察的现象。

传输的这种东西，和上面所讲的传药不是一回事，传药主要是传给藏腑的，这次传的东西，主要是给经络的，叫传经吧。

右面是观察后总结的第一个传经模式。

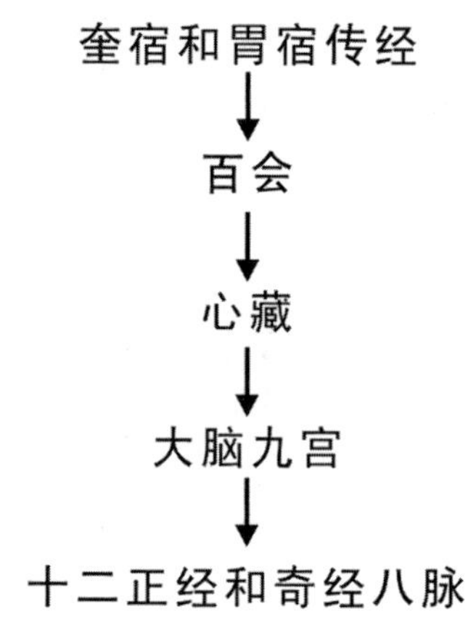

然后是大脑独立传阴物质给全身所有藏腑和经络，如图所示，奎宿之气先是启动人体大脑的九宫，通过九宫传输给各个经络，主要是传给五藏六腑、十二正经、奇经八脉。过程很精密，传输的线路是从空中路线，并不是从人体内部走，速度也极快。

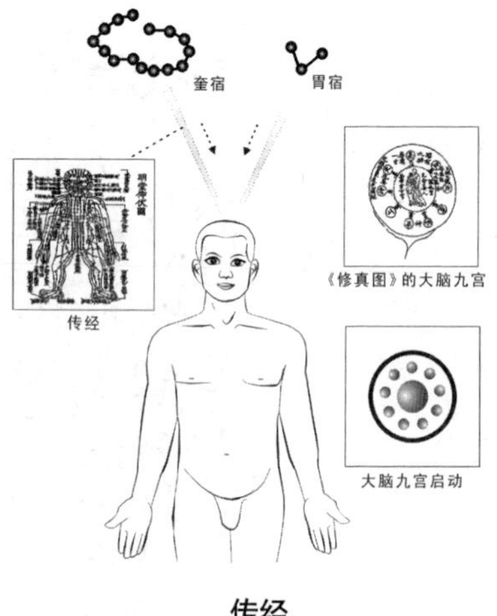

传经

传经传输模式二:

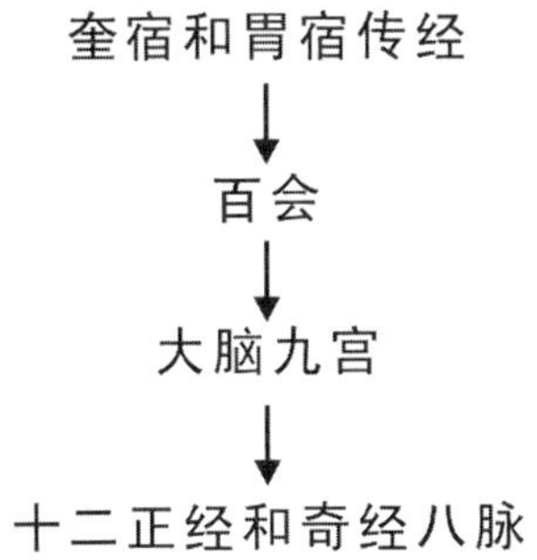

模式二，主要是由大脑直接给经络传输阴物质。

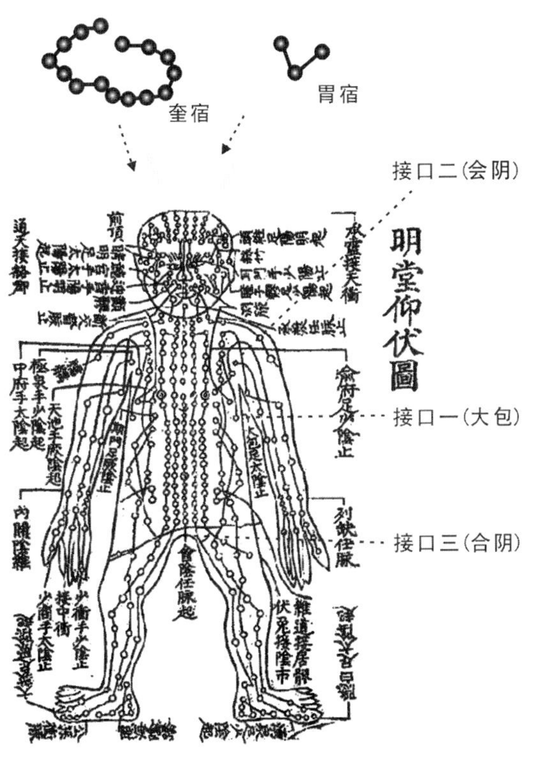

传经接口

多接口同时传经。

传输时，同时在人体多个经络有多个接口。我想，熟悉网络的人，这回找到知音了。

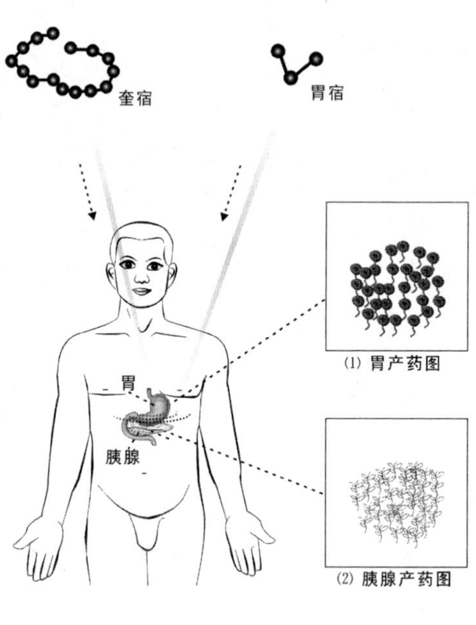

中焦产药

中焦产药。接下来是中焦胃和胰腺受到奎宿和胃宿的传气影响，气化产药。这次所产的药物较少较弱。

胃宿之气黑。

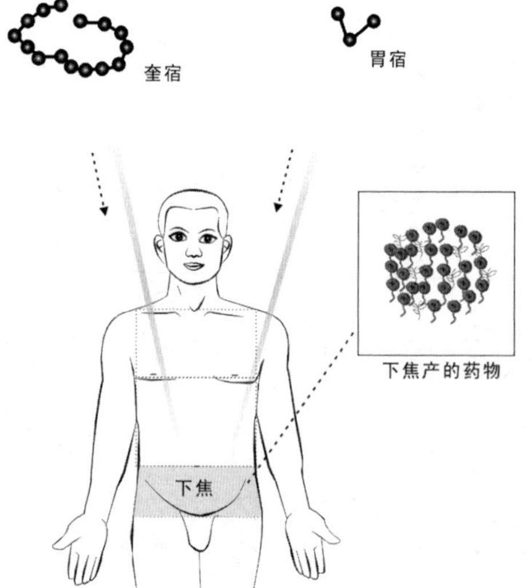

下焦产药

下焦运动。受到奎宿和胃宿输气的作用，下焦产药。因为记录不详细，不述。

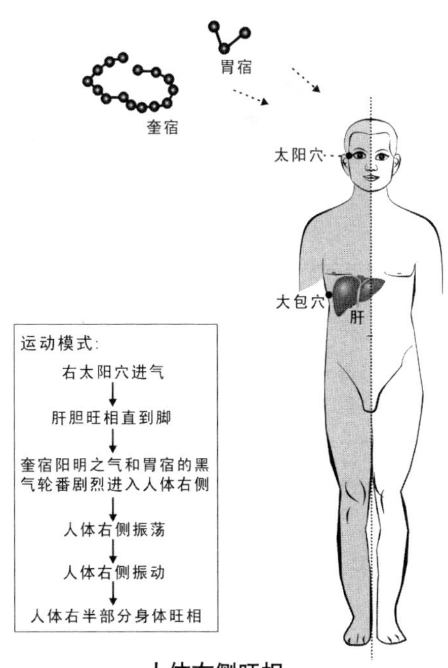

人体右侧旺相

下面是晚上10时到11时三焦经旺相时的观察。

时间在前行，还是第二遍三焦运动。

如左图所示，奎宿和胃宿照射人体，人体右太阳穴进气，右边胆、肝旺相，直到脚。奎宿的阳明之气和胃的黑气轮番进入。整个右侧体内混成微黄之气。右太阳穴的开关，剧烈进气，有振动，人体右侧旺相。时间较长，约10分钟。右大包也旺相。

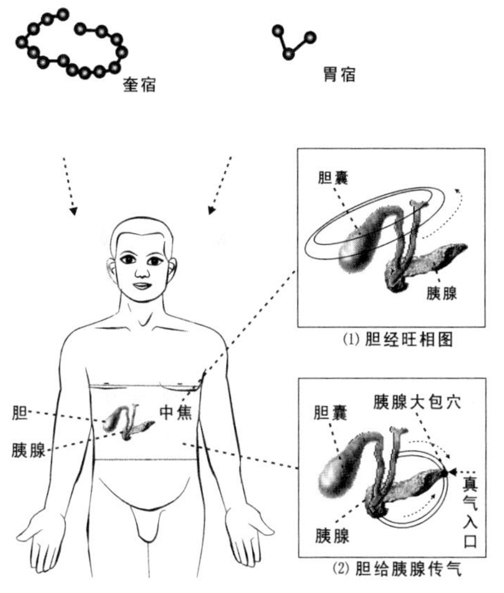

胆给胰传气

胆受气，旺相，旋转。然后传气分两路给胰腺。一路从上传气，另一路下行，成一弧线形上入胰腺。两条气路，约成一椭圆形，在胰腺另一头入胰腺。

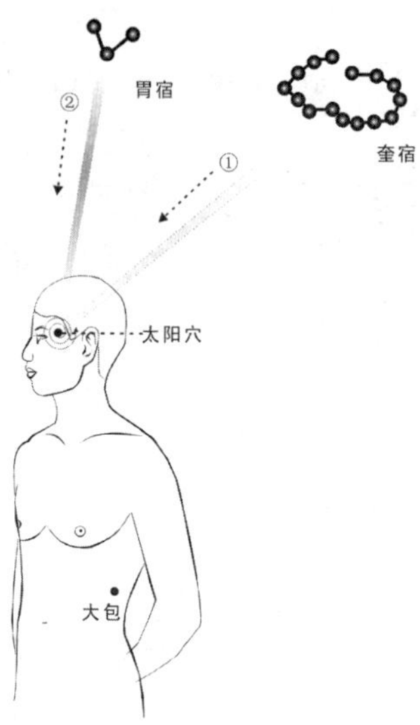

左太阳穴进气

左太阳穴旺相。进气，先进奎宿阳明之气，后进胃宿黑气，反复数次，进气较多。

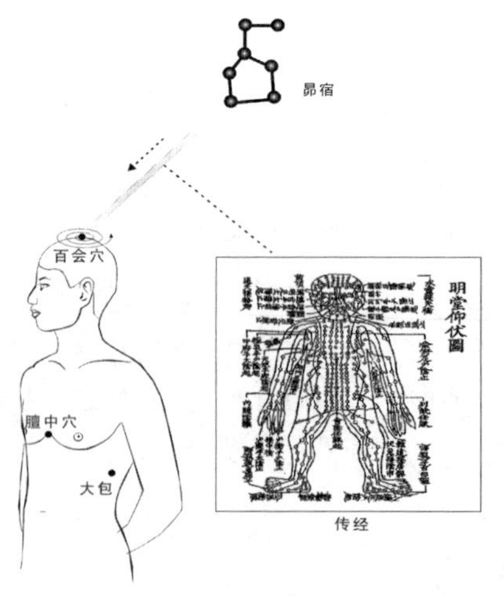

昴宿传经

4. 第三遍三焦运动

昴宿传经：大脑百会穴启动，昴宿传经，经大脑百会传入人体，送与各经。

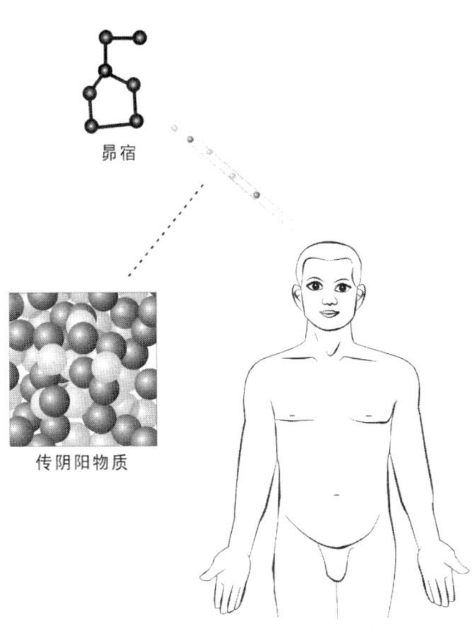

昴宿传阴阳

这次传的全是阳气，色黄。昴宿本属于太阳之气，但因时间变化，传入人体后变成了少阳之气。这种传输时间短，速度快。

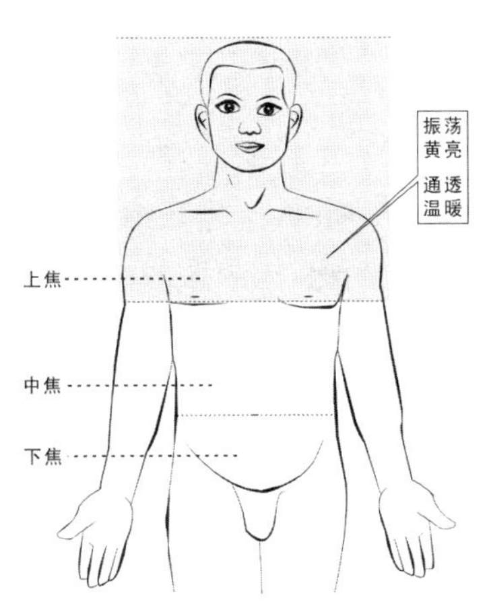

上焦旺相

体内阳气充溢。此时，上焦心脏黄，旺相。中焦旺相，下焦旺相。整个过程较复杂，如左面的图所示。先是大上焦旺相，振荡，亮黄，通透，温暖。时间不长，但这个过程很简洁、清晰、明了。

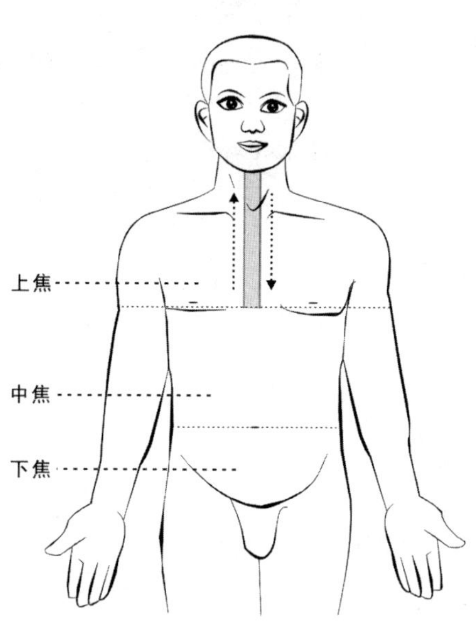

上焦通道旺相畅通

大上焦旺相结束，上焦最中间，任脉的地方，一道金气贯通。不过比任脉要宽大深厚。人体感觉舒畅极了。

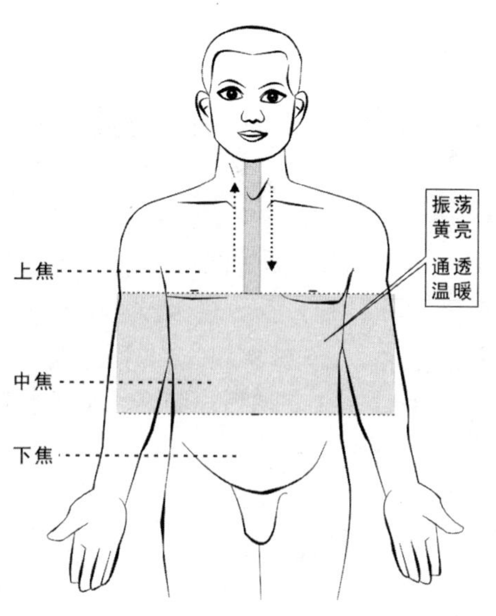

中焦旺相

紧接着，中焦又把刚才大上焦旺相过程重复一遍，中焦振荡，亮黄，通透，温暖。

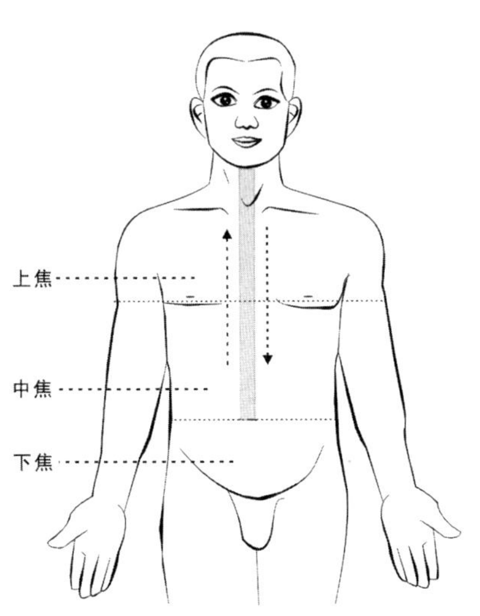

中焦通道旺相畅通

中焦旺相“唰”地消失，中焦最中间任脉的地方，一道金气和大上焦原有的那道金气贯通。

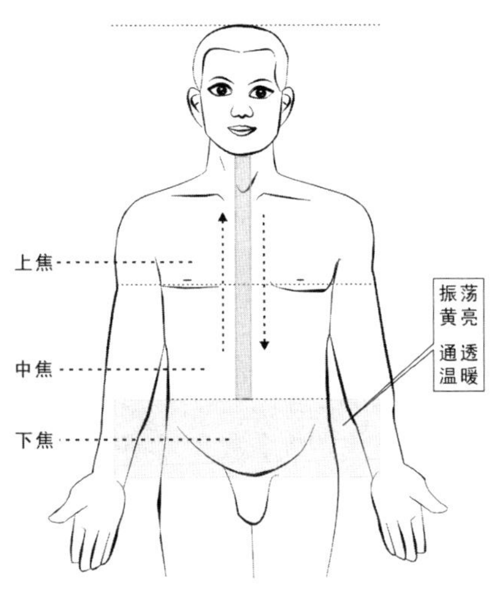

下焦旺相

再接下来，如图所示，是下焦旺相，振荡，亮黄，通透，温暖。时间不长，太美了。

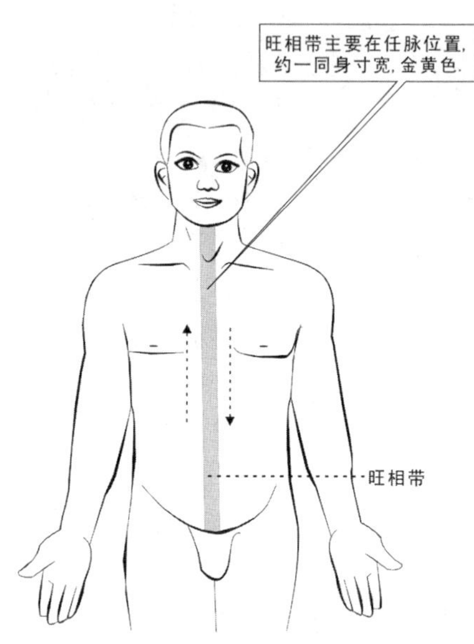

三焦通道旺相畅通

下焦旺相结束，整个三焦最中间的那道金气贯通。能清楚地感觉到少阳的金黄色真气在这个旺相带中间像乳一样流动。从大脑到耻骨，整个人体形成一旺相带。旺相带主要在任脉位置，较宽，约一同身寸宽。金黄色。维持约数分钟。如左图所示。

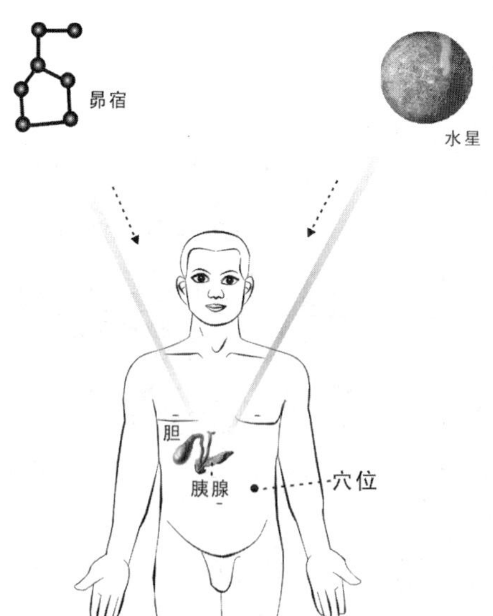

胰腺旺相

胰腺旺相。胰腺单独旺相，大量纳入昴宿气、水星黑气，并带动胰腺边上一个穴位旺相。水星气出，是因为临近子时，一阳生时水旺。

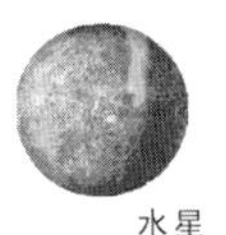

水星真气色黑，比胃宿的真气更黑，更浓，不一样。

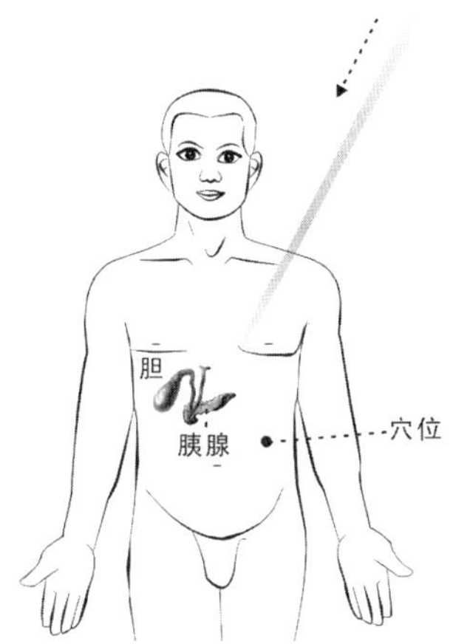

水星照胰腺

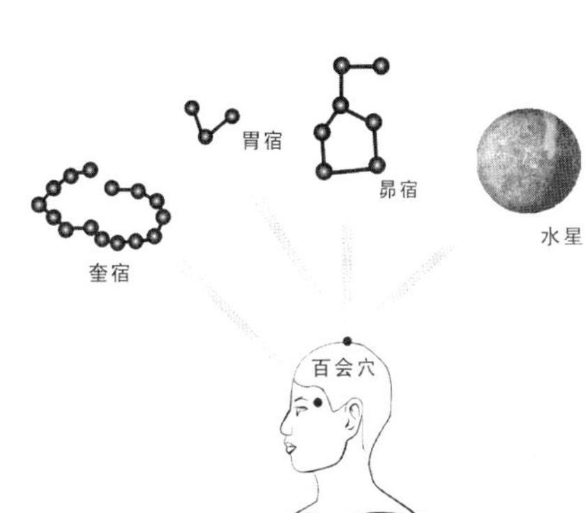

5. 第四遍三焦运动

左右太阳穴及百会进气，气为奎宿、昴宿、水宿、胃宿之气。

左右太阳穴及百会进气

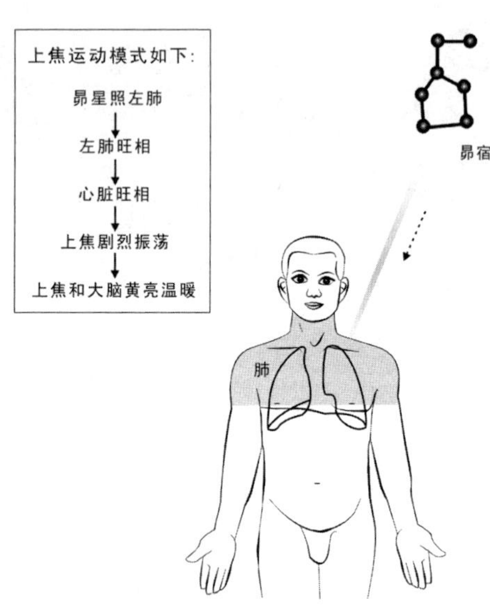

昴宿照左肺

上焦振荡。昴宿照左肺。左肺旺相。心藏旺相。上焦产生较剧烈的振荡，时间约3分钟。整个上焦及大脑，上下里外全部透出黄亮之色，暖洋洋的感觉。

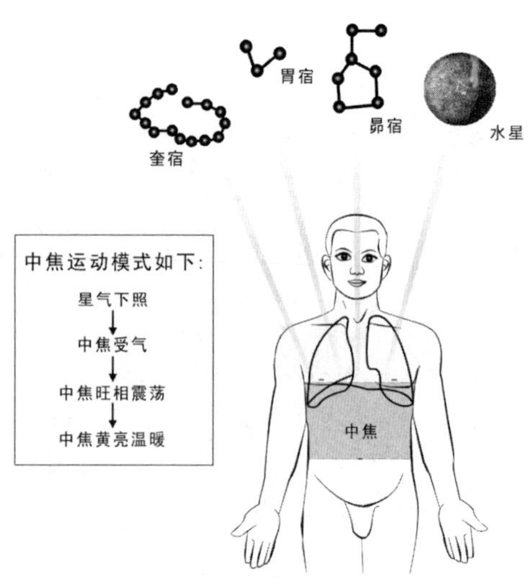

中焦振荡

中焦振荡。整个中焦透明透黄，温暖。

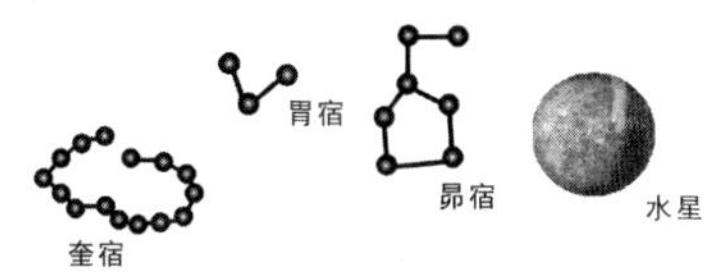

下焦振荡。通透黄明。温暖。

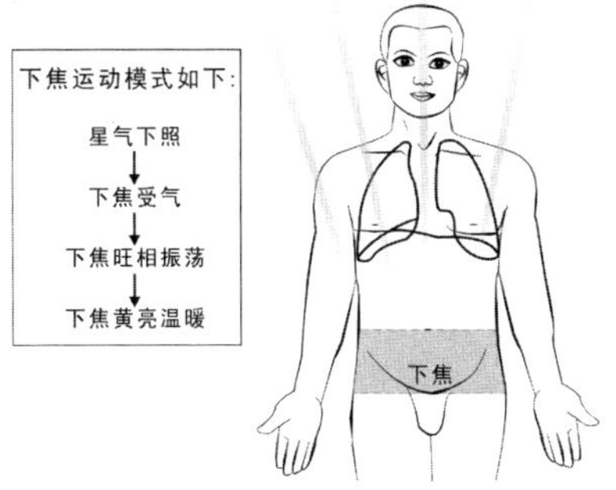

下焦振荡

整个人体三焦及大脑一片通黄温暖。

暂黑。休息一分钟。

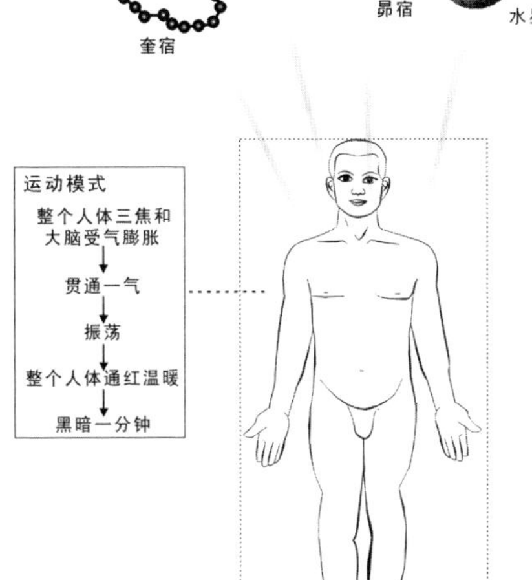

大三焦旺相

6.第五遍三焦运动

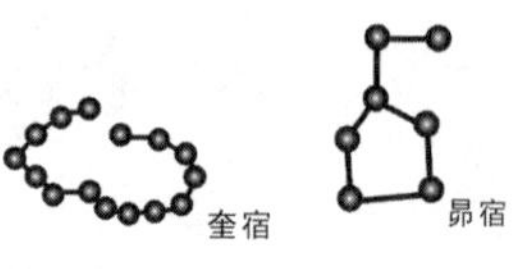

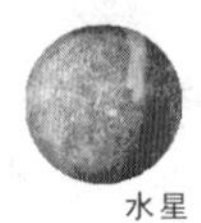

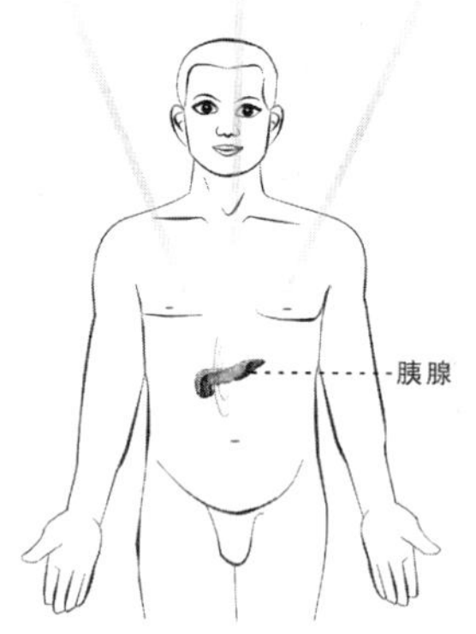

胰腺旺相图

奎宿和昴宿、水星照射胰腺。

胰腺处出现一片在整个三焦运动中不曾有过的乳白色。

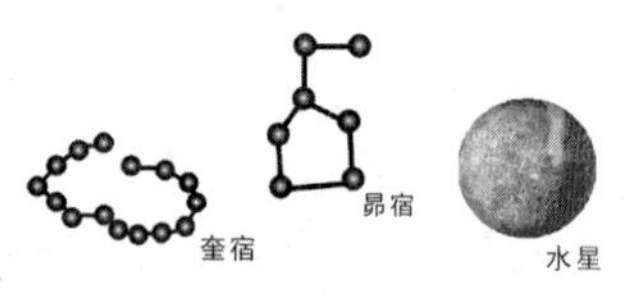

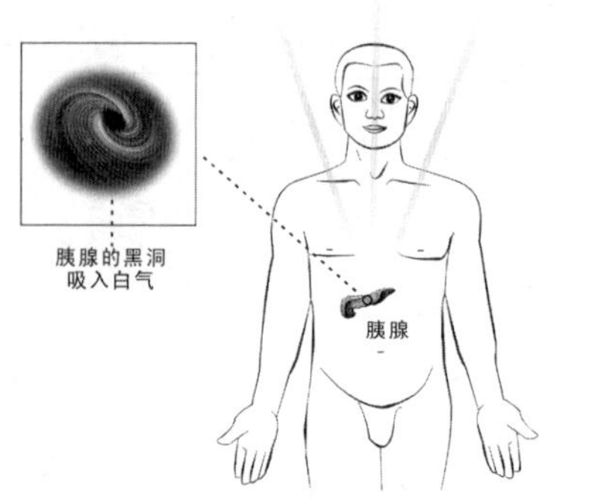

胰腺黑洞

胰腺处出现黑洞，位置在胰腺中间最细的一带。黑洞吸入白气。然后白色消失，人体通黑。

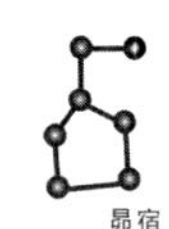

胰腺直接和昴宿之气连接。两气交通。旺相。气交。

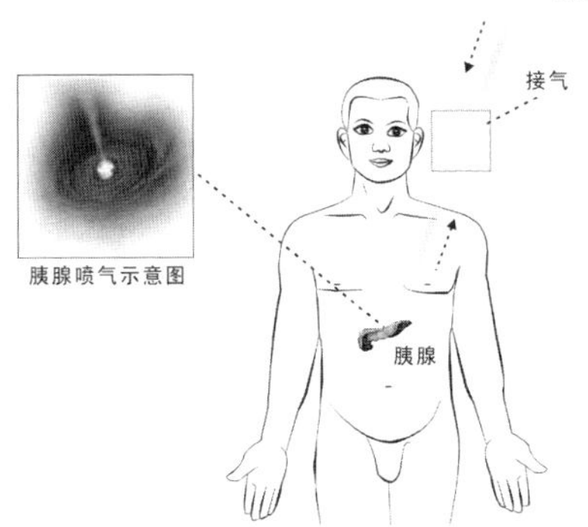

胰腺昴宿接气

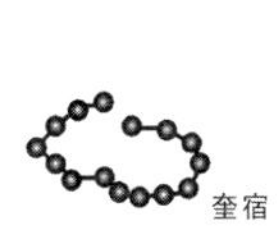

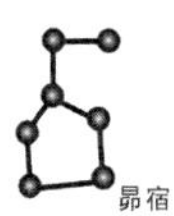

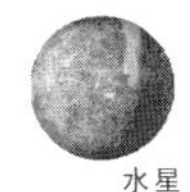

奎宿、昴宿、水星之气轻轻照耀整个人体。

整个人体处在一种极为柔和的旺相之中，淡黄色气在人体四面胀出，人体处在膨胀之中。少阳之气氤氲。

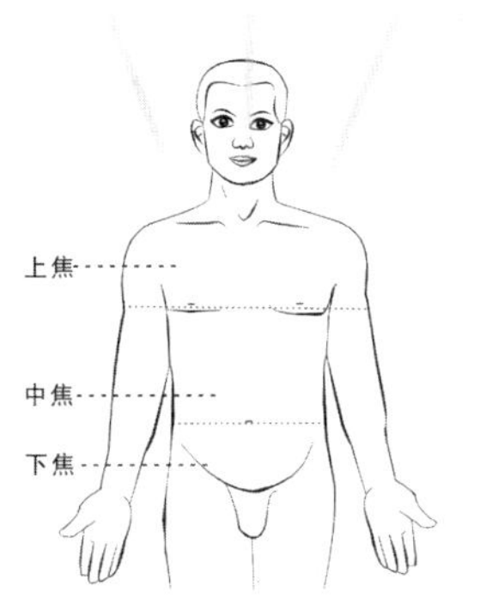

三星下照

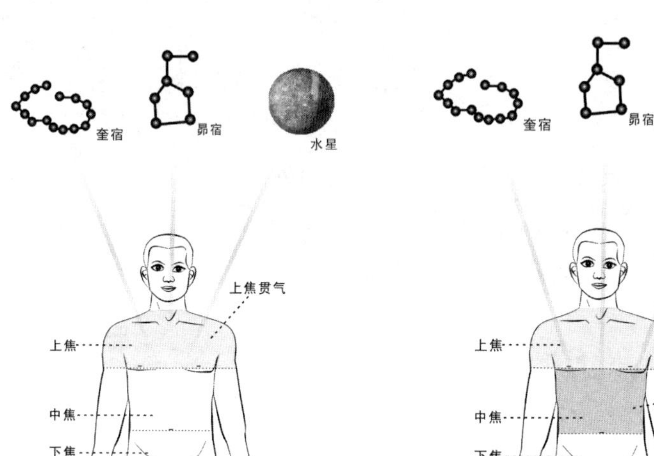

上焦贯气

上焦重新贯气。

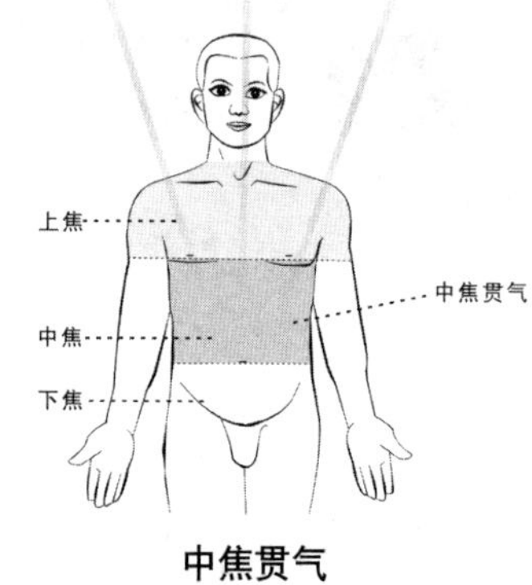

中焦贯气

中焦贯气。

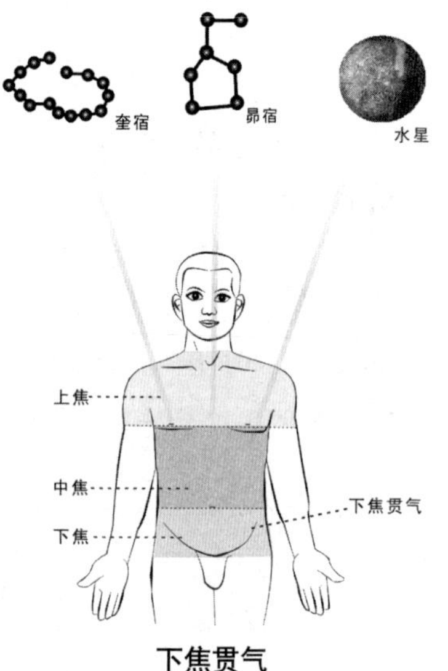

下焦贯气

气入下焦。

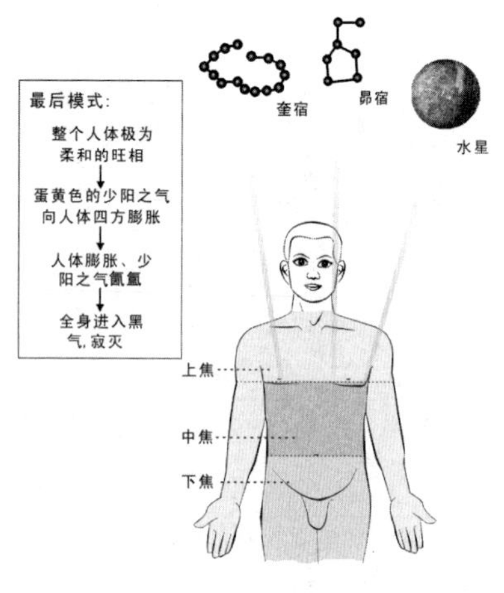

三焦寂灭

全身进入黑色,寂灭。

卷三　胆经观察

一、十一藏皆取决于胆

《黄帝内经·六节藏象论》说："凡十一藏，皆取决于胆也。"讲的是什么意思？用一句简单的话来说，就是心肝脾肺肾和其他五腑大肠、小肠、胃、三焦、膀胱等，有一个裁判，有一个老板，有一个总理，那就是胆。

胆有这么重要？

除了中医大家们经常讲的各种原因外，如胆在子时最先启动旺相等，还观察到，其他十一条正经，每一经每天一次的旺相值日运动，其开始和结束，全是从胆经的运动、旺相开始，受胆经启动而开始它们自己的运动。在其他每一经运动将要结束时，又是胆经出来以自己的运动结束其运动过程，开始下一个新的经络的运动。特别是当人体气血运动不是很好的状态下，胆经的启动就显得特别重要。气血超旺相时，胆经不出手，其他经络也能正常启动旺相。

胆经就好比是其他十一经运动的总调度或者助理，或者是一部交响乐中重复了十二次的主题节奏，这个主题曲的意思就是：胆大包天，有胆有识。

其实胆很小，充其量不过男人的大拇指大小。我曾经见过大夫为病人切下来的胆囊，那只是很小一张皮。胆中的结石，大的倒像是包了糖粉的花生豆，外表凹凸不平。

胆经的运动，为其他十一经的启动和旺相定调，帮助它们发动、启动，甚至帮助它们结束各自的旺相运动。胆经好比是其他十一经的导师，其他十一经从哪个部位开始旺相运动，也是由胆经的启动决定的。但从另一方面看起来，胆经是其他十一经的马仔，人家发动了，自己才能休息。胆真是太累了！

二、 胆的老板是谁

胆这样忘我地工作，当然受人体自身生命规律和生命已有程序的影响。另外，胆又受到星宿的重要影响而运动。天外有天，人外有人，胆外有星星。说明人定胜天，其实还要天同意才行。西方七宿的娄宿和人的胆就有远亲关系，他们之间真气相投，两个伴，一个在天上，一个在地上，但同属于少阳之气，因此他们之间的联系，还真是天然、直接。在后面的图中大家可以看到。三阴三阳气相同，就是胆和娄宿的血缘，所以相互之间才有气交。所以，还是不能忘记，人是大自然最重要的一部分。大自然决定人，大自然决定胆。在三焦卷等内容中，我们也能看到胆和星宿的一些关系。

胆经常受到月亮、木星、二十八星宿中的值日星宿，如虚宿、昴宿等影响，受它们的影响旺相运动，或者和它们交互运动。

看得多了，你就会发现，人的身体，那怕是最不起眼的部位，都不仅仅是受之父母，而且还和宇宙空间的星星有亲亲关系。《圣经》上讲，来于尘土，归于尘土。

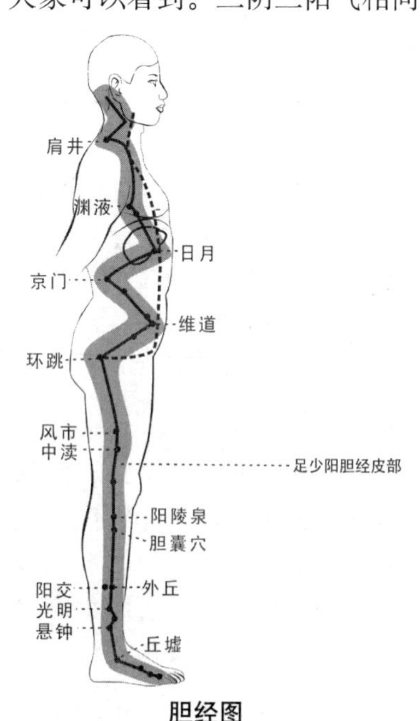

胆经图

胆经启动十一经时间

胆启动十一经图

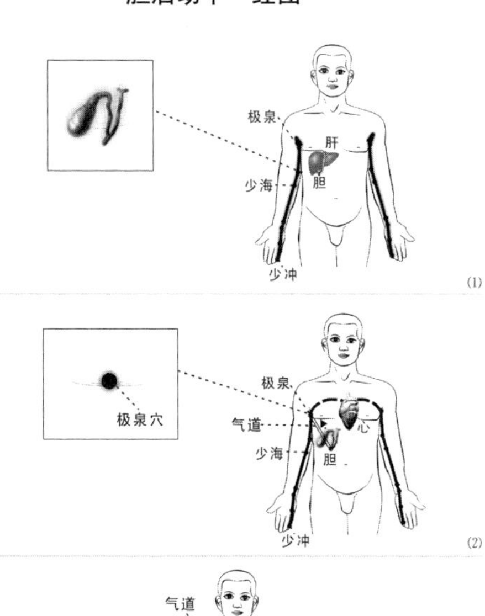

胆经启动心经

是呀。也可以讲，是来于宇宙，归于星辰。

胆和胆经在生活中经常会出现一些问题。如劳累、情绪不正常、过量饮酒，都会使胆的经络发青、瘀积、结结。可通过及时使用中药或轻按胆经经络上的痛处、相关穴位进行治疗。

这个图表示的是胆经在十二正经交替旺相过程中，每当二经交替，胆经便出来维持正常的经络运动，或启动，或帮助结束。没有胆气，连经络也不听话了。

常言道英雄虎胆，英雄虽然有胆量，但还是要按天道地理和人间正道行事。光有胆量，是不行的。

左图描述的是 2007 年 5 月的一次内证观察，时当中午 11 时，心经马上要旺相。心经还未旺相时，胆先行启动旺相。左图中小图（1）表示的是胆旺相。

小图（2）和（3）描绘的是胆启动心经上

的极泉穴，进而启动心藏。

胆旺相后，通过一个气道直接传气给心经的极泉穴，使心经的极泉穴旺相。极泉穴旺相旋转，然后把真气传给心藏，使心藏充满真气，心藏开始旺相。这一个过程，大约用了3到5分钟时间。

三、胆经观察一

脾给胆传药—心气下降—人体自排病气—胆黑洞运动程序组图

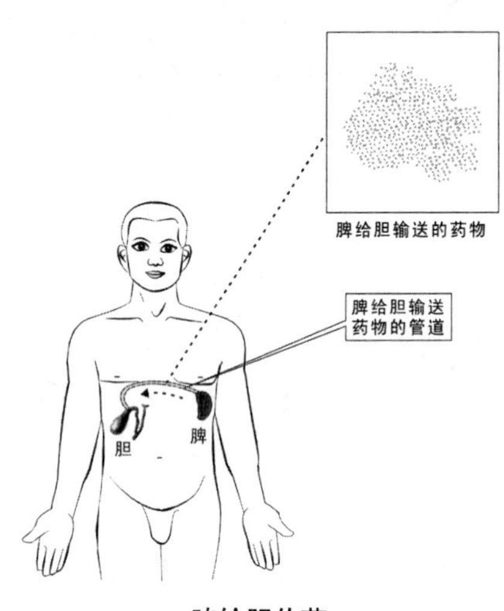

脾给胆传药

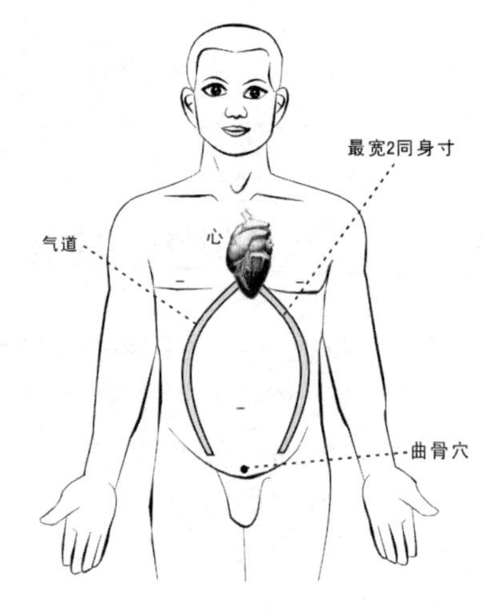

心气下降

这一段图文，讲的不是每天半夜11时至凌晨1时的胆经正常的值日旺相运动，而是在2007年5月中旬一个星期六下午12时半到1时半的一个片断。其中关于胆经的运动，很有点意思。

脾传药给胆。一开始就观察到脾产药。脾产药后，直接传给胆。所传的东西，就是经常所讲的那个脾精。黑红色，如极小的米粒。

心气下降。脾传药后接着是心气下降。不过这次心气下降的气道和以前观察到的心气下降所走的气道不同，或者讲，刚刚相反。上次我记得很清楚，心气下降，时间也是在午时快结束时，心气从左边下降，流入下面的气穴之中，气为纯白

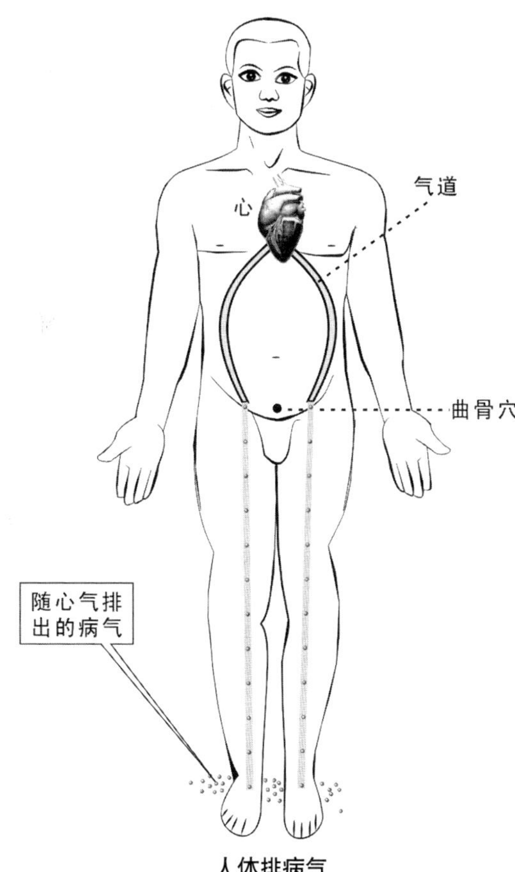

人体排病气

色，略泛金色。

这次，心气下降是从右边下降，一条气道，比左边那次显得更宽。左边是一条暗一些的气道，不用功细观察是看不到的。右边，气道最宽约同身寸二寸宽，下降的速度也很急促。

下降的心气，颜色也有几种，有红，有白，有蓝，甚至还有黑色的。同时，肝胆气旺。很怪，这不是胆和肝气旺相的时间呀。

人体自排病气。过了一会，再观察时，心气下降基本已完成，下降的气机细了、慢了。但细细观察，红和蓝的气机中，有黑色的条，再细看，噢，原来是从人体中向外排的黑色病邪之气，这些气是圆球体，黑色，比薏米稍小点，连成一片、一串，随下降的心气，向下面流去。但心气向下流入人体耻骨边上的气穴不见了，到气穴那里全部消失。而那些黑色球状的病气，全部从脚部排入空间，没有一粒进入那个气穴的。看来那个气穴是个廉洁的“官”，能严格执行纪律，不是正经心气，它一个也不让再进入人体。穴道穴道，穴也有道。

这种排出的球状的黑气，是介于正常的气和有形物质之间的东西。应当有一点点固态的特点。它不是平常观察到的正黑之色，而是病色。

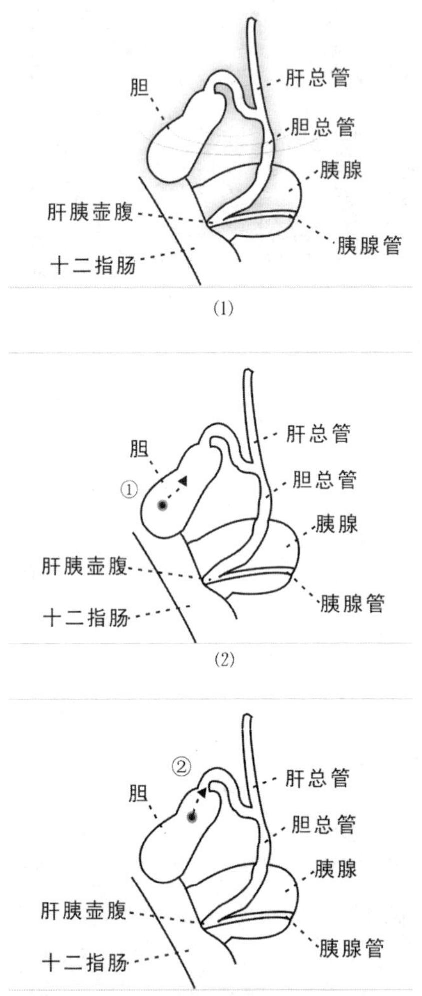

胆黑洞运动

胆的黑洞和黑洞运动。这时候，观察到胆囊处出现一个黑洞。因为此前从未在胆的位置观察到黑洞，我觉得奇怪，胆也能变出一个黑洞？所以，我专门用手摸了一下，确实是胆所在的位置，那个黑洞正在胆正中间。

但更奇怪的还在后边，约有一分钟时间后，胆的黑洞在移动。这个胆黑洞先在胆囊中向胆管运动。

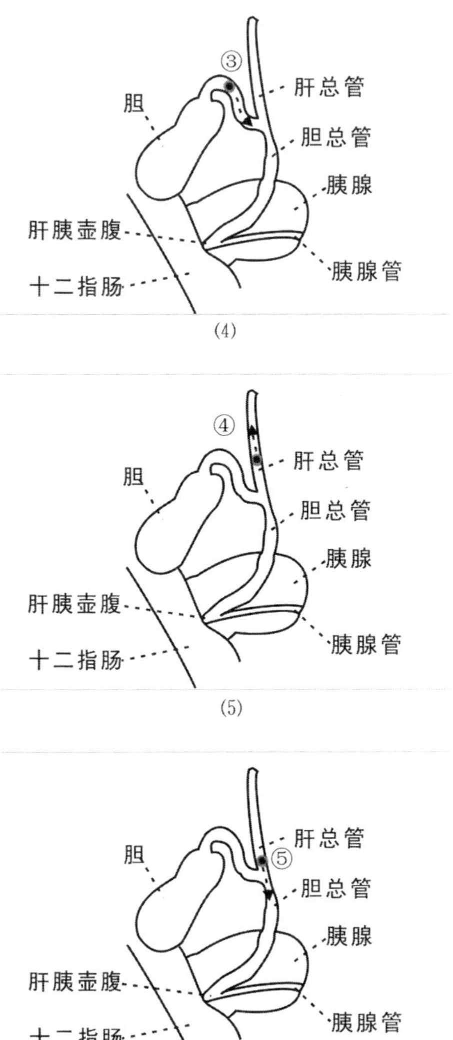

(6)

胆黑洞运动

胆黑洞运动出了胆囊后，向上，在肝总管中运动了一小段距离。接着，胆黑洞向下行，在胆总管中运动。胆黑洞下行运动到胆总管和十二指肠接口的肝胰壶腹处，进入十二指肠，然后，这个胆黑洞慢悠悠地，掉头再重回胆总管，向回走。

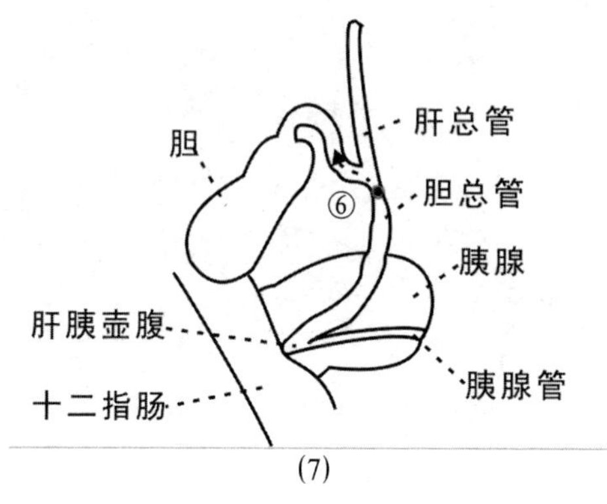

(7)

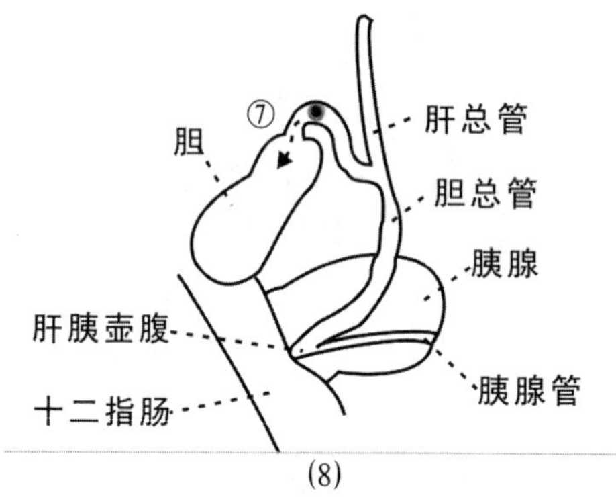

(8)

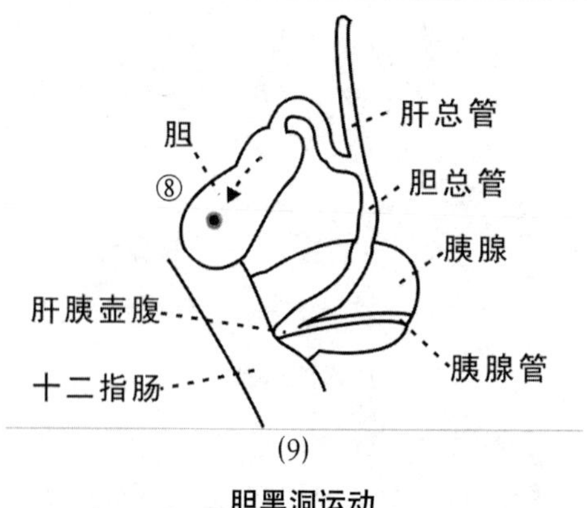

(9)

胆黑洞运动

胆黑洞一直运动回胆囊正中，然后消失。

四、胆经观察二

奎宿通胆—接气—奎宿启动肝和脾—昴宿给胆传气传经—胆和昴宿气交—胆气输胃—昴宿启动大脑—娄宿交胆—娄宿传真气给胆—气交—娄宿给胆传经—娄宿传气下田—娄宿与胆合运—娄宿主星—昴宿启动肝

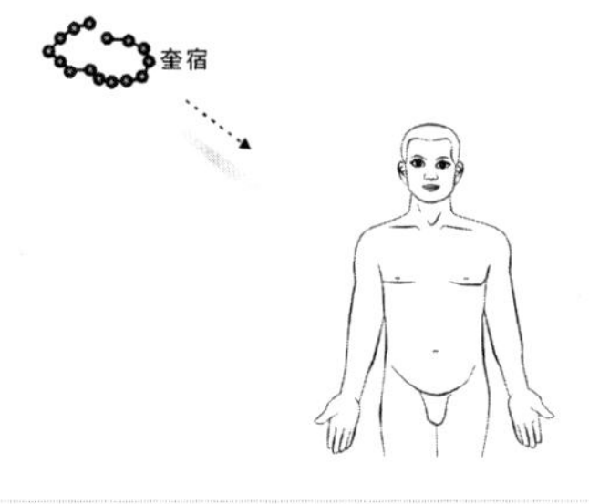

(1)

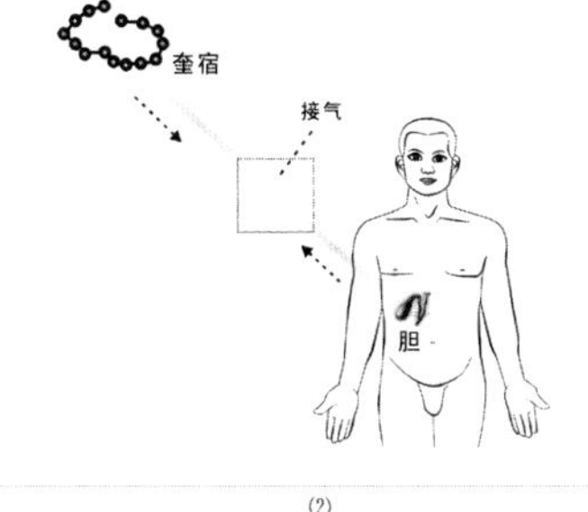

(2)

奎宿与胆气交

这次观察，是2007年10月下旬的一个晚上，从晚上12时至1时26分，是胆经运动的第二个小时。当时西方七宿值班。晴天。

奎宿与胆气交。奎宿下照人体和胆，给人体和胆布气。经过这样的布气，胆经旺相。然后，胆与奎宿接气。

奎宿的真气和人的胆气相接。胆微小而星宿大，气交如此端直，真是精确制导。我们也知道，上天并没有歧视人类。

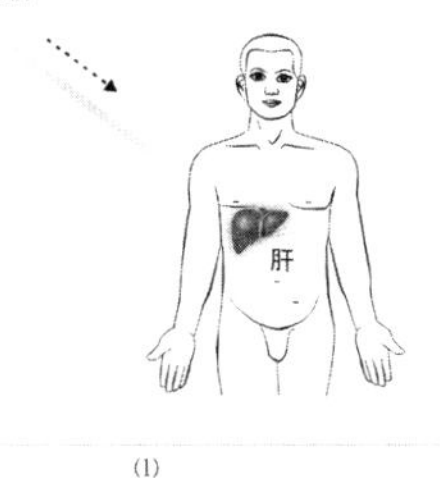

(1)

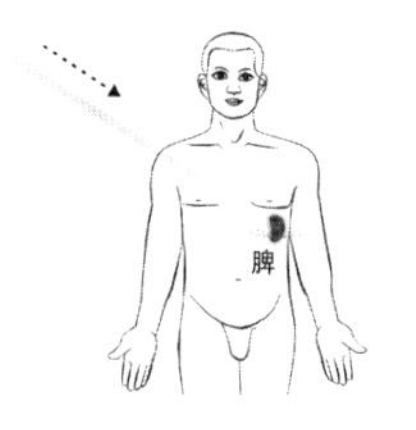

(2)

奎宿启动肝和脾

气交完毕，整个过程大约用了5分钟，奎宿又先后轻轻布气，启动肝藏和脾藏，使肝藏和脾藏旺相。

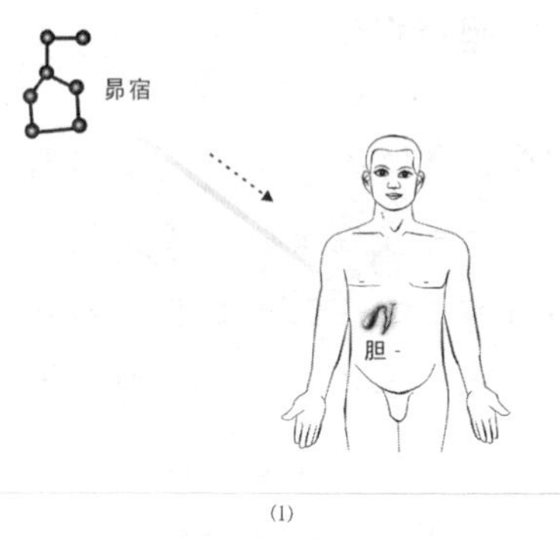

(1)

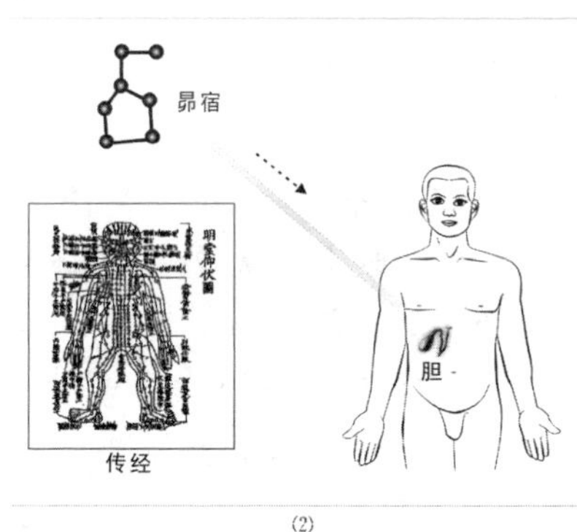

(2)

昴宿给胆传气、传经

昴宿下照，昴宿直接给胆囊输气。然后，昴宿给整个人体传经。星宿传经，对经络来讲，是很重要的事。天赐的东西，人是不能拒绝的。

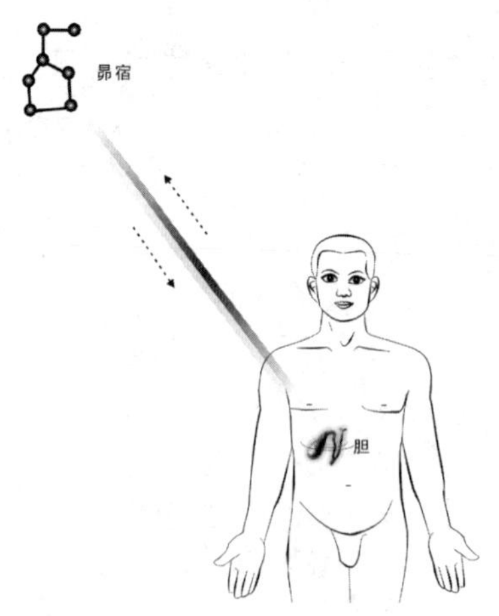

胆与昴宿气交

胆旺相，与昴宿气交。胆虽小，真气却可与巨大无比的昴宿平等相交，让我时常想不通。要知道，昴星团有280多颗星，距离地球480光年。仅仅其中的蓝巨星昴宿六，表面温度约13000开氏度，总辐射光度是太阳的两千多倍，半径约为太阳的8倍。作为一个正常人，我们是不是总是，而且经常是，太小看我们自己了？

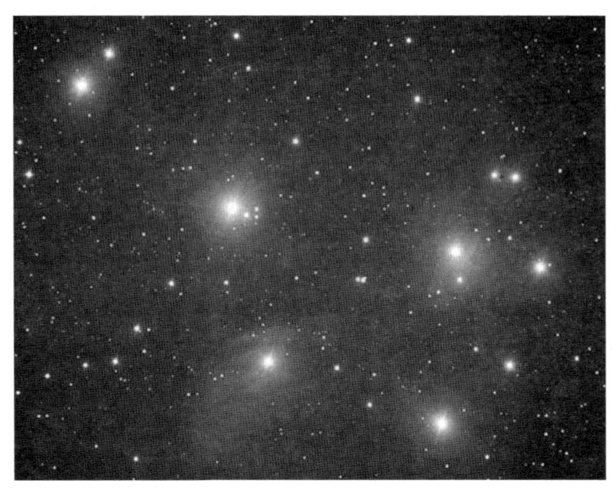

这是一张昴宿的图片。

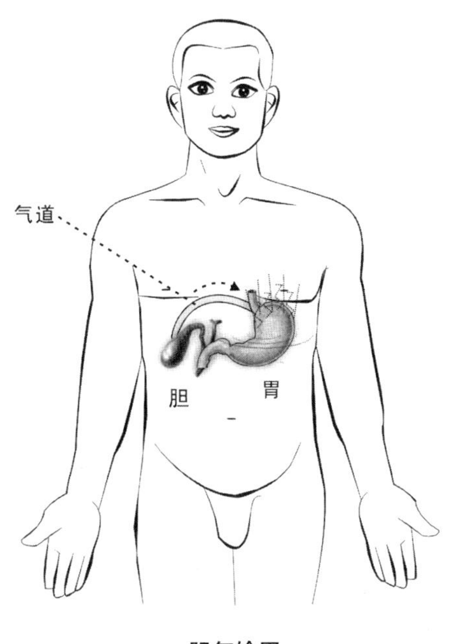

胆气输胃

气交过后，胆的真气通过气道输给胃，胃旺相，胃部振荡、颤动、旋转。

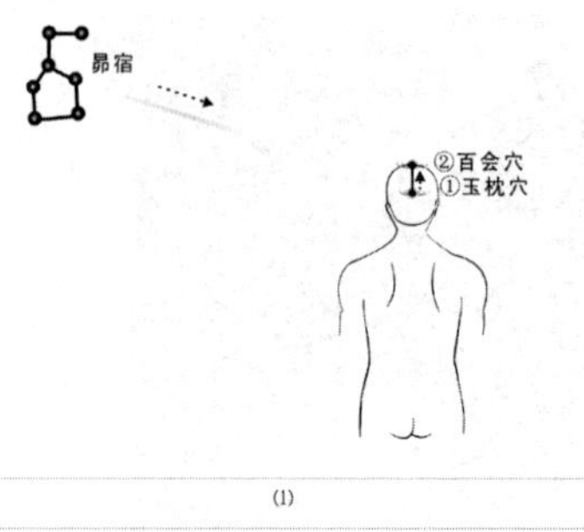

(1)

昴宿接着先从头后面的玉枕穴开始给人体传气。头顶玉枕、百会等穴位旺相。大脑九宫旺相。昴宿给人的大脑传输真气，时间约 5 分多钟。

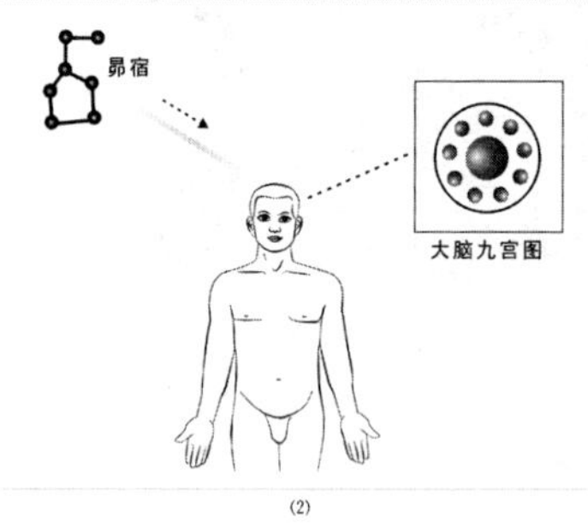

(2)

九宫旺相

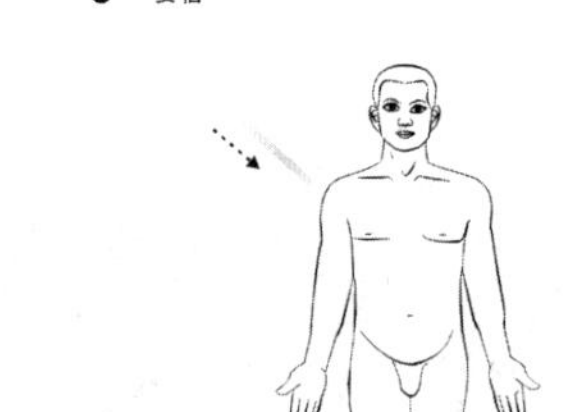

(1)

娄宿下照，时间较长，约 10 到 20 分钟，很怪的一点是，娄宿的光下照时很低，好像打着手电筒照一个东西，而不是天上的星宿下凡。娄宿下照胆的路线有两条，一条是娄宿真气从大脑直下，给胆传气。

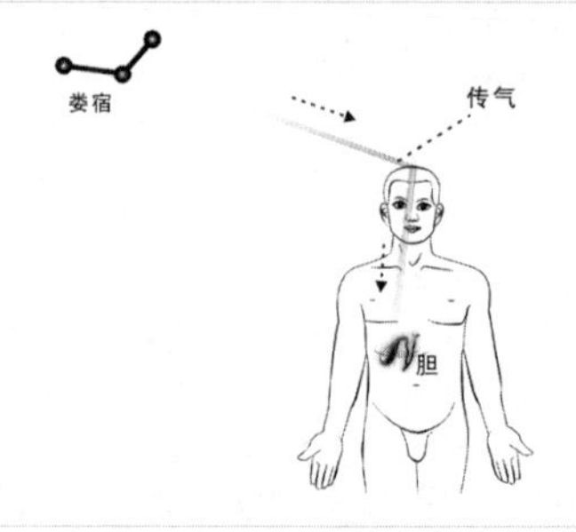

(2)

娄宿照胆

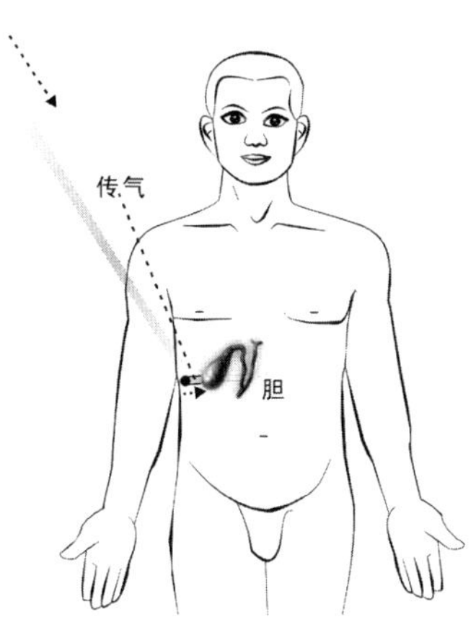

娄宿给胆传气

娄宿另一条下照胆的路线，是从人体右肋角边上一穴位，给胆传气。穴不知其名。

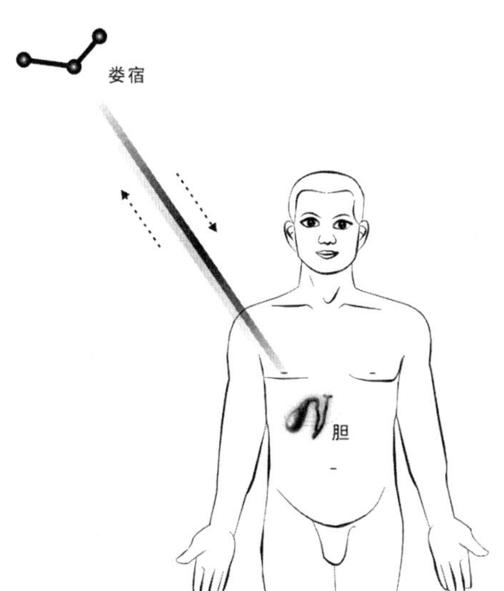

娄宿与胆气交

娄宿与胆气交。看来星宿是胆的好朋友，要不如何胆大包天！娄宿的光气，属于少阳之气，淡黄色，不太浓。

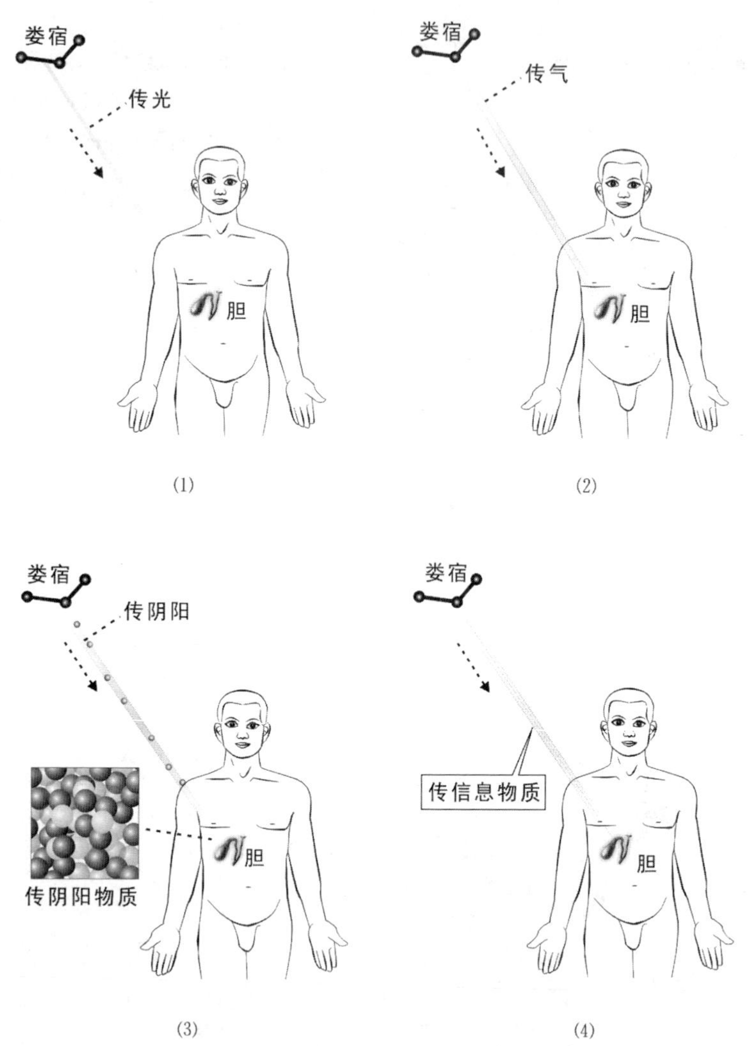

娄宿给胆传光、传气、传阴阳、传信息物质

娄宿看来和胆的关系很铁。胆经全名为足少阳胆经，而根据观察到的光气的特点，娄宿也属于少阳之气。看来，人的三阴三阳之气，在遥远的宇宙空间，也有远亲了。娄宿先后二次给胆传光、传气、传阴阳、传信息物质。娄宿对胆实在偏爱。

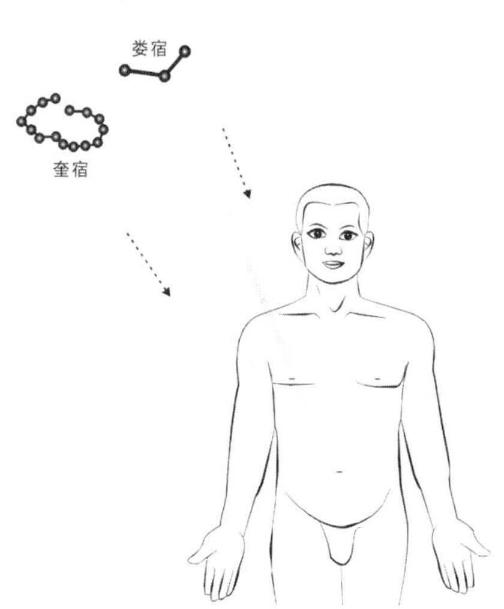

娄宿传气到下丹田

奎宿为佐宿，娄宿为主宿，二位星尊给人体脐下的下丹田分两次输送阳气

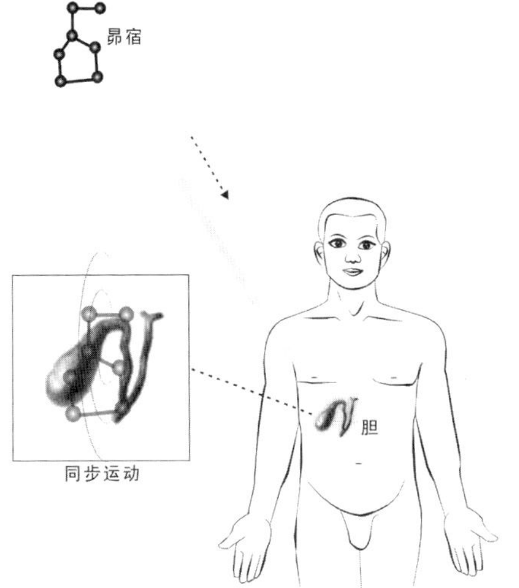

昴宿与胆同步运动

昴宿力道很强，下照胆，传“相”，与胆同步运动。

相就是一种特殊的真气，不过具有一定的形象罢了。

昴宿主星有双层的气旋。

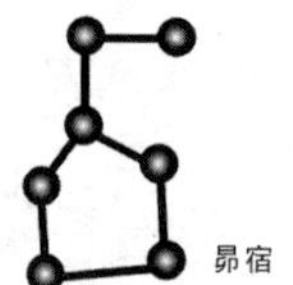

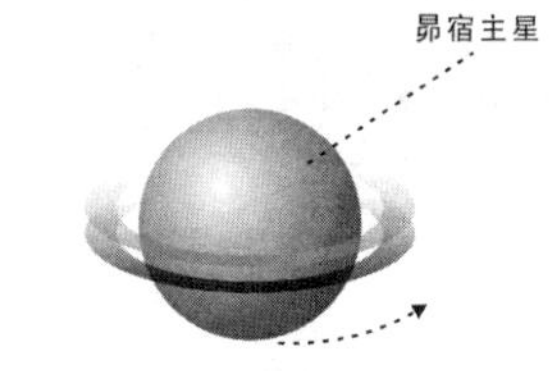

昴宿主星有双层气旋

胃宿传相。胃宿三星的阴阳结构分明。阳的一星是淡黄色，阴星淡黑色。

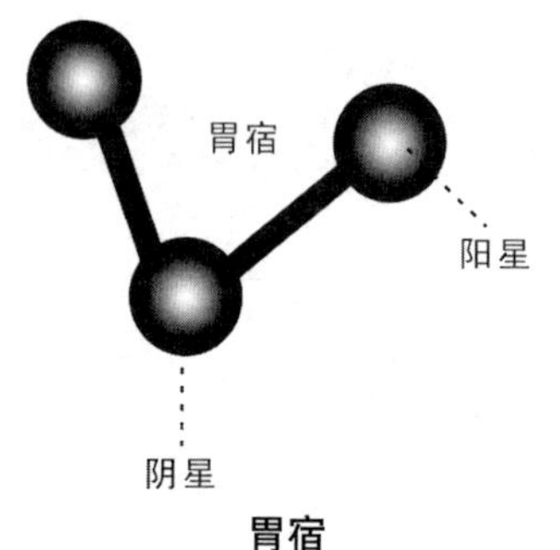

胃宿

时间到凌晨1时正时，昴宿直直地照到肝藏上，给肝藏传相。凌晨1点，该当肝经值日旺相了。想不到星宿这么守时，堪称宇宙中遵守纪律的劳动模范。

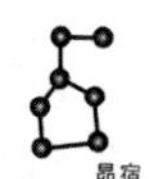

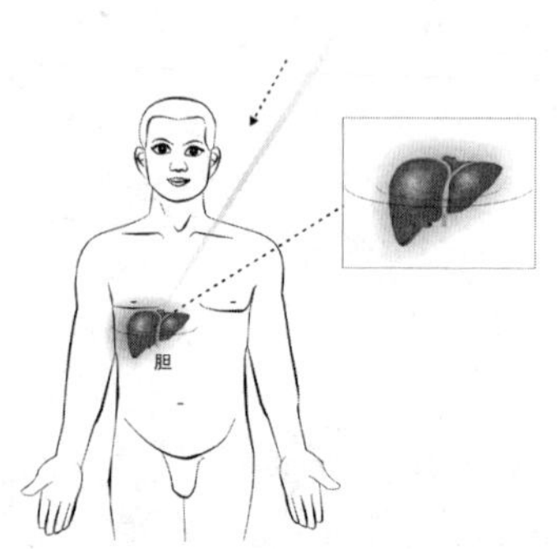

昴宿启动肝

卷四　肝经观察

东方青气入通于肝—木星传气给肝—斗传阳明—牛宿传气给肝—女宿闪亮—虚宿传气—危宿传信息—室宿传气—壁宿传气—木星传气—肝给心传气—木星传相—木星传气—木星传信息—木星和肝同步运动—木传肝—肝传心—肝肾心互传真气—心与百会同转—水星在心同位运动—水星木星在心同位运动—心肝命门通气—肝开窍于目

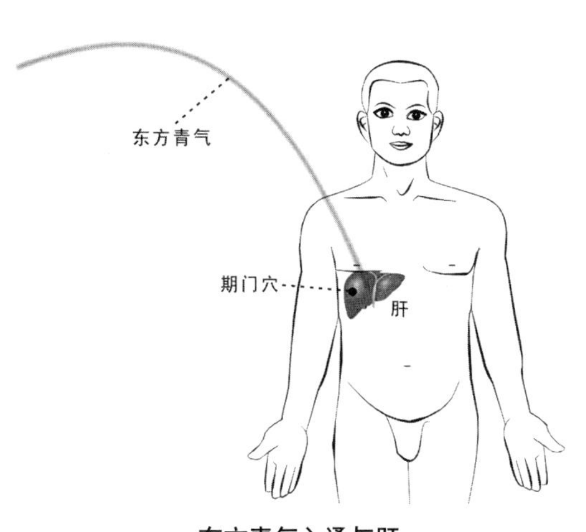

东方青气入通与肝

这次观察，从2007年11月16日凌晨1时到3时，基本上是肝经旺相运动的全程观察。这个季节，已经是北方七宿旺相值日。

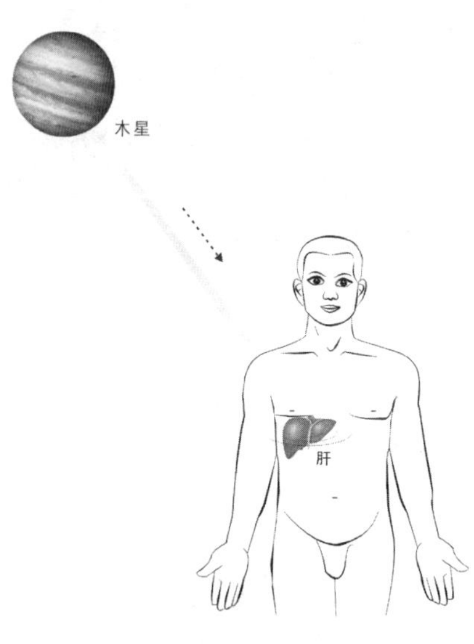

肝气旋转

东方青气传肝。东方青气的这种传输方式，好像在虚无的空间中有一条经络，专门在这个时间传东方木气给人体。这时的东方之气，不是混乱的一团气，而是一支有无形管道的气，在恰当的时间，就会和人体肝藏接通。

木星也来下传青气。木星和肝的关系，真是奇特，好像是夫妻或者好兄弟。肝一旺相，他就来。或者是他一来，绝对是肝旺相。肝的贵人呀。

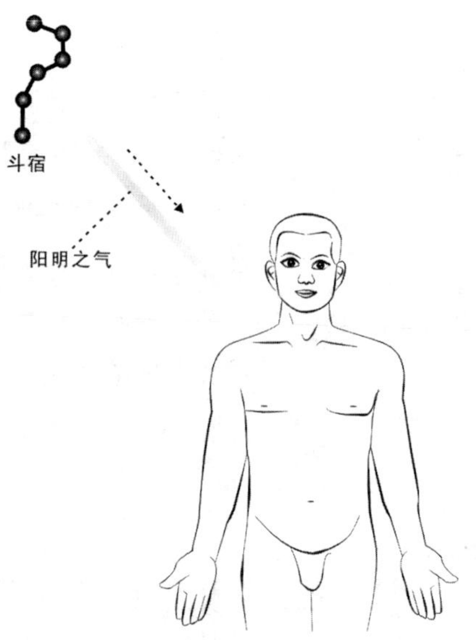

阳明之气

木星出来起了个头，然后好戏上演了。斗宿当仁不让，下传阳明之气。斗宿的气色：暗黄。

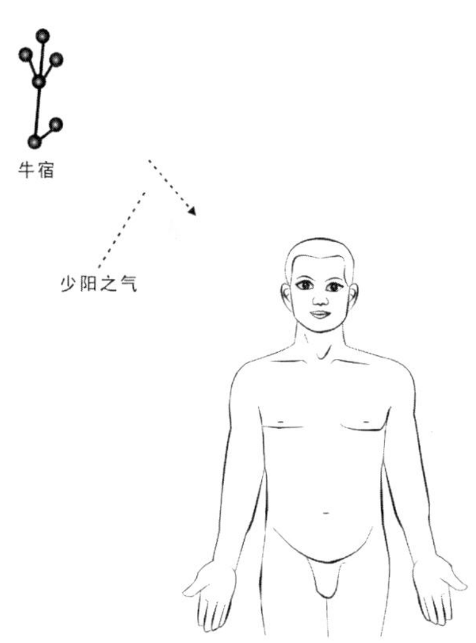

牛宿，下传少阳之气。牛宿的气色是更淡的黄色。

少阳之气

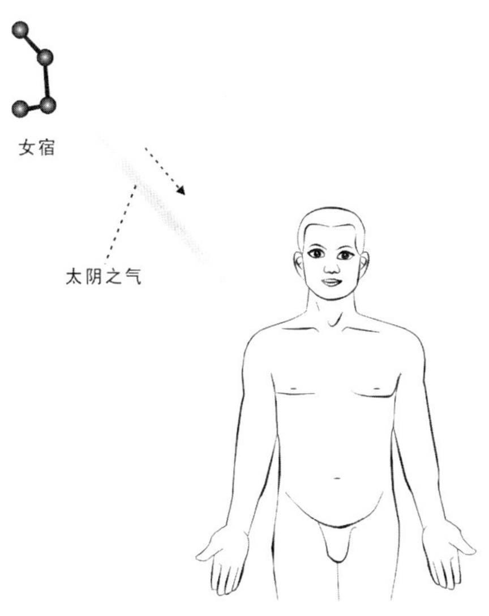

女宿：下传太阴之气。女宿总是用绝白灿烂地一闪，穿透人的心肝。绝白和光芒，就是征服人类的秘密武器。永恒的一闪！

太阴之气

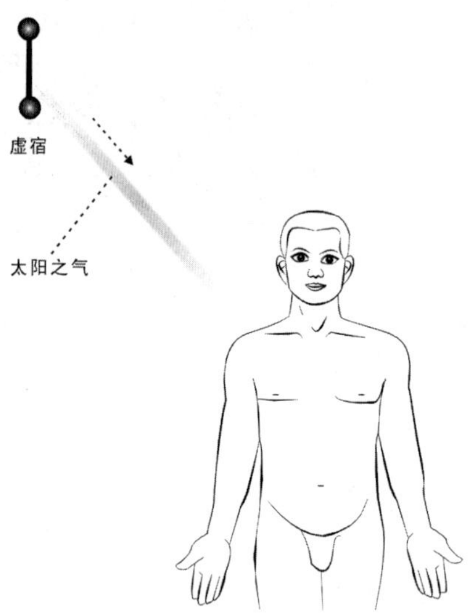

虚宿传气

虚宿传太阳之气。虽然北方七宿和虚宿是以水著称，但是，此时虚宿传来的真气，和太阳系太阳的真气一个色。

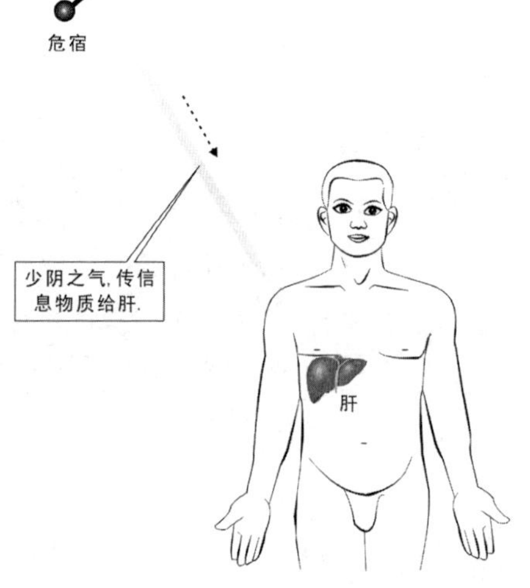

危宿传气和信息

危宿下传少阴之气。危宿然后还给肝传信息物质。

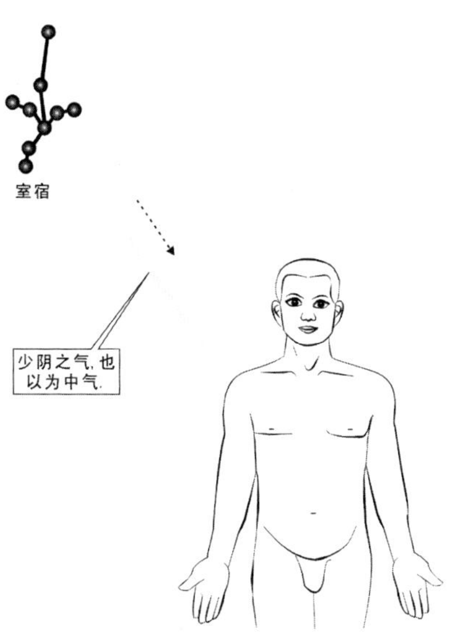

室宿下传的真气，近于少阴之气，或以为中气。

室宿传气

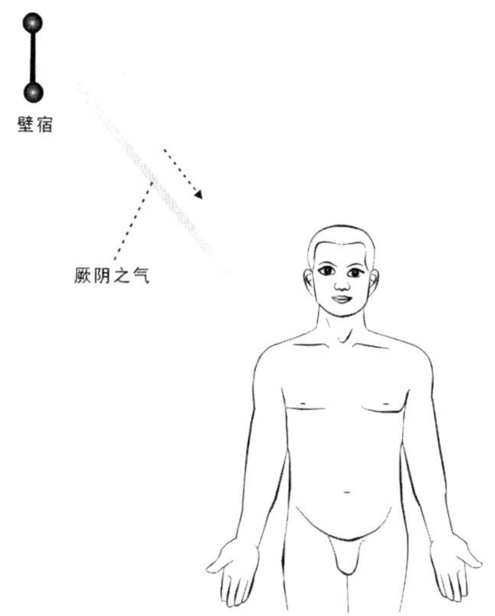

壁宿下传厥阴之气。壁宿的真气，如画竹的淡墨色。

想不到的是，北方七宿，轮流操练肝，这也够辛苦的。

壁宿传气

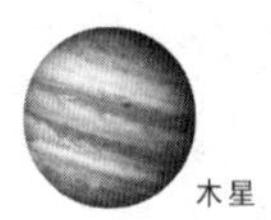

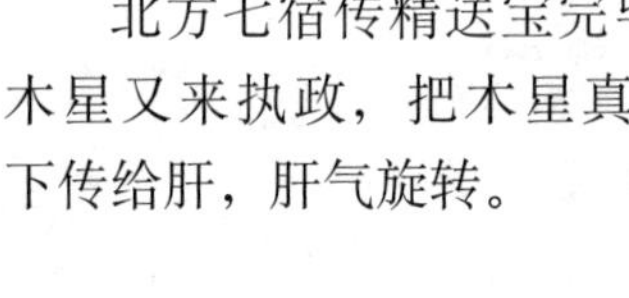

北方七宿传精送宝完毕，木星又来执政，把木星真气下传给肝，肝气旋转。

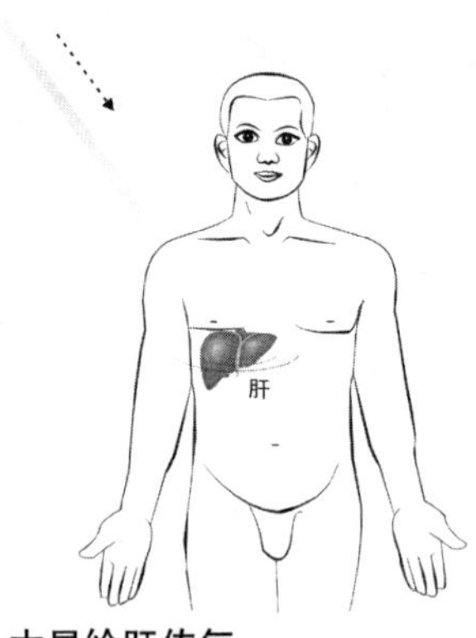

木星给肝传气

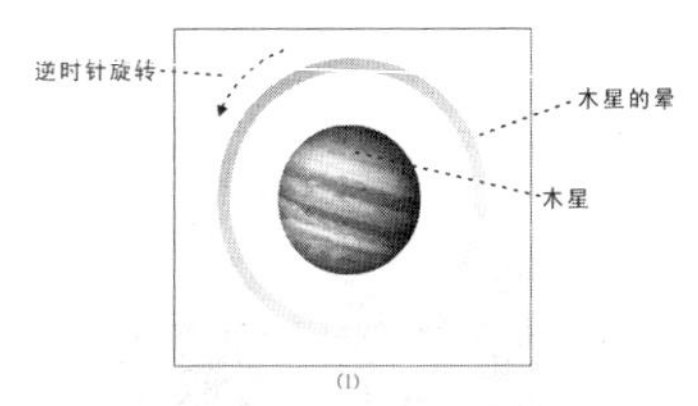

(1)

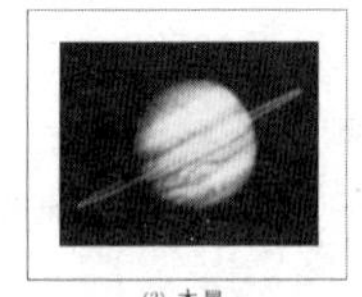

(2) 木星

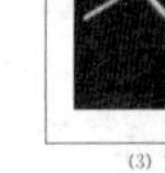

(3) 木星光环图片

资料介绍：木星光环和土星光环不同.木星光环是弥散透明的，由亮环、暗环和晕三部分组成.亮环在暗环的外边，晕为一层极薄的尘云，将亮环和暗环整个包围起来.木星环是由大量的尘埃和黑色的碎石组成，不反光，肉眼无法看到，以周期为7小时左右的速度围绕木星旋转.暗淡单薄的木星环套在庞大的木星身躯上，发现它确实是极不容易的.

木星晕环

木星传相，木星有一圈晕，轻，逆时针运动。

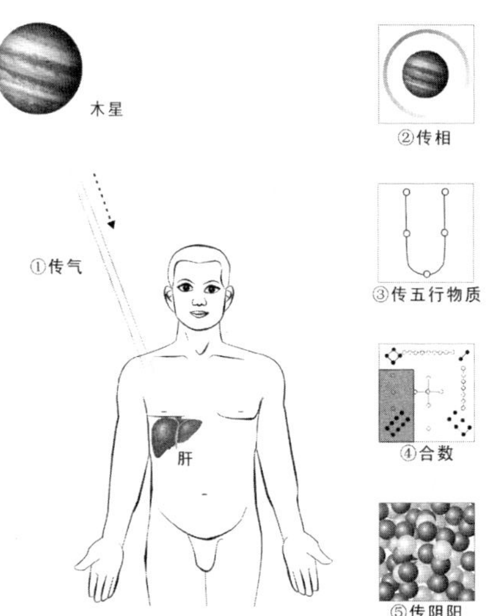

木星传气

木星给肝传气，传相，传阴阳，传五行。这时大约是凌晨 2 时 20 分左右。

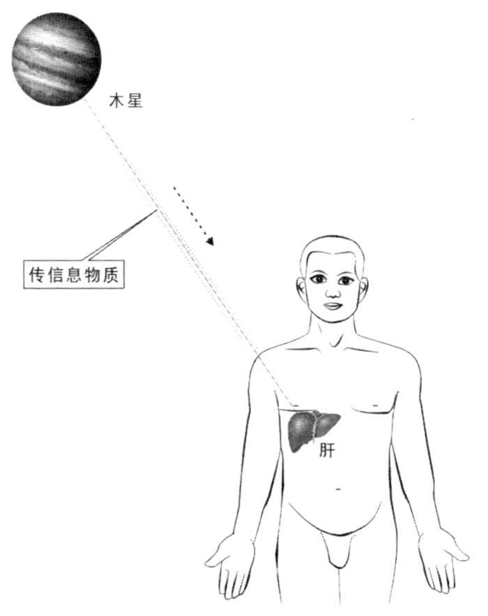

传信息物质

木星给肝下传信息物质。

然后，木星下传的真气和肝同位同步运动。

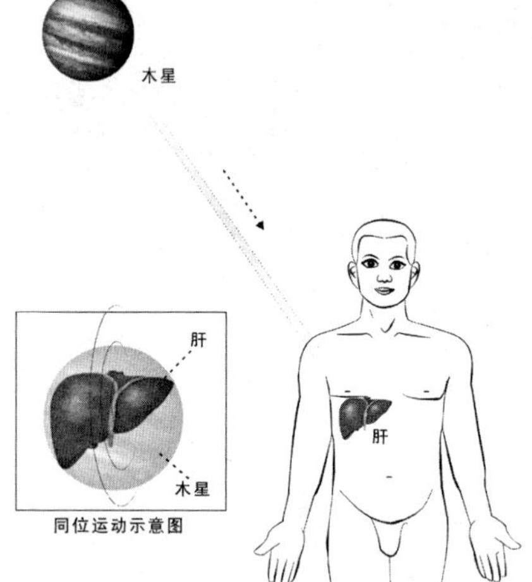

同位同步运动

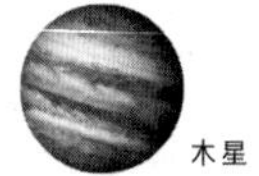

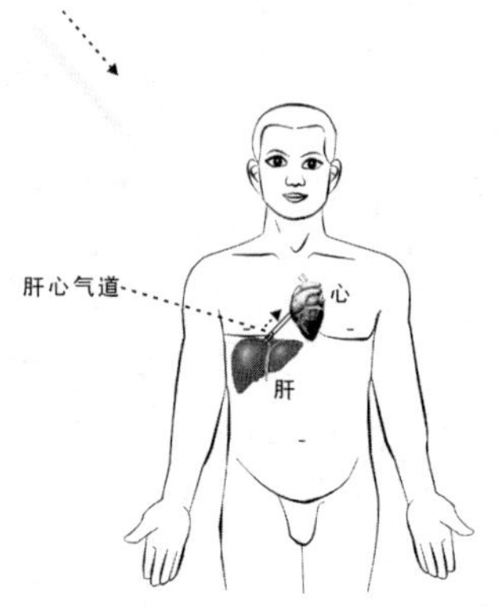

肝给心传气

肝给心传气。看来，在北方七宿和木星的亲切关怀下，肝已经把好东西吃饱了。这时，肝藏给心藏传气，当然是经过气道了。

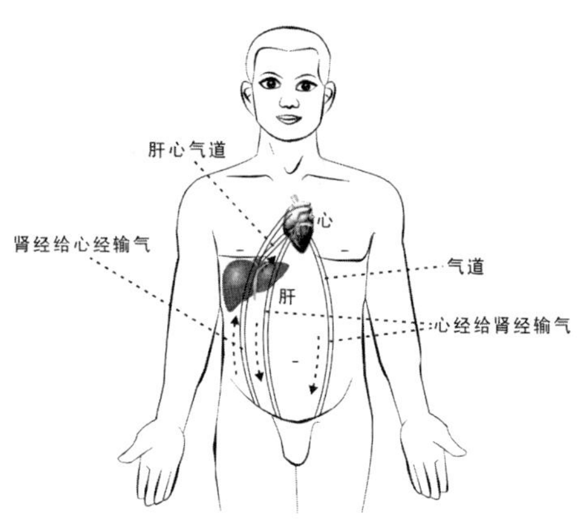

肝、肾、心输气

然后，用了较长的时间，人体中来了个真气大循环。肝传气给心，心传气给肾，肾又传气给肝，肝又传气给心。阿弥陀佛。把这个过程的气道画出来，活像一个锅炉房的管道间。

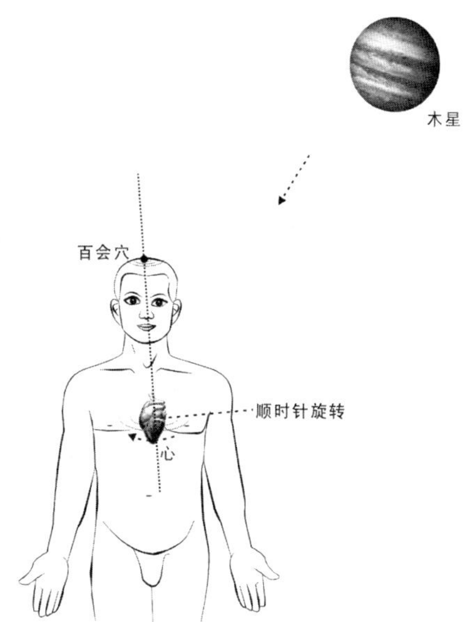

心藏与百会同时旋转

在这样的运动折腾下，大脑能休息吗？大脑上的百会穴开始运动旺相，百会穴和心藏同时同轴进行旋转。

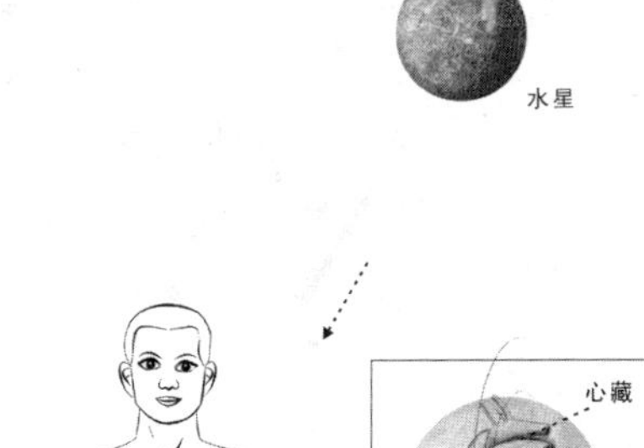

水星在心同位运动

心与百会同轴旋转。

接下来发生的事情，我就说不清了。先是水星把水星的真气传相给心，并且，在心藏，水星和心藏同位同步运动。

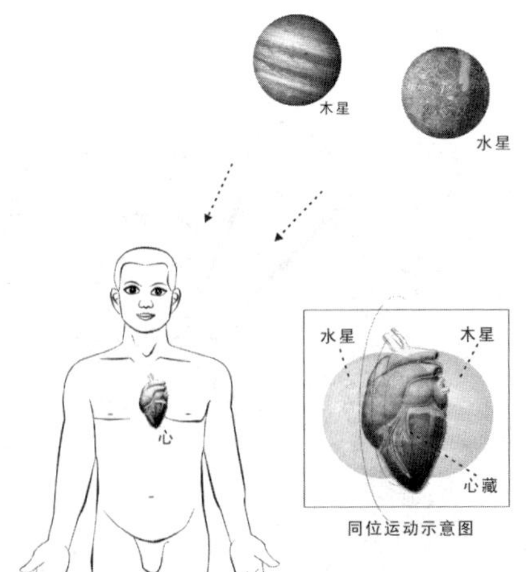

木星水星在心同位运动

水星和木星同时在心藏同步同位运动。

一个水星真气在心藏运动，已经受不了了。又来了个木星的真气，也挤进心藏，和人的心藏一起，这三个宝呀，同步同位运动。真是受不了呀。

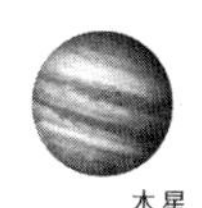

心、肝、命门通气。三位同步同位运动的结果倒是很美，人的心、肝、命门三者，通气。

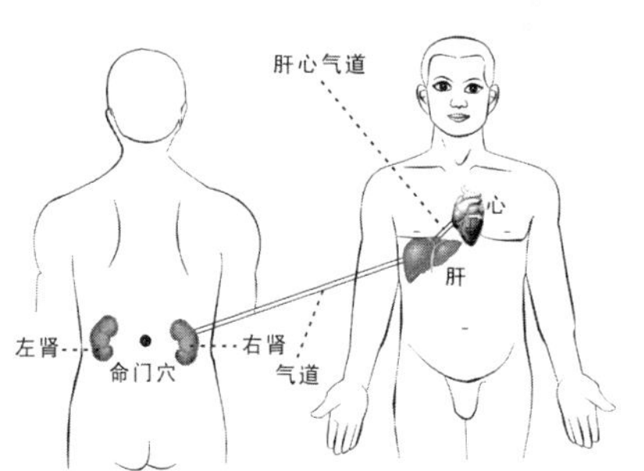

心、肝、命门通气

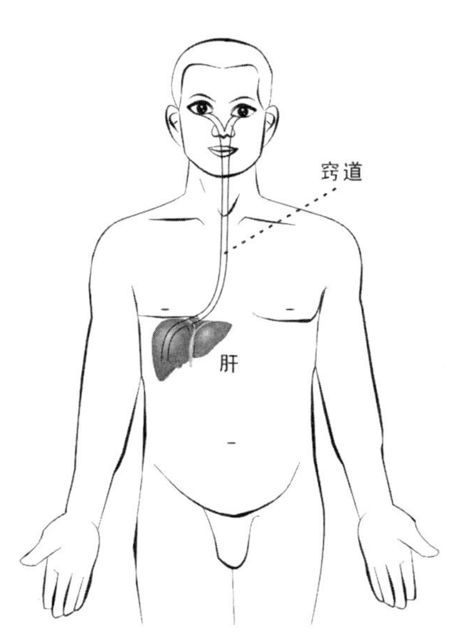

肝开窍于目

肝开窍于目。然后，肝气上行，直达双目。

这次观察到的北方七宿传输的真气，仍以北方水气为主，但阳气较盛，和12月观察的情况差异较大。大体记录、分析如下：

星宿	斗宿	牛宿	女宿	虚宿	危宿	室宿	壁宿
六经归属	阳明	少阳	太阴	太阳	少阴	中气	厥阴

在探索过程中，述者发现，同七政不太一样的是，二十八星宿，每一方的七宿，当它们运动的时候，在观察中发现，一是确实可以明显地分判出星宿三阴三阳的属性。古代的观察者，和我们的观察，基本上是一致的。二呢，二十八星宿分为东西南北、木火金水四宿，每一宿有一个核心性质。如北方七宿，虽然也可分为三阴三阳，但北方七宿的太阳气，是水主，以黑色水气为代表，并不是我们平常讲的太阳系的太阳一类的真气。同样可分为三阴三阳，在不同的一方星宿中，主气是不一样的，性质也截然不同。三呢，二十八星宿的三阴三阳属性，变化较大。在不同的时间，对他们下传的三阴三阳真气，会观察到不同的结果；他们传来的真气的三阴三阳属性，甚至会出现较大的差异。一方面，这是自然界客观存在着的现象，原因可能是多方面的。二十八星宿的三阴三阳气，在各种条件下，会发生增强、减弱、转化的现象。另一方面，述者的能力和水平还很低，要精确确定二十八星宿所属的三阴三阳，尚不可能。观察时的确认、记录、分析也可能存在着一定的差错。因为这是一本探索性的书，对这些问题，我尽可能按当时的观察记录和事后的思考、整理来讲述。不同的卷中，星宿传气的性质，可能会出现一定差异。希望读者重我观察记录下的最基本的客观事实，不重我下的结论，这样才利于探索。变革，就是天道。

卷五　肺经观察

一、肺经观察一

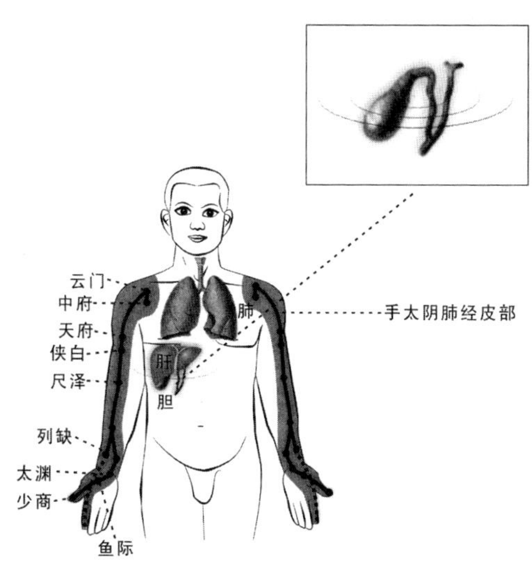

肝胆启动肺经

肝胆启动肺—肺生于右—右肺旺相—心藏旺相—整个肺经启动—肺开窍于鼻—肺气下传—腰有九宫—魂门振动—肺给肾传气—肺传气到命门—静寂肺生于右

这是一次肺经旺相2个小时的完整观察记录。时间2007年5月13日凌晨约3时到5时。

《黄帝内经》讲，肺生于右。为什么？当然和十二经的运动有关。当肝经运动了2个小时，约在早上3时，肝最旺相时，观察到肝胆同时旺相，已经启动了肺经。肺经因肝胆旺相而运动，确实是肺生

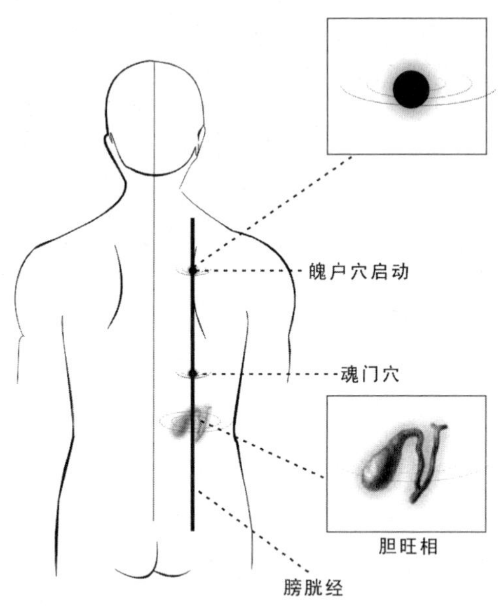

肺生于右

于右。

但这绝不是人体中唯一的一种肺生于右的方式。可能恰恰相反，肺生于右的方式，有很多种，多个层次。

胆旺相，通过启动魂门穴启动左肺。

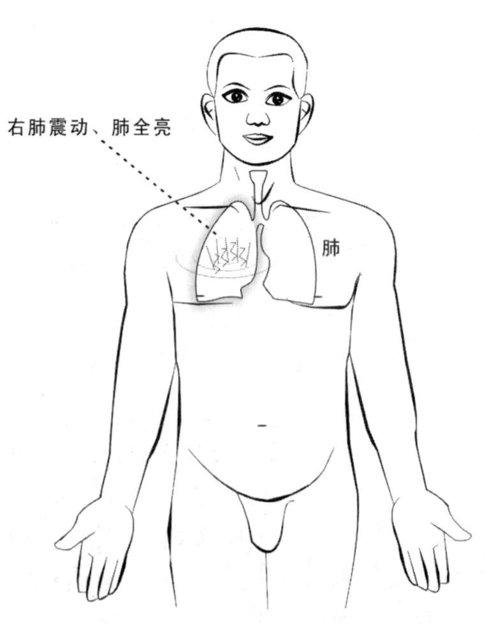

右肺旺相

右肺旺相，振动，发亮，与肾相通。

在这个过程中，心藏也曾旺相，约5分钟左右，如一带秆的玫瑰，传来微香。

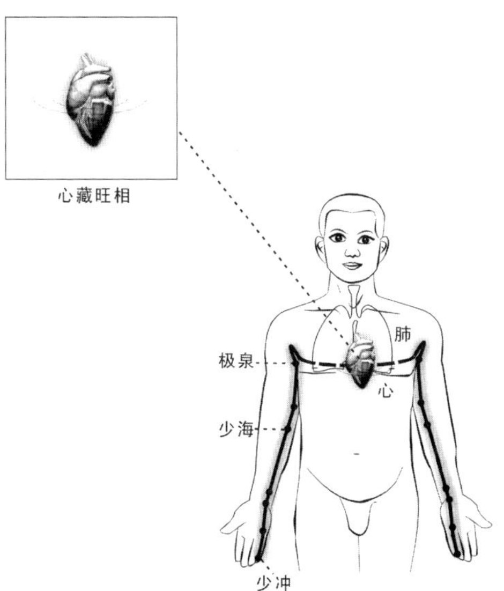

心藏旺相（心和心经旺相）

然后启动整个肺经。

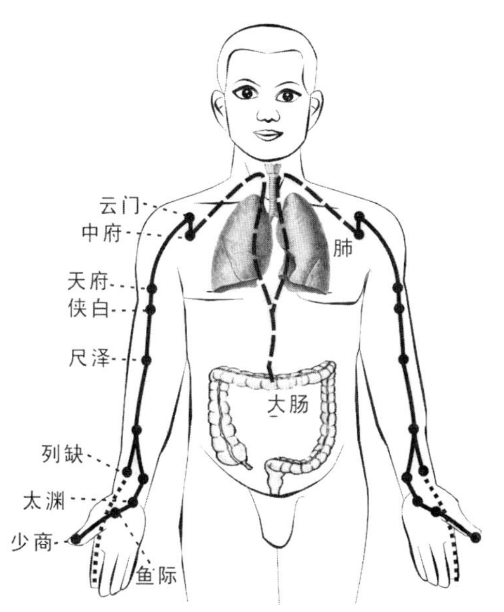

整个肺经旺相

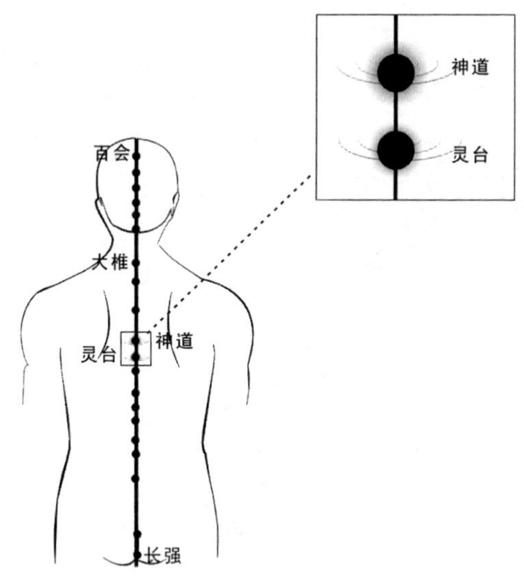

灵台神道旺相

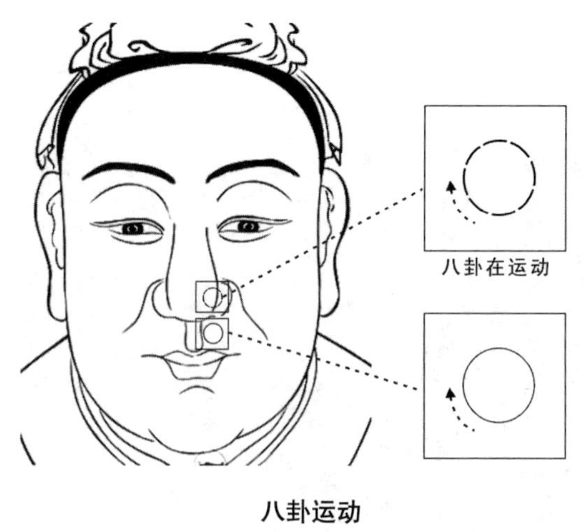

八卦运动

左鼻孔尖偏左，有一金色的小圆圈在运动，左鼻尖下，人中左边，有一小黑圆圈也在同时运动。

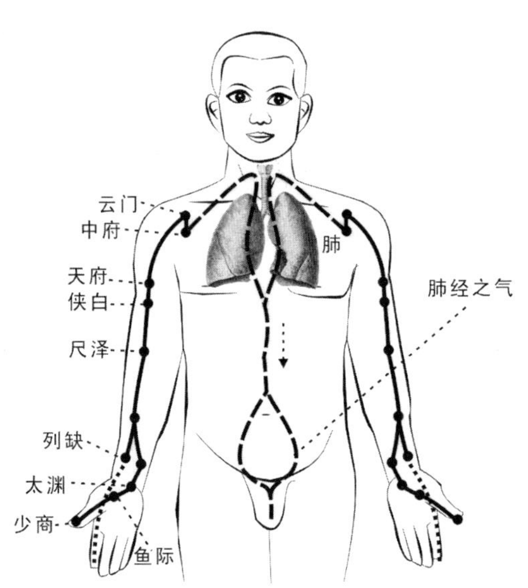

肺气下传

肺经之气通阴茎，分布于其左和右，在下腹生成（）形的结构。

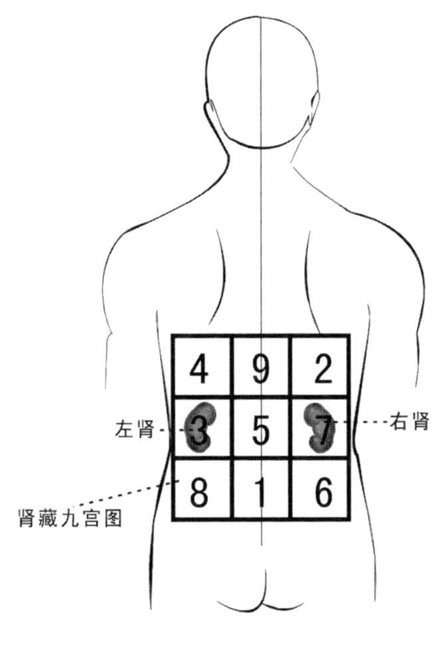

腰有九宫

我们的老师所讲的腰部的九宫结构显现。

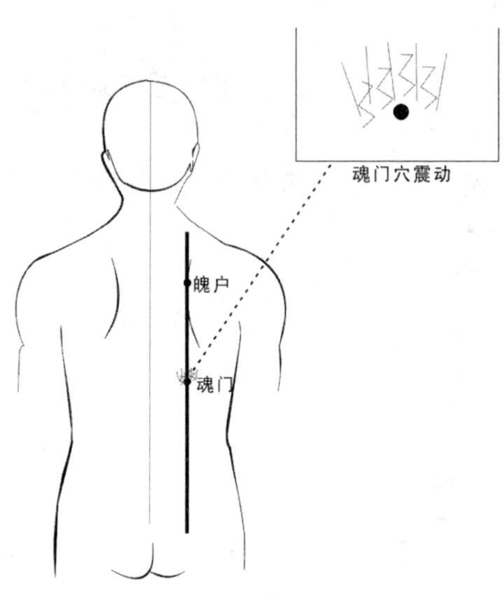

魂门震动

魂门穴震动2至3次，右肺震动，肺藏全亮。

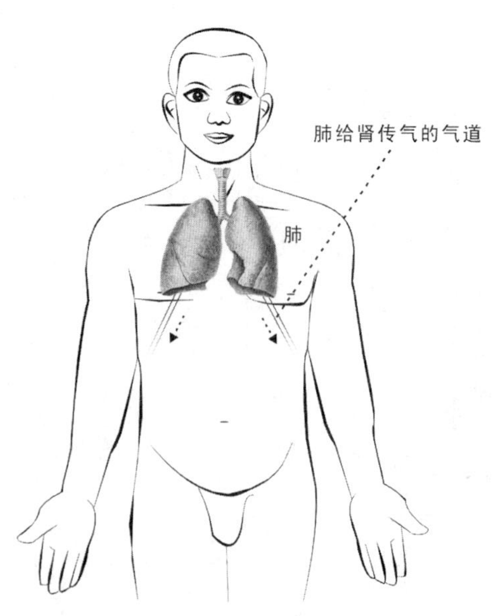

肺肾气道

肺藏通过给肾传气的气道，给肾藏传输真气。

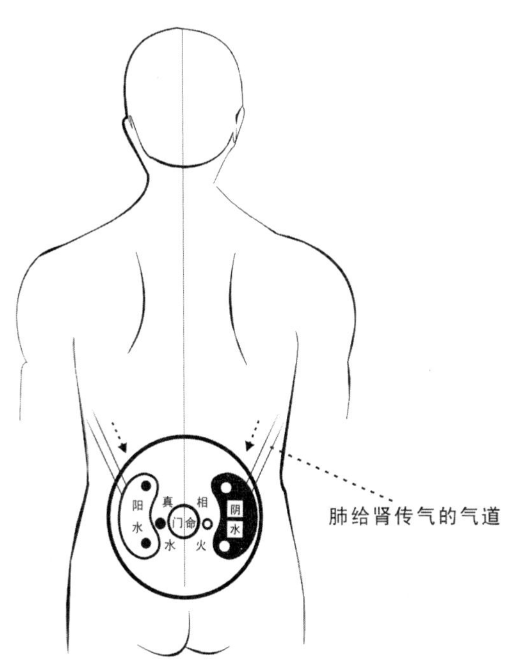

肺肾相通

肺藏的真气，传达到命门。

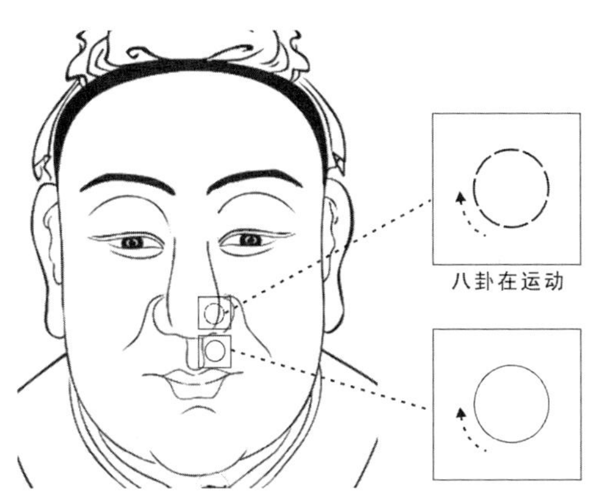

鼻孔左吸右闭

鼻子边的小圆和黑圈一直在运动。左鼻孔呼吸。右鼻孔不呼吸。

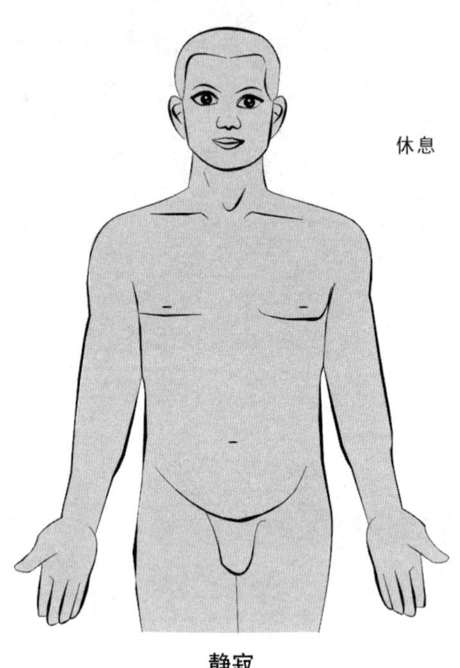

静寂

静寂，最后的十分钟。

休息。看到窗外，有下弦月，金黄色。

二、肺经观察二

西方金气入通于肺—肺旺于右—西方金气传肺—西方金气入脐—金星真气入脐—西方金气入曲骨—金星传气给脐和百会穴—肝气旋转—七魄显现—金星和虚宿同照—鼻面窍旺相开合—心藏现七十二候穴井—金星和水星在心藏合气运动—肺心肾传气—命门窍旺相—肺给肾传气气道—四宿照肺

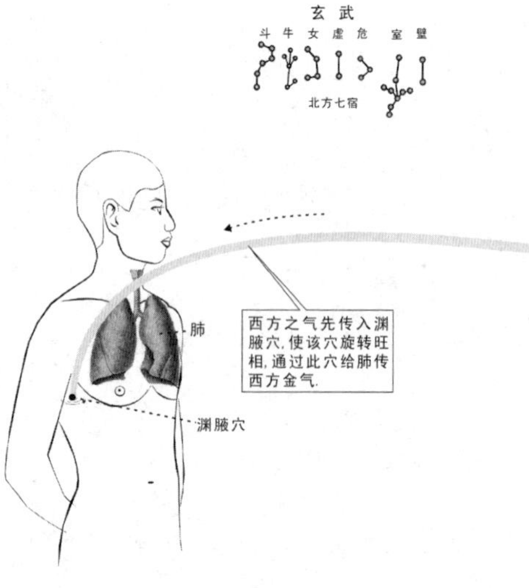

肺旺相于右

这是 2007 年 11 月 16 日早上 3 时到 5 时，一次完整的对肺经的观察记录。

3 时开始观察。

西方白色金气，略杂黑，从空中入右肺。具体是从右乳直向右，稍上一穴，西方白气旋转进入。后来查此穴，名叫渊腋穴。这是肺生于右的另一个版本。

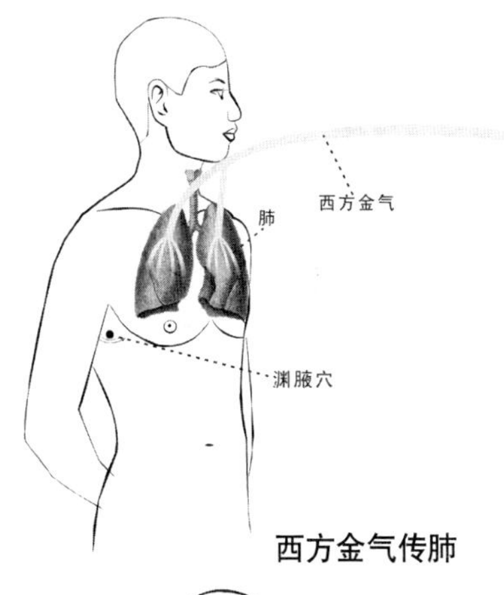

白气从空中向肺输入。在肺中分多叉进入。

西方金气传肺

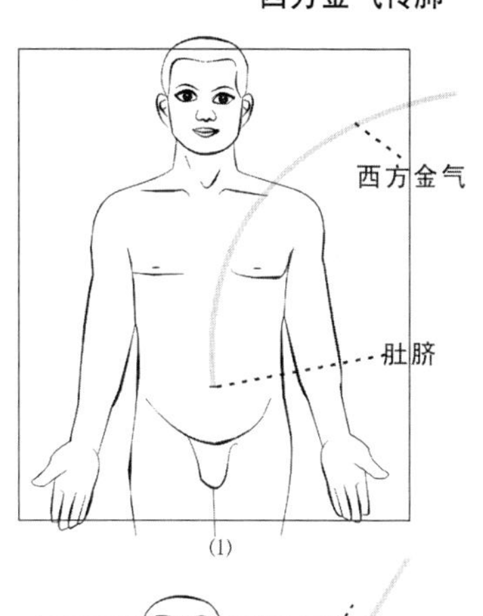

(1)

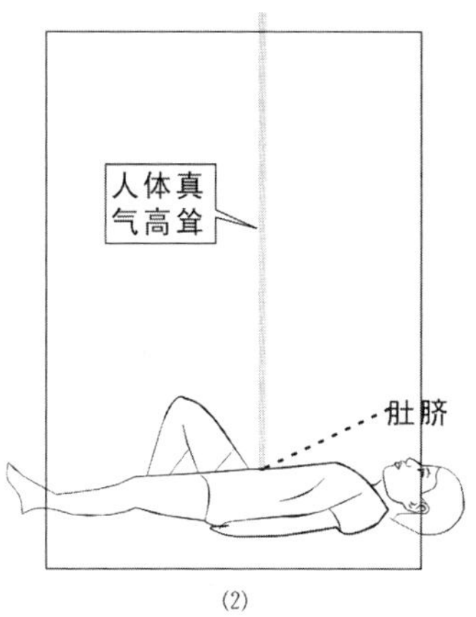

(2)

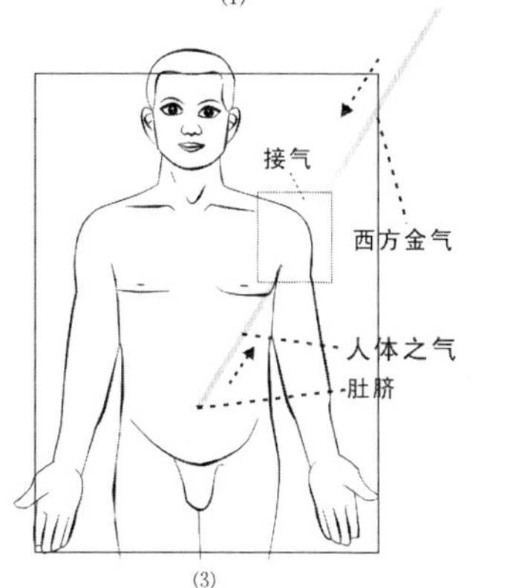

(3)

西方白气从脐入。脐部真气高耸如塔。接气。西方金气和人体气交。

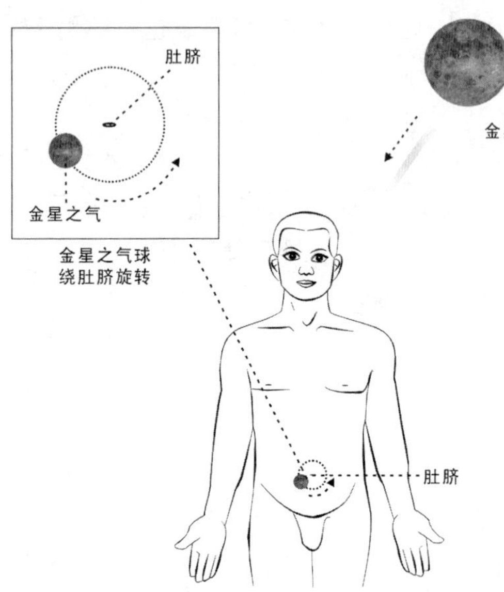

七政的金星，真气射人。金星的真气，绕人的肚脐逆时针旋转。

金星真气绕脐旋转

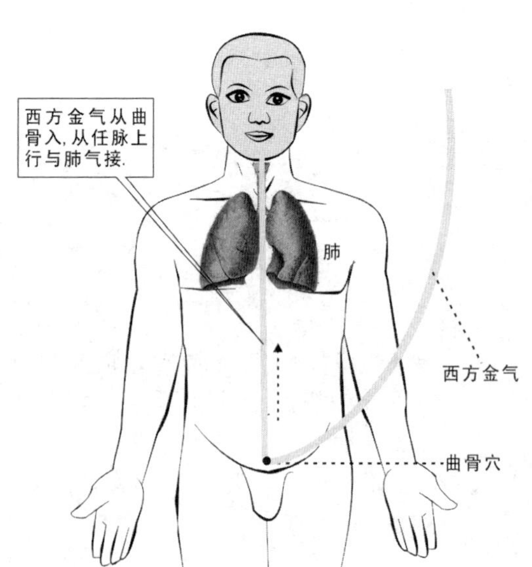

西方金气从耻骨入人体，从任脉直上入肺，上大脑。

西方金气入曲骨

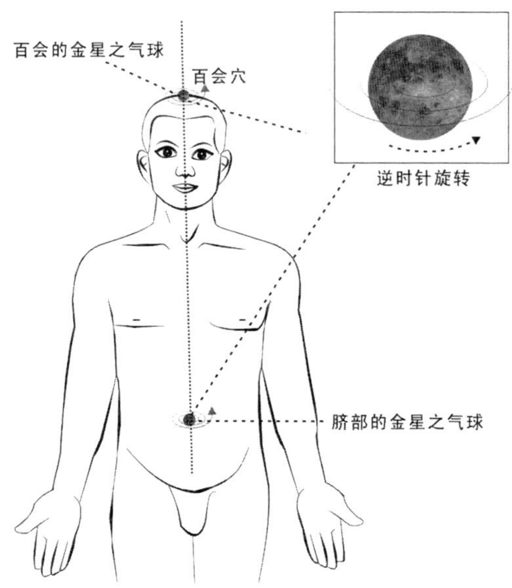

金星在脐、百会同时旋转。全是逆时针。

金星分形运动

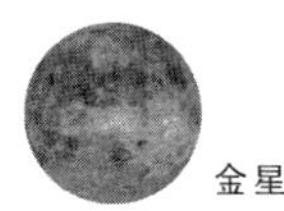

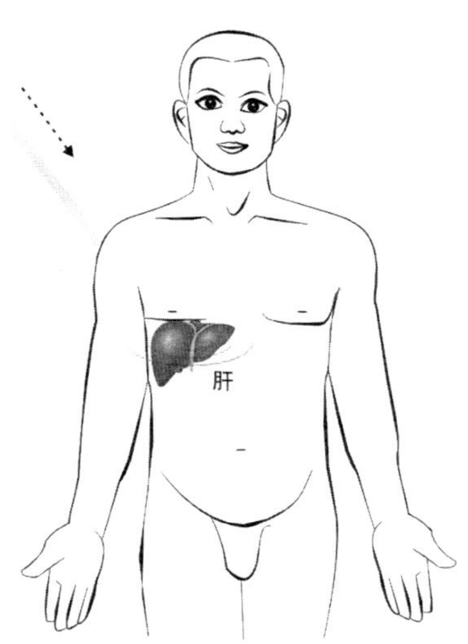

受上图所绘内容影响，肝气旋转。

肝气旋转

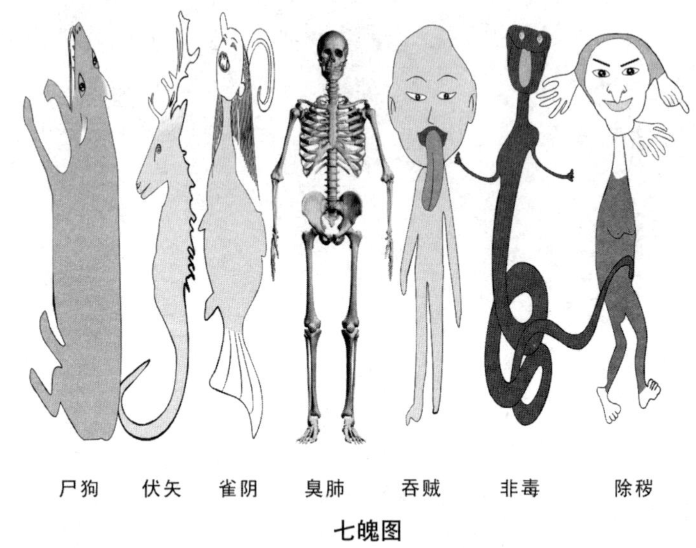

七魄图

肺藏显现七魄。七魄是七种真气，不过各有具体的形象。上图是会意图。

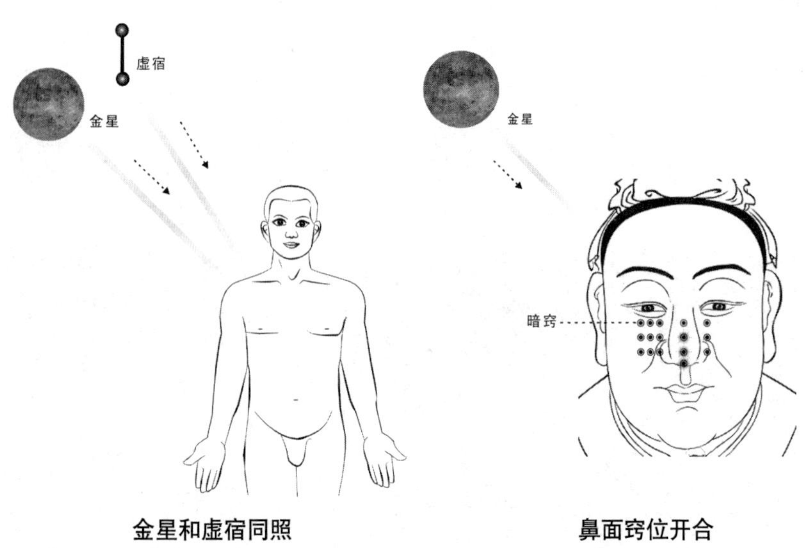

金星和虚宿同照 **鼻面窍位开合**

鼻和面部的众多窍位显现。

下面为 4 时 30 至 5 时的观察。

心肺合一：七十二候穴显现。这次七十二候穴显现的样子，如左图所示。

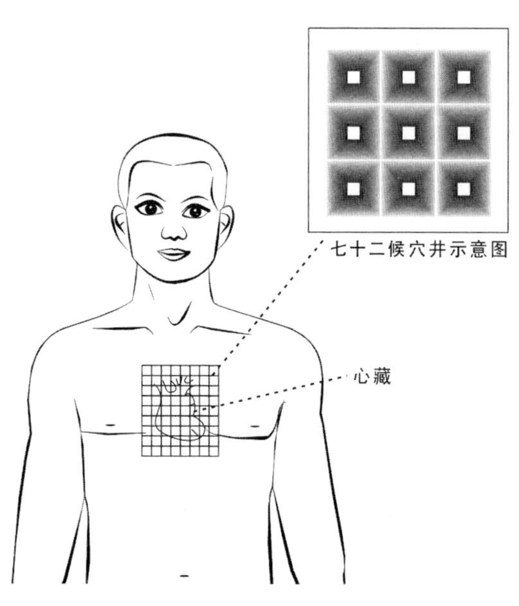

七十二候穴井

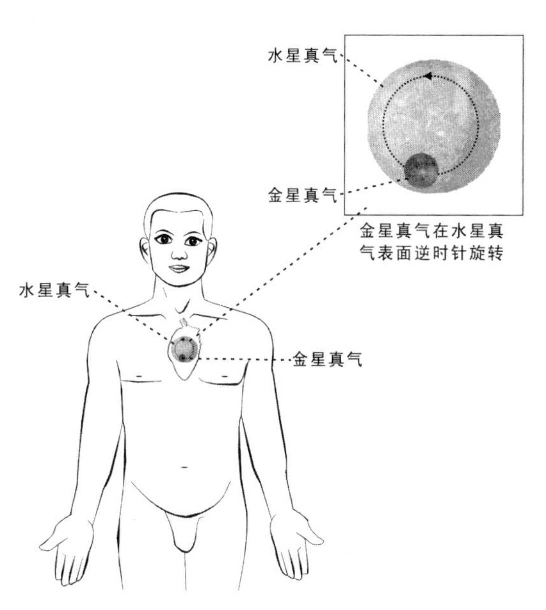

金水合气

讲不清金星真气和水星真气为什么这样工作。

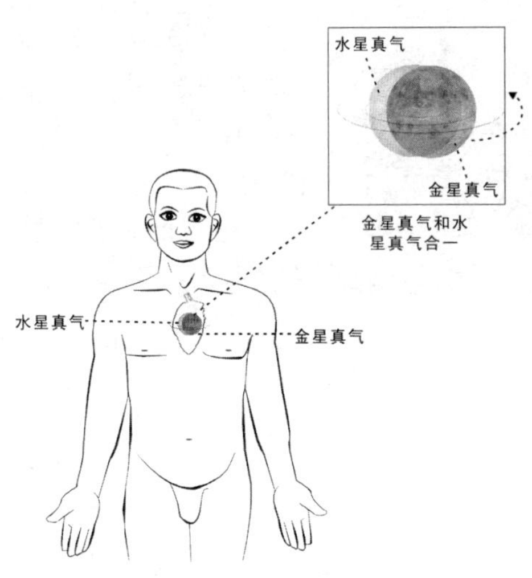

心、金星、水星合气

水星真气大，金星真气小，二气在心藏统一。先是金星在水星表面，逆时针旋转。然后，金星真气绕水星真气一周。二气合。旋转。

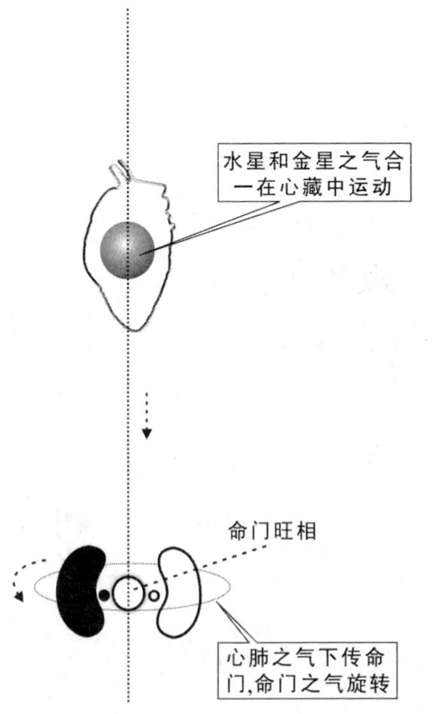

肺心肾传气

水星和金星真气在心藏合一，心藏传气给肾藏、命门。

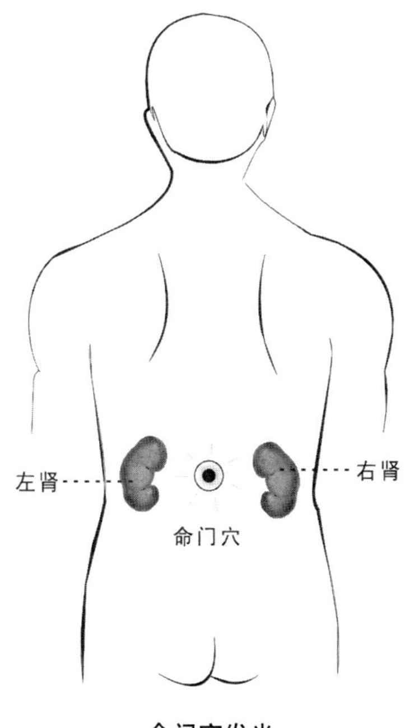

命门窍发光

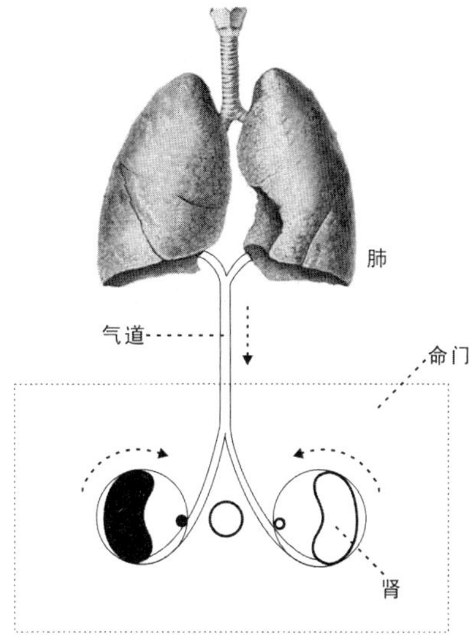

肺给肾传气气道

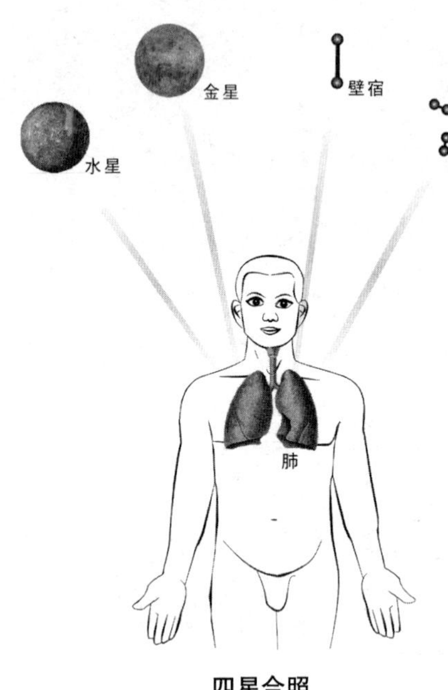

四星合照

这次肺藏给肾藏和命门传真气，用的气道，和以前的不是同一条，这是一条主气道。传气的过程，看起来很美，有些近乎艺术。

四星合气：金星、水星、壁宿、室宿合气，传气给人。

卷六　大肠经观察

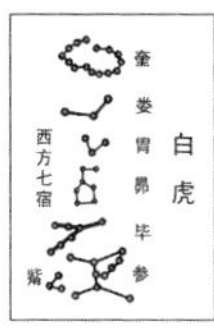

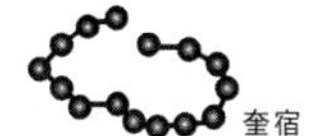

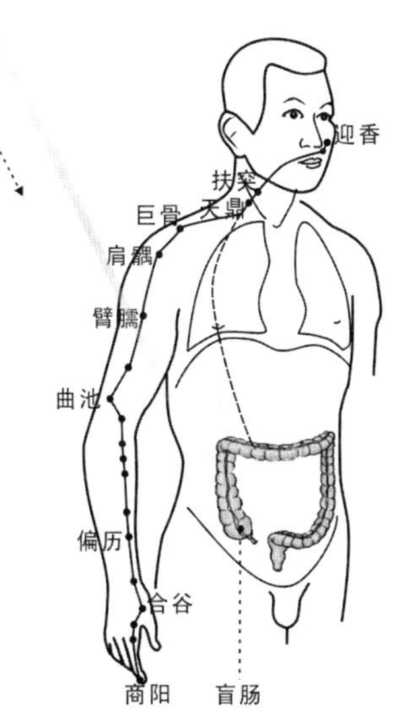

奎宿射盲肠

奎宿射盲肠—奎宿射阑尾—奎宿照降结肠—大肠产药—奎宿传真—奎宿巡大肠—昴宿巡大肠—娄宿巡大肠—胃宿布真气于三焦—胃宿巡大肠—昴宿巡大肠—毕宿巡大肠—觜宿巡大肠—参宿降参气—参宿巡大肠—大肠入寂

下面是一次马不停蹄的24小时以上的观察，时间是2007年10月28日（农历二

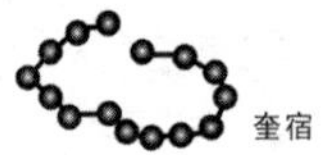

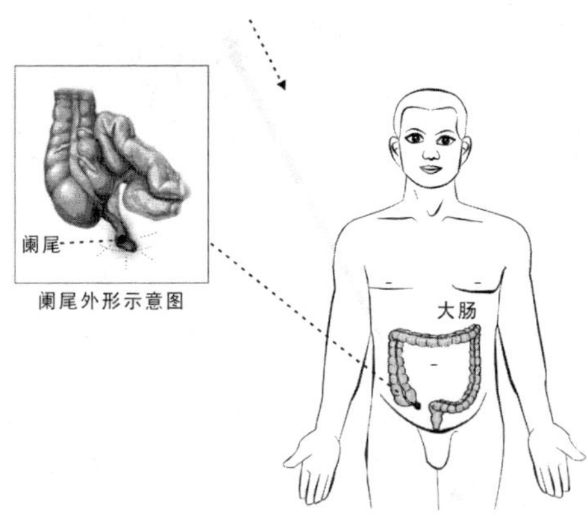

奎宿射阑尾

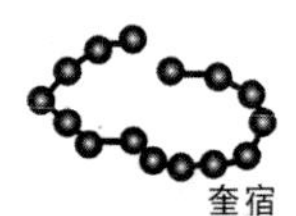

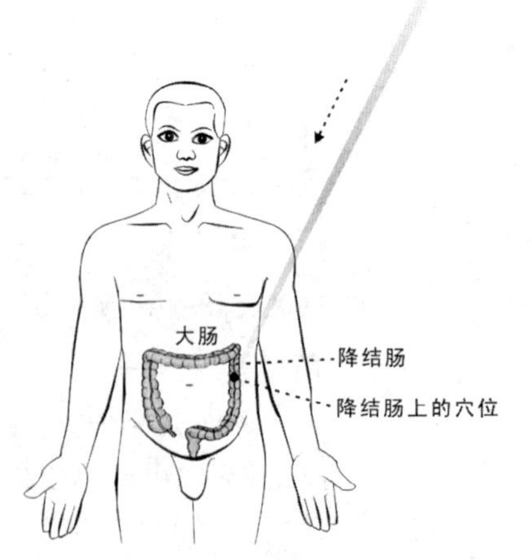

奎宿照降结肠

〇〇七年九月十八），这一节，就只记录早上5时到7时对大肠经的一个较完整的观察。

时为秋季，西方七宿值日。谢谢天！感恩于天！

时为早上5时，大肠经的气本身就很旺盛。奎宿值日。奎宿的光，直照在大肠右侧的盲肠处一个穴位。我不知这个穴位叫什么名字。如果没有名，请读者自己起一个名字吧。

看来盲肠并不盲。它有穴，还有奎宿作知己朋友送来遥远的真气。星星比人类甚至猪狗都有情有义。盲肠不盲，它识得宇宙间真星星这样的英雄。盲肠自有它的用处，可以通天。

奎宿下照阑尾，阑尾观察起来，形如一根羽毛，阑尾中下段，有一穴，此时这个穴位旺相。

奎宿的光，直照降结肠上的大穴。如左图所示。

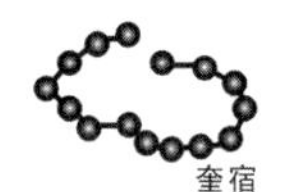

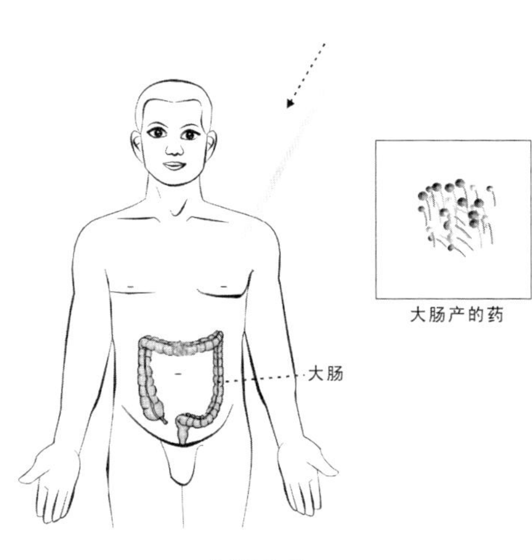

大肠产药

大肠产药。这时大肠和整个小腹真气弥漫沸腾，样子活像老式船上的烟囱。在大肠的横结肠中间，慢慢产出一些青中出白，如丝茹、豆芽之类的药。

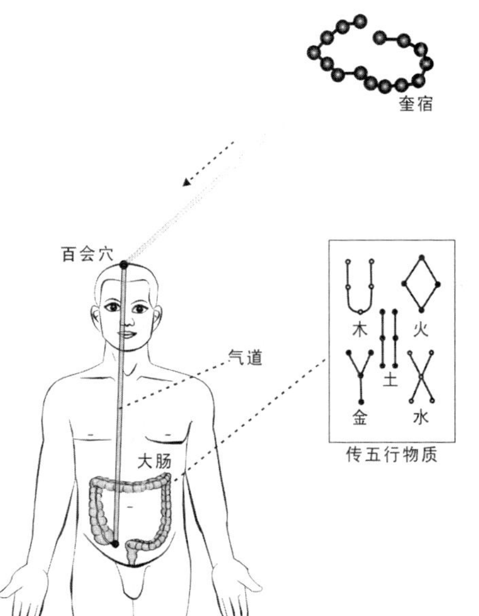

奎宿传递五行物质

奎宿给大肠经传递五行物质。所传的东西，属于阳明之气。当我最后改写这些文字时，才想起，奎宿之真气是属于阳明。怪不得奎宿对于同属于阳明的大肠经情有独钟。没有无缘无故的爱呀。宇宙中有至亲。

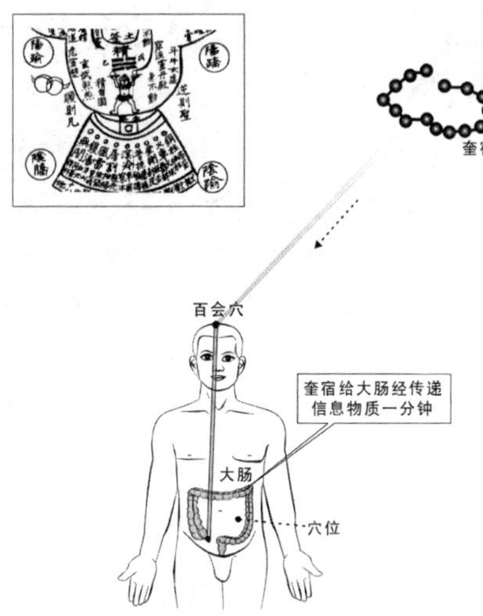

奎宿传递信息物质

奎宿给大肠经传递信息物质。这时，大约是5时40分左右。

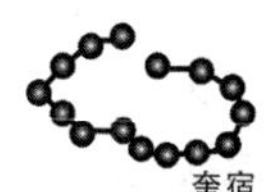

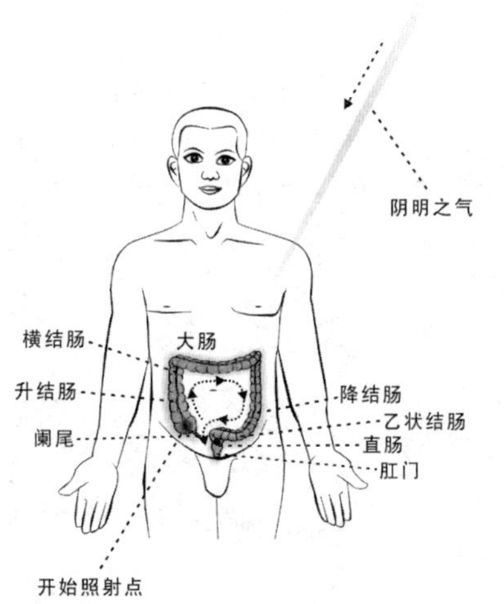

奎宿巡大肠

奎宿点穴。奎宿的光气，像一支细箭，又像一束闪电一样，从大肠的右下侧盲肠处开始，从大肠的暗窍和穴位开始，一个一个，顺时针在大肠上，慢慢照一圈，像点灯一样。所点的最后一个穴位，是阴茎根上的一个穴位，怕是对男人很重要吧。所点燃的，当然是阳明之气。这算是星星点灯吧。

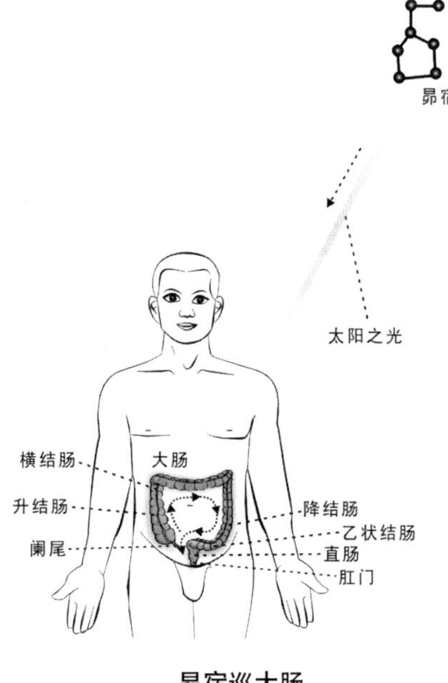

昴宿巡大肠

昴宿用它的太阳之气，和前图所示的奎宿一样，从盲肠处开始，从右到左，绕大肠匀速转一圈,运动速度约每秒 3—5 厘米。图中所讲的太阳之光，就是指昴宿的光气，和太阳一样，属于三阴三阳的太阳一类。这就是大肠晒太阳的方式，不要以为只有我们的脸能晒到太阳。肠子有肠子的办法，肠子生长靠太阳。

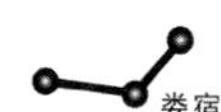

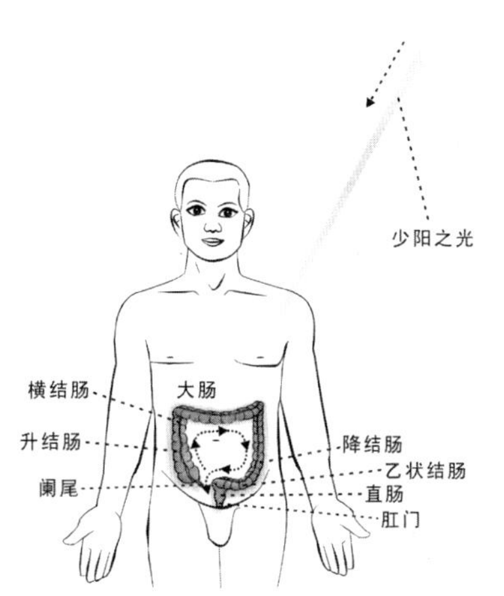

娄宿巡大肠

娄宿的少阳之气，庄严地绕大肠运动一周。路线和奎宿昴宿一模一样。星宿这样地辛勤，只怕我们的肠子是花花肠子。那样，就对不起如此恩爱我们的星星了。

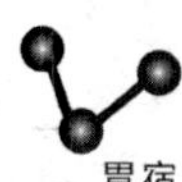

胃宿布气。胃宿确实特别，它对人更是体贴入微。它先是给三焦布气，从上焦、中焦到下焦，待三焦黑气行遍，黑气装满才停止。胃宿的气是深黑色的。

然后，它才慢慢地，像前面的星宿一样，围绕大肠，从盲肠开始到直肠，顺时针，给大肠用真气巡行。除了母亲和那拼死也痴情爱你的女子，问世间，还有如星星这般爱我们的人吗？

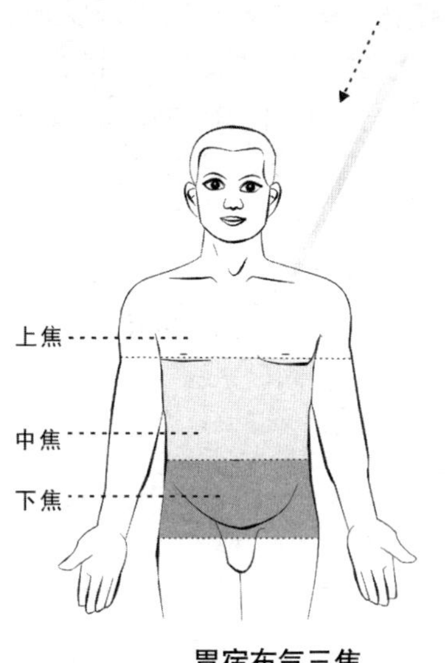

胃宿布气三焦

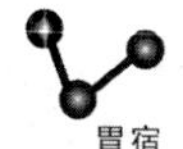

胃宿之气绕大肠运动。胃宿之光气也入脾胃，中正之气。

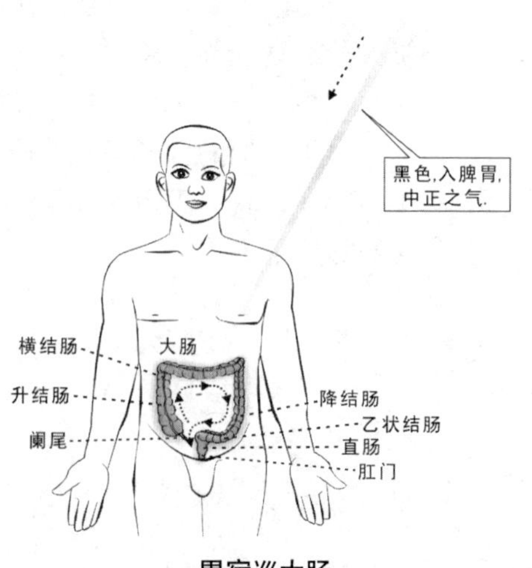

胃宿巡大肠

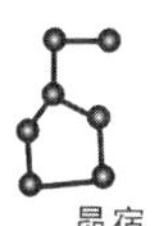

昴宿用太阳之气再转一圈。昴宿对人真是情深意浓。无以报答呀。星宿，是相互竞争着热爱人类的。

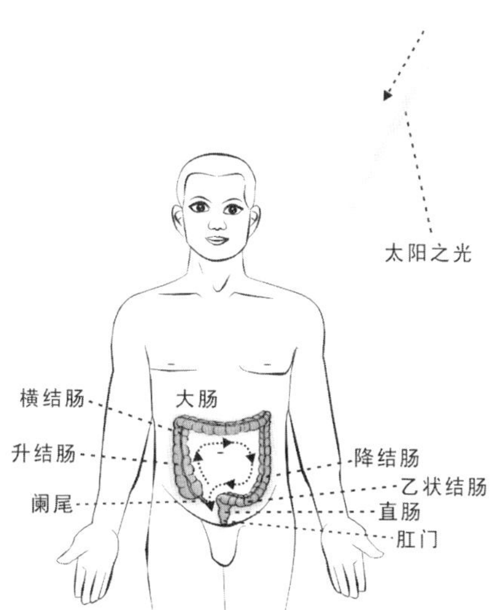

昴宿巡大肠

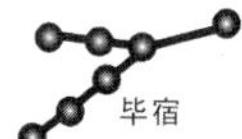

毕宿在大肠运动：毕宿下传的是厥阴之气。毕宿的光气位置极低，光焰短，好比在近处用小手电照字看，但是仍然很亮。

星宿也知道，要贴近我们的身心。

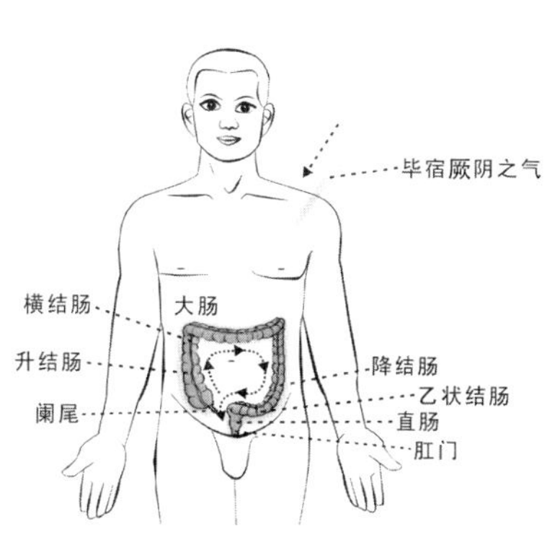

毕宿巡大肠

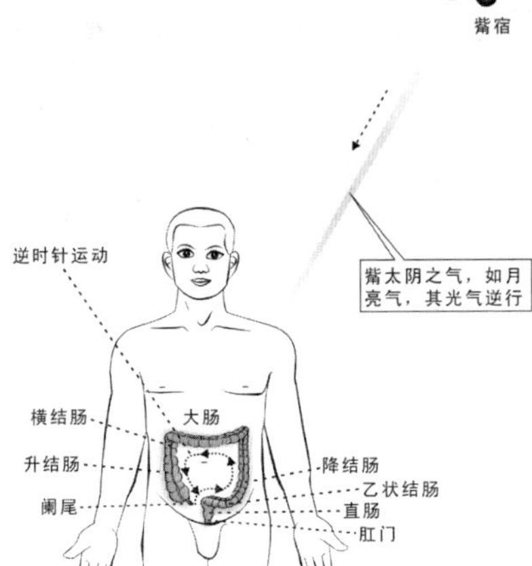

觜宿巡大肠

觜宿在大肠逆行。前面所讲的西方七宿的真气运动，所有星宿的真气，全是顺时针在大肠运行，像耕地，像巡逻，像亲吻，像抚摸，像牵手，像传播种子，像种植光明，像世间最炽热的爱。而此一觜宿，是逆行。觜宿的真气光，从肛门开始，倒行逆施，逆行从左向上，再向右转一周，最后到达盲肠结束。不由得又想起老子那个老祖宗的话，道者反之动。

觜宿的真气，属于太阴之气，如月亮气。其光气逆行，如父兄的良言苦口，虽逆而有用。

参宿下降参气

参宿是天上的人参

为什么要把这西方七宿的最后一个星宿，叫作参？

数次观察，参宿气是黑色，很浓的黑，如我们祖宗写大字用的墨。不，比墨更浓更黑。生命的黑，不是黑社会的黑。所以，把参宿的黑色之真气，叫什么并不重要。要是讲归属，参宿的真气光，属于少阴之气。

人参长在极北的北方，我国东北出人参。人参是大补。参宿，住在北方天空的宇宙，有亿万万岁了。它总是爱给人类降下些黑色的营养品和保健品，一片片，一絮絮，一溜溜。

此时，终于轮到参宿给人类送宝了。参宿的浓黑如烟如墨，如神光一样的光气中，饱含着无数无名的十全大补，一串串，一行行，如漫天大雪下行降到大肠。大肠那个受用呀！

那个时候，我像一个穷得连裤头也买不起、快要死的穷人，突然看到满天下起了人民币、欧元、金条一样。

内心不知是什么感受，这是语言所无法描述的。

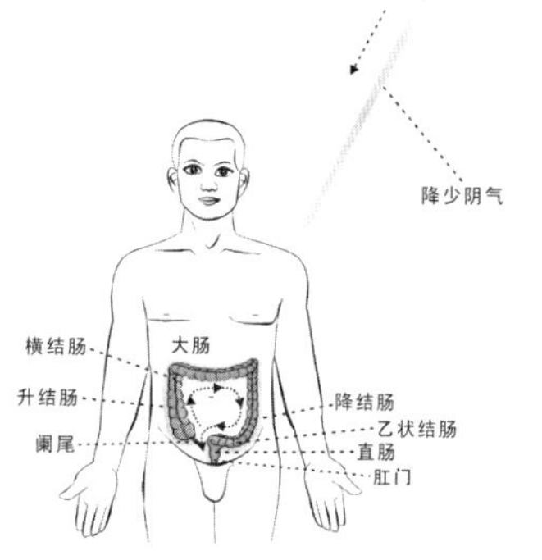

降少阴之气

其实，最黑的气，是胃宿的真气，其次是参宿。

参宿先是给人体大肠降了好大一阵子天上的人参大补，然后，参宿再绕着大肠，从右到左转动，给人的大肠，大补一周。

天上的星宿一点也不像个别药商，动不动让人吃他们的药，排毒，清洗身体中从来没有听到过需要清洗的地方。

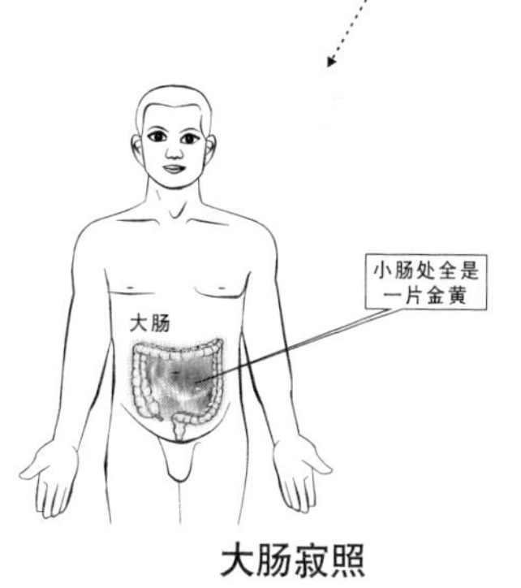

大肠寂照

寂。奎宿下射光给大肠，整个小腹，一片金黄，如焰如焚，太阳之气炽盛。在金黄的灿烂中寂灭。

卷七 胃经观察

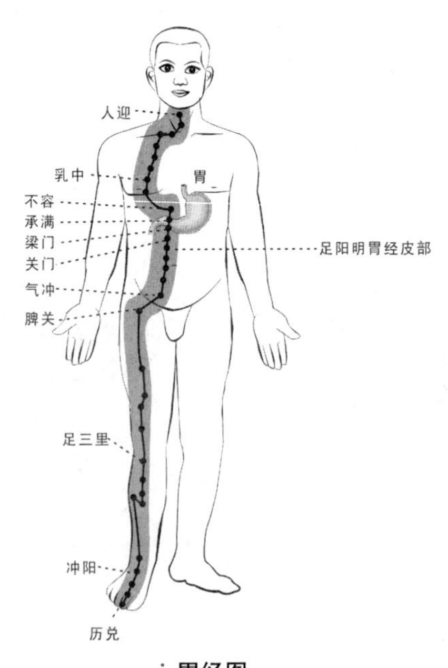

胃经图

左右两条胃经下伸到脚(当然是属于能踢足球的那一类经络了)，叫阳明，是因为胃经的正气，是阳明气。这种阳明气，在三阴三阳之气中，排在阳气第二，太阳为最阳的气，下来就是阳明，阳气最淡稀的，是少阳。三者有明显差别，但本质一样，全是阳玩意。

阳明气的正气，是稍淡一点的黄色，稍带点白。看到阳明不要怕，就是一种阳性的光和气的性质全有的东西。明代有个大思想家，叫王阳明。他的名字，也是阳气正的意思了。胃中的正气，就是阳明之气。虽然是在我们的胃中，但是，阳明之气，是天地间的一种浩然正气。我们的老祖宗，把这些气叫真气，当然假不了。

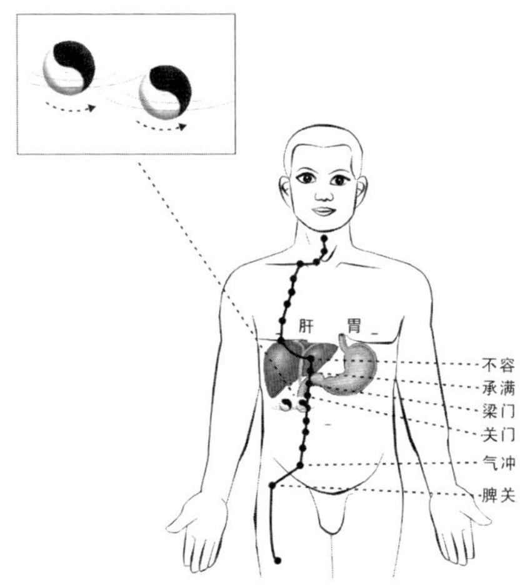

胆区的两个太极器官

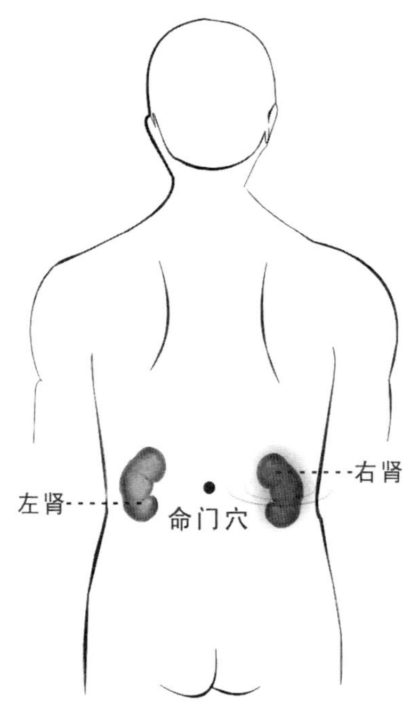

右肾气机发动

一、胃经观察一

胆区两个太极器官运动—右肾气机发动—心肾交通—右侧胃经旺相—右心俞振动—右射于左—脾受振动旺相—胃脾心三气相通—左胃经启动旺相—胃小黑洞—胃大黑洞—胃黑洞内吸—胃黑洞旋转上升—胃黑洞变成白洞—胃土气象如塔—胃太极运动—胃入墓示寂灭—心肾交通—大脑和胃交通

2007 年 5 月一天凌晨，述者连续用了近十个小时，观察从胆经到脾经的连续运动过程。胃经部分的观察，从早上 7 时到 9 时，在胃经旺相时间，基本上观察了胃经值日运动的全过程。

太极器官运动：胆囊下边，大肠右上角，有两个太极器官旋转。足阳明胃经，从启动大肠之上的这两个太极器官开始。大概的位置，在右侧胃经的梁门穴附近。

这两个太极器官，距离胆很近，多次观察，这一区域，属于胆的管辖范围，和胆有直接

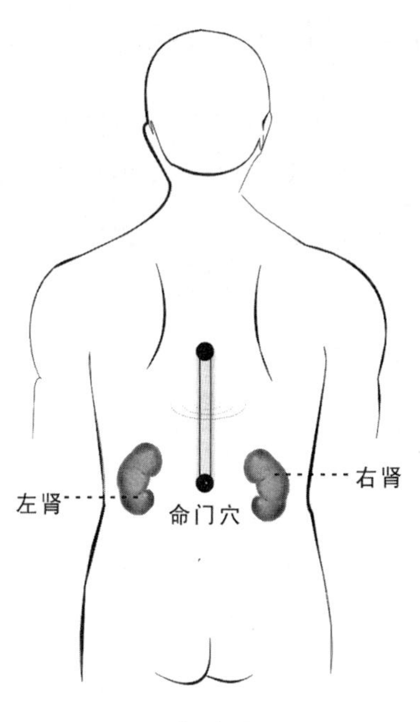

心肾交通

的联系。因此，还是看作属于胆启动胃经。

下来，有气机发动右边命门，右肾气机发动。

从命门穴到心藏后，这一节通气，旺相。这一段脊柱贯通。

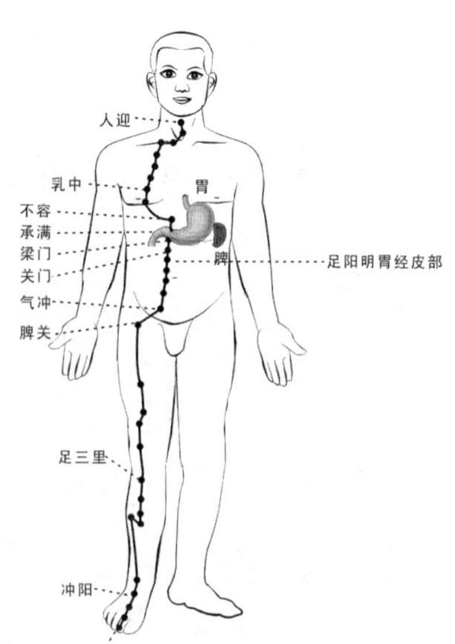

右侧胃经旺相

然后，才是人体右侧的胃经旺相。胃经的经络正式启动。这一段，通常需要5到10分钟时间。

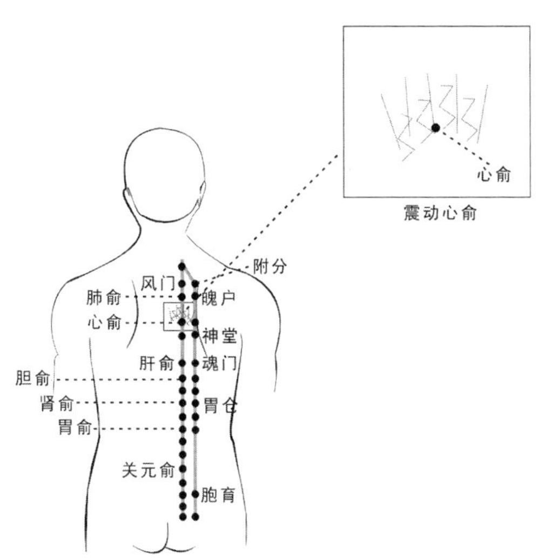

震动右侧心俞

胃经旺相后，有真气像敲鼓一样震动人体右侧心俞穴、神堂穴一带。心俞穴，是膀胱经上的穴位。

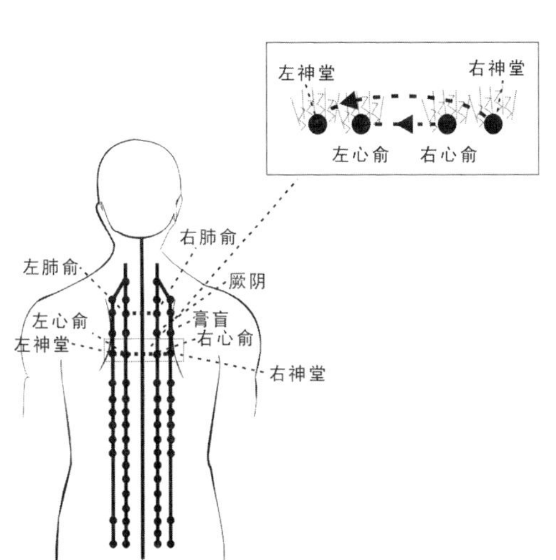

右神堂射左神堂

稍过几秒钟，真气又跳荡着，从右侧的神堂、心俞，震动到左侧的神堂、心俞一带。

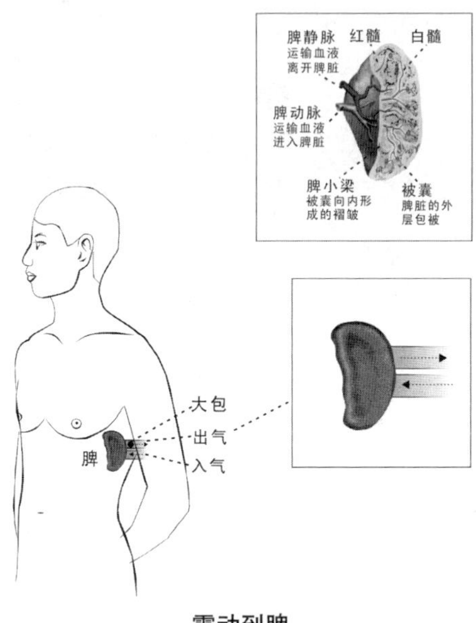

震动到脾

当旺相的真气从右边射到左边，这股射与震动的真气，很快到达脾的大包。大包穴一带，有二个气道口，下面的气道口入气，上面的气道口出气。后来写文字时，看到关于脾动脉的解剖图，发现和动脉、静脉有相一致的地方。是不是能够相互证明，把图放上来，供参考。胃经旺相初开始时，伴有胃给脾输气，脾不输出真气，即只入不出。

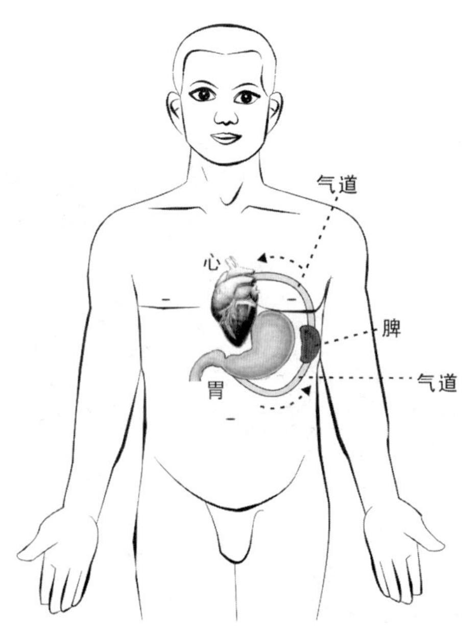

胃、脾、心三通气

胃腑通过气道给脾藏输气。约一二分钟后，脾气稍满，脾藏通过气道给心藏输气。心藏、脾藏、胃腑，相互间有气道，活像个发动机。

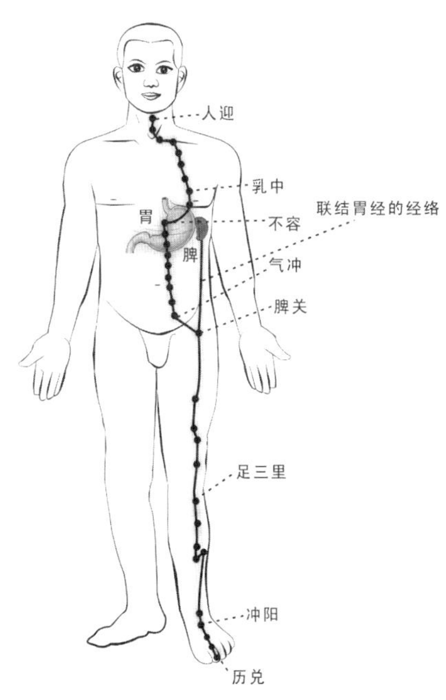

左胃经启动

脾藏旺相了，相互间气也传输够了，脾藏这才不慌不忙地启动了脾藏下右面的胃经。整个左右胃经旺相。这回启动胃经可是费神了。

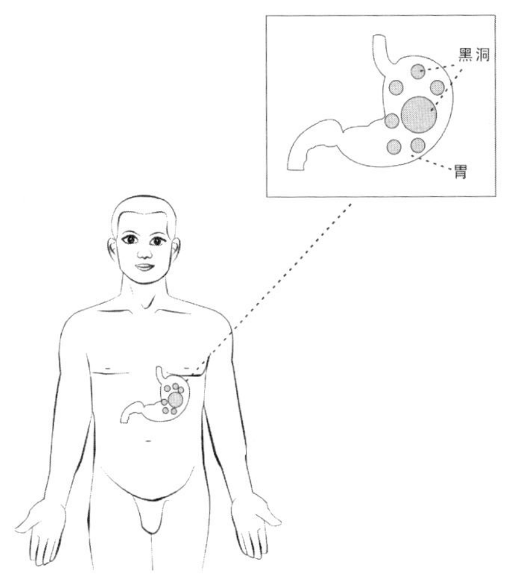

胃小黑洞

整个胃部变成一个大黑洞，此过程约十多分钟。先是胃及胃的附近有五六个小黑洞，大小不一。其中胃右边小黑洞多，胃中间靠左边一个黑洞最大。这是胃的真气运动过分造成的。

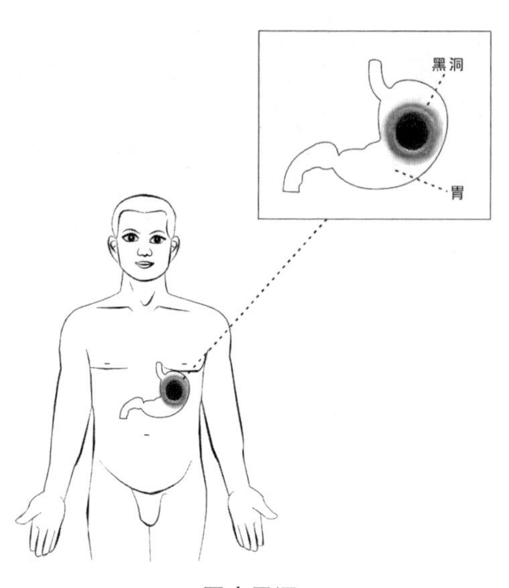

胃大黑洞

约一分钟后，所有大小黑洞合为一大黑洞。除了大脑，胃的黑洞是人体中最大的黑洞。这个黑洞真是又大又黑。要是胃的黑洞不黑，哪能装下人类吃的那么多千奇百怪的东西。胃一定想象不来，人类怎么是这个样子。要是不搞出个黑洞，真是没有办法处理人类装进胃的这么多宇宙垃圾。

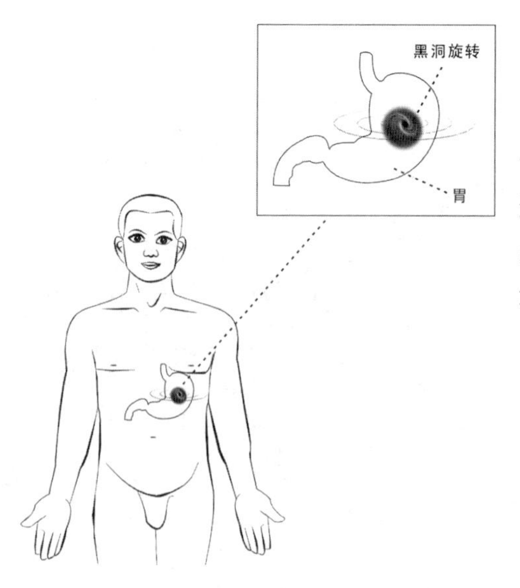

黑洞内吸

胃部的大黑洞旋转，向内吸。似若哗哗有声。记得当时我想，要是没有这黑洞，每天生产的那么多臭屁屁，一定没有办法运动到卫生间去。

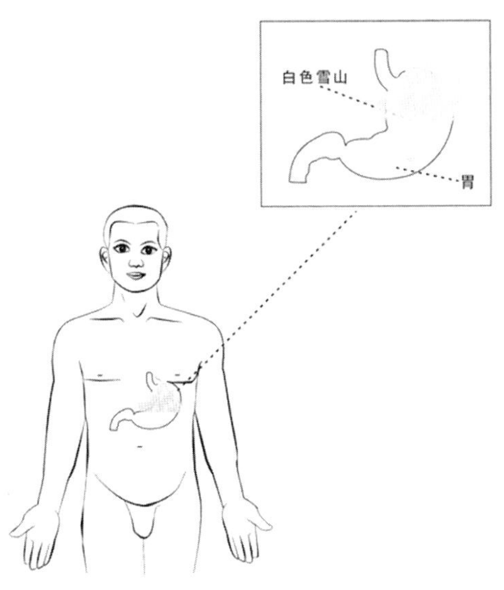

胃部的大黑洞旋转上升，好像一个白色雪山的小山头，乳白色。白的是什么东西？

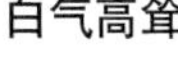

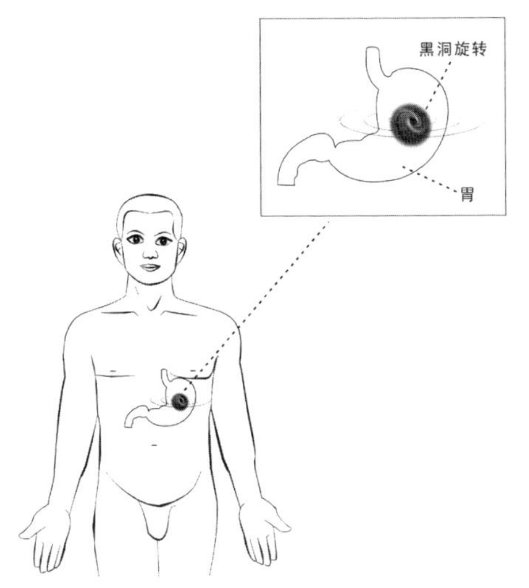

胃部上升高约数寸的白色雪山，实际上还是真气。据老祖宗讲，胃属土，土能生金。五行之金是白色。这是不是胃在生白金呢？

这小小雪山盘旋下降，重新变为黑洞，旋转。

黑洞旋转

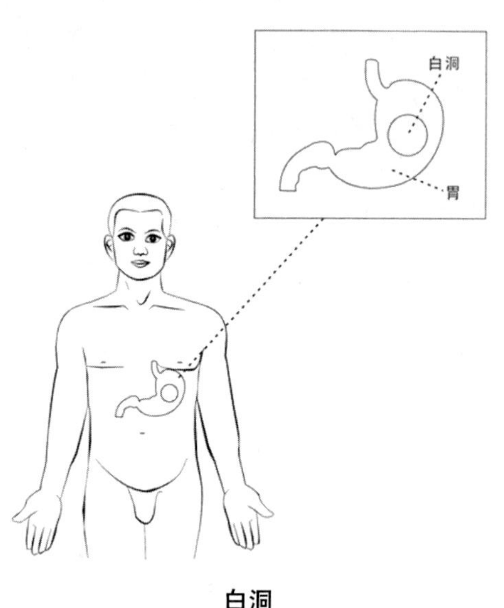

白洞

黑洞又在一瞬间变成白洞。

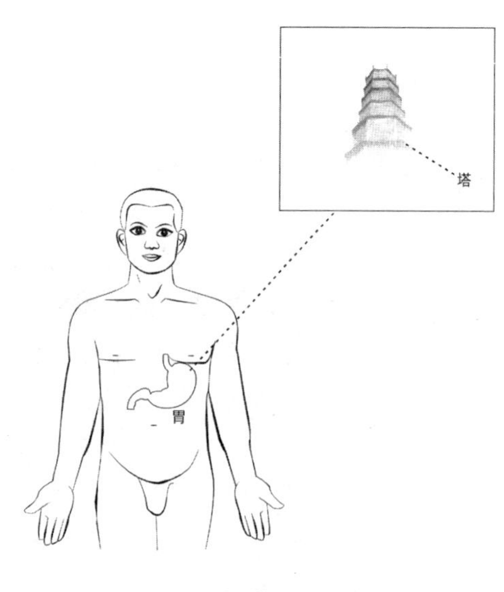

气塔

白洞渐变成一个有黄边的塔状的气，一层层，耸立在胃部。

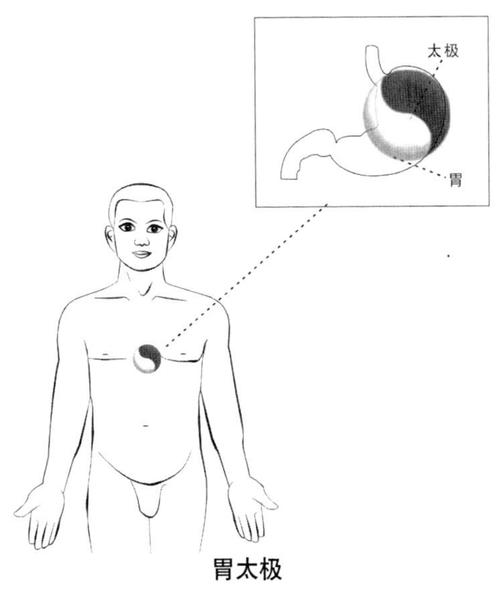

胃太极

那上升的塔一样的气，又变成气态的圆太极，如古代的太极图一样。

黑洞，白洞，高塔，太极，一个东西？

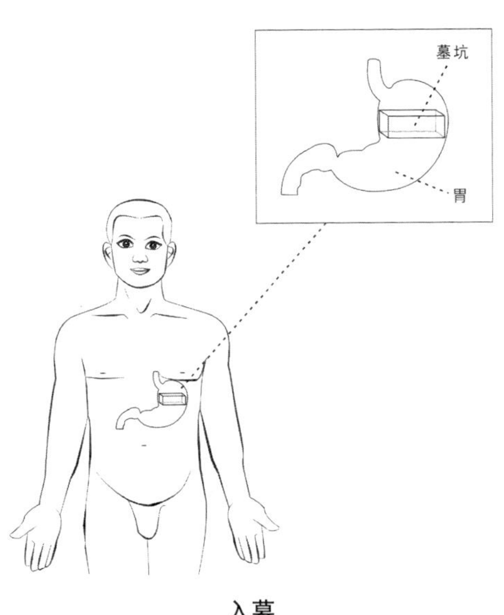

入墓

稍微停息一会儿后，胃部呈一棺材样的立体结构，长方体，如左图。最后，偏左边放置。这个棺材结构，在脾下隐退。后来这样的气态结构在其他时间、其他藏腑中还见过。这是胃先生在告诉我们，我老胃今天值日了。我要入墓休息了，各位大人，拜拜。不知是不是这个意思？

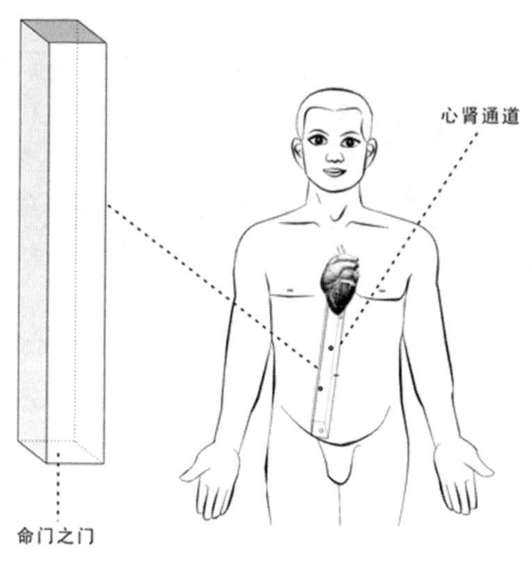

心肾通道

心与肾相交接之通道联通。心肾交通专门用的这个气道，是人体中最大的气道。心肾通道，有方圆两种象。这次是方的。一个立体走廊一样的结构，直通心肾。可见肾门紧闭。通道中有阴阳物质，就是黑色的小球，挂在两侧。

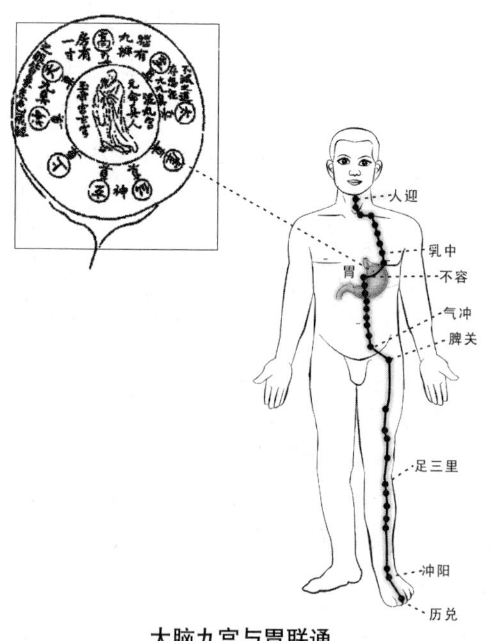

大脑九宫与胃联通

大脑和胃联通。大概的位置，在《修真图》所示的虚宫。

二、胃经观察二

牛宿传气入胃—北方玄武传神—女宿如玉如电—九星照寂

冬天来了，时间是 2007 年 11 月 18 日。这一天是个星期天，算是晴天吧，有些风。当然，要穿羽绒衣了。

当我还年轻时，爸爸讲过，富在深山有远亲，穷在闹市无人问。那时候，我不太理解这是什么意思。

不论是什么时间，什么季节，什么样的天气，什么样的环境和条件，不要忘了，就算是这个世界没有一个人想起你，就算是你又穷又丑又住在世界的最远角落，不要怕，宇宙中，一定有不少的星星爱着你。哪怕是你有残疾，只要你心存一善，星星一定会一秒不停地看护着你。

如果你住在城市，天上看不到星星，也不要紧，没有星星看不到的地方。心中想着它们吧。

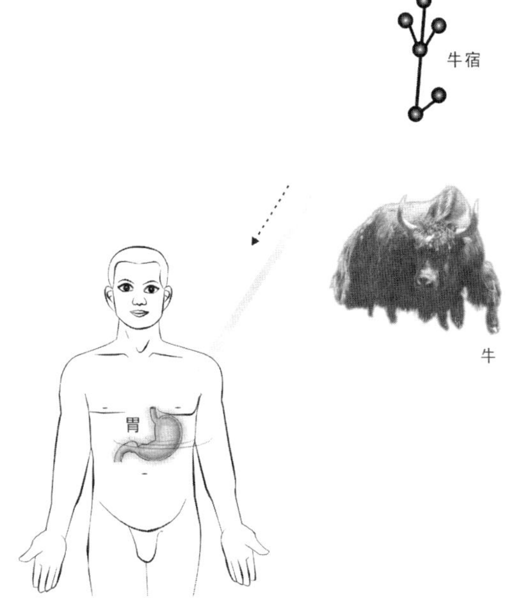

牛宿相牛

牛宿传相。为什么牛宿叫牛？

世间有好多属牛的人，那全是些能吃苦、实干活的苦力。牛的头上有美角，那是用来挂风的。牛宿传相，牛。

已经是冬天，当然是北方七宿值日了。人家别的几个宿，西方的、东方的、南方的，全都回家睡觉去了。北方的宿，好好干吧。在冬天的寒夜，你陪着我们，给我们感觉不到的宇宙间的温暖和问候。

牛宿不但有能观察到的真形，像中国古代的"牛"字，牛宿传相，也经常会观察到一头雄健的牛那样的真气。为什么会这样？

今天的牛宿的真气，多一半是黑色。牛宿的黑色，进入人体的胃，使胃旺相。

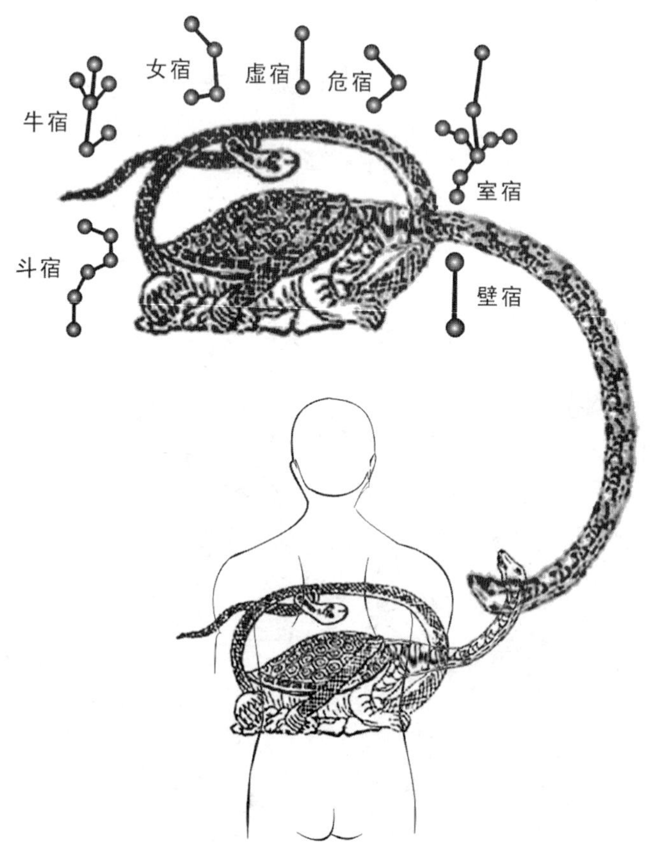

北方玄武和人体玄武接气

这样的事，看到了也不会当成真的，就当是看动漫吧。北方七宿的真气，幻化成玄武的样子，在此前我也只是在画上看到过。这天上的玄武，向你看着，慢慢把它长长、亲切、可爱的颈，从天上向你伸下来。

你的背后，你身上的肾气，也化成和天上那个玄武一样的样子，不过小多了。身上的玄武，也从你背后伸出颈来。慢慢地，天上的玄武和人体的玄武，两颈相交。

当我听着《心经》的吟唱,在冬日的黑夜里记述这些细节的时候，我不知说什么好。祖宗是这样观察过的，我们看到的，只不过是又一次重复。我们现在连重复都困难了。只听得我们的祖宗轻轻对我说：孩子。

这是安慰的。

我把这样童话的、魔幻的、自然的、神秘的、质朴无华的，直到没有人相信的文明的一页轻轻送给你。

我写到这里双眼中饱含了泪。

我只想送给那未来的孩子。我还不知道那孩子在哪里。

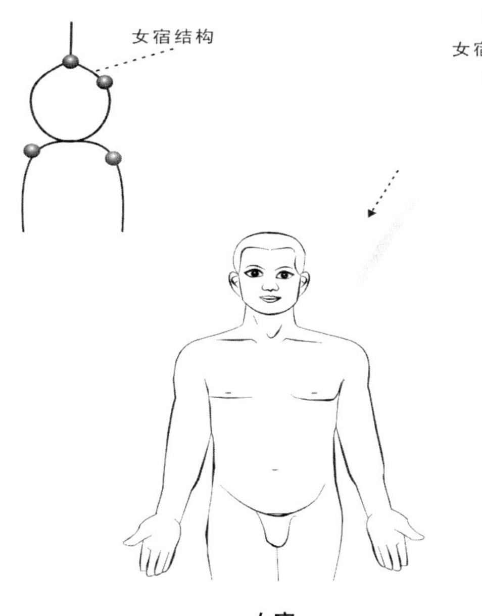

女宿

女宿之气如玉如月之色。那是银色的，钻石闪光一样的，洁白、纯贞的。白得让任何人无法描述。在最美的汉语中也找不到那个词。

只是女宿，经常总是一闪而过。难道宇宙间最美最美的东西，总是这样吗？难道最美的青春，就是这样子吗？

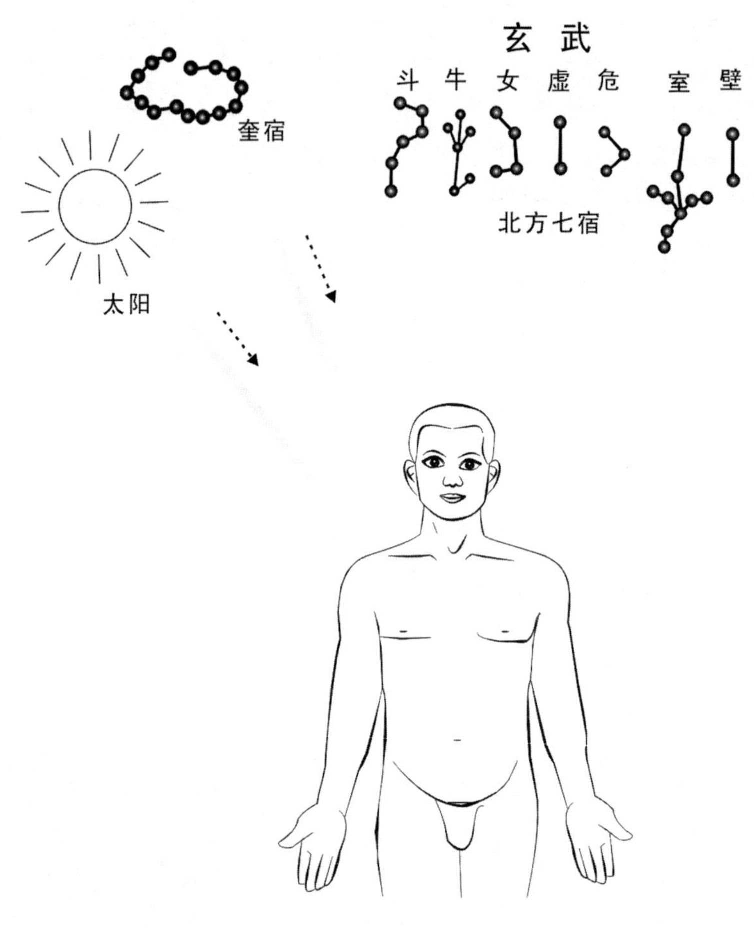

九星下照

九星下照：北方七宿，奎宿，太阳一齐照射着人体。奎宿是西方的星宿。太阳，是太阳系的王。

这么多了不起的星星，一齐照射着人类，为了什么？

卷八 脾经观察

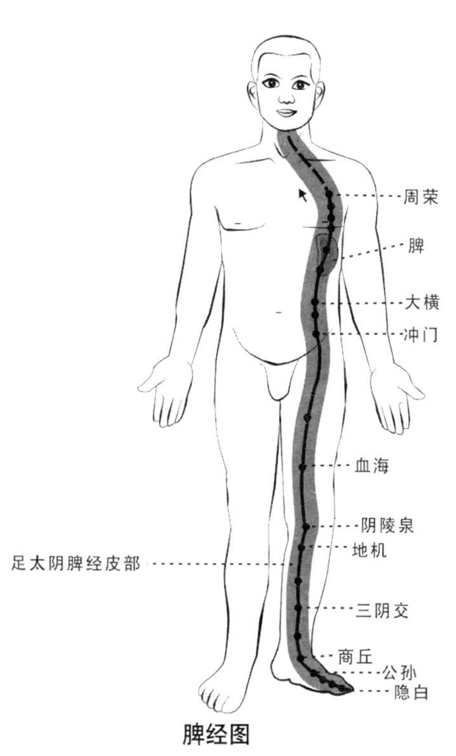

脾经图

奎宿传脾气—胃宿传气给脾—娄宿给脾传气—昴宿给脾传气—毕宿传气给脾—觜宿传气给脾—参宿传气给脾—土星传气执政—胃宿传气—胃宿、土星和脾藏合气—五星照脾—脾、胆和胃产药—昴胃宿合脾—三宿合脾—昴宿传阴阳—胃宿旺三焦—昴宿下照

脾经是每天早上 9 时到 11 时值班旺相。脾经和脾藏是座神秘的大佛，脾经的奥秘很多。这是 2007 年 10 月下旬某天对脾经旺相的一个完整的观察，从早上 9 时到 11 时，共两个小时。

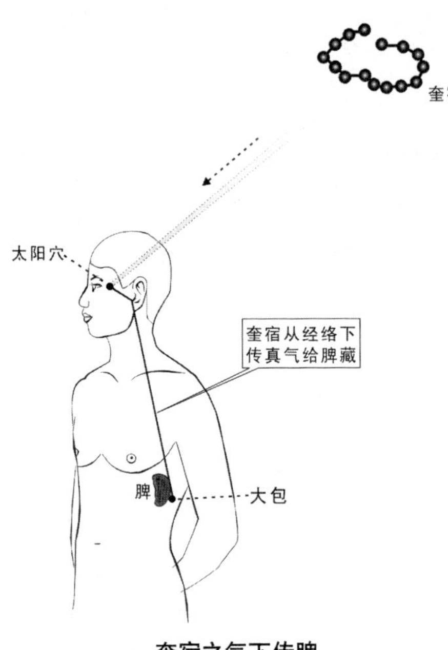

奎宿之气下传脾

奎宿之气下传脾藏。时为金秋，是西方七宿值日旺相。奎宿直射人体左太阳穴处，然后从头左额的太阳穴一带，从离脾经管道最近的经络路线直接下传到脾藏，下传奎宿阳明之气。

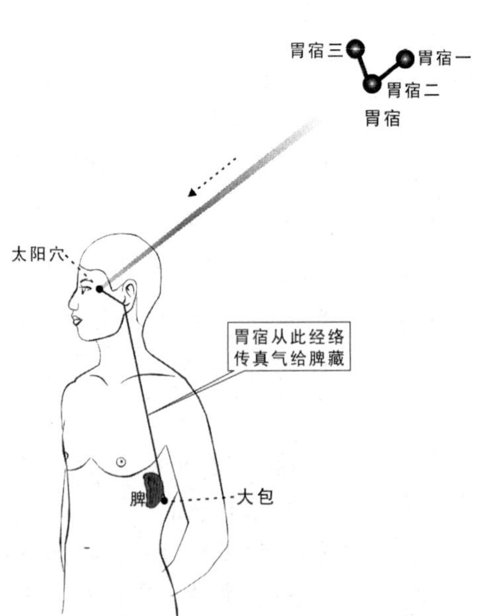

胃宿之气下传脾

胃宿取前图同样的经络管道，下传胃宿黑气给脾藏。《史记 ·天官书》说："胃为天仓。"

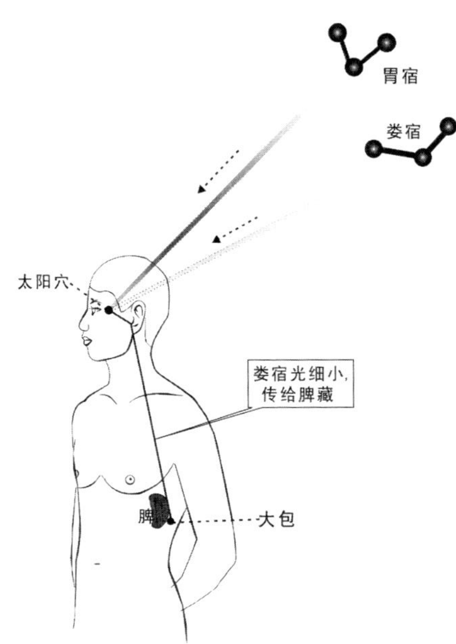

娄宿之气下传脾。娄宿在胃宿下照脾的同时，附从胃宿下照脾，下传真气的路径同胃宿一样。不过，娄宿的光气较细小。

娄宿之气下传脾

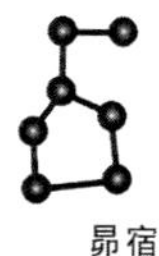

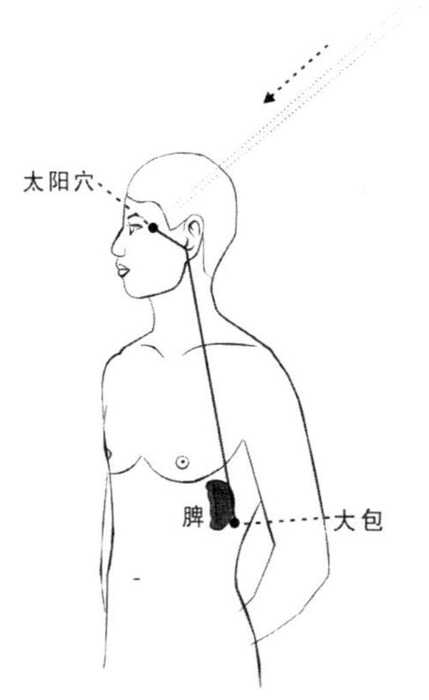

昴宿下照人体的路径同奎宿一样。据资料，昴宿由三千多颗星构成，距离地球约400光年，昴星团的年龄约有五千万年。

昴宿之气下传脾

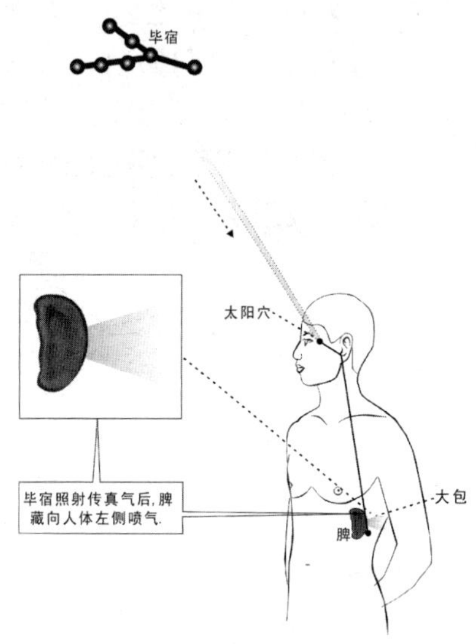

毕宿之气下传脾

毕宿下照。毕宿为之气，从奎宿之气下行脾的路线,入于脾。

当毕宿下照到脾藏，脾藏大包穴后面一穴喷出白色气柱，明显是受气充足。此气柱约有 2 同身寸长。

毕宿位于毕星团。据介绍，毕星团有三百多个成员星，星龄都在 4 亿年以上。

另外，毕字，是完毕、完成的意思。毕宿一出来下照，脾藏气就饱满向外喷射，是不是和“毕”义有关?

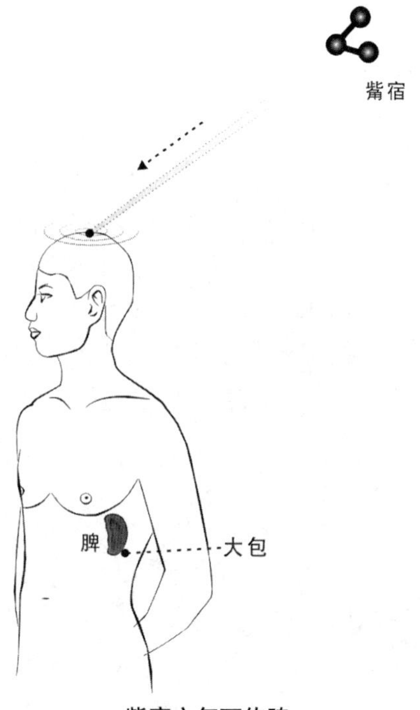

觜宿之气下传脾

觜宿的表演，和其他星宿不太一样。觜宿先是下射百会穴，让百会穴旺相旋转。

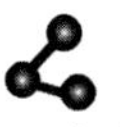

然后，觜宿先从空中造一百会穴与脾大包穴之间的路径，下传觜宿之气。这条路径，在人体外，不在体内，也不是经络。空中飞渡。

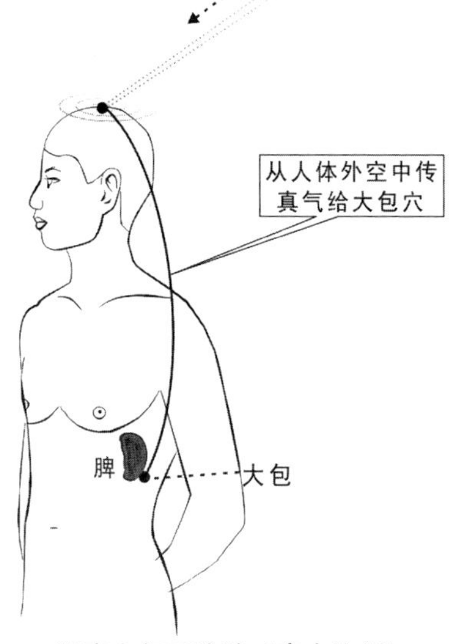

觜宿之气下传脾（空中路径）

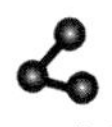

然后，觜宿之气，再转换成从百会穴，走前述奎宿下传脾藏传气的路线，下传觜宿之气。转换路线，好像音乐的转换节奏。

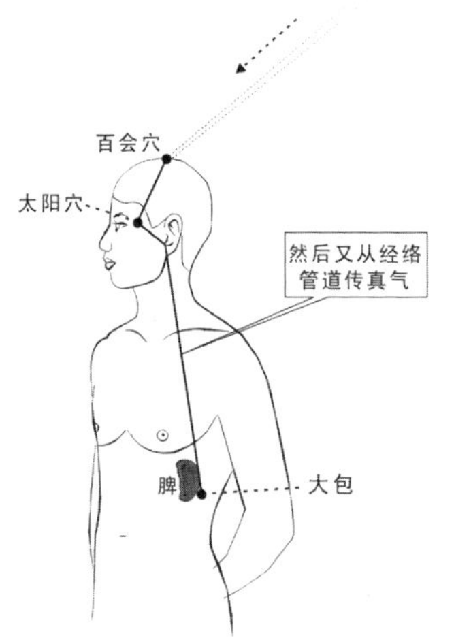

觜宿之气下传脾（经络路径）

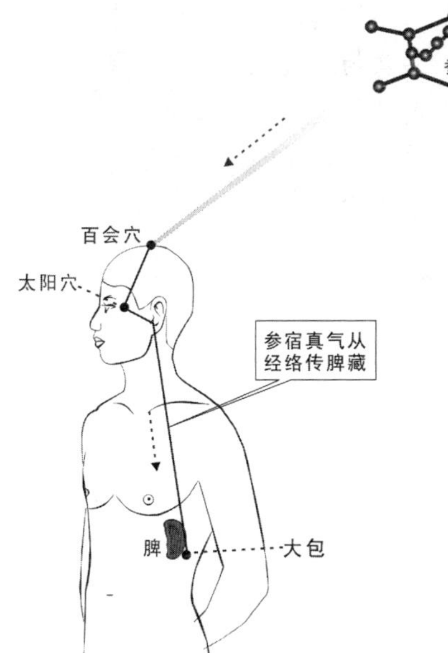

参宿先气射百会穴，经前述奎宿之气传脾的路径，下传参宿黑气。是为少阴之气。

参宿之气下传脾

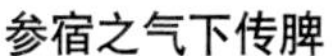

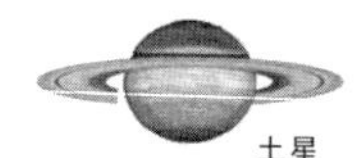

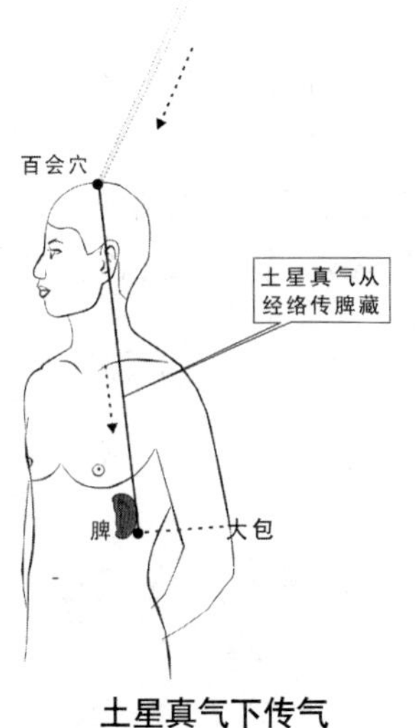

土星真气下传气

土星现身。土星的金黄色的真气，下传百会，百会穴旋转。然后，土星传黄土色气入于脾藏。土星传土气时间较长。土星在空间的位置与西方七宿不同。

脾属土，看来，我们每天还是需要多一些土里土气。太洋了损脾。

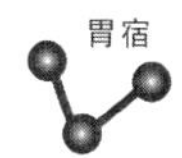

胃宿从百会下传约长达5分钟的五行黑气，胃宿之气。

上面是9时到10时的内容。

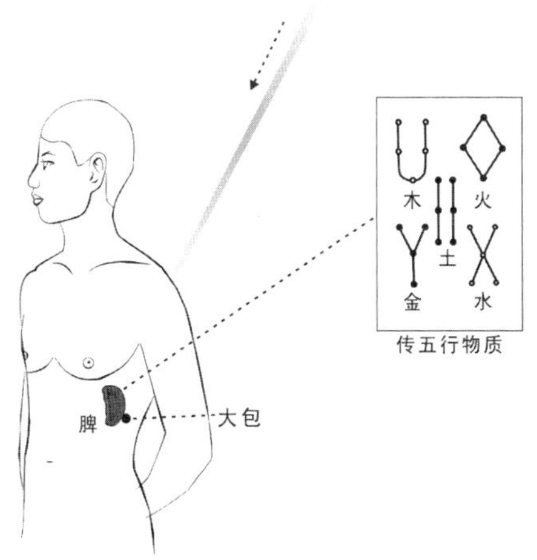

胃宿传五行

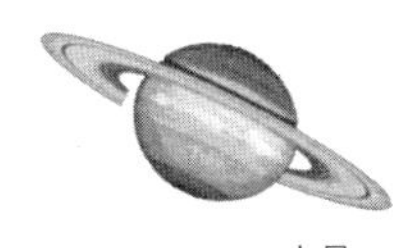

下面是10时到11时的观察记录。

土星寂照。土星下照，长达三到五分钟。照的面积大，以脾为主。

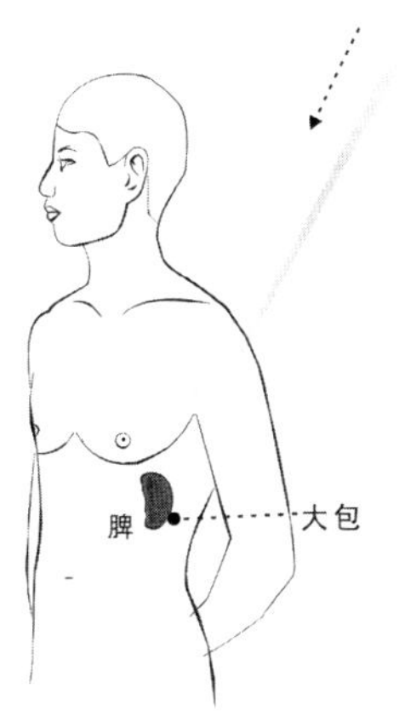

土星寂照

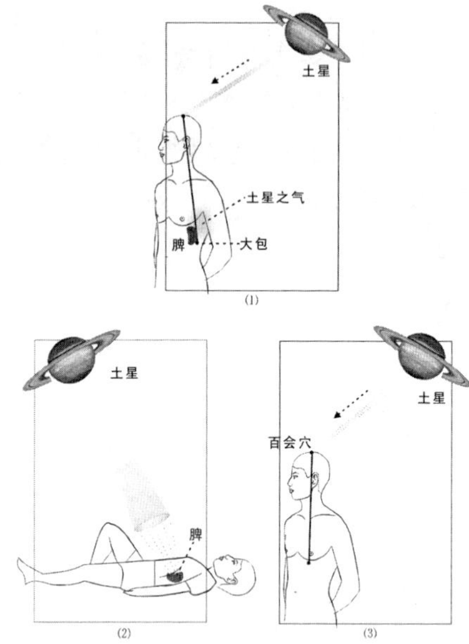

土星之气下传脾

土星之气下传脾藏的三种状态：

(1) 土星的真气，从百会下，从脾大包穴入，在大包穴附近及穴后成一大片淡黄色。

(2) 土星的真气，成一倒扣钟形状，或一喇叭形态，距离脾上高一尺，下射土气。

(3) 土星真气从百会下，到剑突沿肋骨左斜下行约二同身寸处，进入一穴，传真气入脾藏。

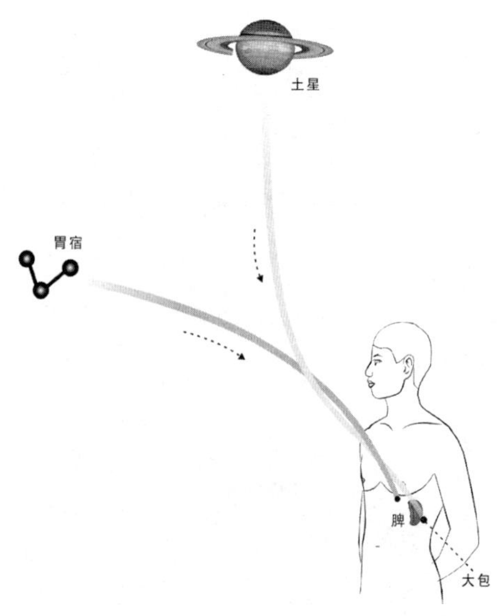

胃宿与土星交合

胃宿照脾，土星照胃。

胃宿与土星同时下传真气。由于胃宿真气强盛，两者的真气都变成了黑色。先是胃宿的真气和土星的真气同时下传、缠绕，胃宿从剑突沿肋骨左斜下行约二同身寸处入脾藏，土星之气从大包穴入脾藏。

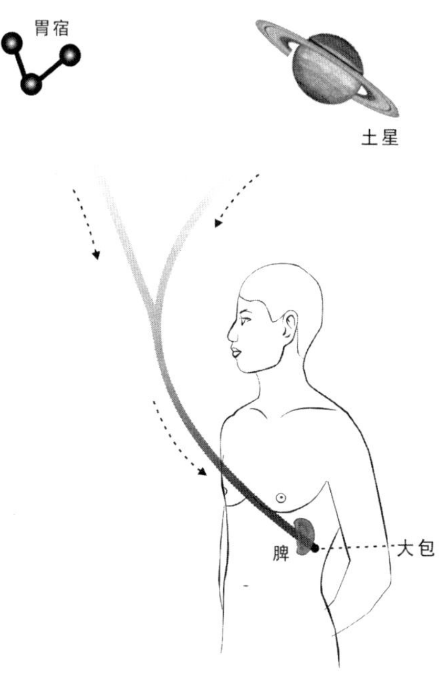

然后，胃宿与土星二气还是同时下传、交感、混一，合为一气，从大包穴传入脾藏。

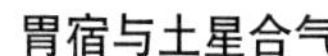
胃宿与土星合气

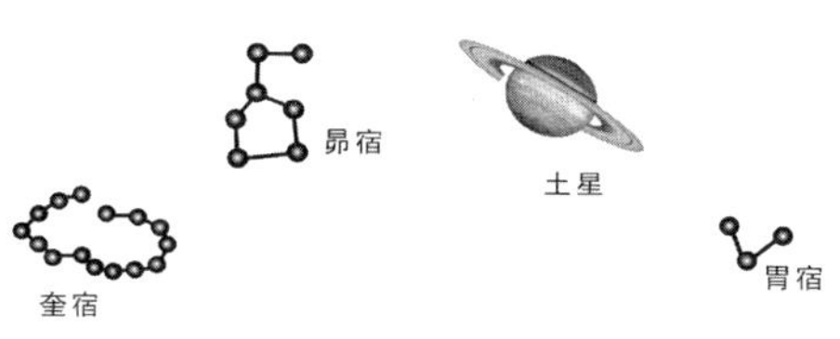

奎宿下照肝，不过地位弱些，比重少些。昴宿下照心，土星下照胃，胃宿下照脾。木星下照什么，记不清了。五星同时下照人体，给人传真气，好不热闹。

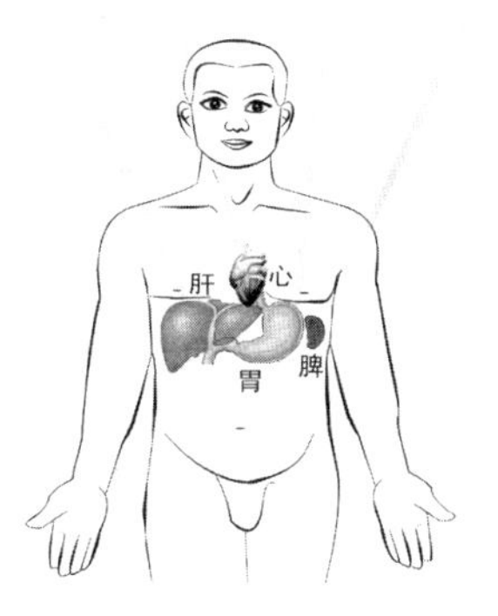

五星下照

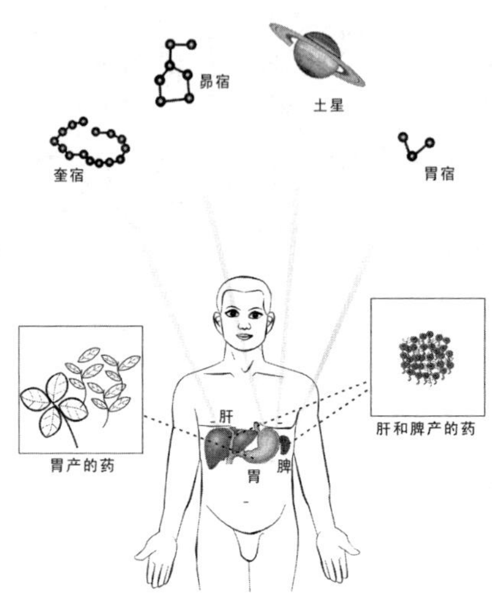

脾、肝、胃产药

脾藏、肝藏和胃腑产药，药如苗芽、小灵芝。脾、肝先产。肝和脾的药，如一根豆芽茎，上顶一片深青黑色的小灵芝帽。胃产的药像草，有大叶有小叶。

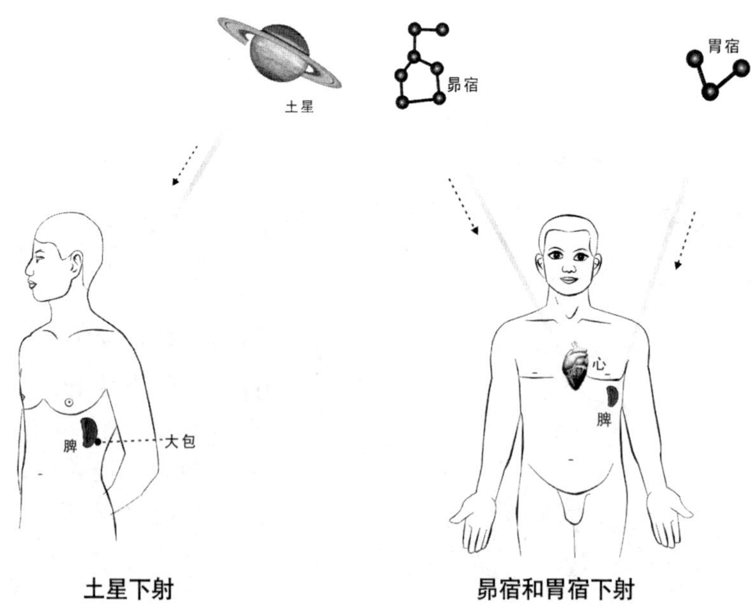

土星下射

昴宿和胃宿下射

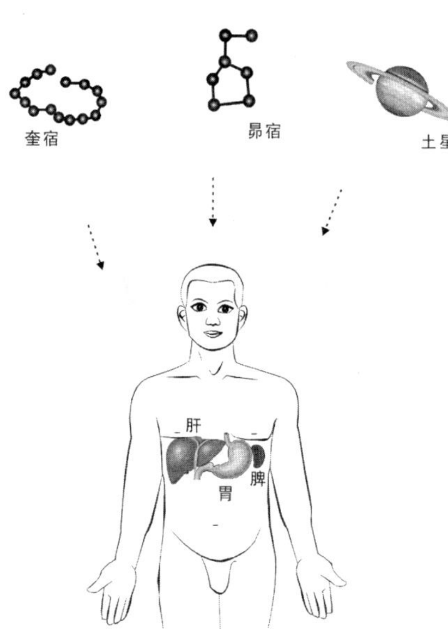

三星下照

奎射胃。土射脾。昴射肝。

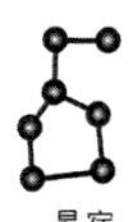

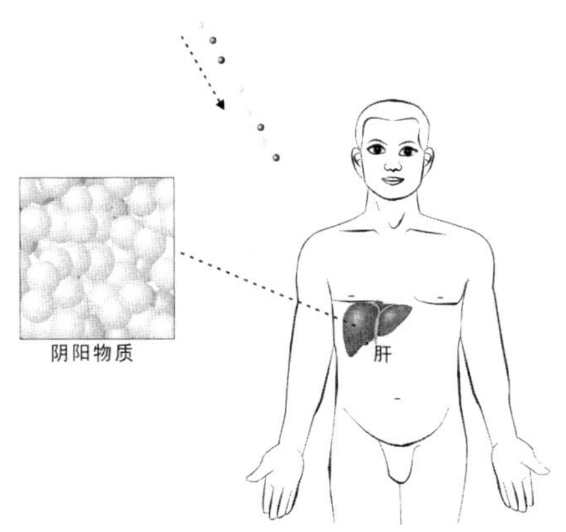

昴宿射肝产阴阳物质

昴宿射肝，在肝内产生好多白色的圆球。

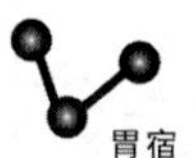

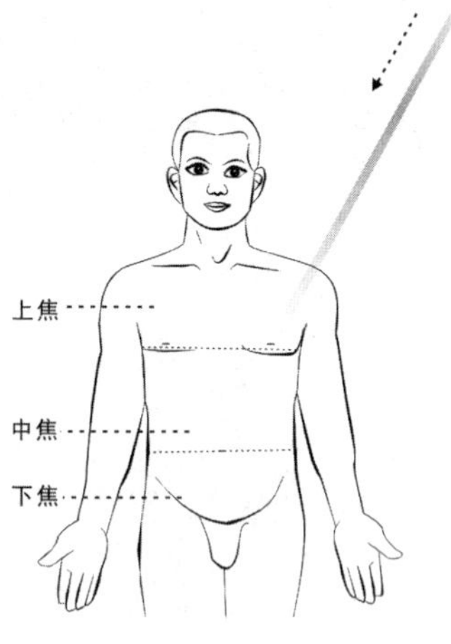

胃宿普照三焦

胃宿下照三焦，三焦旺相。

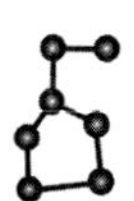

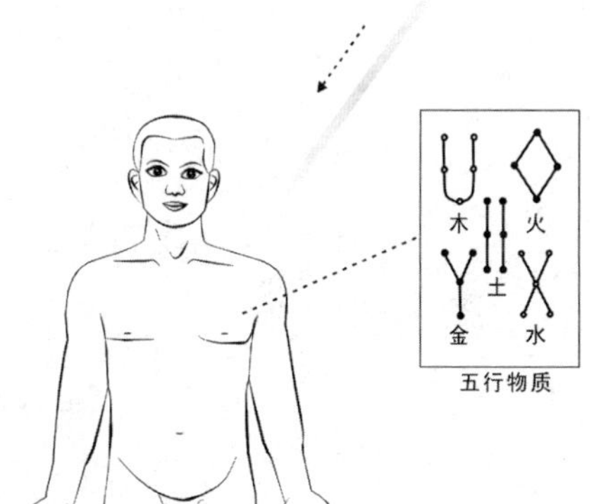

昴宿下照

昴宿射全身，下传给人体阴阳和五行物质。

卷九 心经观察

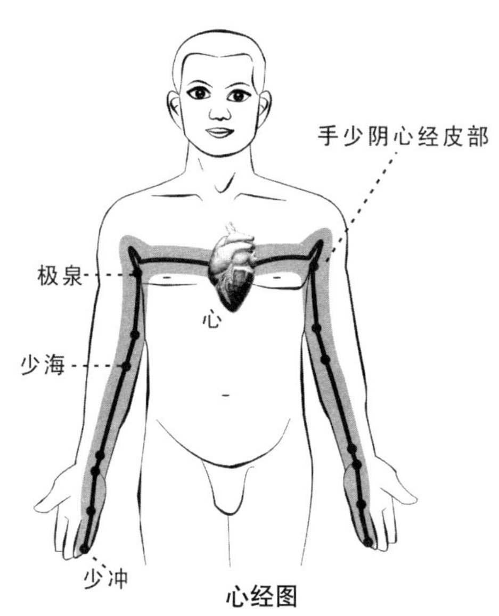

心经图

奎宿引路—水星执政—水星传气命门—水星传相—天人合于命门—水星行命门—斗宿驰命门—天人合—牛宿行道—女宿精确传真—女宿造黑洞—虚宿传真—虚宿结构—接气—虚宿行气—太阳穴进气—虚宿启动心藏—命门黑洞—心肾交通—心产药—危室壁宿合命门—命门黑洞—接气—室宿与命门气交—命门黑洞—壁宿射命门—壁宿合命门—命门黑洞—接气—虚宿合命门—水星射命门—肾产阴阳药—北方七宿会命门—北方七宿传真—命门太极器官运动—寂灭

这是对心经比较完整的一次观察，观察时间是2007年11月6日上午10点40分到12点54分。有三个方面值得大家注意：

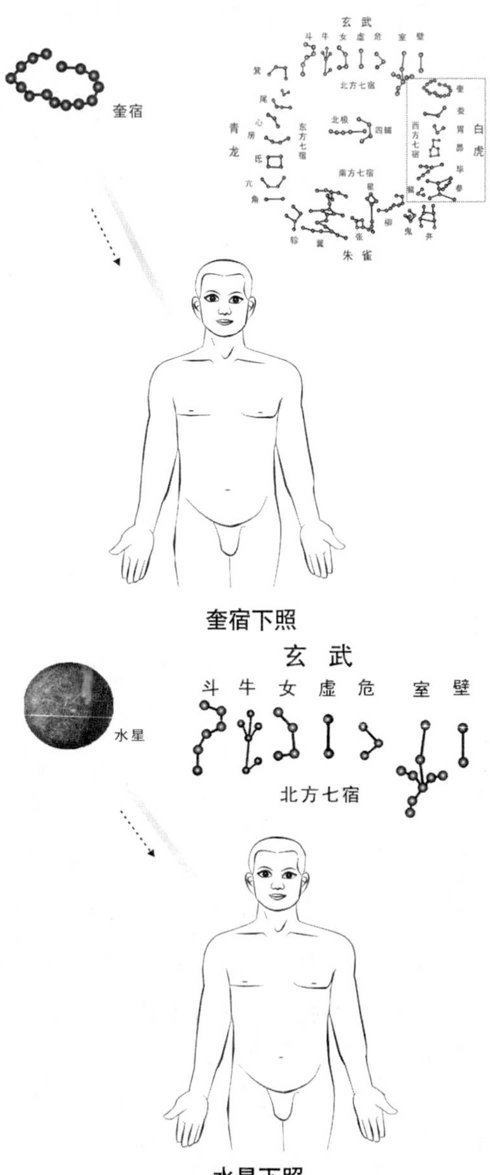

奎宿下照

水星下照

一、这个时间，是北方七宿值日。冬天是肾大旺相时节，而中午是心经旺相，一个大旺相一个小旺相，两者是如何进行的？

二、我们老祖宗讲，四季分明，春肝旺相，夏心旺相，秋肺旺相，冬天肾水旺相。这是四个大旺相。这种历史上长期观察的结论，是经过万年以上，无数代人长期观察实践得出来的。《黄帝内经》中这个结论，不是空洞的支票。

三、人体藏腑在四季不同的旺相，具有复杂而明确的宇宙背景，与星宿运动息息相关，是和宇宙空间运动一致的。

另外，从秋转到冬时间不长，正是从西方七宿转移到北方七宿值日，它们还在交接班。此时西方七宿的主宿还要为人的生命运动引路点灯。星宿是挺负责任的，前仆后继，交接班做得挺好的。

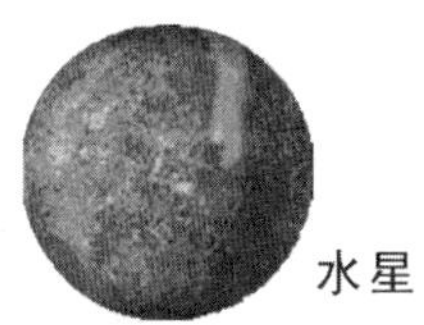

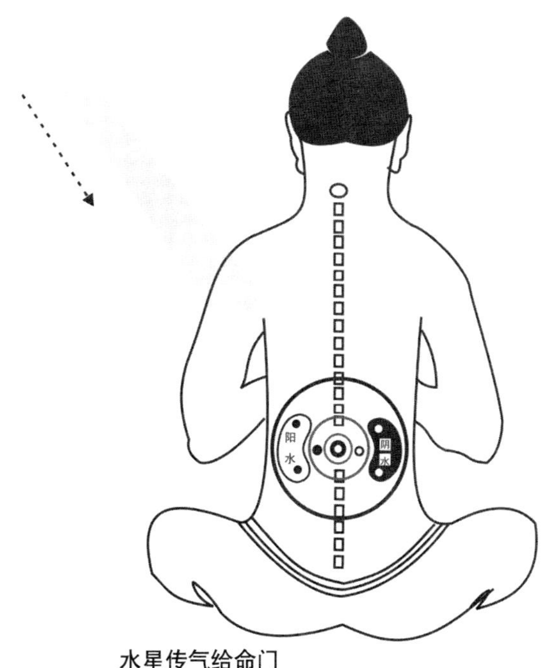

水星传气给命门

老祖宗讲，冬天水旺，不仅仅地球人如此，地球周围的宇宙规律也是这样子。水星，是执掌水的政务官，或者叫“总理”，他来了，整个冬季由他“执政”。

12 点多了，已经是心经旺相的时间了。可是你看，水旺相，而且 2007 年到 2008 年的冬天，水特别旺，步入 2008 年后是全球性的大雪。在这么旺的水掌权的时候，心经，就是到了自己值日掌权的地盘，也没有权可用。大自然，也是这样恃强凌弱吗?

只是因为，当时是中午 11 时到 13 时，心经小旺相。而季当冬天，肾经是大旺相，大决定小。

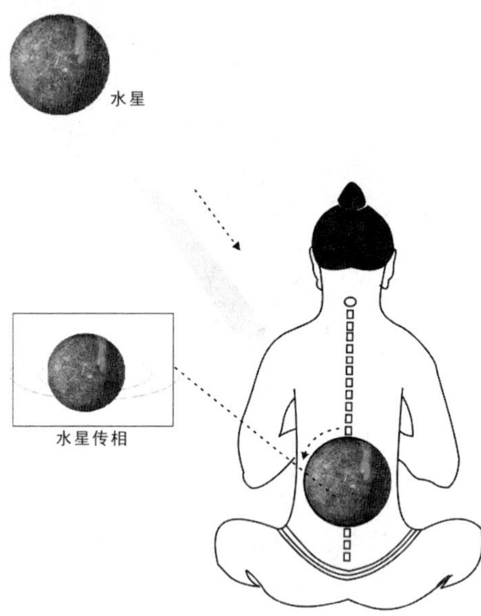

水星传相

水星传相。传运动模式。水星在整个命门运动，逆时针旋转。

传相，传运动模式，全是传真气的结果。相，是水星真气的本来的样子。

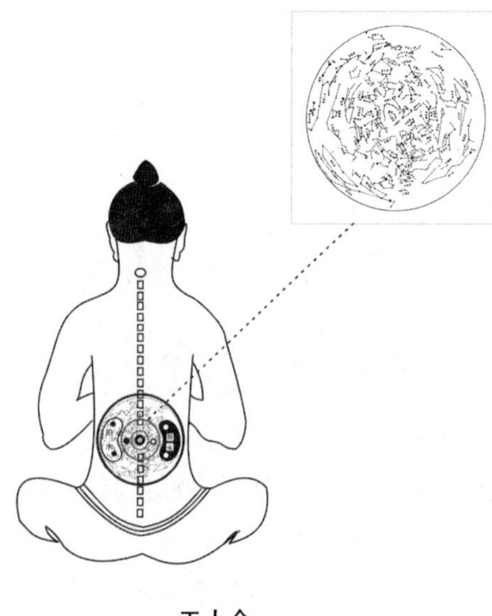
天人合一

天人合一。在命门观察到，宇宙间无数的星宿在命门中运动。为什么会是这样？绘图时用了全星图与大命门合一来表达这个意思。命门是天人之门。生命和宇宙的门。人和宇宙的门。

在人，《修真图》的命门部位，标着“银河”二字。祖先们早已经认识到，命门是人体生命和宇宙联系的门户，专门供人的生命和星星的真气来往，不是熊出没的地方。

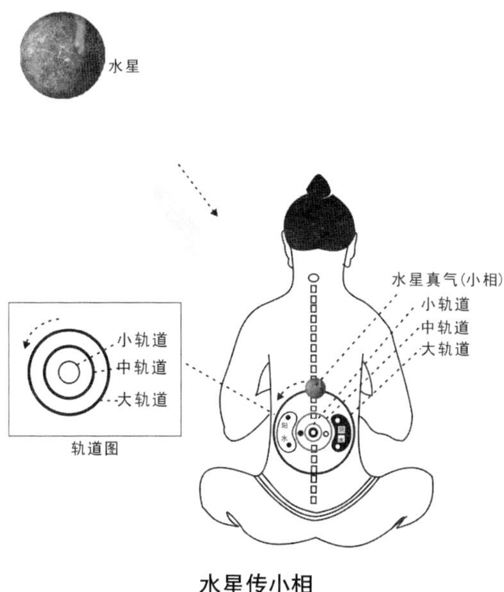

水星传小相

水星传小相。然后小相绕命门大轨道逆时针运动。小相比前面传的相小得多，其实也是水星的真气。水星真气强盛，多次传相等。水星主导了命门的运动。让你知道，冬天是属龙王的。

命门上的轨道较多，细分甚至 5 条轨道也不止。主要是三条轨道：大轨道、中轨道、小轨道，供真气运动用。

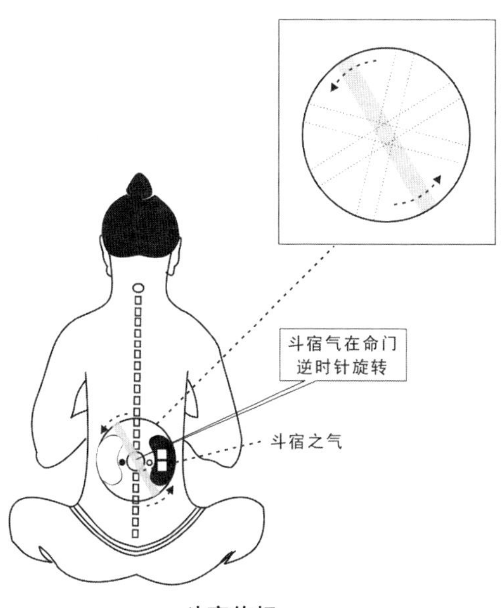

斗宿传相

斗宿。冬天，真正的值班斗士来了。命门是天人之门。生命和宇宙的门。人和宇宙的门。斗宿属于北方七宿，与肾水相合。斗宿的真气下传命门，成 1 字形，在命门转大圈运动。斗宿的光为黄色。

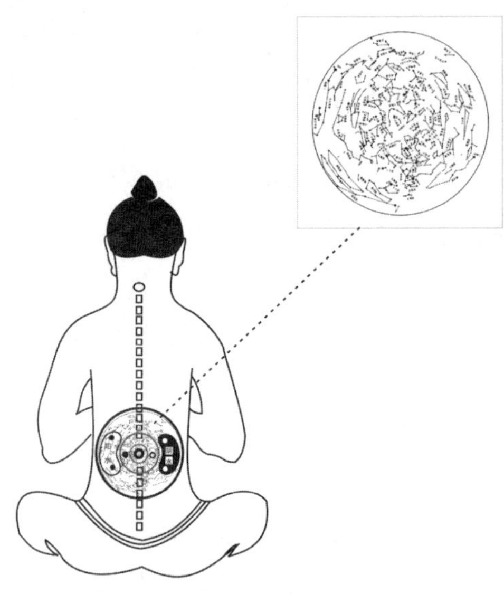

第二次天人合一

无数星宿之真气真形，第二次出现在命门。第二次天人合一。

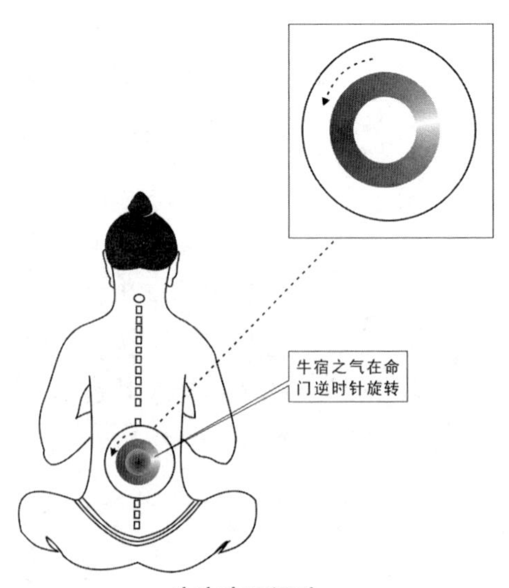

牛宿宽环运动

牛宿的真气下传命门，呈一个宽环的样子，逆时针在命门中轨道运动。

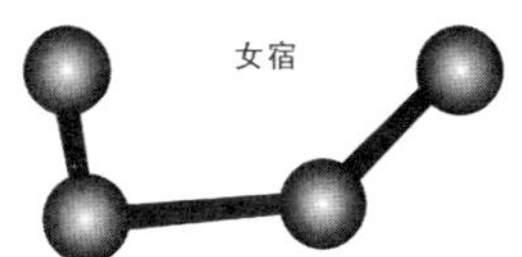

女宿。母性的星宿也心细，如同地球上的母亲。女宿给人体左右肾上的四个穴位、命门中间的三个穴精确射气。女宿离地球的距离数以光年计，还能如此高度精确，这样精准射气入穴，比美国鬼子的导弹还要准确无数倍，让人类汗颜惭愧。

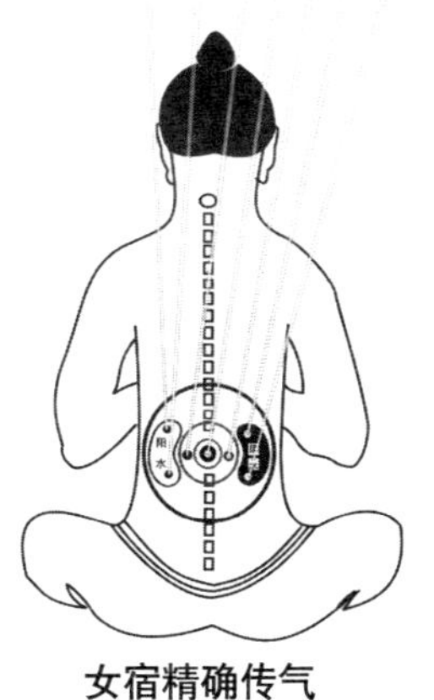

女宿精确传气

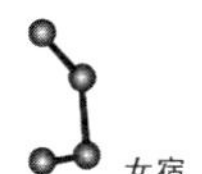

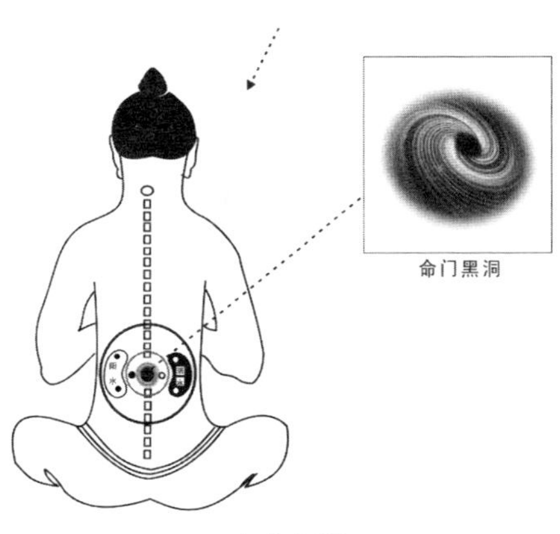

女宿下照最中间的命门穴，命门穴产生黑洞。人的命门向体内吸气。

女宿黑洞

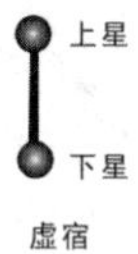

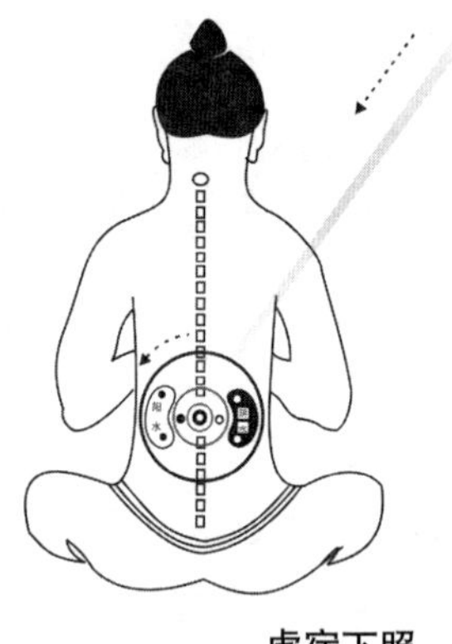

虚宿下照

虚宿下照。虚宿下传真气，在命门的大轨道旋转。虚宿是北方七宿活动最旺盛的星宿，入冬以后，无时无地不在。在心经旺相时北方七宿轮番对人类传爱的过程中，虚宿所占的时间最长。

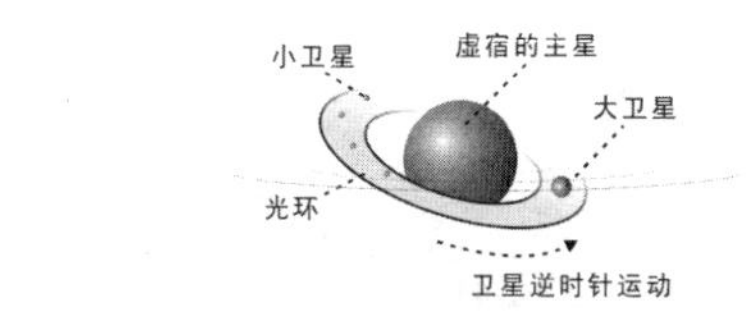

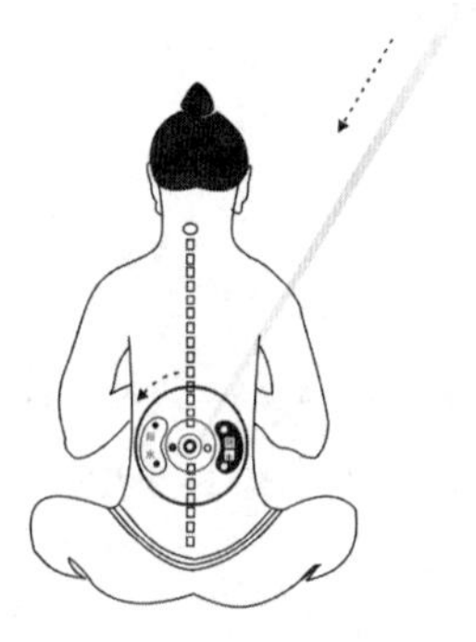

虚宿传相

虚宿传相。虚宿上星为大星，有光环，光环上有卫星。大卫星一个，小卫星三四个。

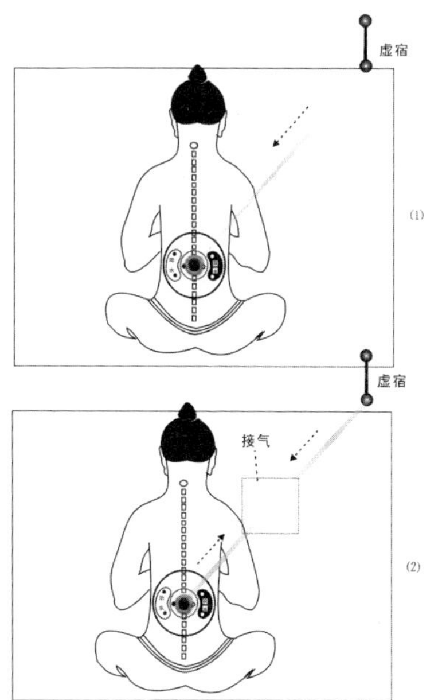

虚宿和命门接气

虚宿下传的真气，旋转传相后，在命门中心，产生一个黑洞。

黑洞旋转的结果，是人体的真气，和虚宿直接接气。气交。

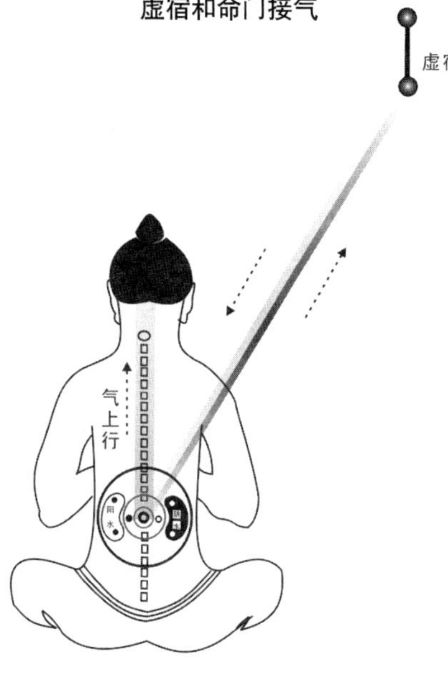

虚宿行气

虚宿行气。接气后，人体的真气沿脊柱上行到大脑。

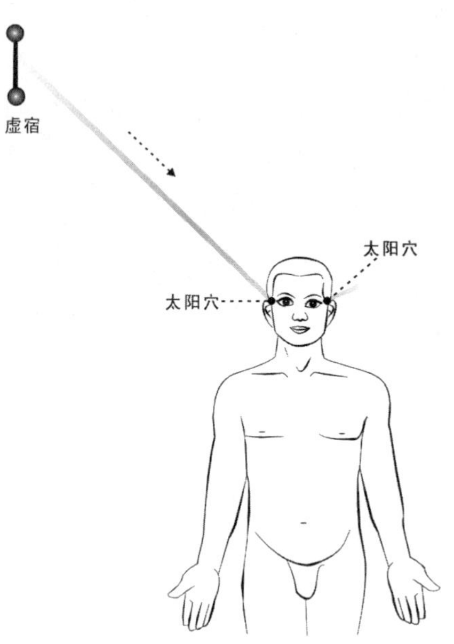

太阳穴进气

左右太阳穴进虚宿的真气。右太阳穴进气较少，旺相较弱。

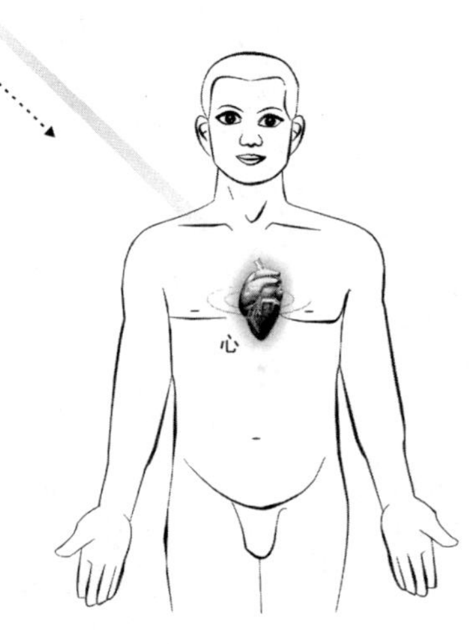

心藏启动图

心藏启动：西方七宿、水星、北方七宿表演了这么长时间，真正主事的主人，才出来露一面。

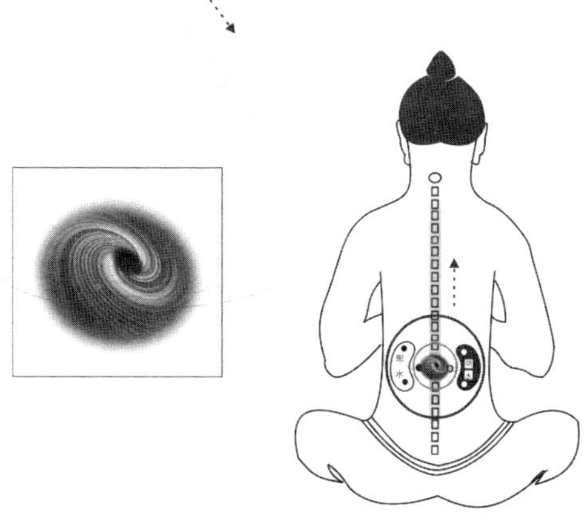

命门黑洞

虚宿继续强照。命门黑洞旋转。真气沿脊柱上行，充满脊柱。

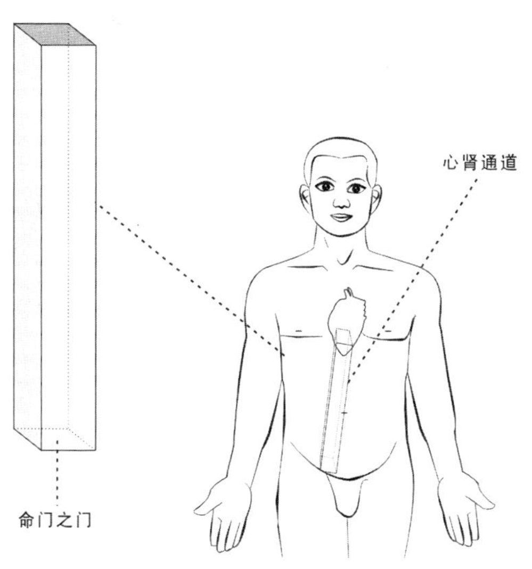

心肾交通

心肾通过心肾通道交通少阴之气。肾的工作，也是为了心呀。肾心一家。

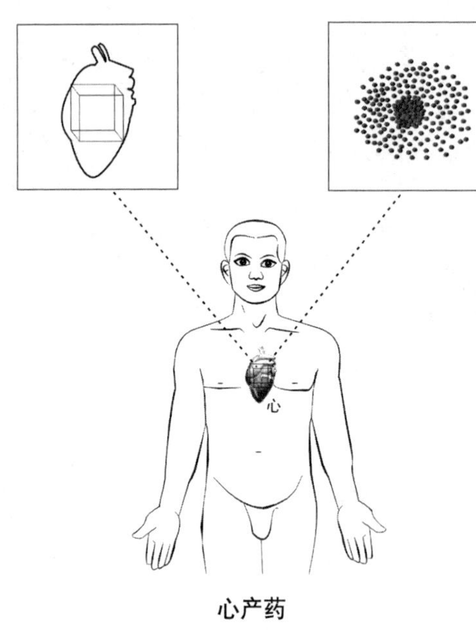

心产药

心藏产药，阴性的，如黑色中药丸子一样，大小如绿豆、小黄豆一样。心藏现出一个方形小盒子样的网络，所产的药挂在盒子的四壁上。

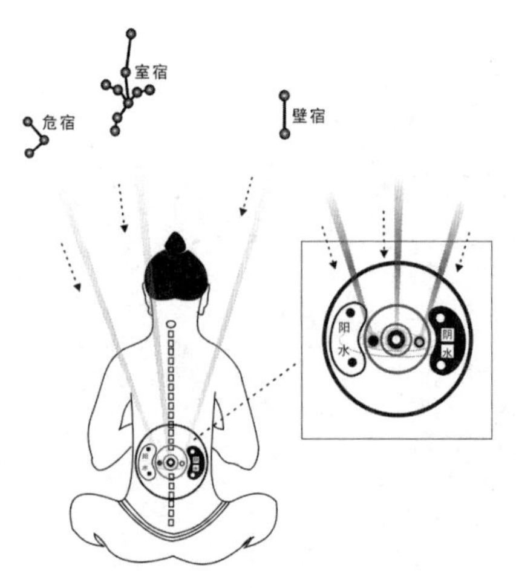

三宿照命门

危宿、室宿、壁宿，是北方七宿的三阴宿。三宿齐照，三宿各自精确射命门一穴，传输真气。危宿真气射命门左穴，壁宿真气射命门右穴。室宿真气射最中间的命门窍。命门激烈旺相。

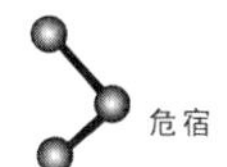

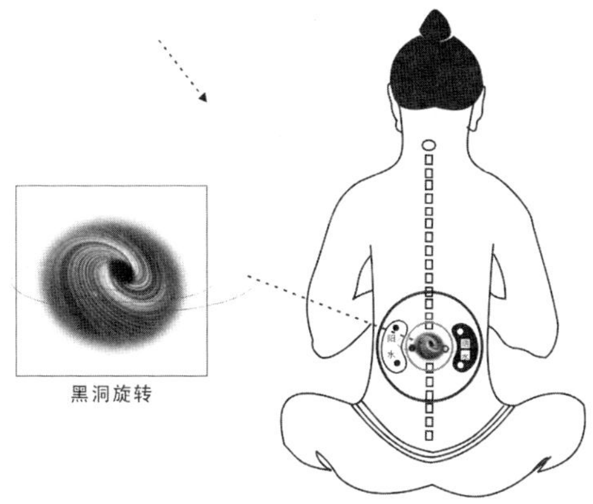

结果是命门产生黑洞。命门的黑洞，先是旋转，吸进真气。

危宿照命门

危宿

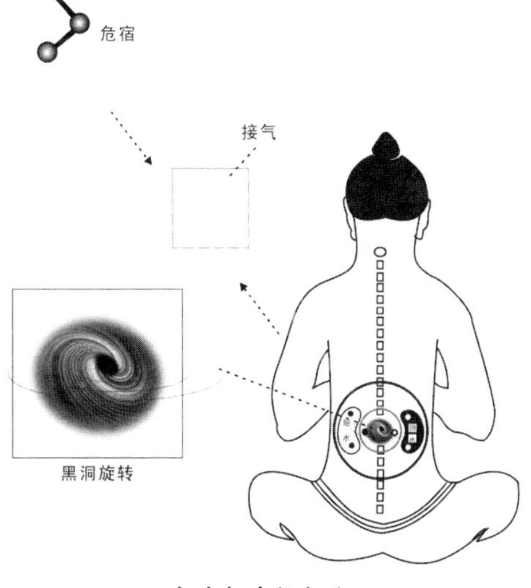

然后，命门之气斜上行，后与危宿接气，气交。

危宿与命门气交

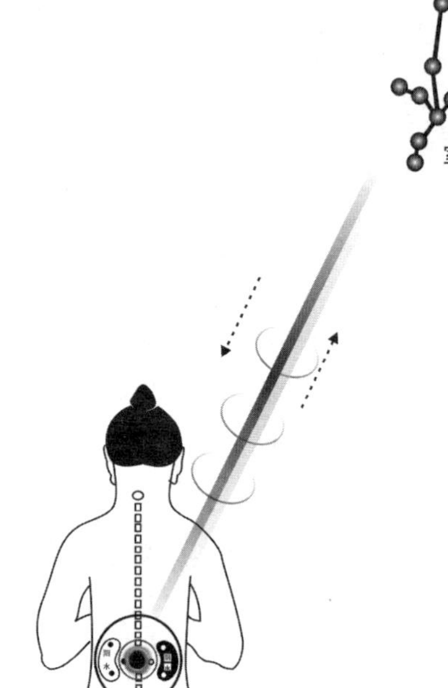

室宿下照命门，命门真气上行，与室宿接气。室宿的真气，在与人体接气时，呈现出三个环来。如左图所示。

室宿三环

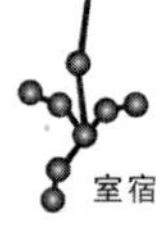

室宿与人体命门接气，在命门产生一个旋转的黑洞。

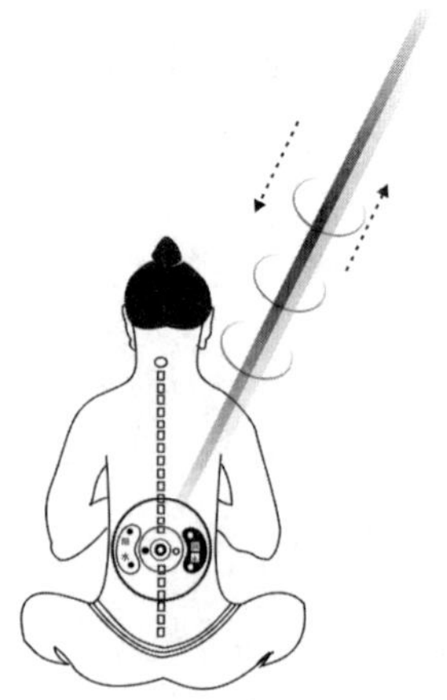

室宿与命门气交

壁宿

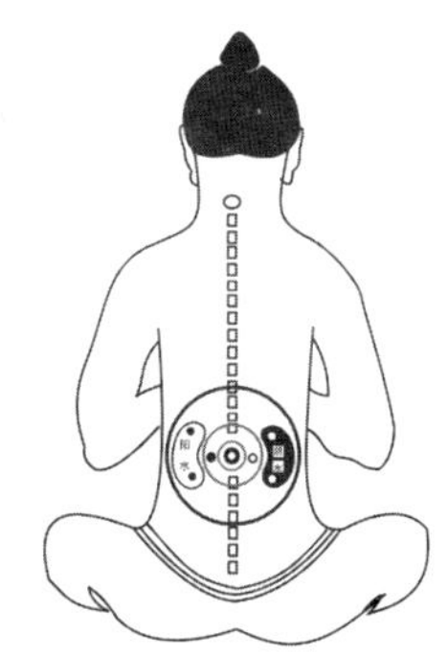

壁宿下照命门。壁宿主星的样子，像古代的玉璧，所以叫壁宿。

室宿三环

壁宿

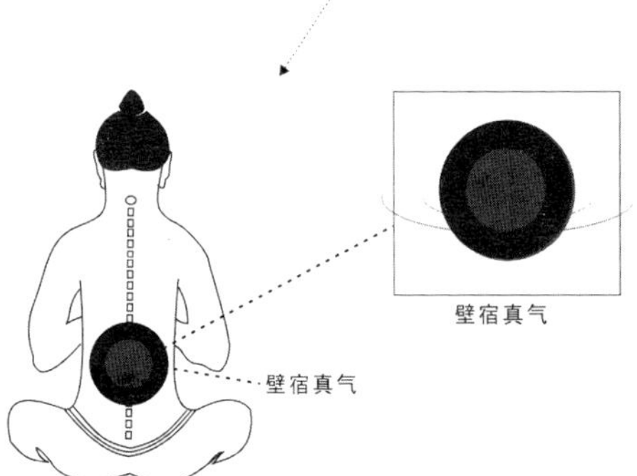

壁宿传相到整个命门，旋转运动。

壁宿命门运动

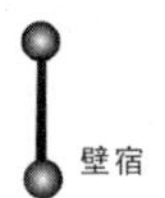

壁宿下射，命门产生黑洞。

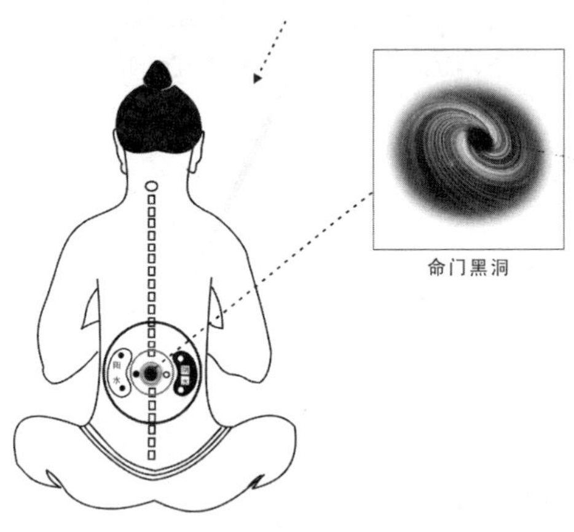

壁宿命门黑洞

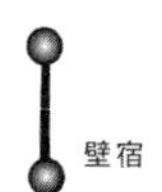

黑洞旋转，命门之气上行，与壁宿接气旋转。气交。

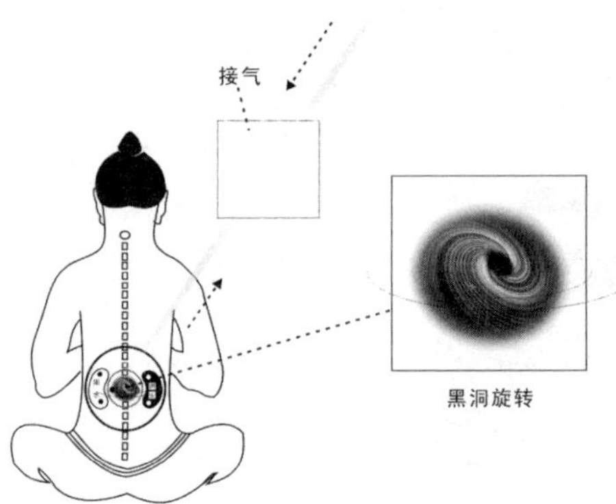

壁宿与命门接气

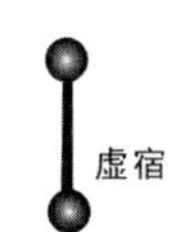

虚宿下照命门，虚宿的真气在命门大轨道转大圈，逆时针旋转。

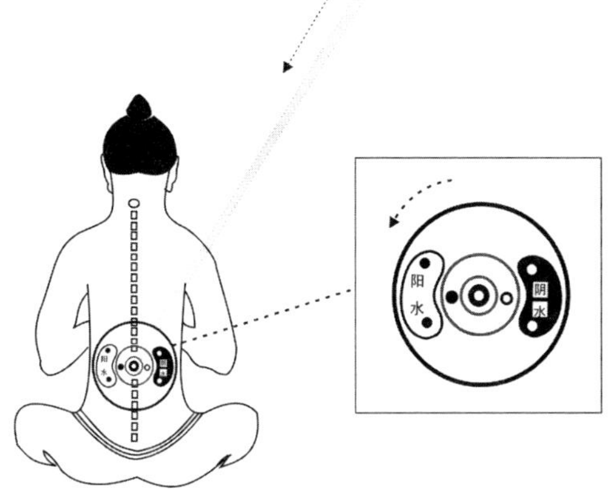

虚宿照命门

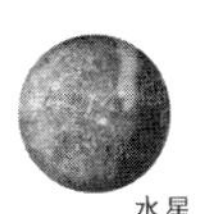

水星下照，水星的真气，绕命门进行大轨道运动。

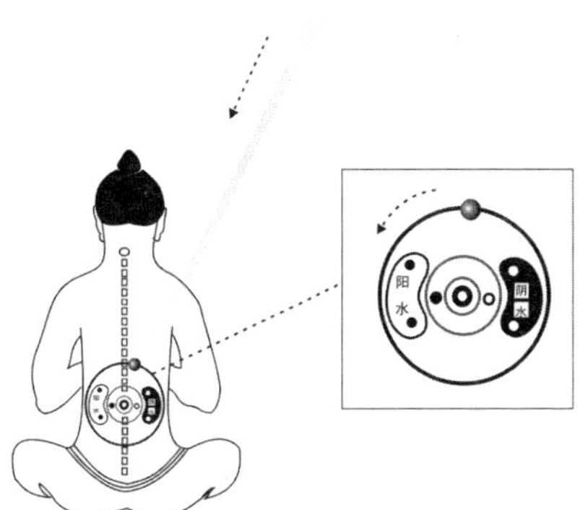

水星照命门

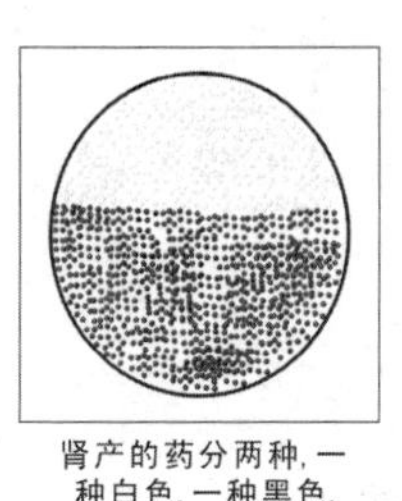

肾产的药分两种，一种白色，一种黑色.

肾藏产药，少量是阳药，阴药产得多。

肾产药

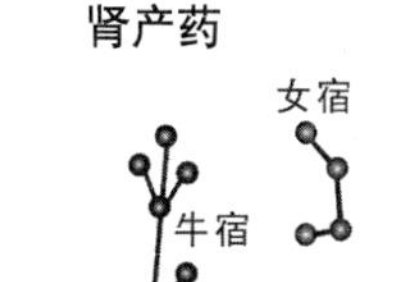

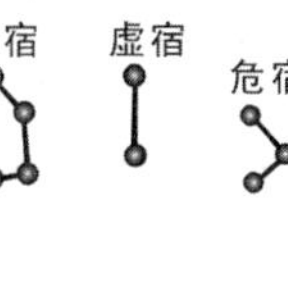

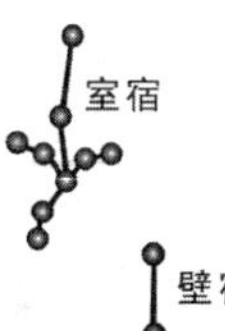

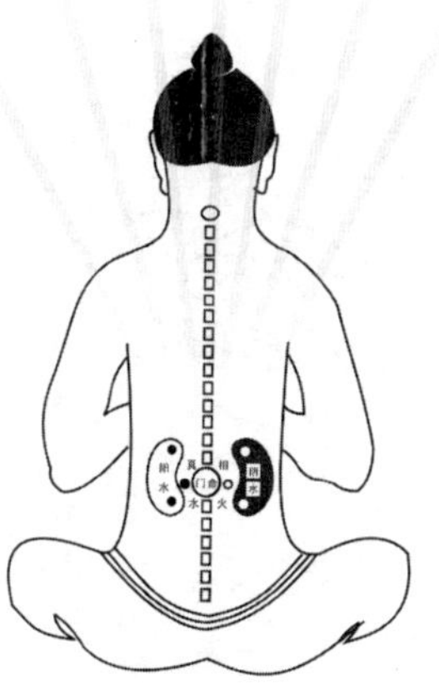

北方七宿齐照命门

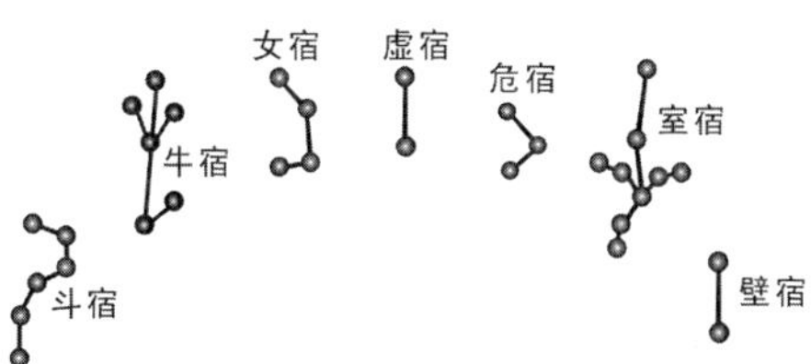

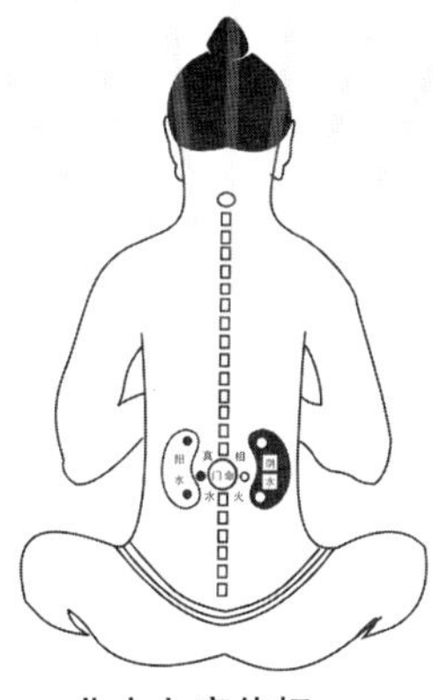

北方七宿传相

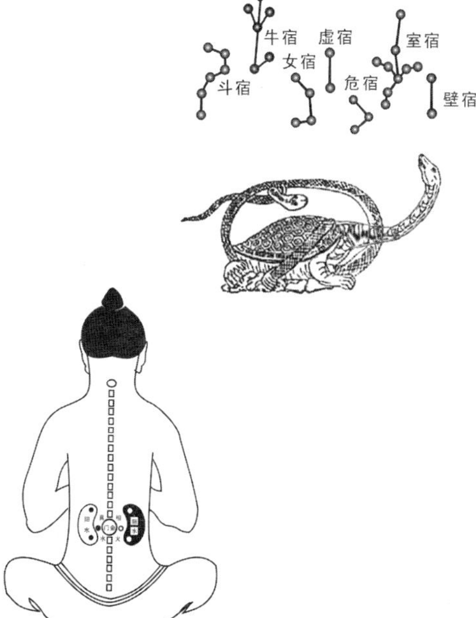

北方七宿传神

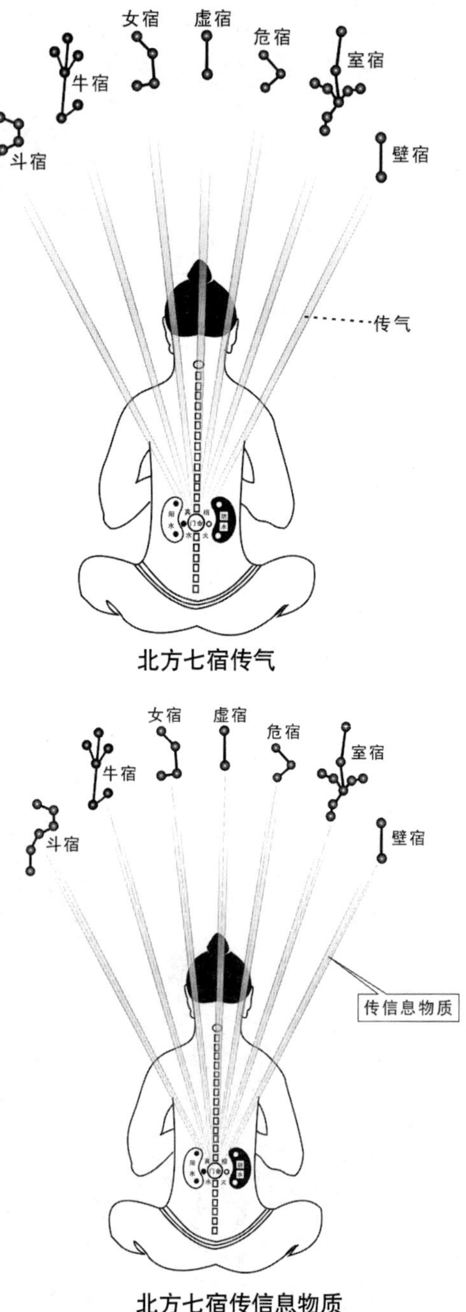

北方七宿传气

北方七宿传信息物质

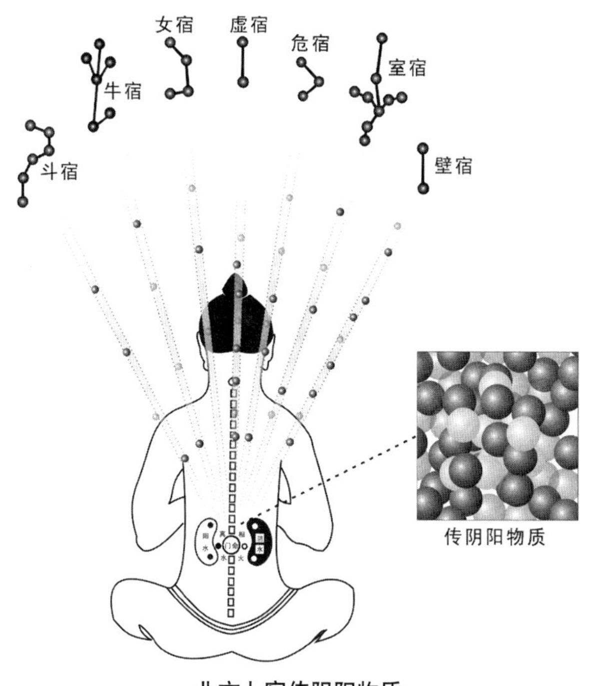

北方七宿传阴阳物质

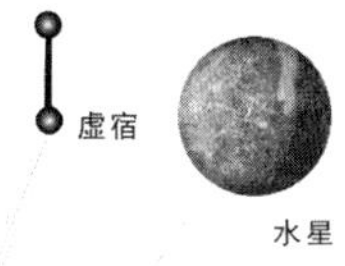

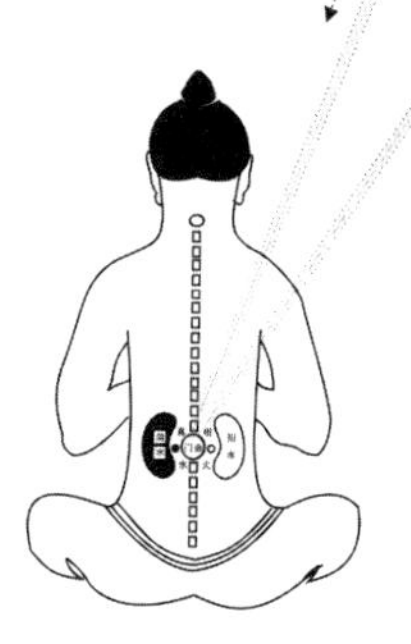

命门产生信息图

虚宿、水星同时下照命门，命门产信息物质。

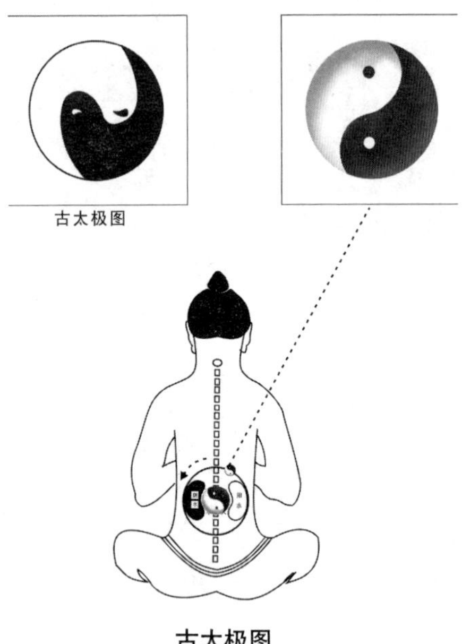

古太极图

在命门部位，显现出一个和古代太极图一模一样的太极图。太极图在旋转运动。命门的大轨道上还有一个小太极球在运动。

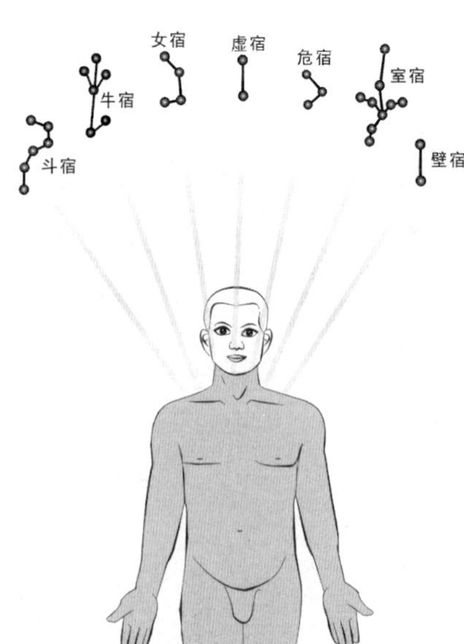

寂灭

时间到了，心经旺相的时间要结束了。整个人体，充满了肾水之真气。生命的大幕慢慢拉下，光气渐暗，清静一片。生命的寂。虚无之寂灭。

宇宙和生命之爱，是如此的壮怀激烈，如此的死去活来，如此的竞相高翔。只有寂灭才能回报这种大爱，也只有寂灭才能结束和标志这永恒的爱。

卷十　小肠经观察

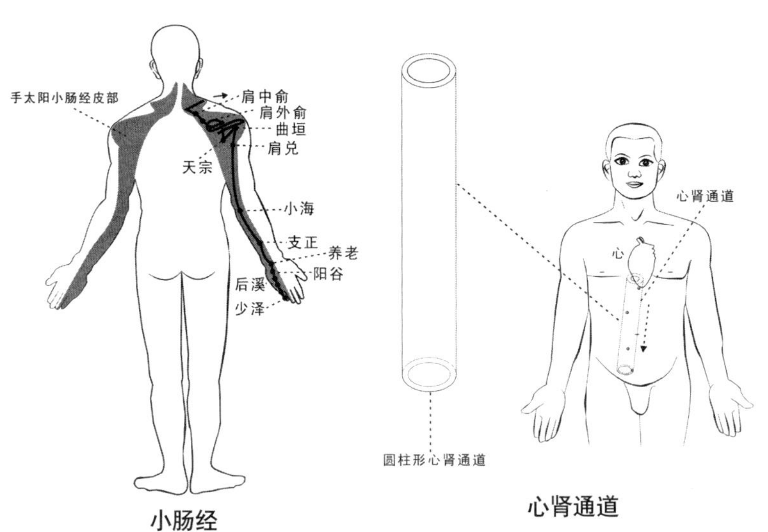

小肠经　　心肾通道

心肾交通—脐下太极器官运动—小肠烹药—心肾交通—内证下的小肠横截面结构图—西医的小肠解剖图—小肠产药入肾

2007 年 5 月中旬，某天的 12 点 40 分到 1 点 40 分，我对小肠经作了一些观察。

一般来讲，中午 12 点半左右，是心气下降、心肾交通的时间。心气下降，有心气下降的专门管道。而心肾交通，在前面胃经观察中，已经看到了，有一个专门的心肾通道。这个心肾通道，有时呈长方体，有时呈圆管筒状，就像一节管子,不过是用“无”这种物质做的。心肾管道开得很大，这个管道本是圆形。在 1 时 40 分时，观察到的这个管子，处在心肾交通的最后，心肾通道还在。

心肾通道为什么有时是长方体，有时是圆柱体？

心肾交通后，时间已经到了小肠经值日旺相的时间了。这时，肚脐下关元穴和关元穴左侧三同身寸的地方，同时有两个太极器官在旺相运动。

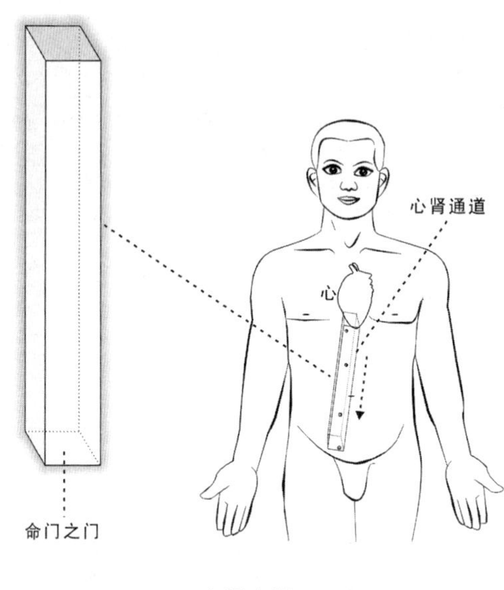

心肾交通

太极器官运动示意图

关元

心肾交通

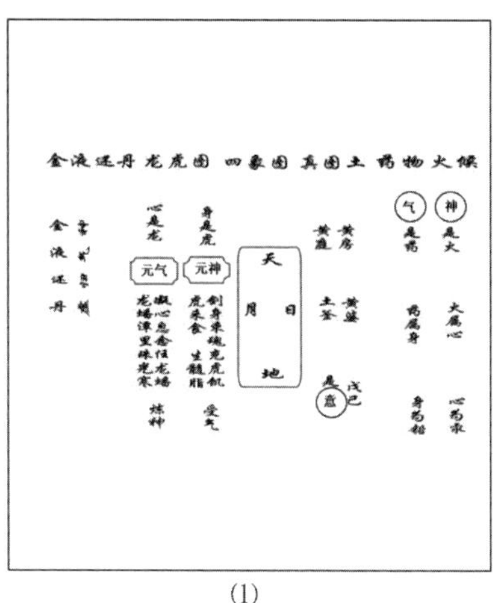

(1)

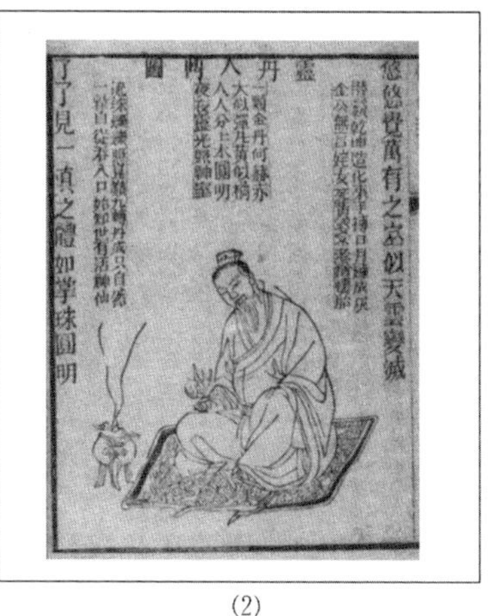

(2)

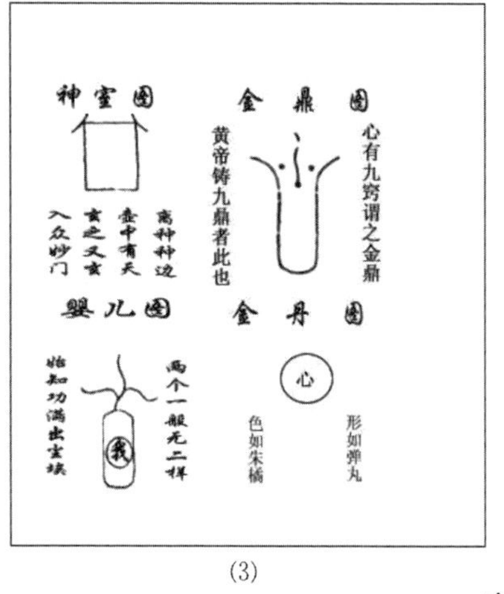

(3)

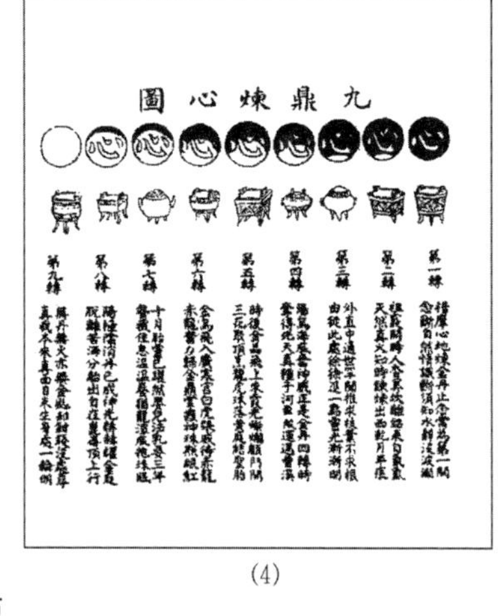

(4)

烹药

小肠很快旺相。这时的小肠，它是作为一个整体来运动旺相的。整个小肠，就像一个特殊的烹香蒸玉釜和鼎，香气冉冉升起，烹炼工序严明，自然而然。

说实话，是无法描述人体中的变化过程的，只好采用一些古代经典的图画来表述，供读者思考。

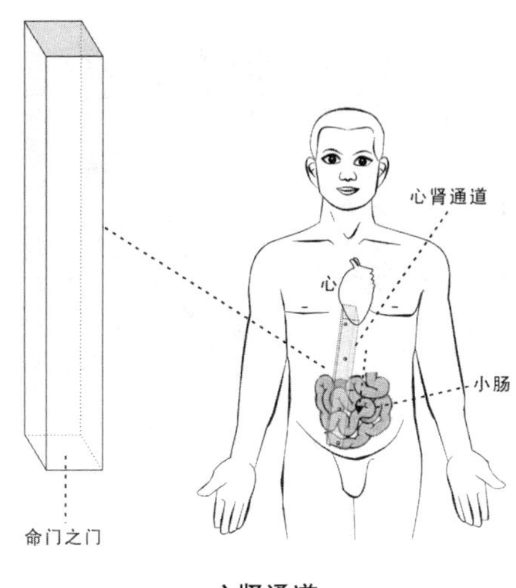

心肾通道

经过数分钟的烹炼，药是否炼好了？这时，心肾通道以长方体的形态显现，命门门户大开，心肾交通。

这时可以观察到，小肠就在心肾这个长方体通道的底下。

心肾交通，需要手太阳小肠经的帮助？不这样不能实现？还是小肠经的运动，需要心肾交通才能进行？

产精。这时可以观察到，小肠是一个大圆管子，小肠中有数根圆管子，约有近十根左右吧。我观察到的是一个横切面。如左面的图所表现的那样。每根小管子中，又有若干个更小的管子，这些最细小的管子，我叫作“簇”。我当时在日记中记道，“每根管子有很多产米的小簇”，每一根小管子，都能产像小米一样的“精”——叫精也罢，叫药也行。因为最早开始时，我把小肠产的东西，叫精，所以这里也就叫精了。这精是一簇簇的，黑色。实际上是一粒粒的。

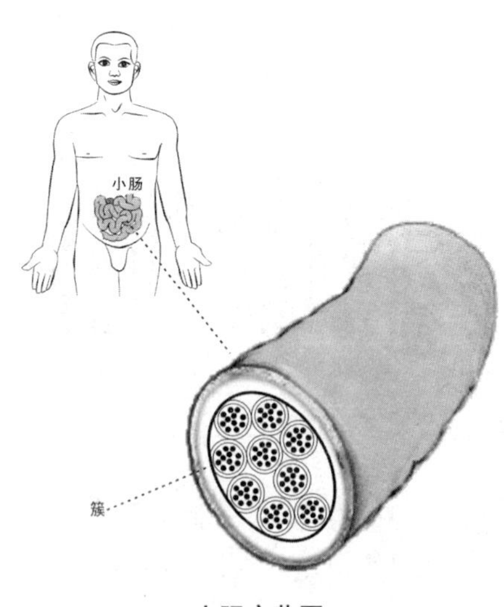

小肠产药图

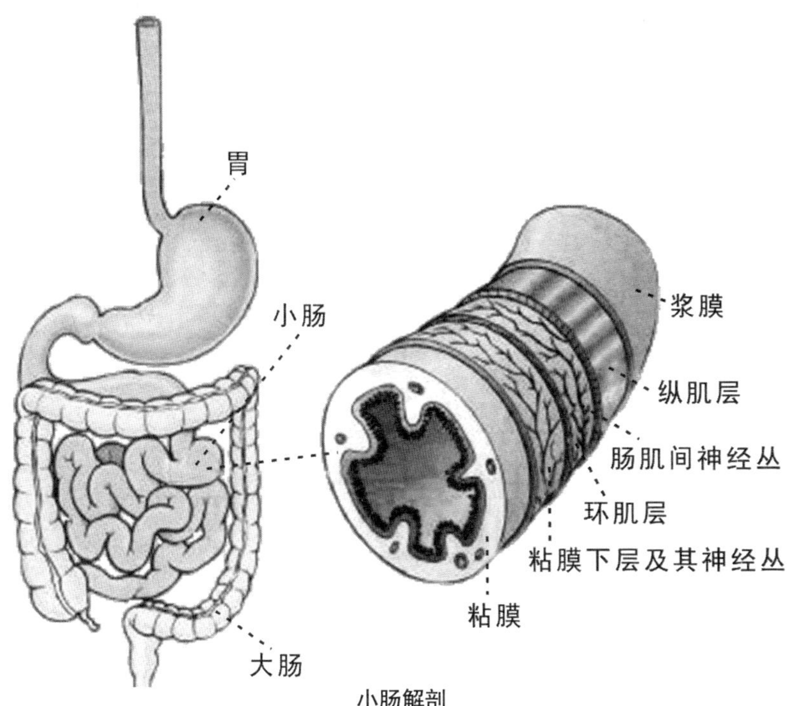

小肠解剖

和外证对比：后来为了绘图，专门找来一本外国人编著的解剖学书看。上面这张图，就是这书中描述人的小肠横切面的。将图右边的小肠横切面，和内证观察到的小肠横切面比较一下。虽然外面的东西是一样的，但是，小肠中间的东西，现代解剖学和内证的结果是完全不一样的。特别是在产精这一层次，差别更大了。内证和外证，并不能相互证明哪一方的对错，但绝对是相互补益的。更有一层需要科学证明的，就是为什么内证观察到的内容和现代科学外证的不一样？内证观察到的，是什么原理？如果简单长期以外证的方法来治疗肠有病的病人，可能……从科学的角度讲，是不能容忍的。

观察到人体的另外一个生命宇宙，这是我们老祖宗质分析法的结果。

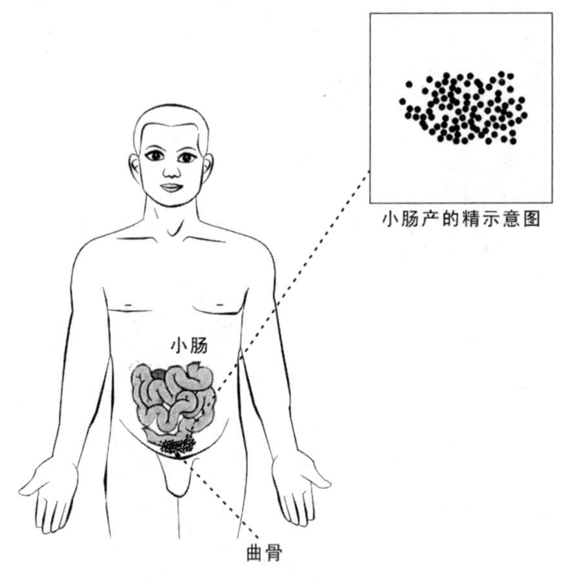

注精入肾

小肠经所产的精，黑色，比小米还要小的粒，从曲骨穴一带进入人体肾藏系统。

卷十一　膀胱经观察

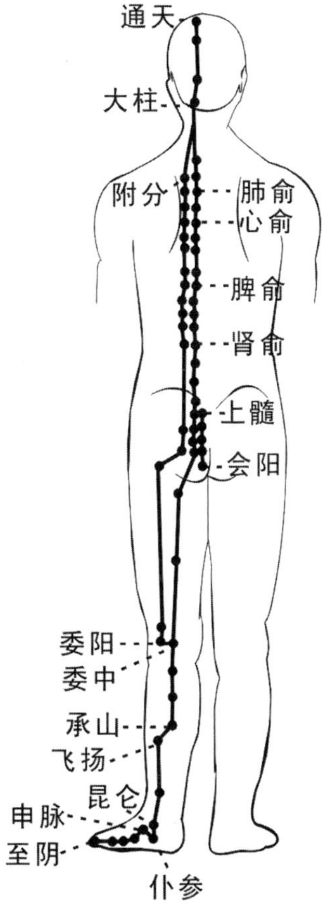

足太阳膀胱经

三阳宿下照—西方七宿济膀胱—昴宿济膀胱—气交—奎宿济膀胱—接气—月与水星济膀胱—气交—无名黑洞与膀胱—奎宿传阳物质入膀胱—寂灭

我们的前辈讲，人要送水火。送水火，当然要靠膀胱和尿道。

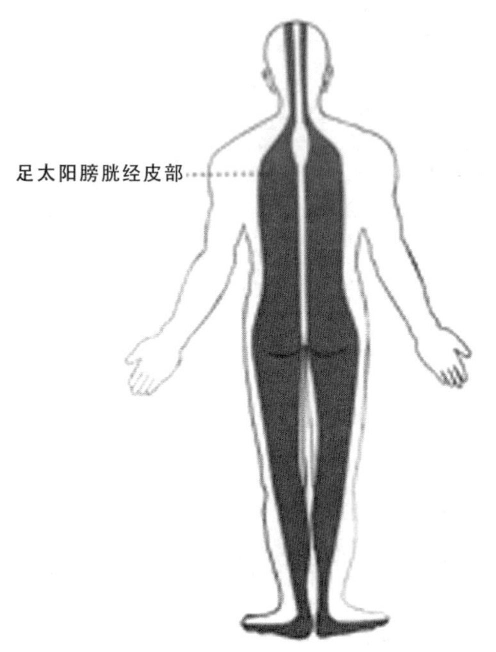

足太阳膀胱经皮部

膀胱和膀胱经对人体的重要性，不用多讲。膀胱经的皮部占了人体背部很大比重，因为那里最需要太阳之气。

科学家们从患者膀胱中提取细胞，注射在胶原模具上，然后在恒温箱中繁殖七个星期，原来的数万个细胞猛增至15亿个之多。据2006年9月报道，美国已经有七名患者用自身细胞培育出的膀胱替换掉了已经发生病变的膀胱。

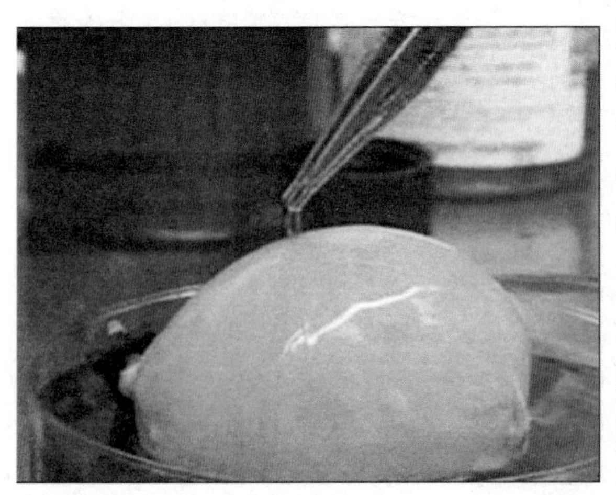
人工培养的膀胱

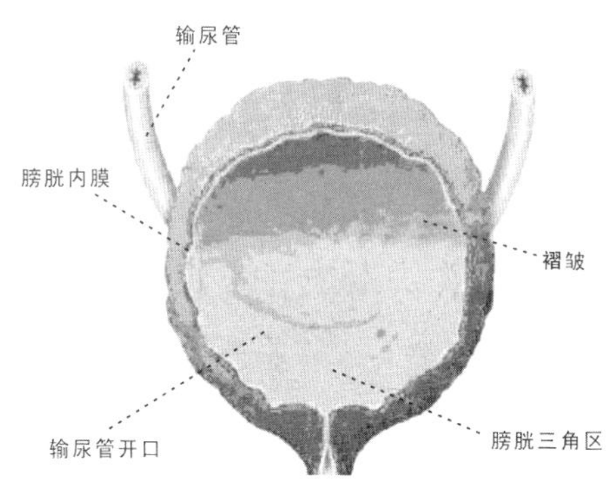

膀胱解剖

这一次观察时间是2007年11月2日,星期五,下午3时40分至5时(农历九月二十三日,丁亥年,庚戌月,庚子日)。而膀胱经值日旺相,就是在每天下午的3时至5时,这一次的观察,属于它运动旺相高峰的最后阶段。时当秋季,西方七宿值日旺相。

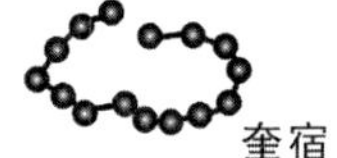

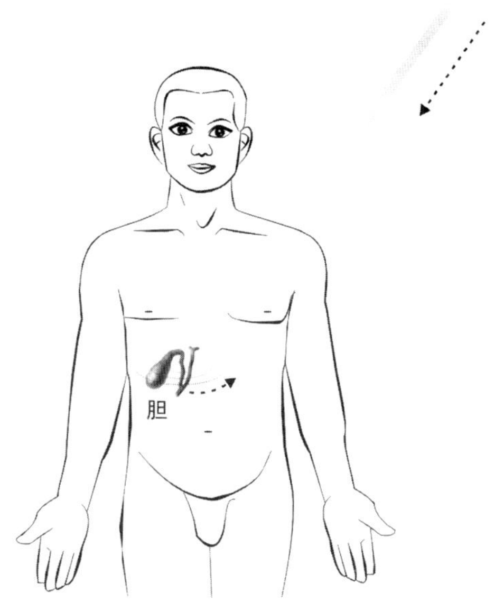

三阳宿齐照

西方七宿的奎、昴、娄三阳宿齐照。昴宿真气是先照心后照肝,奎宿是先照肝后照心,娄宿照脾。

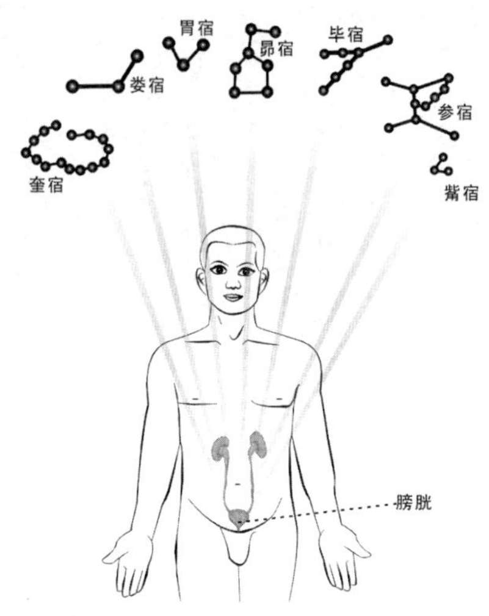

然后，西方七宿一齐下照人体的五藏六腑。

七宿齐照

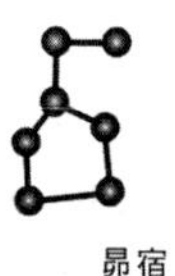

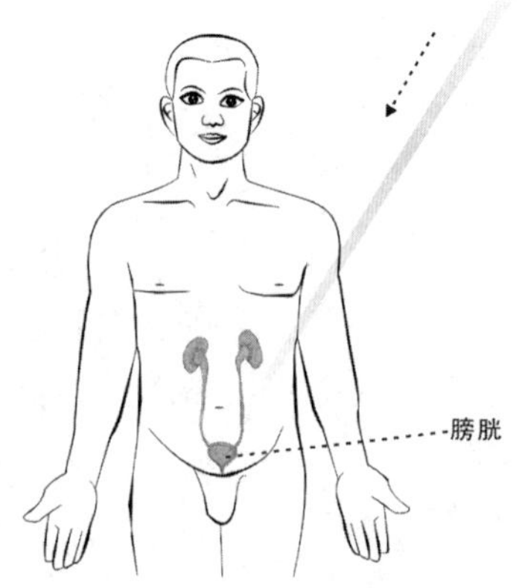

稍后，昴宿单独光气下照膀胱。

昴宿和膀胱通气

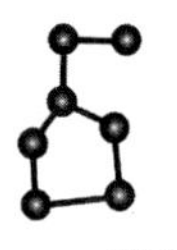

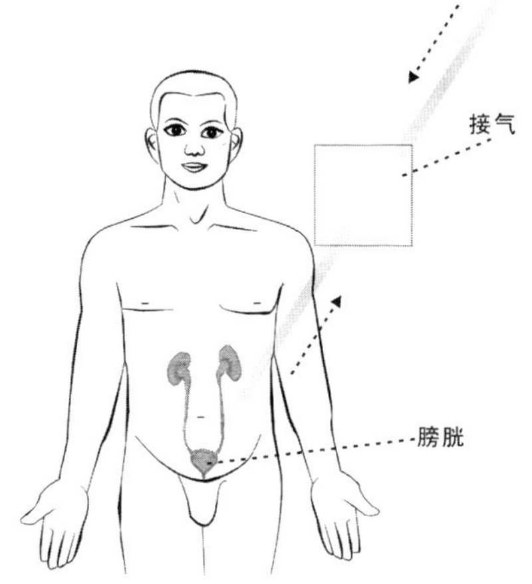

昴宿和膀胱气交

昴宿之气下照膀胱，使膀胱真气旺相，然后，人的膀胱真气上行，和昴宿下照的真气相互接气。《黄帝内经》中统称这种情况为“气交”。

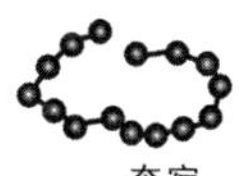

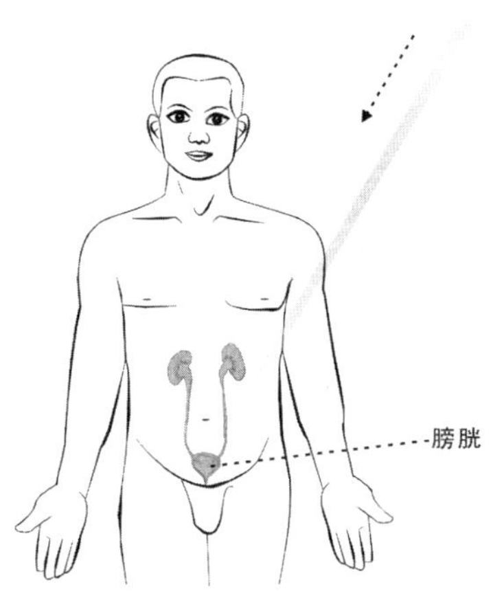

奎宿下射

奎宿下照膀胱。

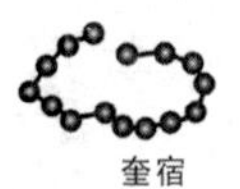

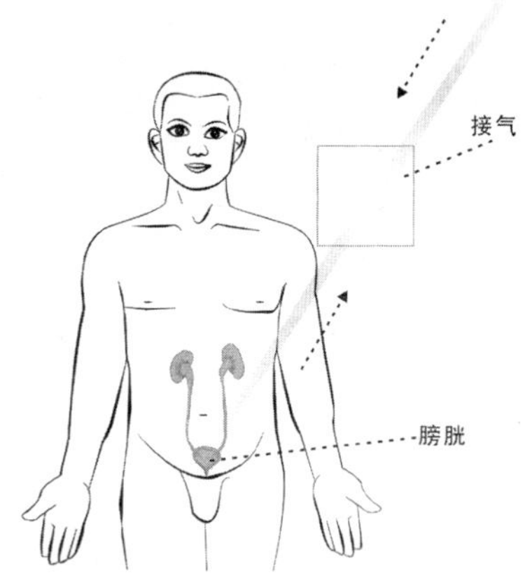

奎宿和膀胱气交

奎宿照膀胱。人的膀胱真气再次上行，和奎宿下照之气相互接气。气交。

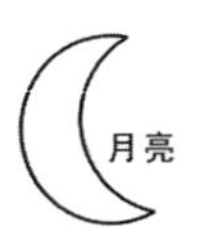

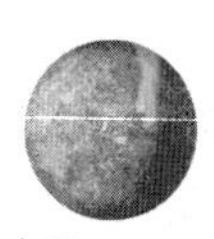

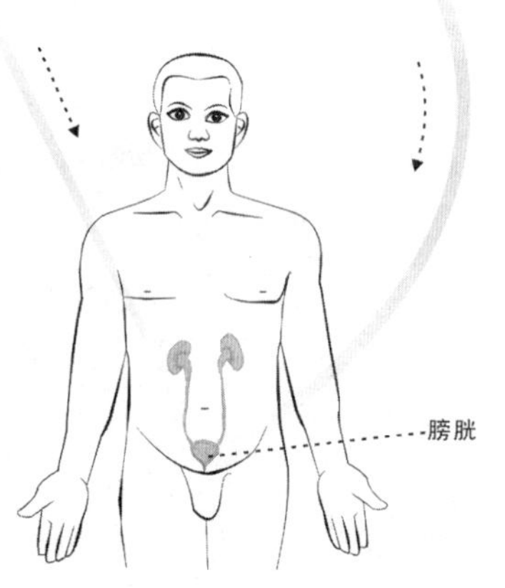

水星、月传气

月光微下，似为引子，然后水星真气下降。水星的真气为浓黑色。水星下降的气道成彩虹一样的半圆形态。

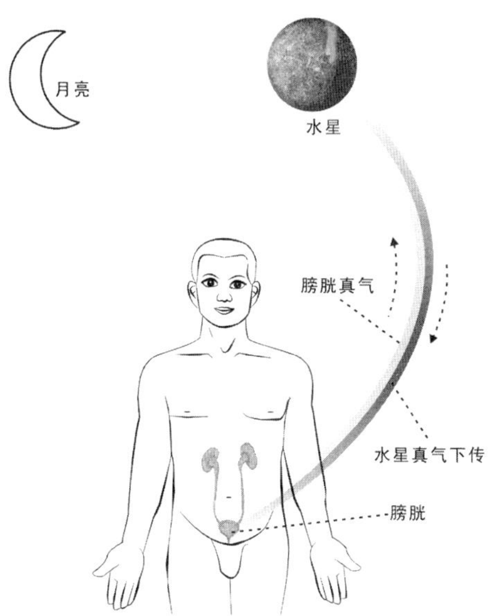

水星膀胱气交

水星真气量大力大，给膀胱传黑色之气。人体膀胱真气满溢，然后膀胱真气上行，与水星气交，并相互传气。

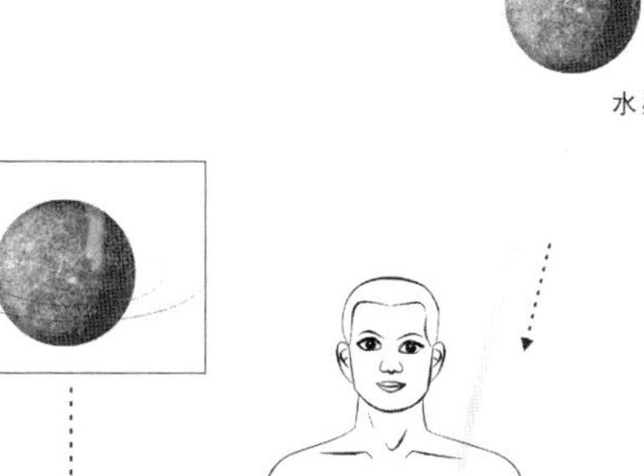

水星传相

水星给膀胱下传水星之相，实际上就是水星的真气。水星下传的真气，伴着黑气，在膀胱部位旋转。

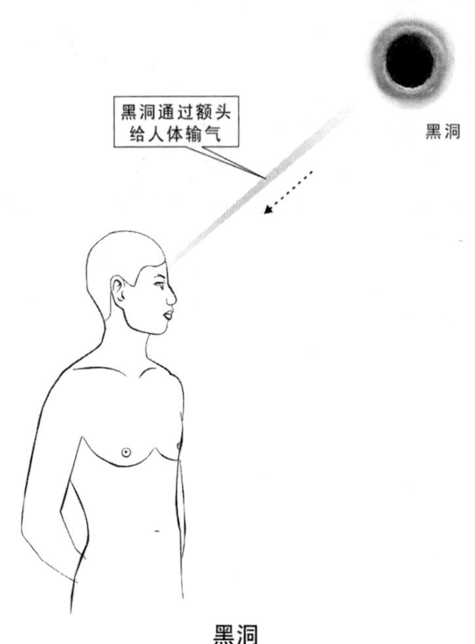

黑洞

一个不知名的旋转的黑洞，发出光气，直照人体的前额。然后给人体下传真气。

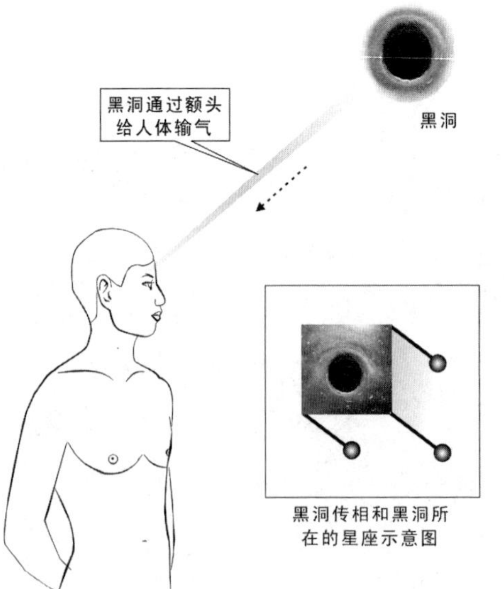

黑洞传相和黑洞所在的星座示意图

黑洞传相

黑洞传相。如左图所示。和古代的井台很相似。疑为井宿。井宿为南方七宿第一宿，本来是应当在夏天旺相的。

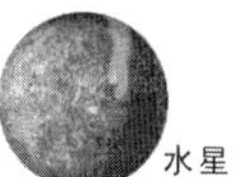

水星的真气下传到右边膀胱经上秩边穴下边一穴，通过这个穴位，震荡整个膀胱经络。结果使整个膀胱经络全部跳荡、震动、通畅。

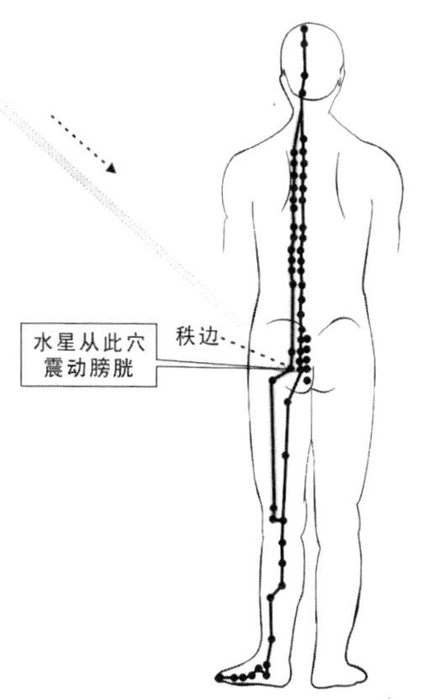

膀胱经震荡旺相

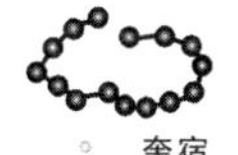

奎宿通过两条路线给膀胱传阳物质。这种阳物质金黄色，微红。其中一条路线，是奎宿直接传入膀胱。

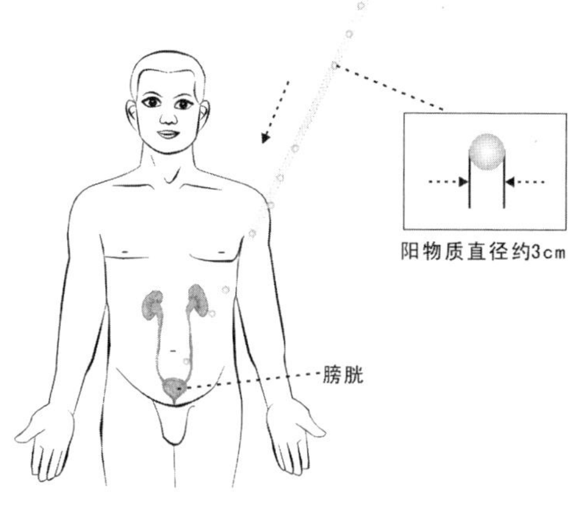

奎宿传药给膀胱（路径一）

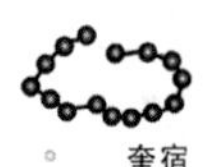

另一条路线，是在先直达膀胱传药之后，从右胯上秩边穴传入，所传的阳物质，直径约有 3 cm。

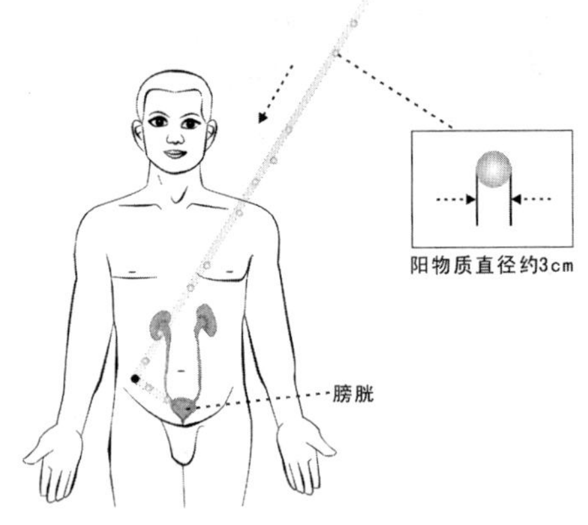

奎宿传药给膀胱（路径二）

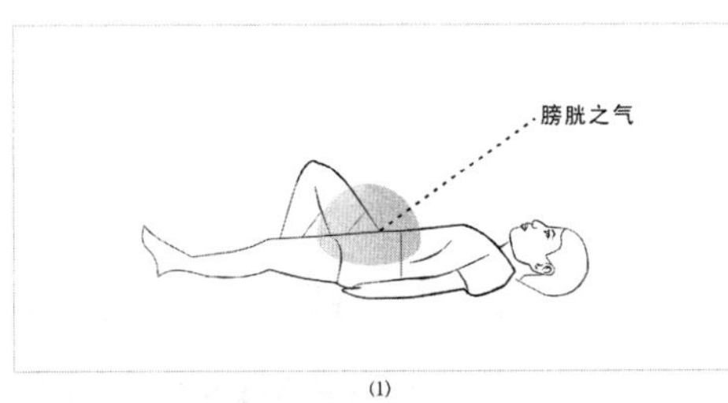

(1)

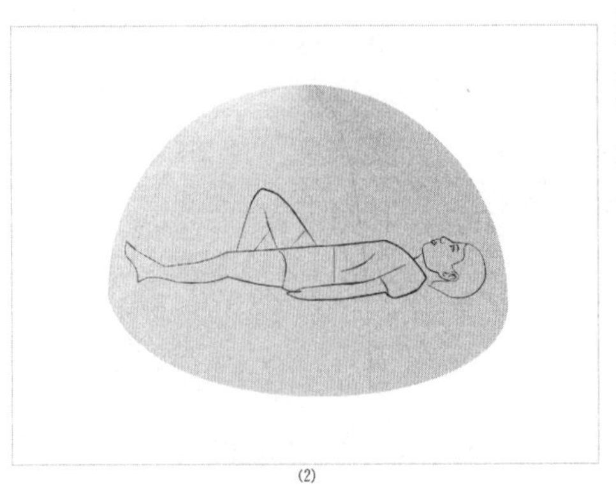

(2)

膀胱之气笼罩

西方七宿齐照，膀胱真气氤氲、洋溢。膀胱的真气呈伞状鼓起，先在小腹部，最后覆盖全身。寂灭。膀胱经这一天的值日旺相运动结束。

卷十二 肾经观察

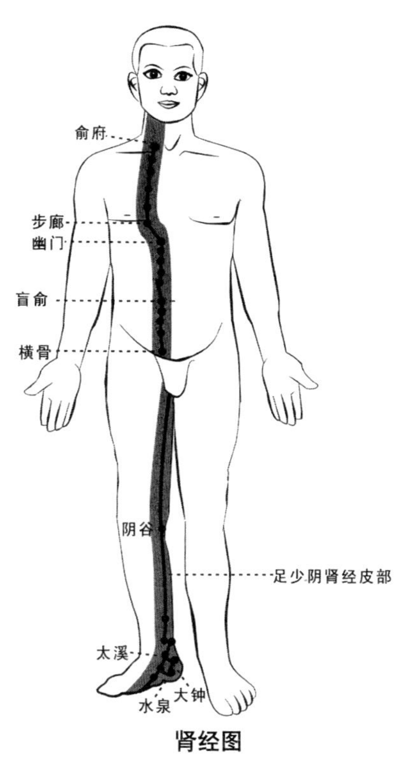

肾经图

七宿齐照—水星和参宿合水—参水通督—肾产药—水昴通肾—水觜合阴—肾受阴阳—黑寂

这也是对肾经的一次完整的观察,时间是2007年11月初,一个星期四的下午,观察时间是下午4时40分到晚上7时,记录时间是当晚7时18分。仍然是西方七宿在值班旺相。

启动：奎宿射前额一片。娄宿照百会和玉枕之间一穴,下沿至玉枕。胃宿照胃。昴宿照肝,后到心肺。毕宿照脐右近阑尾处,后至脐旋。觜宿照小肠，参宿照大肠、涌泉。西方七宿的这次工作共用了约五到十分钟。

西方七宿下照后，五藏六腑旺相。旺相向各自附近的区域扩散，全身启动。用时约20分钟。

胃宿照胃，5分钟左右。胃宿下传的气，为黑色。同时，肾藏在旺相。

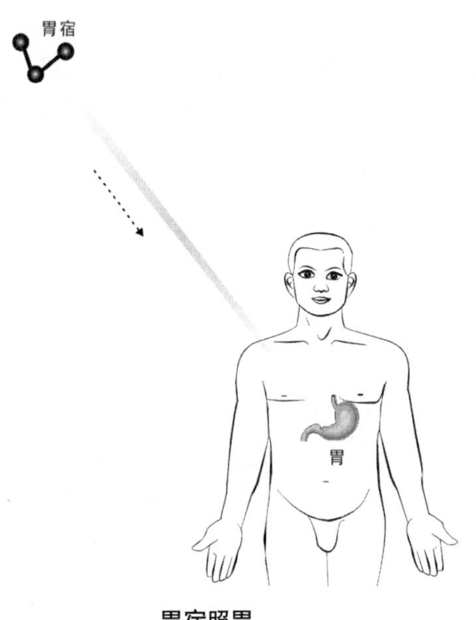

胃宿照胃

水星和参宿输气。水星照人体百会，进气。参宿照脚涌泉一带，进气。

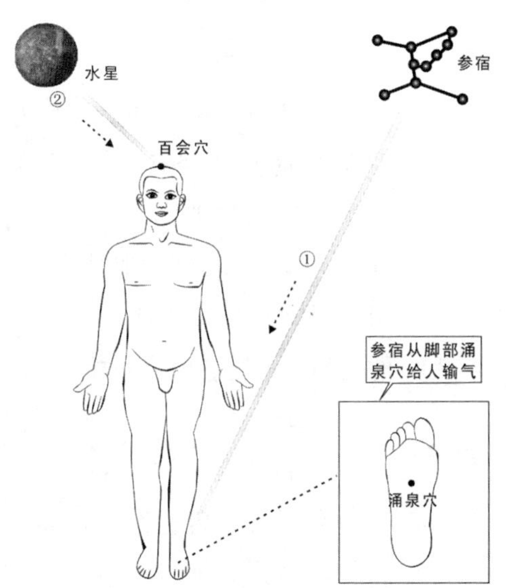

水星和参宿传水

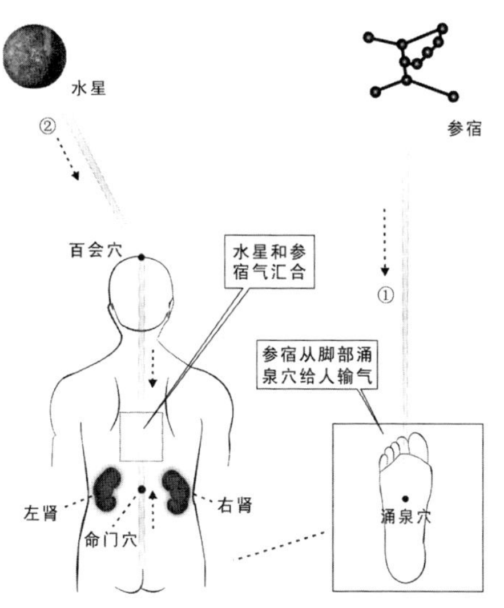

水星和参宿气合

参宿给人体下传的气，从涌泉穴上行，到督脉，再沿督脉上行。水星给人体下传的真气，从百会向人体后行，沿着督脉下行。水星下传的气，和参宿传的气，在督脉汇合。

看来是水星和参宿，在帮助人体打通督脉和肾经，并补充人体的真气。

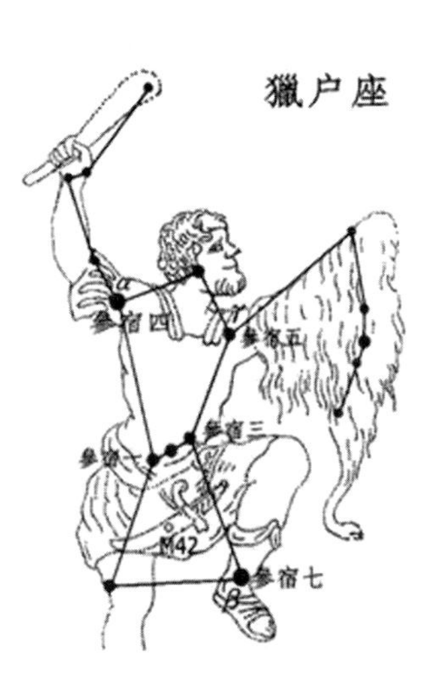

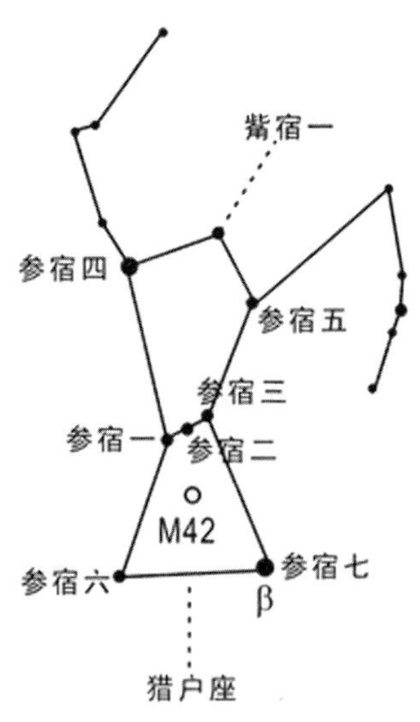

参宿图

中国古代认为，参宿属水，为猿，为西方七宿的第七宿，居白虎之前胸，虽居七宿之末但为最要害部位，故参宿多吉。

参宿四

参宿四，就是西方讲的猎户座 α 星。它是一个红超巨星，半径在太阳的 700 倍到 1000 倍间变化，如果把它放在我们的太阳这个位置，外围将超过木星。而半径的变化使得它的光度也跟着变化。它距离我们约 500 光年，质量为太阳的 15 倍，表面温度 3500 开氏度，光度为太阳的 10 万倍。因为又近又大，使它成为除了太阳之外，人类首度能解析出表面大小的恒星。

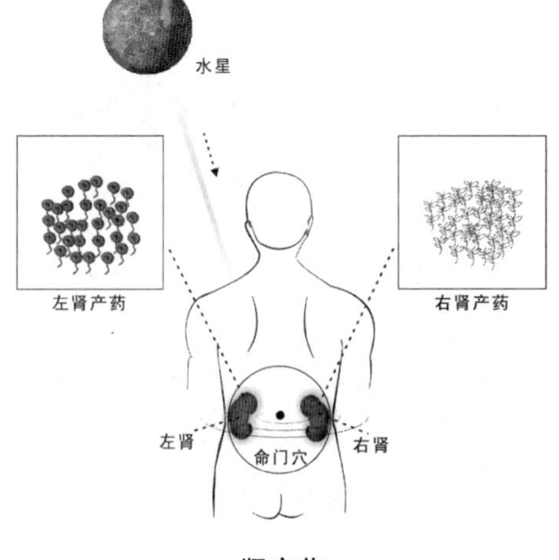

肾产药

肾藏旺相，双肾藏产药。左肾产的药，如小灵芝。右肾产的药，若小豆苗。

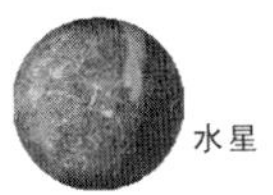

水星直照左肾，左肾与命门中间的命门穴有气道相连，相互通过气道通气。精微。

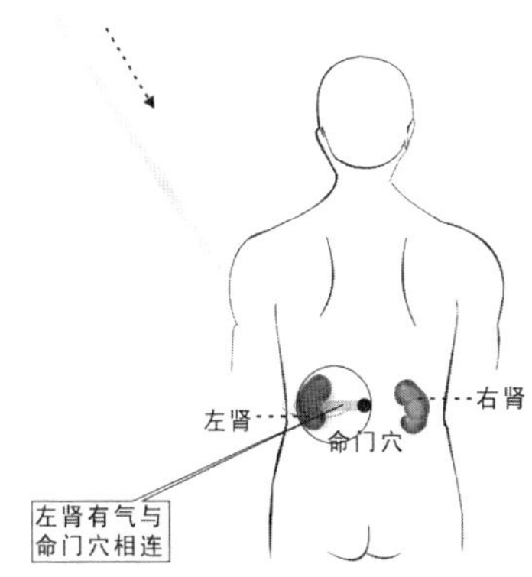

左肾通命门穴

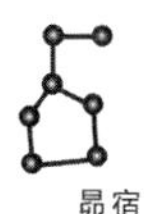

昴宿下照右肾，右肾旺相。右肾与命门穴出现气道相连，右肾与命门穴通过气道通气。

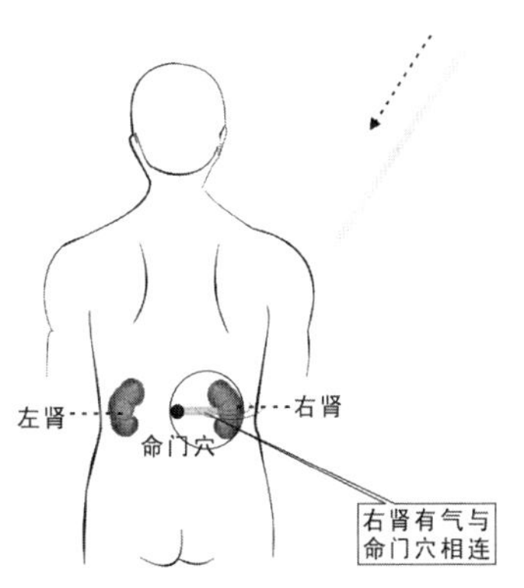

右肾通命门穴

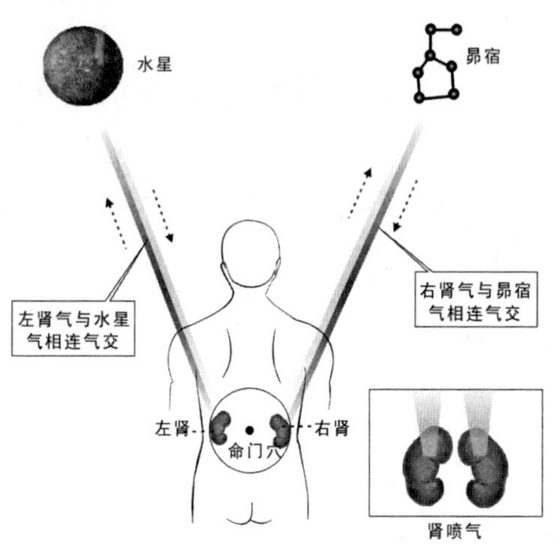

肾喷气并气交

左肾与水星相连，右肾与昴宿相连。左右肾向外喷气。

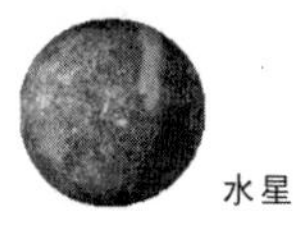

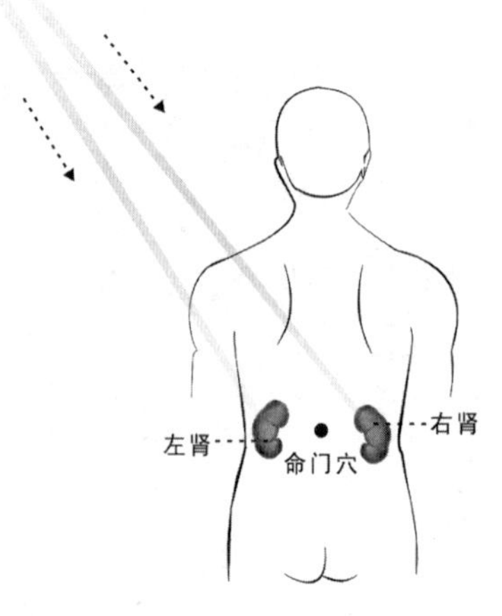

水星照双肾

水星照双肾。

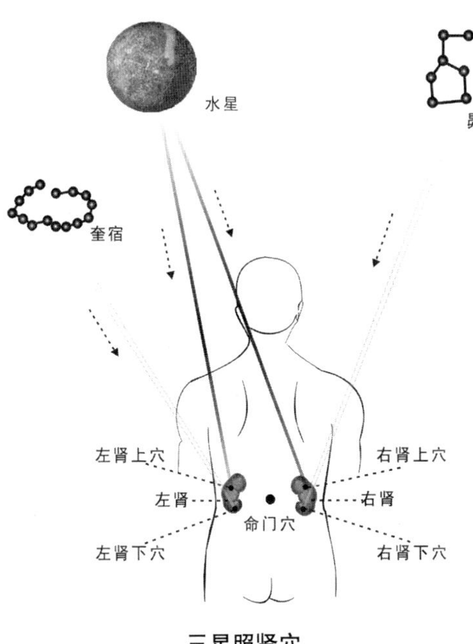

三星照肾穴

左右两肾，各有两个穴位。一个叫上穴，一个叫下穴。左肾上穴与水星相通气，左肾下穴与奎宿相通气。右肾下穴与昴宿相通气，右肾上穴与水星相通气。

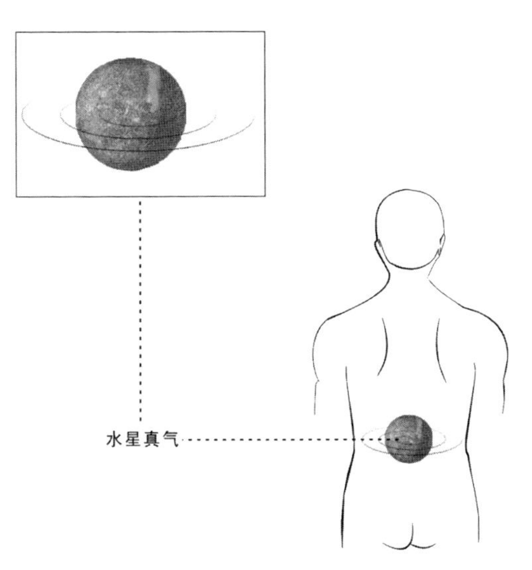

水星传相

水星传相，然后，水星真气在命门占位运动。这是真气旺盛的结果。

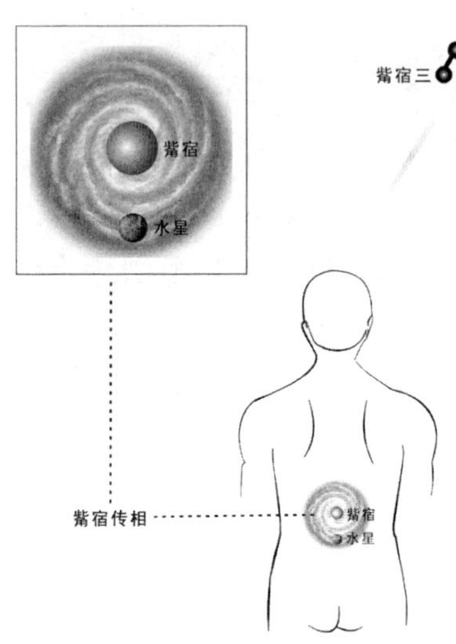

觜宿水星合

觜宿在命门占位：左图所示的，水星真气运动 10 分钟后，觜宿传相，所传相发光，微黄。但水星真气在觜宿真气的最下边停留。

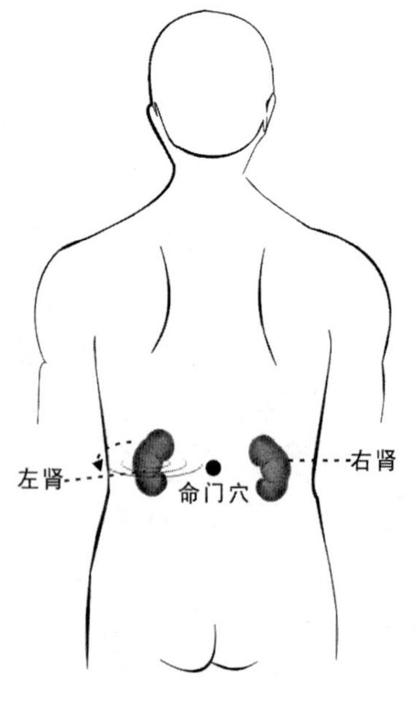

左肾气旋

命门旋气图：肾藏系统快速旋转。先左后右。先是左肾旋转。

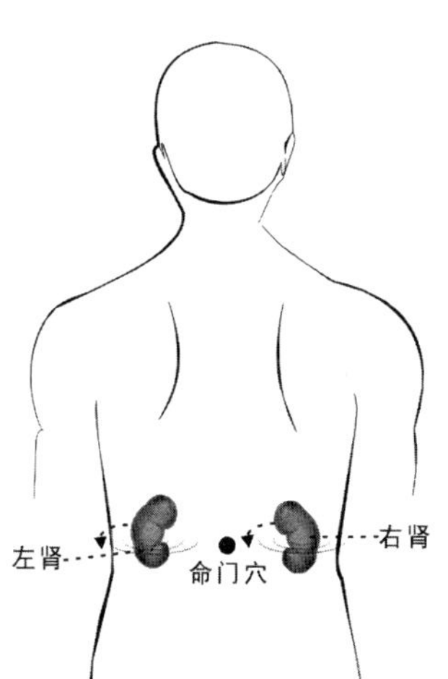

左右肾气旋

然后是右肾快速旋转。

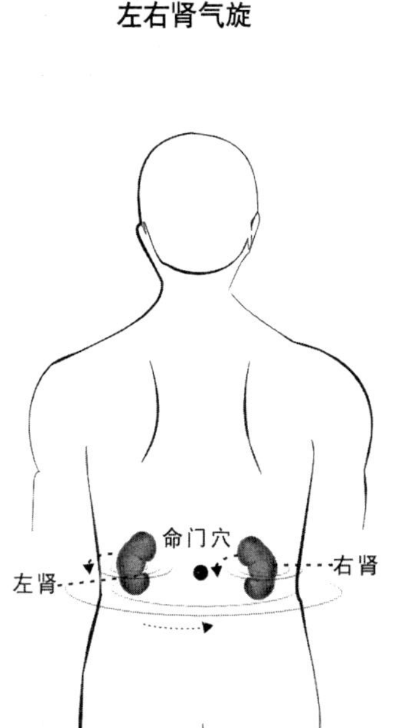

命门旋气

左右两肾同一个方向旋转，为两个小旋转中心。整个命门为一个大旋转中心，三个旋转中心同时进行旋转。

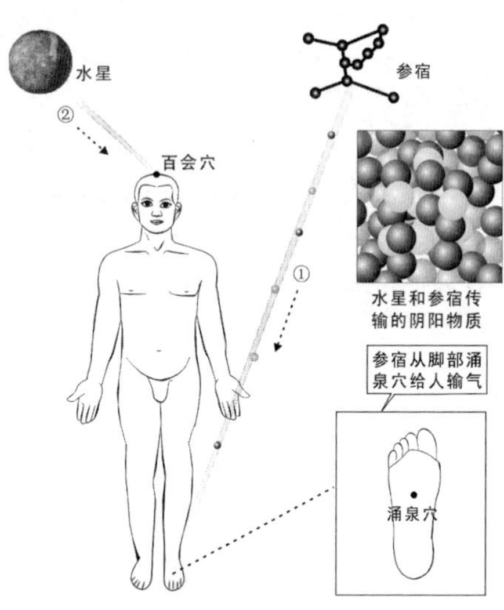

水星参宿传阴阳物质

先是水星从人体的百会穴，参宿从双脚涌泉穴给人体传黑气。接下来，先是参宿从前述路径传阴阳，后是水星从前述路径传阴阳。

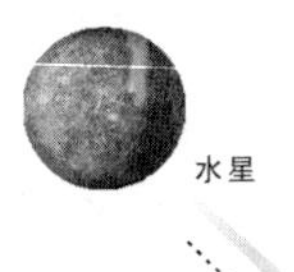

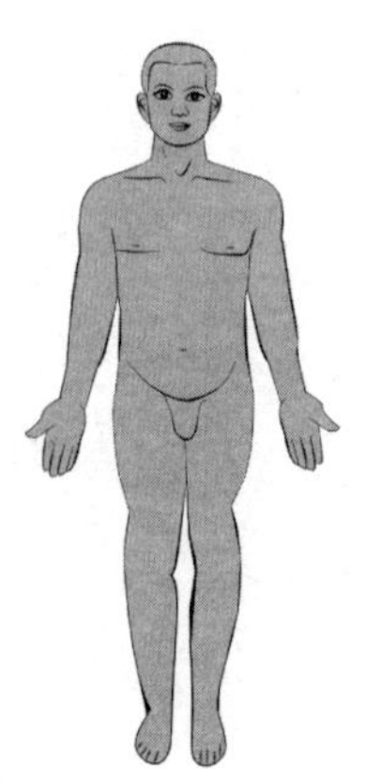

黑寂图

全身一片灿烂的黑气。肯定是时间到了，肾藏到了入寂的时间。寂，寂的就是肾藏的本质。寂，也不改变黑的本色。黑就是美。

而水星，仍然在下传真气，舍不得离开他的工作。

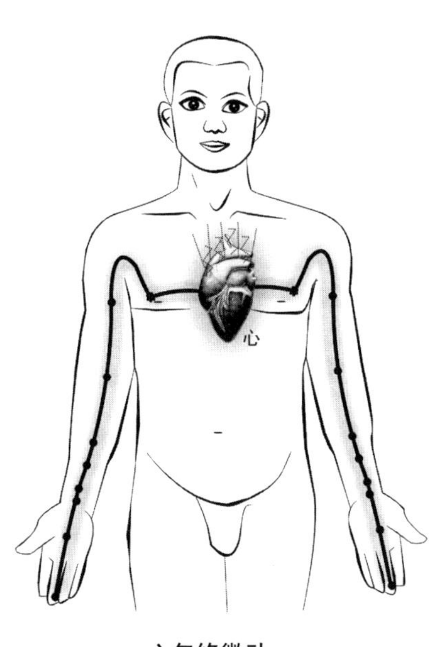

心包络微动

7时到了，心包络微动。该是人体中新的主角，心包经登场唱戏了。

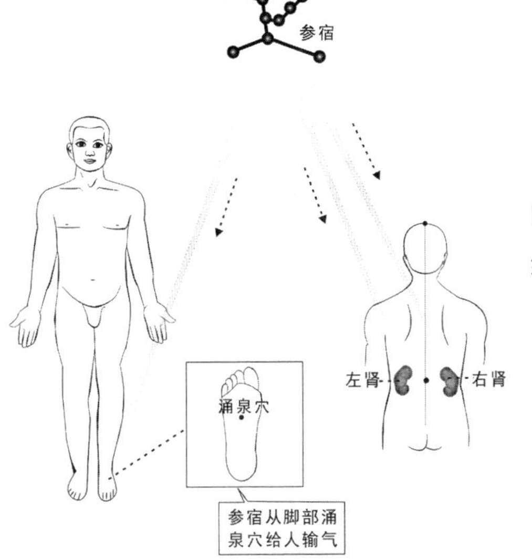

参宿送气

在前面这两个小时的过程中，参宿一直在给人体传气。

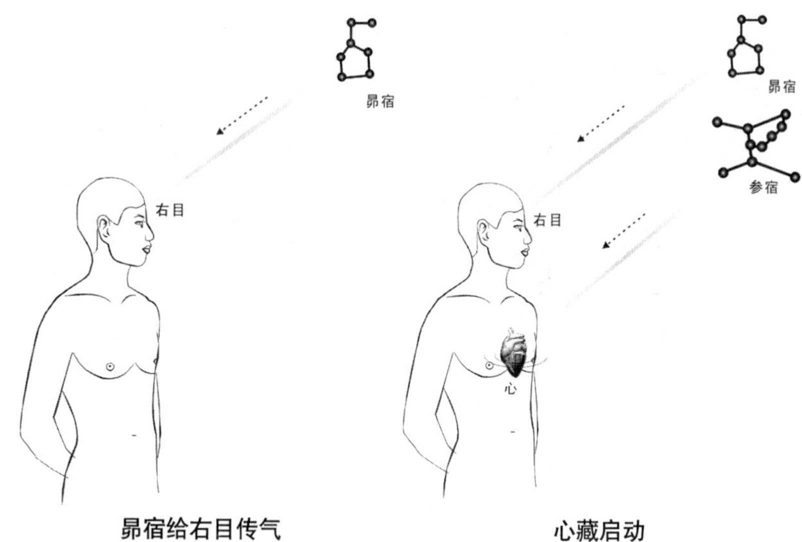

昴宿给右目传气　　　　心藏启动

新一轮的人和星宿的相爱开始了。心藏软微启动。

宋代的陆九渊说过一句话，让人经常想起。他讲："四方上下曰宇，往古来今曰宙。宇宙便是吾心，吾心便是宇宙。千万世之前有圣人出焉，同此心同此理也。千万世之后有圣人出焉，同此心同此理也。东南西北有圣人出焉，同此心同此理也。"

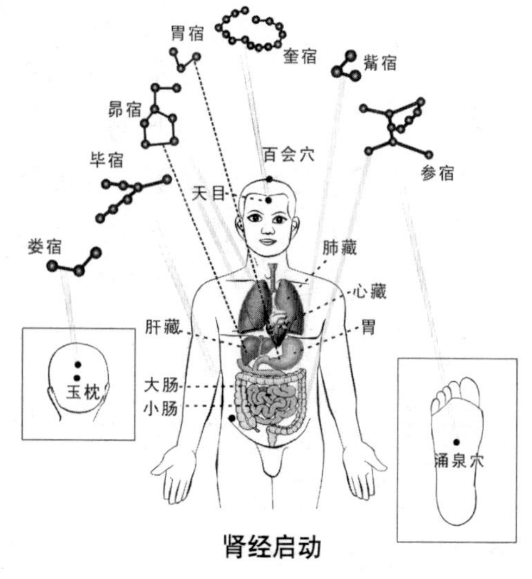

肾经启动

卷十三　心包经观察

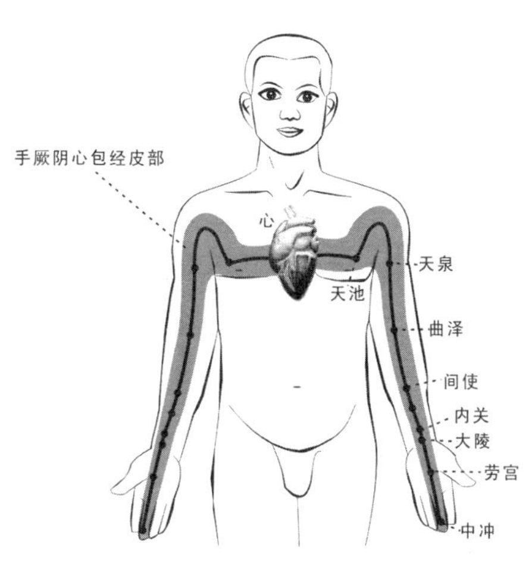

心包经

中指与大椎的专用经络—左右涌泉穴生太极眼—左右手生劳宫穴生太极眼—劳宫穴的太极衍生图—心肝一体运动

这次观察，用时50分钟，时间是2007年10月中旬的一天，晚上7时20分到8时30分。这个时间是心包经旺相的中间时间段。

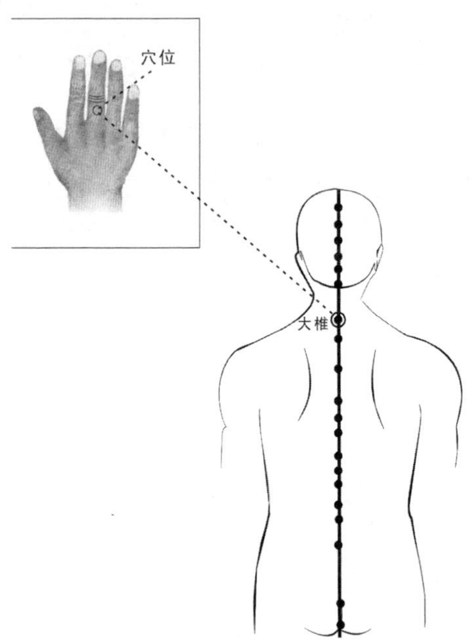

中指穴与大椎联通

突然观察到，右手中指指根那一节最中间，一个穴位发红黄色的光，并且有一经络，和大椎穴直接相连。内证中观察到的一个穴位只和另外一个穴位直接关联的情况，是经常性的。

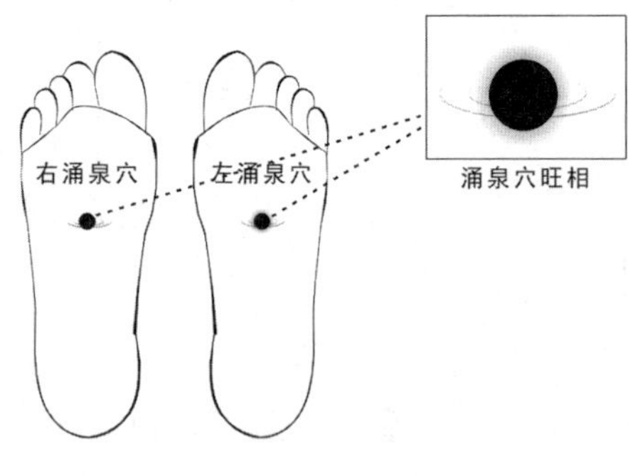

左右涌泉穴旺相

左右涌泉穴旺相：当涌泉穴启动时，观察到各有一个气泡在左右涌泉穴中旋转运动。运动中会出现太极眼，这是第二种情况。再下来，涌泉穴和大脑中相对应的区域发生联系。在与涌泉穴相对的脚背的位置，也存在这样的一个穴，也会有类似的现象产生。

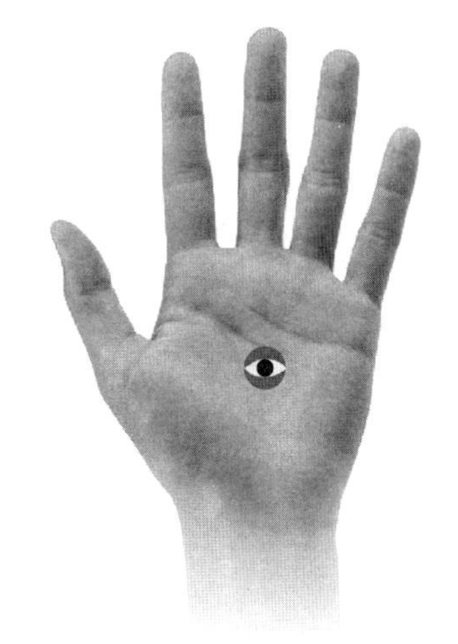

劳营穴太极眼

左右手手心的劳宫穴，这时也出现同涌泉穴一样的太极器官运动。先是太极眼产生。

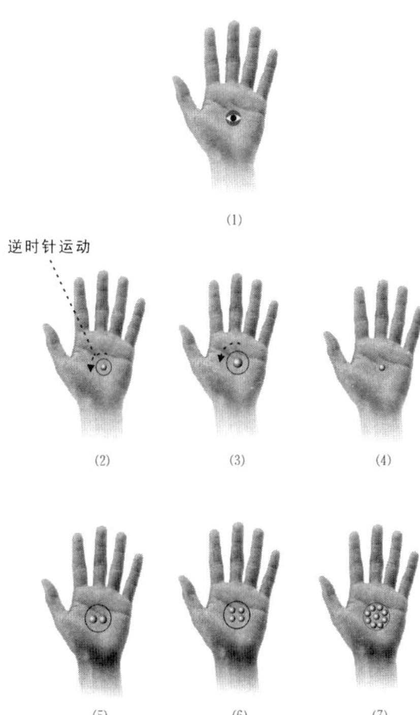

劳宫穴太极衍生

接下来，劳宫穴产生一个小气球，再变成一个大气球。有时候，上图和此图描述的现象，会反复出现。这些气球，不论大小，都是我们老祖宗讲的阴阳物质。这是劳宫穴衍生的球，是阳球，是一种阳物质。这一段观察，讲的是生命中无物质的一个衍生过程，实际上间接证明了《周易》也是和内证有关的一门中国古代科学。《周易》的一些论述，是有物质依据的，不是空穴来风。

左手劳宫穴的运动过程：

1）太极眼；

2）如〇运动。先是小圆运动，逆时针；

3）大圆运动；

4）太极生一；

5）一生二；

6）二生四；

7）四生八（中间一球，外八球）。

这些全是真气的运动过程。大家评评，手的劳宫穴辛苦吗？所以叫劳宫呀。

如果有兴趣的话，大家可以到网上搜索一下图片，动物、人类的精卵结合的过程，也存在着和手劳宫穴阴阳运动过程同样的规律，一生二，二生四，四生八。世界上第一例试管婴儿也是等到受精卵分裂到第八个细胞后，才取出放进母亲的子宫中的，然后才取得了成功。《周易》所揭示的衍生规律，是不是不可抗拒的东西？

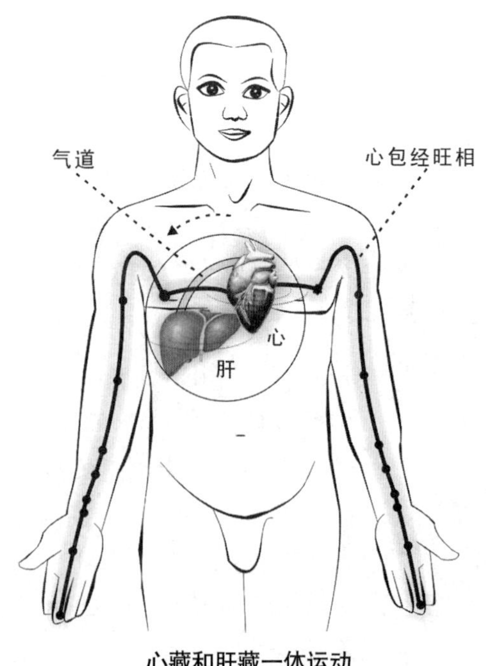

心藏和肝藏一体运动

不知道心藏还有些什么功能。看来，衍生是心藏的重要工作了。

心包经旺相，并与肝藏相连通。心藏与肝藏一体运动，并与外界交换真气。

后记

一、桂林时间

从2005年，在一个遥远的地方，在一家水晶饰品公司的广告目录上，我开始写下关于这本书的提纲。到现在，2009年3月中旬，在弥漫着早春新湿的桂林广西师大王城校园住下来，写关于这本书最后的几个字，已经五年过去了。但在我的感觉中，时间不仅没有前进，倒好像是在倒退，甚至倒退了很多。时间，这个看不见的宝贝，在这本书的探索中，具有着独特的、非同寻常的意思。

当我在早春桂林少有的阳光日上午，走上桂林宋代城墙内的宝积山，像少男羡慕少女一样，反复欣赏着桂林美如深绿色玉女的春山。象桂林这样的山，拿一个少女的年龄来形容她，那是徘徊在十三四岁到十六岁吧。

就在登上宝积山的第二天，这本书的编辑龙子仲先生，我是他的粉丝，和我一起爬上了桂林的老人山。我们二人爬山的动作，和那些在阳光下爬山的帅哥小妹比，一定是功夫熊猫的样子。只是老人山，不仅仅山的外形像一尊永恒打坐入定还不忘记微笑的老人，站在老人的脑门上俯瞰桂林的群山，昨天在宝积山上看到的一个个佳人绝色，也变“老”了，真实显出了大自然在她们身体上刻画的生命印记和时间苍茫的神情。这时的桂林群美，变得有些像30多岁成熟自然的女性。从不同的时间、不同的高度看同一个事，得出的并不是同一个结论。如果观察方法变了，可能差异更大。

桂林王城内，有一座不过十来层楼高的山，叫独秀峰，这座山是以90度以上的角度突然在校园的平地上幻生出来的。从南面看，独秀峰如一位圣人，笑容可爱，灵秀万分。从北面看，从他的背后只能读出两个字：独尊！

桂林的山多是玉女之性，而在这群山流构的太极之中，统领群美的却是这样一尊阳性的君子。这是桂林的阴阳。

山虽然小，但这独秀峰也同我们每一个人一样，有着自己的脉，流着自然的神魂和真气。山脉山脉，并不是指山的外形，而是山内在流动的经络。

桂林从秦代开城到现在已经两千多年了，但如果按我的老师和道家关于时间的看法，时间至少有三种，并不只是一个顺时针运动的表，只有向前发展一种。它有逆行，汉语讲是倒行逆驶。还有无时间，简单讲，就是没有时间。找一个不太恰当的名字，叫零时间。如果上天把逆时间用在桂林，让桂林倒退2000多年，那现在的桂林眼下可能还是一片原始森林，森林中到处是深水如汪洋，水中会露出如坦克一样大的鳄鱼，水上飞着如鸡一样大的蚊子。

如果桂林现在仍然处在零时间，我幻想，那整个桂林仍处在一片元气气化之中，桂林的人民和生灵，如光如影地在这片真气之中飞翔，餐玉露而食霞光，五光十色中的桂林，怕是另一番神韵。

中医所依据的时间

序号	时间名称	意　　义
1	顺行时间	日常生活中的时间，生老病死的时间顺序。
2	无时间	没有时间的宇宙。
3	逆时间	从老到小的时间，还原、返运动的时间。

而顺行的时间，就是自然的衍生和衰老过程。顺行时间有多种认识方法，达尔文的进化论是其中一种。

这三种时间，都让我深爱。没有哪一种时间，生命就会失去很多乐趣。我们的祖宗，是把握生命和时间的高手。

这是简化了的时间，这是中医的奥秘。

二、脉

时间是内证中的大腕儿，内证是在复杂时间状态中的旅行。

中医就像是时间，也有多种性质。当中医以顺时间行走时，你哭着想把他拉回来，他根本不理你。当你感觉把握不住他的脉想要放弃，可你生命中的那些个怪诞的时间，又离不开中医的治疗。我想，我尊师和道家关于时间的研究，深深地植根在中医中，而中医之中的时间这三种基本属性，又像是专门为生命准备的。生老病死和衰老，是时间顺行。长生不老，时间是零。返老还童，那当然是时间之神逆行。隐孕了时间等无数奥秘的中医又像是独秀峰，突然绝地突起，不给你一点心理准备。想求助于中医，唾手可得，但又那么艰难。想背弃中医而去，看到的只是中医的独尊和魅力。这是人类的共同尊严。

三、中医才三岁

这样的中医，像一个时间的瑞兽，有自己的大历史。

从内证的探索来观察，中医是人类最伟大的医学，虽然中医的机械化、现代化水平很低，而人类需要中医的机械化、信息化、现代化，不知道需要多少时间来发展，但中医和西医比，仍然没有丝毫的低矮。

从内证探索的情况来看，中医的大历史规律很突出。可把中医按5000多年为一个发展时期，把中医分为三个历史时期。

第一个5000年：从距今一万年前，经过伏羲氏，一直到黄帝时代，大约用了5000年时间，这是中医的生长成熟期。

第二个5000年：从黄帝时代，到1949年，大约用了5000年时间，这是中医的衍生发展期。

第三个5000年：从1949年起，不知需要多少年时间。如果再用5000年，也不算多。这一岁应当是超越的一岁。其实，三岁的中医，有哪一岁不是在超越？

按照中医内在的时间规律和时间背景，中医才三岁。黄仁宇有大历史之说。中医作为天人合一的医学，他的大历史跨度，远远超过了人类平常的大历史。这也是中医让人类难以理解的原因。

三岁的大丈夫，无所畏惧，顶天立地，正是宇宙间所有的生灵，都可以期许的世界。

四、哀兵

当我在桂林的宝积山上的时候，给这本书的责任编辑邹湘侨先生发短信，写我对西安和桂林的感受："西安是梦，桂林是幻。"如果再加上两个字，就是《金刚经》上讲的"梦幻泡影"。

西安这个地方，就真的像是无数个历史，从伏羲氏开始直到航天时代，在同样的时间，同样一个地方，如极清楚的梦一样在游行。据记载，伏羲氏的母亲，就在西安东郊的蓝田。无数人在这片土地上奋斗，让梦想成真。

在西安对全稿进行最后修改的时候，我的心突然有些哀恸。听着音乐的时候，眼中不知觉的有微微的泪浮着。这不是梦。

我知道我的心理内因。因为我是一个哀兵。在写这本书的过程中，浏览和涉猎了很多相关的中医书，对比来看，我突然得出了一个明确的结论：如果我们的中医更发达，身边很多过早逝去的人，本来不应当逝去。他们应当笑着和我们在一起快乐。

在我的大脑中，这样的想法，现在很是清晰。人类为偏见和错误，付出了太多太大的代价。原因是认识真理和事实真相，实在是太难。

有一些朋友说，书中所写的很多东西，有些玄。我笑笑。生和死难道不玄吗？生命要是不玄奥，那就不叫生命。所以，生命的探索，也只能随着生命起舞。所写的这些事，只是中医、中国古代生命科学所依据、所探索的丰富内容的沧海一粟。中医所依据的规律，远比我们认识的要高远深邃得多。要把中医所有的内在科学规律全部内证出来，怕是需要无数代人来做这个事。

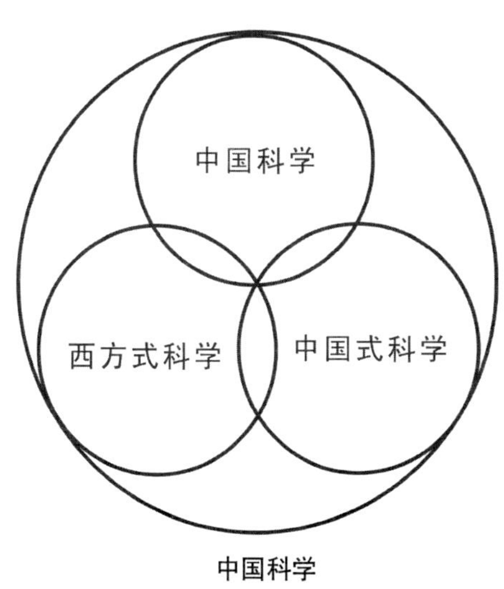

中国科学

我还是想要在这里下几个结论和定义，我想这些结论和定义虽然不是终极的东西，但却是可供我们进行深层次思考，并借以行动的东西。

我要下的一个结论，是西医和中医，如果要从科学层面上来讲，两者根本不是一种科学。西医属于现代科学，所有的西方科学，起个名字叫“西方式科学”。中医属于古典的科学，但更是属于未来更未来的科学，中医和所有中国传统科学，我想应当起个名字叫“中国式科学”。西医的科学和中医的科学，从现在的眼光看，根本是两回事。硬要给中医套上西医的科学，纯粹是胡闹。现在的情况却正是这样子。这两个医学，根本不存在于同一个宇宙，压根不在同一个层次。要拿中医所属于的科学来解释西医，现在也根本不可能。对人类来讲，中医所属于的这种科学，当代人类还没有发明创造出来，当代人类的科学能力,还没有达到解释中医创建者的水平。没有办法，这是事实，只能直讲。在中医所达到的那个水平和高度，在中医的那个领域，人类所熟悉的当代科学，这种西方式科学，是一个盲流。

中医和西医是两种不同的科学，完全不同。所以不能乱来。这一点，在内证中可以看得很清楚。

因为两者是不同的科学，现在还不能用一种东西，来解释另一种东西。两者可能互补，也可能互证，但在主流上，中医和西医两者不能相互否定。这好比男人不能否定女人，女人不能否定男人。不是一回事，只能求异存同。

西医了不起。西医的功劳，有目共睹。但西医的哲学基础、科学基础，也使西医有极大的弱处。这种种弱处，正是中医的长处。

中医在中国，现在是不是越来越成为一种文物和文化遗产，具有观赏性，而濒临灭绝的境地？中医是不是奄奄一息？这究竟是因为什么？

中医如孙子，讲究全敌为胜。如孔子，讲究和为上。中医廉价，中医绿色生态，最适合于信息化的人类。中医是中国的独门暗器，最适合于向全球行销,且会产生人类的爱,而不是恨。又为什么难行？

一个人在疑惑时，会问自己，我是谁？我为什么生活？我想，当中医危机的时刻，我想代中医问一句：

什么是中医？

中医的危难如何度过？

这本书就是企图深入骨髓的思考。

如果读者问我上下求索得出的答案是什么，两个字：革命！中医要革命。

哀的时候，就是需要行动的信号。

五、解剖中医

从这本书的探索可以看到，中医就像个老佛爷、铁道人，总是不开口讲话。但中医确实是有自己独特的真实观察和实验方法的，中医并不是建立在单纯的哲理思考上面的东西。以唯心和无科学实验基础来看待中医，实在是老掉牙的观念，很搞笑，这是大猩猩时代的游戏。

中医是有着自己独有、较西医更为深厚和复杂的物质基础，如阴阳物质、五行物质、大易物质等等。内证并不能替代创造新的科学对中医所依据的物质进行更便于应用的科学研究，内证是中国式探索中医的开始，而不是终极的结束。

当代科学对中医的实验观察，并不仅仅只局限在内证范围内，临床实践和很多现代化的探索等，很成功，这些也是重要的证明方法。但内证确实是传统中医进行基础性探索的最主要和核心的方法。内证的范围大家也能看到，从中医的人体小宇宙的解剖内容，到大宇宙内重要的宇宙星体和人体的关系，以至于中医用于推衍计算的重要工具，天干地支、五运六气、大易等，全都需要在内证的基础上建立和应用。世界上没有唯一的真理，在医学上也是如此。西医探索人体的一个层面，中医探索的，是另外的物质层面。任何自大，或者认为是医学之王，只是愚昧和癫狂。王霸的结果是失道。

进一步，在更加细微的领域，我们也看到，《黄帝内经》所表述的各种中医基本理念，在人体中，都有十分具体的丰富物质运动过程。如五行，有五藏作为五行运动主体器官；有五神这种特殊的物质在主宰五行运动；有气态的五行物质，在五藏中运动；有宋代刘牧所描绘的五行结构物质，帮助五藏和人体的进行所需要的器官运动。这足以证明，我们祖宗的五行理论，是建立在严格观察和实践基础上的学说，不是空洞的东西。祖宗们传下来的五行图，是对内证中观察出来的运动程序的真实描绘，不是虚构的东西。我们的祖先，是大朴。大朴的东西，是从善出发，用于行德行道，而不是为了满足个人的欲望。我想，创造西医的科学家们，同样怀着这样的大朴。

作为中国文化和中医最根本的物质，阴物质和阳物质是在内证中最经常观到的东西。阴阳物质并不是以阴性和阳性来分析辨别物质属性的方法，就是对阴阳一类物质起了个简单的名字。因为阴阳物质本身是复杂多样化的，甚至是随时在发生变化。用猜想的方式理解中医是十分可怕的。阴阳不只是山坡的阳面和阴面，在中医科学上，有极为具体的内涵。阴阳物质，是生命最重要的动力和能源。阴阳这乖乖，取之不尽，用之不竭。

在更高的层面上，人体中需要的物质，自然界无不毕备。从内证观察来看，中医中神、精等只是不同层面观察到的十分具体客观的物质，这些物质，人体中有，宇宙自然中有。《黄帝阴符经》说："观天之道，执天之行，尽矣！"这是整个中华文明的精髓。观，内观，外观，了解生命和宇宙。执，掌握，把握，控制、利用天道的运行，就是这些了。观察到这些规律，利用这些规律，这样就产生了中医等中国传统科学。所以中医是观天道和执天道产生的宝贝。

另外，在中医内证观察中谈到的黑洞、时间，也是当代科学最前沿探讨的东西。不仅仅天上有黑洞，人体中也有。中医不仅仅有达尔文进化论所依据的时间，性命之学还要探索逆时间和无时间。

但内观和执道，是较为复杂和高深的事，最重要的是对道德的要求水准太高。所以从内证的角度对中医进行探索，仍然不是件容易的事。要完整地重构整个中医的主要内证过程，可能需要数代人、至少数百年的不断努力。所以，重建新的中医，需要大历史、大角度、大实践。需要更多的不是否定，而是执着前行。

六、西方式科学、中国式科学和中国科学

在这些探索中，感觉最深的另外一点，就是西医所代表的西方式科学，和中医代表的中国式科学，完全不是一回事。现在用西方式科学,基本上还不能解释中国式科学的东西。甚至结果一样的东西，中国人用的完全是中国式科学的方法，来进行创造的。

比如种牛痘法，在中国唐代，是种人痘法。英国的李约瑟博士讲，这种方法在中国的最早记述是源自一个女道士的梦。在一个内证不能被人理解的时代，以梦来替代、解释内证，是最简单和容易被人接受的事，也是道家最常用的说事的方法。从这则记录来看，人痘可被看作是一个内证实验的结果。人痘的创造，源于中国式科学。而到了英国,科学家用了简单的临床实验方法。在这样的基础上，产生了现代免疫学。一个有趣的现象是，有一段时间，在英国，种人痘和种牛痘两种医疗方法，是同时存在和流行的。在这种意义上，疫苗这种东西，是中国式科学和西方式科学共同创造的结果。中国式科学产生的医学理论和技术，经过努力，是完全可以被西方式科学物化为具体的现代医学技术,这是一个成功的例子。但中国式科学，和西方式科学的不同，也同样是有着明确的分水岭和界线的。

西方式科学和中国式科学，在两者交融的初期，相互在低水平的否认、悖谬，是可以理解的。但因为两者采用的是不同的方法，研究的是不同的生命物质层次，长久发展下去，就会看到两者的巨大不同。现在的倾向是人们对中国式科学多不理解，误解太多，滥用西方式科学，不合理地替代、歪曲和否定中国式科学。中国再发展我们就会看到，中国式科学这种巨大的实力和真理性、客观性、巨大的实用价值，是西方式科学根本不可能替代的。中国式科学带给人类的，是西方式科学不可能实现的。人类越发展，中国式科学

对人类越重要。我不相信只有西方式科学手中有真理，中国式科学手中没有真理。太阳是从东方升起的，西方式科学，现在还没有能力让太阳从西方升起。过去，没有中国式科学，就没有中国文明。将来，没有中国式科学的继续发展，人类就没有美好的未来。善发展下去，还是善。恶必定归于善。恶欲再大，终归于零。

在这两个概念外，还有一个概念，叫中国科学。这讲的中国科学，包含了当代中国科学，也包括古代的中国式科学。当代中国科学的主流，仍然应当看作是向西方学习的结果。这种学习，应当长时间持续下去。但中国科学的发展方向，将来，应当且一定是会和西方式科学背道而驰的。这并不代表不利用西方式科学的思维、工具和思想。

60 年来，中国科学的成就，确实是非凡的。如核弹的研究制造、卫星和载人飞船的升天、人工合成牛胰岛素、杂交水稻技术等。改革开放以来，中国科学发展速度更快。

在中国式科学中，有一个重要的现象，姑且叫“艰苦奋斗”现象。那就是在很多重要的工业和技术领域，如果不依赖西方，坚持独立自主，自我为中心创造，最终，这一领域的核心技术等，中国一定能掌握，甚至于走在世界最前列。如中国的北斗定位系统。相反，如果我们在某一重要领域，一直相信西方，依赖西方，最终结果肯定是被西方忽悠，损失莫大。因为从文明和人的性质上来讲，西方崇尚物质、私利和欲望，以自我的利益为第一要务。西方人过去在东方造的孽，还活生生在那放着，有些孽现在他们还在继续造。他们认为自己的制度才是唯一的真理，只有自己手中有真理，想要在世界上打造永久的自我欲望满足体系。和这样一个西方打交道，只能是与狼共舞。在科学技术上，再也不能放任西方忽悠。放任西方忽悠，会害了这个地球。在所有重要领域，中国要做领导者。中国人有能力。在医学上，也是如此。要保持独立清醒的人性。没有西医是不可能的，但人类要完全靠西医来解决所有的关于生命的疾病一类的事，也是根本不可能的。中国要仅仅靠西医来解决中国人的身心疾苦，那也根本是不靠谱的事。没有完善中医的中国不是中国。而中医的超越根本不可能指靠任何人，只能靠中国人自己。所以中医也只能走“艰苦奋斗”的路子。

在所有中国科学领域，中医要成功，困难最大。因为必须把内证观察的技术，借用西方式科学技术，变成中国科学。同时，还要用中国式科学加西方式科学，改造西医。中国医学，面临着双重的特殊任务。这一条路，是一条漫漫长路，但走出来，就一定能成功。中国科学没有选择。中医，没有选择。

七、超越内证

这本书的编辑龙子仲先生，曾经给这本书起了一个名，叫“超越内证”。我们笑着同意一个观点，内证，是很难超越的。但是，今天探索中医内证，就是为了明天的超越。中医的深度内证是基础，超越是为了创造更好的中医。

中医在过去，是一种自然形态的组织结构，与小农经济相匹配的经营，和全球化、信息化社会，在结构和管理上，差距很大。要找一种适合中医特性的管理方法，建立合适中医的制度，不论现在还是未来，仍然是一件高难度、有挑战性的事。进入内证对中医进行探索,有助于提升中医的个性管理,建立真正适合中医特点的制度。就真正发展中医来讲，全球化大战略是第一位的。而对中医管理的正确与否，是中医能不能正确发展的命脉，是最关键所在。

中医另一个最大的薄弱处，在于基础研究。西方式科学和西医，最大的特点，是有充足和必需的研究工具、复杂的试验条件，进行大量的试验研究。中医属于中国式的科学,建立适合中医的基础研究，也是一件大事。一直以来，我们国家，对中医是十分重视的，但掌握中医管理发展之道，也是十分不易的。国家过去在中医的基础研究上，也花了一些钱，比如经络研究，一些人就认为，钱花太多了，不值得。实质上是不了解中医的内在规律。钱不是花得太多，而是太少太少。过去花在中医身上的钱，现在我们大家都在享受。所以，对中医的投资，要用百年、数百年的眼光来计算得失。而不是只看着自己鼻子算每年的 GDP 。

中医要实现真正的质的、跨越式发展，一定要被当作一项国家重点工程来做。需要立足于全球化布局和战略，以数百年为时间跨度，来制定关于中医的国家策略和方针政策，让中医坚定不移地走自己的路。那样的话，中医会创造我们想象不到的价值。

有时候听起来，我们国家近 30 年的发展，像一个神话，也让我们对中医今后的发展有信心。这些了不起的成功，其实最根本的，取决于马列主义和中国实践的相结合，创造了新中国，中国人能自己把握自己的命运；从实事求是，到摸着石头过河，白猫黑猫，到实践科学发展观，让我们能客观认识真理、把握真理，实践真理。马列主义是外国来的，但和中国文明与实践正确的结合，是创造中国神话的基础。中国革命的成功，中国经济的神话，奥运会的举办，让我们感受到，只有坚定不移地走中国自己的路，中国人才能永久做自己的主人。西方的东西，我们能学习，我们自己的东西，我们能够在新时代再造。西方对中国的技术封锁，最终只能使中国走上独创之路。中医不仅仅是复兴，更是再造。从内证的角度来看，这不仅仅是完全可能，而且是确实必要的，因为我们有绝对的物质基础，有前人成功的经验，有独有的技术和文化条件，有足够的制度保障。

说来说去，其实中医最需要的，是凝聚力和信心，是行动。比起西医，生命更需要中医，人类更需要中医。这样的时代，已经到来。俗话讲，三岁看老。三岁的中医，已经展开了大历史的时光逆旅。超越之行，已经开始。

纪念龙子仲先生

天才是不可替代的。龙子仲先生是中医和中国传统优秀文化复兴的先驱者之一，也是这本书的编辑。值此书增订本付印前，把刘力红博士给本书繁体字版本写的序言、《问道》杂志2011年第11期采访我的问答、我给繁体字版本写的《心中的话》、编辑邹湘侨先生写的《编辑手记》编置此处，并撰写《中医的十个秘密》一文，以此向中国优秀文明的创造者、承传者、复兴者和学习者致以深深的敬意。特以此纪念我们共同的朋友龙子仲先生。

——无名氏

内证，就是身心不断净化的过程

——繁体字版序／刘力红

内证的概念是在写作《思考中医》的过程中提出来的，当初的因缘是基于对中国文化里有无实验这一问题的探讨。因为当时有人提出中国文化里缺少实验，而实验是提供科学依据、科学证据的重要元素，如果缺少实验，那就意味着中国文化（这里主要指传统文化）里能够作为科学依据和证据的东西没有了。一门学问、一个文化如果缺少证据，那是多么可怕。这也许正是近些年来，有不少声音在说中医不科学的重要原因。

中国文化里有实验，这应是毫无疑问的。只是这个实验的内涵、形式、地点都与现代科学不同。现代科学的实验有固定的场所，谓之实验室。实验室都在主体（人）之外构建，透过这些外在实验室的工作提供一系列的科学证据和科学证明。所以这个过程从某种意义上来说，可以谓之外证的过程。而传统文化的实验不同，这个过程不在主体之外进行，是透过主体自身心身的锻炼渐渐获得。从这一意义而言，这个过程可以称为内证。

证意味着什么呢？证意味着真实。当然这个真实有精粗之别。证为什么意味着真实呢？因为系亲“眼”所见，系亲“身”经历。我们可以姑从“證”的造字品味它的意义，“證”的右部为登，左部为言。登者，升也，进也。最直接的意义就是登高，登高可以望远，可以见所未见。“欲穷千里目，更上一层楼”，即为此意。登之于外、于远则为升也，于内、于深则为进也。随其升进之不同，则所见不同，所历、所验不同。将此所见、所历、所验，表之于言，以为众所会意，即为证也。故而在证境圆满之前，证其实就是一个自我身心不断升进的过程。正因为随着升进的不断深远，皆是没有升进到这个境地的人之所未见、所未历，所以很难保证，此见此历皆能表之于言，皆能为大众所会意。爱因斯坦在《艺术体验与科学体验有什么共同之处?》一文中谈到 :“如果世界不再是寄托个人企盼的场所，我们能够作为自由人面对世界，欣赏它的美丽，不断探索和观察，这时我们便进入了科学和艺术的领域。如果用逻辑的语言描绘我们看到和体验到的，我们便在从事科学研究。如果这些东西是通过形态传达的，这些形态之间的联系不能为有意识的思想所理解，但从直觉上又是有意义的，这时我们从事的便是艺术。两者的共同点是全身心的奉献，这种奉献超越个人的关注和意志。”而证其实正包涵了爱因斯坦所说的科学和艺术。从这一角度，也可以说，中国文化以及中医是由内证这条路走出来的科学和艺术。依此亦鉴，中国文化的每一成就，它的每一理念，甚至是每一句话，都浸染着内证的成果。《黄帝内经》如此，《论语》又何尝不如此。儒家的最高境界是君子，君子体仁，君子安仁，仁者爱人。若无内证的功夫，若无身心的彻变，若未剿灭分别，证得平等，何能仁者爱人？所以内证，更平实地说，其实就是身心不断净化的过程。随其净化，自能透现真实，随其清净，自能映照天地万物。值无名氏先生《内证观察笔记》将于台岛付梓之际，遵橡实文化颜素慧仁者嘱，聊作数语以为随喜！

末学刘力红谨识

辛卯二月十九于南宁青山

内证漫谈
——《问道》杂志对话《内证观察笔记》作者

《内证观察笔记——真图本中医解剖学纲目》出版后，在医家、道家和中医爱好者中产生了很大的反响与讨论，对此，本刊编辑部结合众多读者的提问，与无名氏老师做了一次更为详尽的对话。

《问道》：什么是内证？

无名氏：我这本书所讲的，其实只是中国传统生命科学的一个很小很小的片段。学习中国传统文化，在过去不只是背背书就行了。所谓经世致用，是要有真本事的。

中国古代传统的生命科学，包括中医，最重要的内容，全包含在佛、道、儒三家之中。中医是佛、道、儒三家之外关于生命探索的一个特例。本来并无内证之说。但是在修行中，传统上讲，要真修实证，这个真修实证，就包含了内证，内证是修行的一个工具。

内证只是修行的一小部分。我这本书讲的内证，和古代修行讲的修道、证道、行道、觉悟成佛，其实相差很远，根本不在一个水平上。我的水平很低很低，还只是一个门外的小学生，还谈不上觉悟与证道。我在这本书中，只是讲了中国传统生命科学皮毛的皮毛，一些花絮罢了。

另一方面，内证还有一些其他的名字。内观是道教的叫法。观就是不用眼睛的那种“看”。修行者的水平高了，用经过修行的肉眼，也能进行内观。一般认为，内证要用到“天目”。有没有天目？肯定是有的。我也观察到他人有。有的人的天目，就像包公两眼间画的那个第三只眼一样。但不论是哪一种内证、内观，都涉及更复杂的条件和因素，不能简单化为天目的功能。天目也并不等于松果体。形成内观有多种复杂的因素，涉及到方法、修行的水平、师、道德、宇宙自然等。没有特殊的需要和愿力，盲然用天目是有害的。

假设我们不管古代的传统做法和观点，简单把内证当作我们理解学习传统生命科学的方法来用，我个人认为是有害的。孔夫子不语怪力乱神，如果从内证方面来讲，就是保护学生和自己。学习内证是有条件的。但如果我们的愿力是觉悟和救人，帮助医学发展，那另当别论。所以我们姑且把内证单独来讲。而内证的大前提，就是道德。道德水平越高，愿力越强，学习内证越容易。

内证的水平高下也相差很多。我书中所讲，是最初级的。高级的是什么，我还讲不了。我书中所讲的，主要是对自然界和人体内真气运动现象与规律的真实记录。这种方法，我的老师把它叫作观象。简单地讲，就像看电影、电视一样。平常在修习时，我们观到了也当观不到，叫“应无所住而生其心”，而我是多了一个心，把观到了东西记录下来，画出图来，供大家交流批评。

观到的东西全是真的吗？有真的，有假的。对真假我已经做过了鉴别，假的不要，真的留下来。

象或者相这个层次，是中国文化和中国传统生命科学特有的一个层次，或者叫现象吧。道教是一层一层理解、分析、运动复杂的生命物质的。所以这种简单的观象，也是中国古代生命科学的一个传统做法，本来没有什么特别的。《黄庭经》讲的就是这个，只是我们大多看不明白。《修真图》、《内经图》讲的也是这个。最近我读《老子》，这本经的第 21 章专门讲修道和象的关系，真是道教最高的一个追求，也是中国文化的一个物质特点。不要因为现代科学不理解，就把真当假。现代科学的能力是十分有限的。西方的东西，替代不了东方。没有东方，构不成宇宙和世界。而东方的人如果没有自己的东西，那就是精神上的奴隶。中国传统的生命科学，有至少7 000年以上的历史，非常成熟，非常科学，他是完全不同于现代科学的一种大科学。从来没有人讲过，科学只能有一种。只有有能力的民族，才能创造与众不同的科学。

《问道》：您是如何学习内证的？

无名氏：我是因为年轻时生病，又找不到合适的治疗方法和康复方法，所以学了太极、站桩和后来学的道教全真派的修法。开始只是为了自己寻找一份健康和快乐。后来身体康复了，感觉中医、中国传统生命科学，其中的奥秘特别多，很好奇，这样就坚持慢慢地学下来的。我的水平很低，还谈不上入门。至于讲到我书中写的内证，只是激于个人想帮助大家理解中医和中国传统生命科学的这种想法，想让大家理解中医，希望中医和传统的生命科学能帮助更多的人挽救生命，不要让更多的生命枉死在庸医和思维太过简单的西医治疗中，我才鼓起勇气写了这本书。

我开始学习时最大的动力是治病，后来是好奇。再后来，是因为知道中医和中国传统生命科学能救众生的性命，能真正给人民带来最大的幸福。

我学习内证的经验：一是要有好老师；二是不妨从最简单的法门入手；三是一定要坚持，苦中有乐；四是修心最重要，在日常生活中的修行，是最难的修行。这其中最难最难的，是道德的修行，常常需要一个很长的时间才行。

有很多朋友认为找不到好老师，其实师无处不在，只要自己想学。好老师愁的是找不到好学生。我遇到好老师的机缘很多，至少有三次，我都没有按老师要求的最简单的条件去做，其实很容易，也错过了最难得的老师和最好的学习时机。

《问道》：内证和当代科学技术有何区别？

无名氏：在我看来，内证是中国传统生命科学最重要的部分之一。据我所知，佛、道、儒三家所讲的内证，内涵和外沿不仅仅包括了当代科学所有的内容，还有更多不可思议、不可想象的广大内容，是将来人类科学需要进一步探索和进步的领域。现代科学要进入到这些领域，需要的时间将会很长很长，不是一代两代人就能完成的。而且，我相信佛、道、儒也是在不断发展的“活”的知识。

内证是靠人的自我觉悟、人对自我、对生命的各种限制的不断超越来进行的，是靠一个人普度众生、帮助他人的强烈愿力来进行学习的。内证的目标是一个人怀着博大的愿望才能进行下去的。内证和科学最根本的一个区别是，内证必须在高度道德条件下产生。我不是在空谈道德，我谈的是事实。道德条件不具备，根本不可能进行内证。

科学家确实不必受诸多道德的限制。但我们可以看看，真正的大科学家，他的道德水平一定是很高的。在道德上，科学的要求相对更松。现在有科学道德一学，其实是大家已经认识到，科学没有道德，也是很难以进行和正确利用的。

要是细谈起来，内容很多。但内证和科学不是矛盾的，而是一体的，是相互转化的。科学是内证最好的朋友。内证可以为科学提供广大的新领域、新思维；科学用不断进步来证明内证，推动了公众对内证的理解。比如，三维电影，有《阿凡达》，很了不起。而高师大德们在对后学进行特殊教育的时候，虽然是在山洞等地，并没有什么电影器材，从古到今就一直在用特殊的传相法，让学生了解生命和宇宙的运动。比如吕祖的黄粱一梦就是。我自己也曾亲身体验过，那不只是三维的、有色彩的、有声的，还加入了学习者自己的真实境遇，在不长时间中，把无数亿年的生命和宇宙历史，用比三维电影更好的形象浓缩性地传达给学生，帮助学生认识和觉悟。《阿凡达》的好处是人人能看，而内证中所学的传相内容，只有去学习者才能观到。形式上相近，其实还是有很大差别。

所以我认为科学和内证是不矛盾的，就好比宗教和科学不矛盾一样，中国文化最重要、最有代表性的一条原则，是不二。你二的很，在陕西话中，就是骂人了。把二者放在相对立的状态，认为一个科学，一个不科学，实际上并无助于我们正确理解科学和内证。

我还有一个观点，内证是广义上的科学，是“广博科学”。现在所讲的科学，是狭义上的科学。内证能够发展到外证。科学这种外证，也能发展到内证，双方是可互补的，本身是一体的。人类最需要的，其实是从内证到外证，再从外证到内证。过去内证中所用的传心、传相等，现在早已经有手机、电子邮件等。手机和电子邮件还会有进步。手机现在已经成了电脑。破开了看，其实也没有什么神秘的。科学和内证，其实是一家。

我的水平和知识还很低很低。但总的来看，现在科学的理解，特别是对生命科学的理解，已经很逼近了内证的理解。但是，科学在对生命和宇宙认识的深度、广度、质的把握上，和内证还相差很远。很多内容，科学现在的手段还观察不到，了解不了。所以，人类不能轻易否定内证。比如，基因绝对不是生命的终极物质。可以好好研究利用基因，但不能绝对化，不要盲目崇拜。内证中观察到的，还有决定和影响基因的生命物质。这些东西，比基因更强大，更真实，时间更长。

未来的人类科学，特别是中国科学要发展，不能迷信，但是，一定要好好从内证中吸取营养和启示。内证不是某一个人突然的灵感，是人类的祖宗从上古一直传下来的知识。这种知识，本来和科学是一家，不是两家，更不是对立的。

《问道》：内证是如何做到的？

无名氏：内证从来不是一个单独的学习内容。内证是修行的结果之一，也是修行的重要手段和工具。所以，本来并无内证之学。

道家讲“人若能清静，天地悉皆归”。这其中讲的，就有内证。天地都归你了，你想做什么都行。佛家讲戒、定、慧，这是讲修的一个过程和最基本的原理，先有戒，你必须有比俗人更高的道德水准和对自己有更高的道德要求。听说受过菩萨戒的出家人，有300多条戒律要守。有戒律了，才能有进步，才能静下心来，才能产生新的智慧，这新的大智慧，其中就包括内证。说实话，戒、定、慧我还做不到。

还有一个重要的东西，就是愿力。愿力简单讲就是一个修行者修行的目标，佛经中讲得最多的就是各个佛的目标，各种愿力。近年流行一本书，叫《秘密》，讲的主要是一个人如何实现自己的利益愿望。而中国传统文化所讲的愿力，是一个更大的秘密，讲的是一个人，如何为众生做出更大的利益。这才是真正的秘密和愿力。

我的这本书，只是探索或尝试。好多读者朋友来信，他们中间有很多人其实比我水平高，德性强。为什么是我做了一个开头呢？其实不是我个人有什么真本事，不是的。而是我深深感觉到中国传统的生命科学、中医，他们能拯救人的生命和心灵。我有一个愿望，就是让更多的人，能够认识到中医和中国传统生命科学的这种无可替代的优点，让大家看到中国传统的生命科学和中医等，也是有深厚的物质基础和特殊的科学性的，不是纸上空谈。希望生命的悲剧不要再发生。

我比别的一些读者朋友多了一点的，就是我的愿力特别强，我愿意为了我这个愿力，付出一切。当然，我当时的愿力，还谈不到付出生命。如果要进行更深的探索和学习，是要把生命也置之度外的。

除了愿力外，学习传统的生命科学，也是一种快乐的苦行。我听老师讲，如果要按部就班地学完全部必修课，佛道两家，每一个学习的人，均需要10年左右的时间，而且需要全心全意地去学。在这过程中，有很多重要的环节，如忏悔、反省、舍弃、放下，等等，甚至于要直面死亡好多次。大德们讲，当你修行时，实际上已经把生命交出去了。

至于具体的学习和内证过程，是一个更为精细、复杂的事，是在人和宇宙高度一体、高度松静状态下的结果。这些观察不只取决于人，取决于师，在很多时候，也取决于宇宙自然。对内证有兴趣的读者可以读读河上公注的《老子》和吕祖的《道德经释义》。吕祖注《道德经》有两个版本，一个注的少而短，一个注的长。我推荐的是注的长的版本。还有一本书是沈志刚先生写的《行大道》，是当代人写的比较简明详细介绍道家修法和理论的一本书。

《问道》：您觉得该怎样才可以更好地让现代人接受内证？

无名氏：这得取决于现在的人，对生命的觉悟，对物质、欲望横流的社会的觉悟，取决于我们公正客观地评价、学习、认识祖宗文化中最优秀的部分。

修行和内证，是给予，是舍弃，而不是索取。现在的情况是，我们往往注重的是如何最大限度地去索取。修行和内证是向自己、向内在的、向更高级、更复杂的宇宙学习。而现代我们的生命，主要满足于物质的消费和私利。整个资本主义制度的物质制度和生活方式，如果不觉悟，是无法维持下去的。相对欲望和绝对欲望都是无法满足的。

创造内证这种文明的是我们的祖先，他们其实遭遇过无数次我们现在面临的集体危机。整个中国传统文明，是建立在中国传统生命科学这个核心基础上的。现代人没有选择，如果你想生得好，活得好，死得也好，现在只有传统生命科学这样一个选择。没有信仰是真正可怕的，有信仰的人得福了。你什么都不信仰，你只了解了人类生命极小一部分——满足欲望，这其实是很愚昧的，而且是极为可怕的。我相信修身养性是绝大多数国人的最终选择。对普通的个人来讲，修身养性，就是最简单的内证，证明自己在精神上，是一个完美的人。这不容易，但人人能做到，天天生活得快乐，也是一种最好的证明。

《问道》：您是如何想到写这本书的？

无名氏：最主要的是亲人的生老病死，和对现有医疗体系及技术的不满意，刺激了我写这本书。

我坚定地认为中医和中国传统的生命科学，能够在更大限度上拯救人类的生命，在很多方面，中医和中国传统生命科学，比西医强大得多。只是我们的愚昧，造成了我们对中医和中国文化优秀部分的不理解。由于历史原因，造成了中医的虚弱。

我通过自己的亲身经历和实践，深深知道，中医能救人于死地，中国传统的生命科学，是最好的养生之道。所以，我写这本书，把这两种东西，推荐给读者。

《问道》：您除了内证还在研究哪些题材？

无名氏：中国传统生命科学的领域是极为广大深奥的。我还在学习的入门阶段，还谈不上研究，是在学习。我现在主要是学习道教和佛教两家的基础知识，特别侧重于对生命和中医关系这一块。

我本来是计划下来好好学学医圣张仲景的《伤寒论》，进去一看，原来难度极大，需要更高的修行水平才行。而且其背景更为复杂广博，涉及整个中国传统文明的知识，特别是易、天文、律历等。所以我现在是退出来，重新从零开始学。能不能学到想学的，能不能学进去，还很难讲。

一个人的能力有限，我的愿力还是在生命和中医这一块。如果可能，我希望能全面系统地重新解释这三本中医经典：《黄帝内经》、《神农本草经》和《伤寒论》。就是我不做，一定会有更强更好的人来做这件事。

希望我们国家能重建一个强大的、世界性的中医体系。我相信，在这方面，中国行。

《问道》：您对宇宙和人体生命持什么看法？

无名氏：首先，宇宙是极为复杂的，复杂到现在，科学还根本无法理解东方经典所讲的复杂宇宙。但东方古代经典所讲的复杂宇宙，是真实的。《大藏经》和《道藏》中所讲的关于生命和宇宙的知识，在我看来，是真实不虚的，只是科学眼下还证明不了。有些事我们做不来，就讲人家不存在，是假的，这是阿 Q。一个只有科学的世界，怕最强大的是导弹和导弹防御体系。一个只学了科学的人，也是非常遗憾的。

另外，宇宙本身是有灵性、有生命、有极高智慧和道德的。它有人类现在还不理解的规律和守则。以人类科学现有的水平，要完全理解这种东西，还不行。

我曾请教过一位大德，佛经中所讲的一个星星，我曾观察到了，距离地球也只有 40—70 亿光年，为什么科学家们探索不到？他讲，一是人类整个的科学道德不够，另一个，是科学家不觉悟。

《问道》：您的书中在描述厚度或者长度时所用到的“同身寸”是什么概念？

无名氏：是中医所讲的同身寸的概念。一同身寸大约相当于一个人自己大拇指最宽的地方的长度。

《问道》：看到书中您讲到宇宙星宿与人体的关系，那么就想到现在的科技发展，不断向宇宙发射卫星等航天器，而且最终给宇宙造成了很多垃圾无法清理。想问您这样下去会对人类产生哪些影响？

无名氏：这超出了我的能力。但我想，从技术发展来看，将来人类一定会重视并解决好这个事。

《问道》：动物的身体是不是和人一样也受到宇宙有形和无形的力量？

无名氏：是的。众生平等，不光是指人。也有这样那样的差别，但有、无两者，是全具备的。

《问道》：请您谈谈道德与五行的关系吧。

无名氏：有道德，五行就行走运动；无道德，五行就不行了。有道德的人活得好，没有道德的人，老得快。

《问道》：有关三尸虫的方面您能多讲讲吗？

无名氏：这是道教的一个基本的内容。修行者开始一定要把身体搞好，净化，洁净了，才能进行下一层功课。身心不洁净，是无法修道学佛的，这是一个过程。据我所知，道家辟谷的重要作用之一，就是杀三虫。人体中三虫的种类极多，不只是我书中所讲的那几种。肺部还有一种三虫，白色的，像蛆，但是小一些。我自己的肺藏中，就曾有过数以亿计的这种像蛆的三尸虫，观到后讲出来，我自己也感觉不可思议。排出后一身轻松。胆中也会有很大很长的三尸虫，比胆本体还要长。大脑中枢的地方，也有一种三尸虫，还在大脑中排出便来。大脑中枢就那样一点点，还长一堆虫，你看，人能过得好吗？道教的方法比较具体，是修行的一个过程，净化的方法也很多。佛家也有自己的方法净化身心。

不过三尸虫不是有形的，道理我在书中讲了，在这不说了。无形的、隐形的更厉害，是不是？我们放一堆垃圾，有一定条件，就会生虫，很简单，人体也一样。

《问道》：辟谷除三尸虫，需要在师父的指导下进行，还是可以自己开展？需要什么条件呢？

无名氏：我知道要学到一定水平，都必须有老师。应当在老师的指导下进行辟谷。至少要有正确的方法。辟谷很复杂，法门也很多，要在生命安全有保障的前提下进行。辟谷也是一种自然而然的行为，不要人为。

《问道》：坏的欲望会产生“尸虫”，那么好的呢？就是相对来讲的好的，比如爱学习、爱看书之类的？

无名氏：我曾经观察到，人的心，只要有一个邪念，就会产生一个心形的、0.2毫米左右的灰黑色的尘埃聚集在身体中。而对现在的人来讲，思无邪，是不可能的。大量的这种内在的尘埃，聚集起来，也会生虫。邪恶，也会招致恶虫聚集。善心善念会净化身心，有利于身心，会得到帮助。爱读书、爱学习是正道。

《问道》：现在的环境变化对中药的药效有什么样的影响变化？比如野生中药改为种养殖，采药不依古法按最好的日子时辰，农药化肥的使用和灌溉用水、雨水的水质变化等。在中医临床中如何应对？

无名氏：确实中药也存在质量问题，我想随着大家和政府的关注，会慢慢变化。我相信一定会变得更好。这就需要用中药的医生和药师，好好把关。

《问道》：既然中药对人有这么大的作用，那么现代人长期服用中药对人体有没有好处？比如一些年龄大的人长期服用六味地黄丸，等等？

无名氏：中医和中国人在这方面，积累了很多经验，长期服用中药，如果对身体的影响是正面的，那没有什么不好。六味地黄丸服用的人很多，衍生出来的种类也很多。经常服用，还是应当在中医师的指导下，根据身体情况，选择药和药的剂型。

相比中药的普及，我个人认为，现在，在普及中医中药的同时，还应当重点普及太极拳、按摩、导引术、静功、修身养性的方法等知识，这些无药的大药，不花钱不消耗能源，特别适合于中国人的性灵和体质，也特别适合中老年人，应当在政府指导下推广。心理疗法，替代不了传统的中国式修身养性法。

《问道》：走进修行之路，有时候的困惑是选择太多，怎样知道哪一种入门方法是最适合自己的呢？应该如何挑选？

无名氏：开始可随缘，从最简单最方便的开始学起，多学习一些法门也行。有一定基础和辨别能力后，可找一个合适自己的法门深入精进。还要注意动静结合。

如果要学习一般的遣药用针和修身养性，我认为佛道哪家都行。如果要探索中医的本源，我个人的经验，还是需要学道家。

《问道》：有人认为，修炼必须明理，也有人认为提前知道太多的境界、道理反而容易着相和追求，不如一心真修实练，您如何看待这件事情？

无名氏：边修边学,相得益障。理论很重要。要觉悟就要多读经，多读善书。要广博地学习中西方各种科学知识。最后要绝学，就是吕祖讲的，绝有无之学。

《问道》：现代社会的人们，很难做到学以致用，怎样把理论更好地转化到实用的一面？中医、中国文化如何学，如何用？

无名氏：这确实需要一个过程。中医是民间的。我在民间看到，现在好的中医都是有所修行的，这个传统，已经被大家重视了。而中医大夫无形的修行，是最重要的。

对病人，特别是重病人、慢性病人来讲，修行特别重要，甚至于比中西药更重要。在病情初步控制的情况下，手脚能动的病人，都应当学习运动和修行来进行治疗。最大的药、最有效的药，在每一个人自己的身心中。病人要出手自己救自己的命。

我这本书的台湾繁体字版本今年可能出版。我给台湾读者新写了几句话，核心就是"救命"。我们生活在当下，这个纷繁复杂而美好的时代，要想真的过得好，我们每一个人，必须在还健康时就下手学中国传统的生命科学，懂点中医，要自己救自己的命，我命在我不在医。

我并不反对有病看医生。相反，我认为要小病大治，才会不得大病。对疾病和身心，一定要细心。

《问道》：看了全书后觉得中医真的很好，但是现代社会的人们一般有了病都去看西医，原因很多，其中有一点是比较苦恼的，就是想看中医，可是没有可信的地方去，您觉得这个社会现状是不是如此？那应该怎么去改善？

无名氏：确实，中医目前仍然处于低谷，一个最重要的原因，是政府在中医上花钱太少，或者花钱花的地方不对。我们还在找正确的强大中医的方法，所以看中医不方便。可能需要一代以上人的努力吧。我个人简单的看法，应当把中医的权力全部还给中医，把应当给中医的钱，正确地花在中医医生个人和他所需要的医疗条件上。不只要支持国有的中医医院，更是要以最有名、技术最好的中医个人为中心，建立新中医圈。如果我们政府，像支持地产、支持银行那样支持中医，每年给中医无偿投资 400 亿元，每个爱学中医的学子，给 20 万元无偿求师钱，贷款也行呀，我坚信，10 年后，就会收到比投资大上万倍的经济和社会效益。我坚定地支持中医，中医是西医不可匹敌的医学，是科学的东西。中医不兴旺发达，是我们的愚昧，也是危害人民的。在地球上盖再多的楼房，最多只能成为建筑大国。中医能救无数人，救人一命，胜造七级浮屠。这是古代人讲的。浮屠是特别难建的建筑，也不是随便能建的。再造一个兴旺发达的中医，功德无量。

谈到西医，我个人的看法，还是要用不二观来看西医。中医和西医不可分割，各有所长。现在是西医强，中医弱。而弱的原因，是因为两者不能用一个方法管理，而我们现在正是用一个法子管理两个不同的事。根子在于我们还不理解中医，不知中医真面目。

《问道》：您对中医将来的发展如何看待？

无名氏：未来的中医，会超过西医。需要时间。我们的后代一定会看到。

《问道》：在西医看来，如果扁桃体、阑尾有了病是可以切除的，做这两项手术的人比例特别高，在现代大家都认为有没有这两个器官都差不多，切除了也不影响，那么，很想知道，这两个器官对人的身体真的没有用吗？它们是否和宇宙也有联系？

无名氏：简单割除是治标不治本的方法，是可怕的、有害的。真正的西医，我想是不会轻易割了病人这两样东西的，人体本身就是宇宙。我有个亲友，20多岁，患病发烧，两侧淋巴肿大，大夫用了一个多月的时间，坚持要把孩子的两侧淋巴全割了。我坚持不让，家长才坚持下来。他要割下来做什么？化验。如果确实是淋巴癌症，而且割下来就能治好或活得更长，我想可考虑。如果不是这样，为什么要随便割啊？

《问道》：除了有病了要去做手术治疗，现在社会上没有病就去做手术的也大有人在。如整形美容，在这些年很火，经常会听到有人议论哪个地方的整形美容做得好。本身没有病就去动刀子，会对人体有哪些影响？会不会破坏自身的气脉或者真气？

无名氏：人没有正确的美丑标准时，就会怪事百出。手术美容是商业社会的恶习，不必追求，送人钱财，害自己身心。所有美的时尚全是假的，过时的。为了快乐适当的时尚，我很支持。现在是生活时尚化、消费化，这是一种病。当一个民族在很多生活小事上发疯时，我们可能就要警惕一些了。当一个民族盲目学习其他民族时，也要小心反思。

《问道》：全部阅读完您的书之后有一个整体感受，那就是您对宇宙、对天地、对万物的感情很深，请您谈谈您对他们是怀着一种什么样的心情？

无名氏：宇宙自然中的每一枝一叶，全是我们的身心，物我不分，不二，这是最基本的。

《问道》：在一些网站上看了很多读者对您的书评，有些读者认为很棒，有些存疑，有些根本就不认同，因为他们觉得无法理解，请您再谈谈如果要着手读这本书，应该如何去读，去理解？

无名氏：读者有批评是好事，虚心接受，说明我水平太低了，需要好好努力。有批评、有争论才能有进步。

我很感恩那些真诚批评我这本书的读者。但我也建议，希望怀疑和批评的朋友，自己也学学修行，我想那时他们会提出更好的批评。作为一个中国人，不亲口吃吃这个桃子，哪能知其味？有些枉来一世的感觉呀，很可惜。因为真理来自于实践。实践很难，否定和怀疑很容易，所以一定要实践。再说一点，在对待中国古代传统生命科学的很多方面，我也和批评我的读者一样，现在还仍然是怀疑者。

《问道》：您在书中引用了大量的古代文献，这本书就是一部弘扬传统文化的著作。您是否可以给大家一些建议，比如怎样以生命科学的方式解读“国学”，换个思路来看待人生等。最后还望您给现代社会的人们应该如何照顾好自己的身体，提点建议。

无名氏：以生命科学的方式来解读国学，在古代做的人很多，我现在的水平还做不了。本来国学的核心就是讲人，人就有生命问题。

所以，国学就是讲生命，不关爱生命、研究生命的国学不是真的。

我建议年轻人要栽好自己的善根，多运动，少吃垃圾食品，多学西方的东西，但不要被西方人骗了。中西的东西全要学一些，但一定要读几本中国古代各家的主要经典的原作，读不明白没有关系，一定要和经典早结缘。如能追下时髦，打打坐，学学武术瑜伽，那是最好了。如果年轻人想真正了解生命，西方人在这方面不行，要回过头来老老实实和我们老祖宗学。不了解我们老祖宗性命之学的现代人，很可怜，一生是穷人，惨痛的教训我看得太多了。

至于老年人，我建议要有信仰，打太极，学静坐。等到 70 岁后，太极、静坐和导引、按摩一类，要成为运动的主要部分。有真正的信仰，心有所属，晚年的生活就会幸福。

（全文见《问道》杂志第11期）

救命、续命：现代人的当务之急
——繁体字版前言

这本书在内地出版已经一年多了，好评是绝大多数，反对的也有，极个别人甚至于讲我是“妖言惑众”。还有些朋友讲，读不懂。当然这是谦虚了。我只是感觉，我的“妖”言还不够强。如果这是“妖”，我要一“妖”到底。众生多被虚假和污染洗脑，当下的棒喝太少了。

一 、救命

我的老师给我两个字作这本书的标准：救命。

在台湾要出的这个汉字繁体字版本前，我想讲下这本书写作的原因。你就是不读这本书，也一定要记住我讲的这四个字：“救命”和“续命”。

救谁的命？大家、你和我。我们生活在一个高度虚拟，也就是虚假，高度污染的时代，物质高度丰富，生命高度垃圾化。生活在一个巨毒的文明中，我们的生命随时处于危险中。所以我们每一个人，必须从真心出发，去寻找救度自己生命的最好的办法。

拿什么救命？西医，当然是好东西，好东西都是有巨毒的，不能多吃。只是我们看清楚了吗？我并不反对善用西医。现在好多人，死都不知道是为什么死、怎么死的，实在是可悲可叹！西医在这方面帮不了我们。对于救助我们，讲到深处，讲到深心，西方文明的力量太弱了，弱到最后，全是荼毒。

真正能救助我们，让我们有一个健全快乐的生命，赋予我们的生命以崇高的价值和意义，是我们祖宗传下来的文明。我们必须回来，我们没有选择。灵魂兮，归来！

救我们自己的命，也就是救我们优秀文明的命。

说到"续命"。这是我专门给年轻人，特别是中年人、老年人讲的。生命是无价的，再多资本，也换不来生命。真正智者积来财富，全是为了给众生续命。我们必须活得足够长，才能享受人生，做好我们想做的事情。天天有病，天天不健康，天天烦恼，天天面临着死亡，拿什么来续命？

我们的文明讲究大医，最大的医生，不是穿白大褂的大夫，而是黄帝、老子、佛祖、孔子、耶稣这些人，其次才是医圣等。平常的医，还在术的层次。

我们祖宗留给我们救命和续命的法宝，主要是这些：

1．信仰。

2．仁义礼智信。

3．善根。

4．天人合一：自然之道和人道。探究生命和宇宙的本质。

5．性命双修：佛道儒等基本的修习，就是在人生中不断学习，不断净化和修理自己的身心，不断臻于至善。

6．武术、导引、瑜伽、静坐等。

7．讲病（以王凤仪先生为代表）。

8．中医：祝由、按摩、灸、针、药、食疗、汤疗等。

9．易的修行。

10．家国、天下和行道。

上面这10条，是人类最大的救命和续命方法，也是最科学的方法。学习其中哪一种，都可以让我们进入救命和续命的法门。

我的孩子在离台湾很近的一个大学读硕士，整天在实验室泡着，已经成了实验室的奴隶。目前这些年轻的孩子们，读的书堆起来，比他自己的个子还高。但一旦有病，他半生所学的这些所谓的知识和高科技，对他几乎一丝用也没有，只能坐以待毙，或者坐等化学药物、放疗、刀具的折磨。这时候你才发现，生命需要的东西，他一点也没有学到。这正是当下人类面临的荒诞。类似这样的悲剧，我看得多了。在内地我的读者，年轻人很多。我希望年轻一代朋友，能真正返祖归根。返于真理，皈依我们文明最优秀之所。

生活在这个时代，我们必须有一双孙悟空的眼睛，否则我们就会被真正的、打着所谓科学旗号的妖给拐卖到山洞中去，当唐僧肉吃了。我们必须当下就放下我们对自己生命的无知，立马放下，好好关爱自己。我们已经到了必须强迫自己停下那些怪诞的事，好好关爱自己的时候了。在很多情况下，我们已经进入了自残的时代。

这个残害我们的妖魔鬼怪，就在我们每一个人的大脑和心中。降服这些妖的法宝，祖宗传给我们的法宝，就在那放着等待我们去取去用。

像癌症、猝死等各种疾病，用我们祖宗留下的法宝，是可以预防的。生命用我们祖宗的方法，是可以自然延续，快乐地活到天年。

我们是一群心灵已经被毒害残疾的人。现在要回来学习祖宗留下的优秀文明，一定是很快乐的，但一定也很艰难。自己修理自己，把自己修理成像佛呀、老子、孔子、基督呀这样一类人，是非常难呀，是世界上最难，但把我们的心灵，修习成和他们一样，绝对可行，人人能行。圣人们都说，我们和他们一样，并不缺少。而且学习这些救命续命的法宝，就真的和唐僧带着孙悟空呀、猪八戒去取经是一样的，九死一生，饱经磨难，经人所未经，快乐人所未快乐，也是人生最大的福报。

二、想和读者朋友分享的最大的秘密

这本书在内地出版后，有很多朋友给我写信，在网上留言。还有在国外的朋友，从外国来中国学中医的朋友，很多人想要来西安拜访我。开始时我很怕，不知咋样面对这些远道来的朋友。后来我恍然大悟，所有这些朋友，全是想来向我取经，想向我讨得我能够修行到写出这本书的秘密和真诀。

从修行来讲，我还谈不上什么水平。很低很差。最多算是看见了修行的门缝。

如果我这也算是有一点点觉悟，或者有一个成功的秘密的话，那最大的秘密就是两个字：愿力。

在国内外曾经流行过一本书，叫《秘密》，那是一本好书，讲一个人如何实现自己的理想。

但修行的秘密，根本不会是为一个人自己的利益的事。多数人的出发点好像是为了自我，一旦自觉地修行，便会愿力变化。我个人的经验，修行的真正目的，正在于为了宇宙间的所有众生服务和奉献，帮助众生。还有一个悖论：表面好像是我度众生，实质是众生度我。

我写这本书，有人讲了各种各样可怕的话，我不怕。为什么？看到很多病人、亲友、孩子死于无辜和非命，现在仍然有人在不断地死于无辜和非命，我必须放下自己所有的一切，勇敢地做这件事。

说实话，当我开始写这本书时，这书根本不是现在这个样子，现在书中主体的内容，开始根本没有。编辑龙子仲先生看了最早的稿子，讲太抽象，希望我写生动些。他离开西安后，我怎么样写也写不出来。当时我感觉很搞笑，40多岁的人了，告诉人家自己能写出来，等出版社列入了出版计划，把事情定下来，我却写不出来了。很是丢人啊。

于是在2007年秋，我去向20多年未曾见过的我的老师再学习。学习的经典就是两本，一本是老子的《道德经》，老师只讲了这本经开头的第一自然章。另一本，是吕祖的《太乙金华宗旨》，老师也只讲了第一自然段。收获确实很大，身心发生了很大变化。说实话，这是长期追求的结果。在这本书写完前，我和老师一共只学习过两次，第一次是18天，第二次10天。

在这本书写完出版后，我还和老师学习过两次，但这四次加起来，老师一共和我讲过的话，不超过10句。而批评至少占了三分之一。

2007年秋，向老师学习回来后，确实有了信心，但还是无法写这本书。感觉无法给出版方交待了。当时我想，如果实在写不出来，就算了。放下这些。于是我天天坚持修习，时间也不算太长。在

2007 年 10 月，第一次绝对印象深刻的内观发生了，就是这本书第三部分第三卷对三焦经的描绘，再下来我生活的世界发生了很大的变化。我就找了专业的绘图员把我内观到的图绘出来。这就有了这本书的主体。从我讲的这本书写作的故事，大家可知愿力是多么重要和关键。

出版后，很多来信和来西安见我的朋友，其实他们中不少人修习水平比我高，他们隐约问的一个问题是，为什么你行，我们不行？为什么是你写出了这本书？

我对这个问题也思考了很久。最后的结论只有一个，我有一个强大的愿力，我为了这个愿力，舍得一切，放下一切，来写这本书，希望能让大家认识中国传统生命科学和中医的本质，要大家看到，祖宗传下来的文明，无比优秀，西方文明不可替代，她能救助众生的灵魂，能救助那些需要帮助的病人，能挽救世上最珍贵的生命。当做这事时，我近乎发疯地忙，有时几天吃得很少，也不睡觉，而精神极大。放下一切，把自己所有的钱，全用来绘图，也根本不管家人。

所以，如果你问我写成这本书的秘密，修习到这一步的秘密，只有这二字：愿力！你要想做事成功，要想修行成功，就一定要有为自己树立一个坚定不移服务众生的愿力。大乘佛教、道教、儒教，所有一切宗教全讲，成功的秘密就是愿力，为众生服务的愿力。诸圣人的愿力可以为我们所有的生灵创造一个从来没有的宇宙，未来也一定如此，更何况个人的小小修行。所以，如果问我讨要修行的法宝，那就是"愿力"二字。

各位尊敬的兄弟姐妹，如果读了这本书，记得了"救命"和"续命"这四个字，发了你自己的无上大愿，那就是读到了这书的精髓所在。那就带着你的愿力，带着你的孙悟空和猪八戒，骑上你的白马，出发吧！

长安无名氏

2011 年 3 月 6 日星期日

中医的十个秘密

《内证观察笔记》这本书2009年出版以来，受到了大多数读者的好评和欢迎。影响也广泛传播，2011年9月在台湾出版了繁体字版本。所以深深地感谢本书的编辑龙子仲先生和邹湘侨先生，感谢广西师大出版社，感谢广大的读者朋友。

作为作者的我，在内心深处，几乎把这本书忘记了。但我对中国传统优秀文明的探索仍然在艰难地徘徊着。

从当当网等网上的评论来看，也有少数读者朋友，真诚地给这本书提了不少尖锐的批评意见。有的朋友认为我这本书写的内容是假的。有的认为我是胡说八道。提得好，批评得好！因为这本书的读者主体是年轻朋友和中年朋友，所以我在欣赏亲爱的读者朋友们的批评关爱之余，要先说一句感谢！还要说一句：亲爱的朋友，把你的批评先写下来。等你遍尝人间沧桑，饱受人生的快乐享受和苦难，看淡云起风落之后，在你的生命将离开地球的时候，在你最爱的人的生命离开你的时候，在你或者你的亲友遭受严酷的疾病折磨的时候，在人类因为肆无忌惮地毁灭地球而遭到重大灾难的时候，在那个当下，再来读这本书吧！轻易下一个否定的结论，很容易。而要和创造灿烂文明的祖宗印心，这是多么难呀！我们这些不孝又缺少血气方刚的一代。

下面这所谓的十个秘密，是我2011年6月在中韩中医会上的一个发言的部分内容，是我近年来对中医和中国古代传统生命科学的探索，请各位朋友批评指正。

一、中医是大科学

2008年底，我已经写完了《内证观察笔记》的主体。除了作些小的修正外，我一直在彷徨踌躇，同时在医和道两股道上盘桓。一直到2010年，听到我的老师们讲述了更多关于中医、道教的文明奥秘，窥见了整个中医背后的那个大科学。自己也微有内证修习，我从而知道到了很多大多数读者不知道的生命真相。我得出了一个明确的结论：中国古代优秀的文明，包括中医和中国古代的生命科学、中国古代的天文学等，都是人类最重要的大科学。她们对生命对宇宙进行探索所涉猎的深度、广度，是当代人类的各种科学所不可思议的，是当代科学根本无法企及的。当代科学是伟大且了不起的，而以中国古代优秀文明为代表的大科学，有很多内容，更是了不起，是当代科学现在还根本无法超越的。特别是在医学和生命科学方面，当代科学，还是个半迷。中国传统的生命科学体系之庞大、建构之复杂、研究之深入、应用之奇妙，是当代人脑子中的世间法所根本无法想象和理解的。当代科学是小科学。

真正的中医，包含了我在《心中的话》中所列举的10点内容，这些就是我们祖宗留给我们救命和续命的法宝。

我的老师讲，在中国古代，医道是高度合一的。这是大科学的一个特点。不要等到人的生命和身体出了大问题 再去找医生。要早下手学习大科学，学习大中医。我命在我不在天。

二、中医的“中”是什么?

中就是心，中医是心医。心就是天心，三才同秉之心。天地人和宇宙自然共有一个心，中就是恰合天地人之心。天心就是医生的好生之德，慈悲仁爱。

简单讲，中就是天下为公，为他人奉献。就是大爱。

心灵具有强大的力量，那种力量可以通宇宙，可以创造生命。以心医心，是中医最重要的救命法。没有心灵的医学，完全是扯。

心是大药，对病人来讲，是病人自己的第一大药。现在我们的天心分裂。天心分裂的原因，失德、失道、失人。

三、中医经典的秘密

一本经典，至少包含五层内容，不只是仅仅局限在经典文字本身。

第一层是经文，以白文为宗。

第二层是修法。凡是经，都有极为具体详细的修习方法。修习法，是行动和实践的规则方法。自欺者欺人。不信仰祖宗者，是进入不了这个法门的。

第三层是心法。这是指我们的祖宗和老师，在教育我们学习时，以心传心，信者人，诚者得，苦者行。何期自性，能生万法，就是此意。

第四层是觉悟。不求大道出迷途，纵负贤才岂丈夫。最高水平的医者，不论西医中医，都必是大觉悟者，大得道者。觉悟是祖宗创造经典的第一用意。

第五层是行医道帮助众生，服务众生。整个宇宙的真意义就在于此，何况经典和医。能行才是真学，为钱皆是骗人。没有度救众生的愿力，学医修习无益。愿力是最大的智慧。

四、天人合一的秘密

这个其实是中医最大最重要的一个。以人治人，那是把人当机器。天人本来为一为〇。这种合一，是心灵的合一，精气神的合一，是有无的合一，是终极的合一。好的中医在运用这种力量和德性，学习者在寻找这种力量。贪婪无德者失去这种力量。

五、脉法中的秘密

脉法在内证下，有非常具体的物质依据，不是玄。脉中的物质也特别复杂，大约也可分为好多种层次。号脉是很科学的事。

如下图所示，中医大夫，特别是有修行的大夫，切脉时，会和病人形成一个“阵”，力量非常强大，大到足以伤害想内观号脉的人，让他人生病。不要以为号脉时候大夫没有东西。他用的是灵和神，是生命中最有力量的。

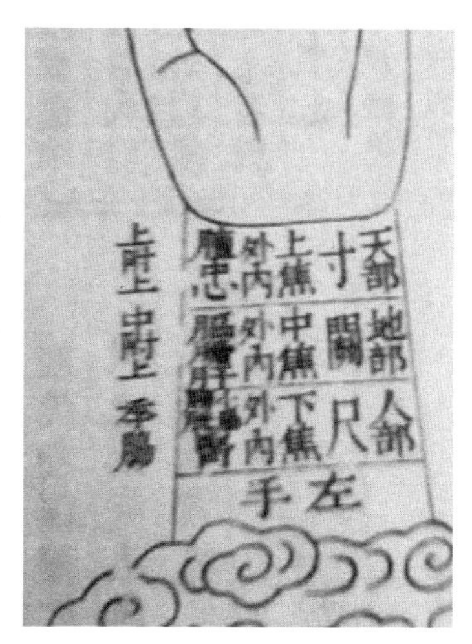

中医大夫切脉的神气

寸关尺

经脉

经脉运动方向

黄色真气四指图

下图为一患者脉内观图。患者为女性，30 岁，体形较胖，有时心跳会突然加快或突然停一下。早上 1 时到 3 时睡不着。脉上画的灰蓝色球，不是正常人有的东西，是病气淤积在经脉上产生的特殊物。切脉是有特殊物质根据的。虽然这个内观还非常简单，涉及的因素太少。

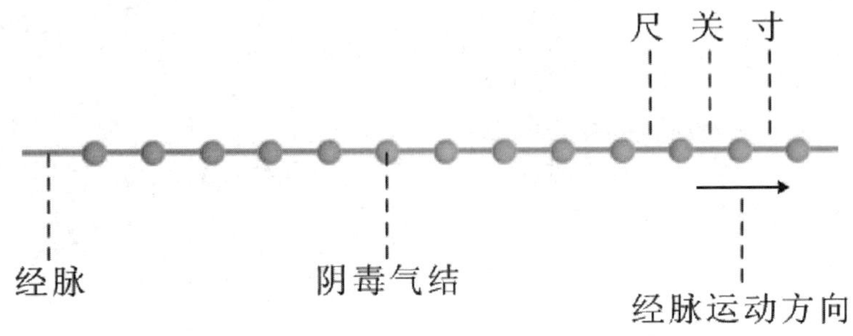

六、经络秘密

经络是不是真的存在？肯定有，这个不用怀疑。经络和血管呀、心藏呀一样重要。没有经络，人是活不了的。内观下传统中医所讲的经络、穴位，全都能观到。

初级的内景，有两大类：一类是变化比较多，一类是相对来讲，不动不变的内景，但也有变。经络管道是相对固定不变的，经络中的气和象等，是不断变化的。

中医的经络已经很复杂，但实际上，现在中医所讲的经络，只及经络复杂性的 1%。经络比我们想象的要复杂得多，功用也多得多。也可以讲，经络就是人身上的道。

经络上的穴位：经络上的穴位比我们现在知道的要多。主要的已经在中医书上有了。没有讲的就是祖宗留给我们的秘密。

经络的外部：经络的外部，像轨道，可以运载多种形式的精气等，不只一种。像一条光纤。经络管道的外部，也是有特别用处的。比如可以号脉、行气、驻神等。

经络的内部：经络内部就是大隧道，可以行精、气、神。

时间和空间特性：经络既有时间和空间作用，又不受时间和空间的影响。如子午流注。它有不受我们所讲的时间空间限制的一面。其受意识和无意识影响。

经络穴位和宇宙自然交流信息。经络独与宇宙精神往来。有很多图和例子，大家请看《内证观察笔记》第三编。

传经：就是星宿直接给人的经络传递经络内部需要的经。

七、六经秘密

详细请参见《内证观察笔记》。

八、单味药物的秘密

一味天然中药，至少有以下复杂的功用：

1．药的性灵：最大的、总的功用。

2．归位：药气会精确地运行在人体的具体位置。

3．归经：不同药归其气于不同的经络。

4．结构：药物独有的架构。

5．运动程序和路线，药各不同。

6．中药的智能：指的是药的慈悲功德和无上智慧。

7．功用：不在于治病，而在于仁爱。

下图：10 克甘草在人的脾藏靠近心藏处（归位），打开甘草本性的伞形结构，伞形结构最下脚有毛刺样的东西。把土气带入闭合的脾藏，使脾旺相。

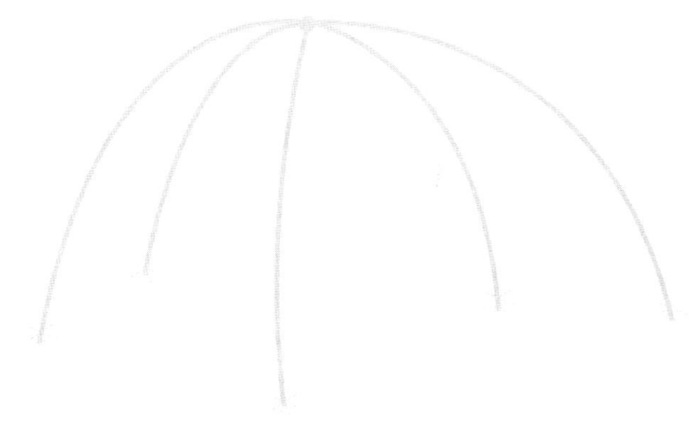

10克甘草在脾脏产生的伞形结构

九、经方的秘密

1．为什么张仲景《伤寒论》的经方中，用药量很大？经方中这样大的量，依据是什么？

见道是最重要的标准。就是讲，在一个方剂中，几种药分别用了这样的量，有几味的药量很大，用到这个程度，这一剂药，就能见道。方药能达于道。不到这个量的组合，就见不了道。这个见道的量，是最恰到好处的量。

什么是中药见道？就是这样的方子，这样的量，药方子就有了道。抓的药就有了道。喝了后人的身心中就有了道。

什么是道？道可道，非常道。道是永恒常在的那个，又是非常见的。人人有道，物物有道，药药有道，方方有道。有道才能合于天地自然，才能合天地人。

中医可再用比经方中的量更大的量，也可据情用更小的量。合道的量，并非不可变。但医圣订方剂的那个量，是以见道为标准的。

2．经方的程序和智能

(1) 经方在人体有相对固定的运动程序和运动路线，基本人人服用后都如此。

(2) 经方具有强大的能力和力量。

(3) 经方具有特殊的智慧。

(4) 经方具有独特的让人天合一的功效。平常药物是没有这种能力的。

(5) 所有这些是人工设定的。是以见道为标准设订的。

十、易和中医

易分多种，不要迷惑。文字非易。

1．自然易：就是我在《内证观察笔记》中讲的大易物质。易的本体是自然的，是自然属性，不是人造的东西，是自然界客观存在的。这是最核心的易。

2．生命易：自然易的一部分。生命是易最重要的一部分。易是自然、宇宙和人的生命共同拥有的基因。比如昨日种种死，比如今日种种生。这就是易，就是不停止的变化。易是生命本体和本性。

所以学中医，一定要早些学易，通过学易来理解复杂的人和宇宙生命的变化。医易就是研究和利用生命易。

3．人文易：写成文字的易，人类相传承的易，包括韩国国旗上的图案，都属于这一类。

易的修法：修易最重要的法门是洁净精微。佛道儒都有专门的易的修法。

中医的水平到了洁净精微，就是易。

这也是医道。中医人的身心要修得洁净精微，才能通易。

修易是为了用。最终目的，是为了无易。无易才能用易。

2011 年 9 月 27 日敬写于西安

编辑手记

一、缘起

写这个手记，心情是沉重的。因为这本来一直是等着龙子仲先生来做这事的，可惜，我们永远等不到了。

子仲以策划编辑《思考中医》一书，在国内掀起一股中医热，及至现下，对中医的关注和讨论仍是大有方兴未艾之势。子仲生前对出版中医文化类图书有一个全面的构想。这些年，中医养生类的书越出越多，越出越滥，而我们始终关注的是中医文化，不去涉足所谓“养生”，其宗旨也在龙的这一构想。

2008年，《内证观察笔记》一书开始进入编辑阶段，当时书名初拟为《身体秘境》。审读完初稿，觉得“身体秘境”这个题目还是太窄，不足以包容书稿所提出的思想。这本书谈的不仅仅是人的身体的秘密，它更关注人的生命与宇宙的交流的独特方式和通道。这个“通道”，是非常有意思的东西，古人所讲的“天人合一”是怎么个合法，其实是有方式有通道的。身体如何如何，那是一个物理概念，西医研究的就是这个。生命如何如何，却是超越物理的一个概念，因为中医所研究的，从来都是活人，是有精气神的活人，是生命，而不仅仅是身体。所以最后我们索性只从本书的方法着手，给这书取名《内证观察笔记》。

书的原稿光是文字就有近 30 万字，加上图片，已足够做成两本厚书。与作者无名氏沟通的结果，是删减掉一半内容，被删减下来的，尽可以经补充丰富写成第二本书。于是在 2009 年的春天，无名氏飞来北京，我们一起用了一个多星期的时间，敲定了本书的最后内容。

二、关于内证

道家有内观，释家讲禅定，儒家讲静思；但内观禅定并不是一上来就可以开始的，它还得有一个先期的修行准备，道曰修德，佛曰戒，儒曰修身。其实这些都是一不是二，法门不同，其实质一也。

无名氏这部《内证观察笔记》，其主旨在记录他内证观察的过程及内观到的现象，至于内观的方法，不作重点介绍，因为师门不同，方法不一，道可道非常道。不过书中有太多的启示与提示，其中最值得大家注意的有几点：本书提出了"无物质"、"太极器官"这些概念，这是生命与宇宙沟通交流的基础所在，也是中医理论基础所在。在我理解，"无物质"一如老子所说的"有物混成，先天地生"的这个"物"，甚至是更早于这个"物"的"那个"。"独立不改，周行而不殆，可以为天下母"，老子名之曰"道"。道生一,一生二,二生三,三生万物。"无物质"是未分阴阳的"混成"，是道，而"太极器官"是阴阳已成，是一生二。太极器官的运行，就是阴阳的生克变化，哪一方出了偏差，就会成病。而人的生命的阴阳运行，又是与宇宙星宿的"气"（说能量也可）紧密相联的,中国古人提出的"天人合一"理念，也正是基于此吧。

有了这些观念上的认识，才可以谈内证。至于五藏与十二正经的观察,那已经是具体的"术"的层面了。本文之所以分上中下三篇，原因也在于此。

三、谈谈科学

著名的反中医"学者"方舟子有一个很搞的论断：因为很多中药的副作用不明，所以不能吃；转基因食品因为到目前还没发现有什么副作用，所以应该推广。方舟子的这种双重标准，很能代表反中医的科学派们的混乱思绪。对于他们不懂不理解的东西，他们一概斥之为“不科学”，“不科学”这帽子一扣，简直所向披靡。他们没想过“科学”这东西，不过是近两百年才产生的新东西，拿这不到两百年的新东西去套存在数千年的中医，本来就已经够搞笑。如果你真有科学态度，那就以你们科学的知识去小心求证或证伪，也还算得上是正道。

举个例子来说。高血压在西医看来是病，在中医看来是征。西医的治疗便是降压，中医却是针对不同的产生原因而做不同的治疗。一味地降压会对高血压者造成更大的伤害，这已经得到证实。于是问题就来了：同样是高血压，中医用药却各有不同，搞什么名堂呢？——这问题，也许令西医永远困惑难解了。这就又扯出了一个能否重复实验的问题——专业的话是怎么说来着？——其实在这地球上，有一种东西是永远无法重复实验的，那就是生命。从来没有完全相同的生命，所以你拿生命来实验的话，肯定也就从来不会有完全相同的实验结果。你在小白鼠身上做一万次实验，最后仍然避免不了一个事实：小白鼠不是人。你解剖一万具尸体，最后也仍然避免不了一个事实：尸体不是活人。尸体没有了生命所具有的“精气神”,而中医更关注的,恰恰就是这“精气神”。中医在谈生命,“科学”要和你扯小白鼠；中医谈精气神，“科学”要和你扯尸体解剖。整个都不在同一个话语层上，鸡对鸭讲。中医是道之术，与科学迷信者们谈中医他们都已经无法理解，遑论论道。所以要和科学迷信家之流谈医论道，那只能是对牛弹琴。

如上所说，中医与西医（“西医”这个称呼，用在这里本来就不够严谨，据说应该叫“西方传统医学”，也就是说，西方还有很多其他的医学），关注的重点不同，中医更关注生命的精气神，认为如果没有了精气神，人也就是一具行尸走肉。在中医师的眼里，每一个人都是不一样的，甚至每一个人的每一个阶段都是各异的。所以中医的最高层次，走向道；本书副名“中医解剖学纲目”，也是因此。西医更重视肉体，对于“精气神”这些他们用仪器看不到摸不着的东西，无法理解之余，一概斥之为“不科学”——它本来就不是科学，它就是精气神。在西医师的眼里，每一个人都是一样的，每一个人都是由器官组成。所以西医的最高层次,走向的是术。中医的药，几千年用下来还是那一些，来自于大自然；西医的药，数百年来发明了一种又一种，种种都最后被淘汰，被发现给人类带来的毒害同样巨大。

说句题外话,在西方“宇宙大爆炸”理论没有得到广大认同之前，中国古人在两千年前就说了，“天地浑沌如鸡子”，然后被一个叫盘古的人给辟开了，于是生出日月星辰，形成宇宙。老子更是说了，“有物混成，先天地生”。不管这是传说也好神话也好，对于中国的“科学家”们来说，是不是也够震撼？当然，他们也许能理解“天地浑沌如鸡子”，但他们不能理解怎么又冒出了一个盘古。这个盘古真是千古罪人，把我们的科学迷信家们给搞蒙了。

四、关于本书的增订

《内证观察笔记》出版两年来，渐渐被同道们认识、认同，也渐渐有了一些影响。这样一个被认知认同的过程，无论对作者还是编者来说，都是一件愉快的事情。本书的台湾繁体字版已经出来，著名中医师及学者刘力红教授为该版本写了序言；《问道》杂志在去年也采访了作者无名氏，今天我们把这些内容增订进来，这些都能帮助我们更好地读懂理解这本书。

最后说一句：所谓内证，是要向内去求，向内去证，向你的内心去证。

编者

2011 年，秋，桂林

挽救中医——中医遭遇的制度陷阱和资本阴谋

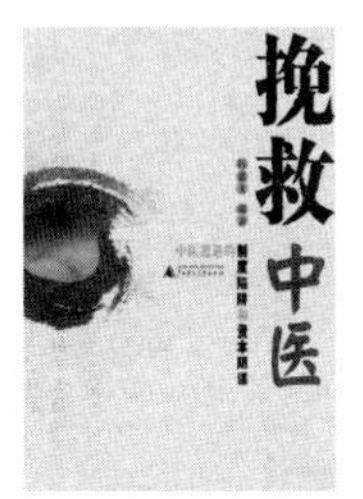

吕嘉戈 编著
定价：28.00元
ISBN 978-7-5633-5937-0

■ **这是一本为中医讨活命的书！**

千百年来，中医是用来治病的，但今天，这个治病者自己就已经病入膏肓了。

本书用大量资料展现了中医当今的尴尬处境，并从中梳理出造成这处境的文化原因和体制原因。作者追根溯源，从百年来对中医的文化态度背后，揭出了一个隐藏极深的资本阴谋，进而探究了这资本阴谋是如何作用于人群的观念领域，再通过观念的习惯性运作而演变为一个又一个连环套似的制度陷阱的。中医在这布满陷阱的路途上，步履维艰。因此，本书对中医现行管理制度的批评远多于对其他方面的批评。这是中医文化思考的一种现实延伸。

走近中医——对生命和疾病的全新探索

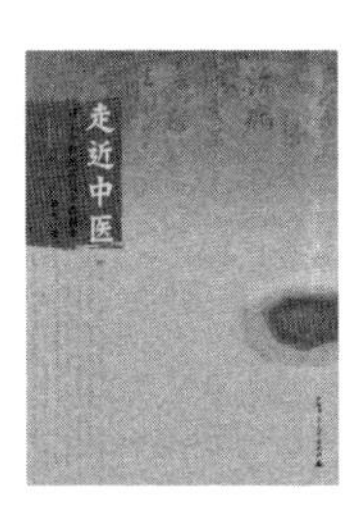

唐云 著
定价：26.00元
ISBN 978-7-5633-4613-4

■ **一本由专业人士撰写的中医科普读物。对于这个过于快餐化且变数太多的时代，复兴中医传统文化，从精神层面、文化层面到操作层面全方位观照人生自我，营构真正健康、有品位的现世生活，本书事实上作出了令人尊敬的尝试和努力。**

《走近中医》全方位地对中医进行了解构，开篇就痛快淋漓地回击了歪曲、误解中医的观点，同时又以科学求实的态度反思中医内部存在的偏差。上篇解释基础知识，中篇阐述理论，下篇则介绍方法。难能可贵的是，全篇保持了通俗易懂、深入浅出的特色，生动而有趣，活泼而自然。但以中医的博大精深、浩瀚微妙，区区二十多万字又岂能说尽道明？本书能做到的，只是在人们心中打开一扇门，一扇通往历史精华的门。

思考中医——对自然与生命的时间解读

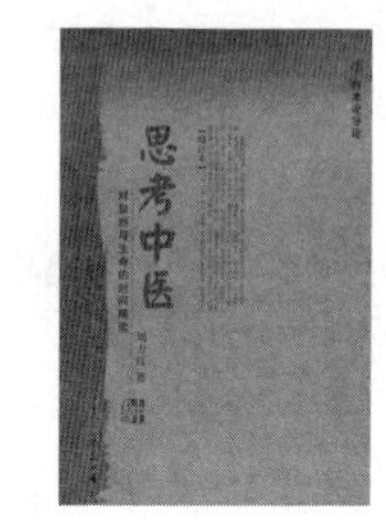

刘力红 著
定价：30.00元
ISBN 978-7-5633-3919-8

■ 思考时空、思考生命、思考健康！
■ 在图书生命周期日趋渐短的今天，《思考中医》带动的中医文化热不仅没有消减，反而持续扩散升温，有关这本书的新闻甚至在传播的过程中上升成为一个关于传统文化的公众话题。

《思考中医》又名《伤寒论导论》，作者以其对中医经典的执著和热爱，致力于《伤寒杂病论》的研究解读和疑难病症研究。为了避免深奥晦涩，作者竭力将学术性与趣味性相结合，超越对《伤寒杂病论》的研究，是个案特点和学术规律结合研究的典范。该书名为“思考中医”，是取思考时空、思考生命、思考健康之意，所以它既是中医书，也是传统文化学术书，更是一本超越了时空与领域的人文社科书。

中医趣谈

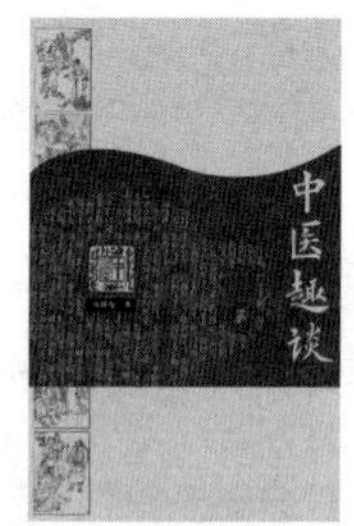

杨辅仓 编著
定价：12.00元
ISBN 7-5633-3559-5/R·027

■ 中医版“故事会”

纵观五千年中华医史，不能不为中医神功所感叹，正是：拔骨走血，竭尽其功；诱虫破瘤，竭尽其术；镇风驱魔，竭尽其方。病人之口眼耳鼻肤发手足五脏六腑，尽在奇人手下绝处逢生。本书精选其中传奇，既成医案，又是故事。

中医图画通说

白云峰 著
定价：26.00元
ISBN 978-7-5633-6396-4

■ 用图画极衍阴阳之变！

中国文化中有一系列原理性的图画，从无极太极图，到九宫八卦图，到河图洛书　　极衍阴阳之变。这些图画所蕴含的原理，也是中医精神的本质所在。本书从中医角度，对这些图画进行征引申说，并在深入理解基础上，多所创绘，使人睹图知义，便于宏观上把握中医思维。

中医：祛魅与返魅
——复杂性科学视角下的中医现代化及营卫解读

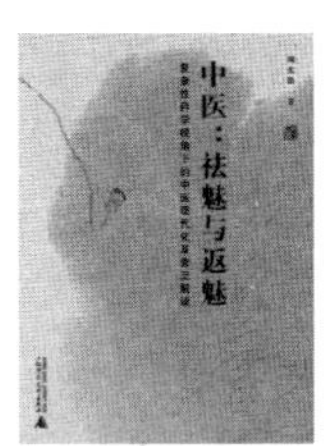

周东浩　著
定价：28.00元
ISBN 978-7-5633-7441-0

■ 通过探讨营卫与现代营养代谢和免疫炎症的联系，这个诠释体系为中医理论的理解、检验、修正和发展提供了很好的平台。
■ 在复杂性科学的指导下，第一次尝试从营卫的角度对中医经典理论作了系统合理的解读和梳理。

有感于自己的临床实践中对中医的“证”和西医“病”的关系问题的迷惑不解，作者尝试着用复杂系统的思路来帮助解决自己的困惑，并在此过程中发现，营卫学说的理论创新正是阐明中医药科学内涵的重要途径。值得注意的是，在书中，作者提出了自己的营卫倾移模型，希望能够以此启发中医界更多的研究，推动中医走上现代化的正确道路。

台湾中医之厄

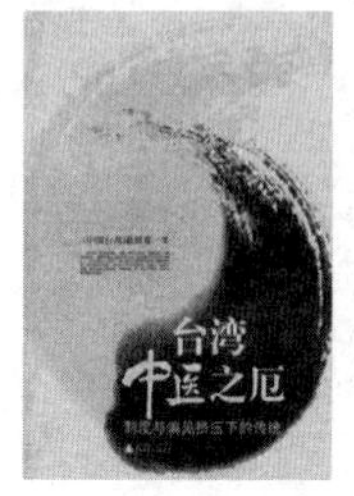

（中国台湾）戴献章 著
定价：12.00元
ISBN 978-7-5633-8468-6

本书以作者亲身经历，揭示台湾中医被打压的真实状况。中医在台湾的遭遇与在大陆如出一辙：一是资本的阴谋，一是制度的压抑，一是偏见的误导。中医要谋生存，必须求得行政的独立，打破西医的管理制度，突破西医集团的围堵。

即将出版

治病书——中医破执

正龙 著

揭示中国传统医学之精微奥妙，阐释中医基础理论之方法精髓，点破中医养生疗病之玄机。

中医施治，讲究下治病、中治命（如何立命）、上治性（修习天性、习性， 健全“立人”）。此书从治病层面做论，先在理论层面对阴阳五行进行辨析与纠谬，并重点对现代人对中医的种种误解做了评述。继从四诊、鬼神、经脉、方药等技术层面，抉其“道”理，指其对证，颇有震聋发聩之言。

治命书——三教决疑

正龙 著

此书从“立命”角度探求三教（儒、释、道），尤在释、道上着墨颇多。其妙手拈出“大千世界”开题制论，力求将“大千世界”种种被历代凌空蹈虚之人绎成的玄虚之谈，在人身之上求得落实处。所以此书的特点是：放眼大千而不离诸身体。

治性书——儒学新用

正龙 著

此书从做人的健全心性和行为养成置论，多有涉及社会层面的话题。由此书可以显示出：在中医看来，肉体的疾病同时也是一种社会存在。作者从儒学精神本质的立场出发，探讨了人之所当“立”之道。故此书亦可视为一种对素质教育的传统思考。